国家卫生健康委员会"十四五"规划教材

全国高等中医药教育教材

供中医学、中西医临床医学及中医骨伤科学等专业用

中医急重症学

第 2 版

主　编　高培阳　丁邦晗

副主编　方邦江　江荣林　李　兰　李　雁

编　委（按姓氏笔画排序）

丁邦晗（广州中医药大学）	李　刚（湖北中医药大学）
王　昱（甘肃中医药大学）	李　雁（北京中医药大学）
毛峥嵘（河南中医药大学）	李桂伟（天津中医药大学）
文爱珍（湖南中医药大学）	吴秋成（长春中医药大学）
方邦江（上海中医药大学）	陈分乔（河北中医药大学）
孔　立（山东中医药大学）	岳黎明（陕西中医药大学）
邓海霞（广西中医药大学）	周　江（南京中医药大学）
龙坤兰（成都中医药大学）	赵文辉（江西中医药大学）
叶　勇（云南中医药大学）	高培阳（成都中医药大学）
江利冰（浙江大学医学院）	郭力恒（广州中医药大学）
江荣林（浙江中医药大学）	黄　烨（中国中医科学院）
李　兰（贵州中医药大学）	

秘　书　张楷晨（成都中医药大学）

人民卫生出版社

·北京·

图书在版编目（CIP）数据

中医急重症学 / 高培阳，丁邦晗主编 . -- 2 版 .
北京 ：人民卫生出版社，2024. 12. -- ISBN 978-7-117-37158-2

Ⅰ. R278
中国国家版本馆 CIP 数据核字第 20244MD132 号

| 人卫智网 | www.ipmph.com | 医学教育、学术、考试、健康，购书智慧智能综合服务平台 |
| 人卫官网 | www.pmph.com | 人卫官方资讯发布平台 |

中医急重症学
Zhongyi Jizhongzhengxue
第 2 版

主　　编：高培阳　　丁邦晗
出版发行：人民卫生出版社（中继线 010-59780011）
地　　址：北京市朝阳区潘家园南里 19 号
邮　　编：100021
E - mail：pmph @ pmph.com
购书热线：010-59787592　　010-59787584　　010-65264830
印　　刷：廊坊一二○六印刷厂
经　　销：新华书店
开　　本：850×1168　1/16　　印张：20
字　　数：524 千字
版　　次：2012 年 6 月第 1 版　　2024 年 12 月第 2 版
印　　次：2025 年 1 月第 1 次印刷
标准书号：ISBN 978-7-117-37158-2
定　　价：69.00 元
打击盗版举报电话：010-59787491　　E-mail：WQ @ pmph.com
质量问题联系电话：010-59787234　　E-mail：zhiliang @ pmph.com
数字融合服务电话：4001118166　　E-mail：zengzhi @ pmph.com

数字增值服务编委会

主　编　高培阳　丁邦晗

副主编　方邦江　江荣林　李　兰　李　雁

编　委　(按姓氏笔画排序)

丁邦晗 (广州中医药大学)　　　　李　刚 (湖北中医药大学)

王　昱 (甘肃中医药大学)　　　　李　雁 (北京中医药大学)

毛峥嵘 (河南中医药大学)　　　　李桂伟 (天津中医药大学)

文爱珍 (湖南中医药大学)　　　　吴秋成 (长春中医药大学)

方邦江 (上海中医药大学)　　　　陈分乔 (河北中医药大学)

孔　立 (山东中医药大学)　　　　岳黎明 (陕西中医药大学)

邓海霞 (广西中医药大学)　　　　周　江 (南京中医药大学)

龙坤兰 (成都中医药大学)　　　　赵文辉 (江西中医药大学)

叶　勇 (云南中医药大学)　　　　高培阳 (成都中医药大学)

江利冰 (浙江大学医学院)　　　　郭力恒 (广州中医药大学)

江荣林 (浙江中医药大学)　　　　黄　烨 (中国中医科学院)

李　兰 (贵州中医药大学)

秘　书　张楷晨 (成都中医药大学)

◇◇◇ 修 订 说 明 ◇◇◇

为了更好地贯彻落实党的二十大精神和《"十四五"中医药发展规划》《中医药振兴发展重大工程实施方案》及《教育部 国家卫生健康委 国家中医药管理局关于深化医教协同进一步推动中医药教育改革与高质量发展的实施意见》的要求，做好第四轮全国高等中医药教育教材建设工作，人民卫生出版社在教育部、国家卫生健康委员会、国家中医药管理局的领导下，在上一轮教材建设的基础上，组织和规划了全国高等中医药教育本科国家卫生健康委员会"十四五"规划教材的编写和修订工作。

党的二十大报告指出："加强教材建设和管理""加快建设高质量教育体系"。为做好新一轮教材的出版工作，人民卫生出版社在教育部高等学校中医学类专业教学指导委员会、中药学类专业教学指导委员会、中西医结合类专业教学指导委员会和第三届全国高等中医药教育教材建设指导委员会的大力支持下，先后成立了第四届全国高等中医药教育教材建设指导委员会和相应的教材评审委员会，以指导和组织教材的遴选、评审和修订工作，确保教材编写质量。

根据"十四五"期间高等中医药教育教学改革和高等中医药人才培养目标，在上述工作的基础上，人民卫生出版社规划、确定了中医学、针灸推拿学、中医骨伤科学、中药学、中西医临床医学、护理学、康复治疗学7个专业155种规划教材。教材主编、副主编和编委的遴选按照公开、公平、公正的原则进行。在全国60余所高等院校4 500余位专家和学者申报的基础上，3 000余位申报者经教材建设指导委员会、教材评审委员会审定批准，被聘任为主编、副主编、编委。

本套教材的主要特色如下：

1. 立德树人，思政教育　教材以习近平新时代中国特色社会主义思想为引领，坚守"为党育人、为国育才"的初心和使命，坚持以文化人，以文载道，以德育人，以德为先。将立德树人深化到各学科、各领域，加强学生理想信念教育，厚植爱国主义情怀，把社会主义核心价值观融入教育教学全过程。根据不同专业人才培养特点和专业能力素质要求，科学合理地设计思政教育内容。教材中有机融入中医药文化元素和思想政治教育元素，形成专业课教学与思政理论教育、课程思政与专业思政紧密结合的教材建设格局。

2. 准确定位，联系实际　教材的深度和广度符合各专业教学大纲的要求和特定学制、特定对象、特定层次的培养目标，紧扣教学活动和知识结构。以解决目前各院校教材使用中的突出问题为出发点和落脚点，对人才培养体系、课程体系、教材体系进行充分调研和论证，使之更加符合教改实际、适应中医药人才培养要求和社会需求。

3. 夯实基础，整体优化　以科学严谨的治学态度，对教材体系进行科学设计、整体优化，体现中医药基本理论、基本知识、基本思维、基本技能；教材编写综合考虑学科的分化、交叉，既充分体现不同学科自身特点，又注意各学科之间有机衔接；确保理论体系完善，知识点结合完备，内容精练、完整，概念准确，切合教学实际。

4. 注重衔接，合理区分　严格界定本科教材与职业教育教材、研究生教材、毕业后教育教材的知识范畴，认真总结、详细讨论现阶段中医药本科各课程的知识和理论框架，使其在教材中得以凸显,既要相互联系,又要在编写思路、框架设计、内容取舍等方面有一定的区分度。

5. 体现传承,突出特色　本套教材是培养复合型、创新型中医药人才的重要工具,是中医药文明传承的重要载体。传统的中医药文化是国家软实力的重要体现。因此,教材必须遵循中医药传承发展规律,既要反映原汁原味的中医药知识,培养学生的中医思维,又要使学生中西医学融会贯通;既要传承经典,又要创新发挥,体现新版教材"传承精华、守正创新"的特点。

6. 与时俱进,纸数融合　本套教材新增中医抗疫知识,培养学生的探索精神、创新精神,强化中医药防疫人才培养。同时,教材编写充分体现与时代融合、与现代科技融合、与现代医学融合的特色和理念,将移动互联、网络增值、慕课、翻转课堂等新的教学理念和教学技术、学习方式融入教材建设之中。书中设有随文二维码,通过扫码,学生可对教材的数字增值服务内容进行自主学习。

7. 创新形式,提高效用　教材在形式上仍将传承上版模块化编写的设计思路,图文并茂、版式精美;内容方面注重提高效用,同时应用问题导入、案例教学、探究教学等教材编写理念,以提高学生的学习兴趣和学习效果。

8. 突出实用,注重技能　增设技能教材、实验实训内容及相关栏目,适当增加实践教学学时数,增强学生综合运用所学知识的能力和动手能力,体现医学生早临床、多临床、反复临床的特点,使学生好学、临床好用、教师好教。

9. 立足精品,树立标准　始终坚持具有中国特色的教材建设机制和模式,编委会精心编写,出版社精心审校,全程全员坚持质量控制体系,把打造精品教材作为崇高的历史使命,严把各个环节质量关,力保教材的精品属性,使精品和金课互相促进,通过教材建设推动和深化高等中医药教育教学改革,力争打造国内外高等中医药教育标准化教材。

10. 三点兼顾,有机结合　以基本知识点作为主体内容,适度增加新进展、新技术、新方法,并与相关部门制定的职业技能鉴定规范和国家执业医师(药师)资格考试有效衔接,使知识点、创新点、执业点三点结合;紧密联系临床和科研实际情况,避免理论与实践脱节、教学与临床脱节。

本轮教材的修订编写,教育部、国家卫生健康委员会、国家中医药管理局有关领导和教育部高等学校中医学类专业教学指导委员会、中药学类专业教学指导委员会、中西医结合类专业教学指导委员会等相关专家给予了大力支持和指导,得到了全国各医药卫生院校和部分医院、科研机构领导、专家和教师的积极支持和参与,在此,对有关单位和个人表示衷心的感谢! 为了保持教材内容的先进性,在本版教材使用过程中,我们力争做到教材纸质版内容不断勘误,数字内容与时俱进,实时更新。希望各院校在教学使用中,以及在探索课程体系、课程标准和教材建设与改革的进程中,及时提出宝贵意见或建议,以便不断修订和完善,为下一轮教材的修订工作奠定坚实的基础。

人民卫生出版社

2023 年 3 月

◇◇ 前 言 ◇◇

"大医精诚，大道无涯"，为更好地贯彻落实《普通高等学校教材管理办法》《关于深化医教协同进一步推动中医药教育改革与高质量发展的实施意见》《"十四五"中医药发展规划》和全国中医药人才工作会议精神，本书在修订上以"传承、创新"为宗旨，以培养传承中医药文化、创新中医药事业的复合型、创新型高等中医药急重症专业人才为目的。

本版教材是在上版框架的基础上，为适应近十年中医急重症学的发展现状及临床、教学的需求，在充分借鉴各类中医教材的成功经验后进行修订的。此次教材修订原则包括：①精益求精，凡概念、观点要求表述准确、表达流畅，内容上适应本科教育培养要求；②与时俱进，根据近年来学科发展需要及研究进展，增加相应内容；③条理清晰，根据学科特点，以人体系统为单位对疾病进行分类编写，力求教材结构清晰、合理，让学生易学、易懂；④重视临床思维培养，鉴别诊断以思维导图方式呈现，在学习中提高学生临床思维能力；⑤重视疾病发生发展规律，强调病理生理及发病机制内容，便于对疾病更深入地理解；⑥本教材主编、副主编及编委是全国各高等院校临床及教学的一线专家，拥有丰富的临床及教学经验，他们的参与使教材更具代表性，学术覆盖面更广，能够全面反映全国高等中医药教学的水平。总之，希冀在传承第1版教材的基础上，力求教材语言精练、规范，内容准确，结构合理，教师好教，学生好学，毕业后好用，充分体现中医药在急危重症救治方面的特色。

在以上原则的指导下，本书在编写中体现了三基（基本理论、基本知识、基本技能）和五性（思想性、科学性、先进性、启发性、适用性），并侧重于学生临床实践能力的培养。该教材适用于中医学、中西医临床医学及中医骨伤科学专业等临床学科本科阶段的学习。

本书的编委来自全国21所院校，他们均工作在医、教、研第一线，有着丰富的临床和教学经验，为本书的修订花费了大量的心血。但仍需要说明的是，尽管所有组织者与编写者竭尽心智，精益求精，但本教材仍有一定的提升空间，敬请各高等中医药院校广大师生提出宝贵意见和建议，以便今后修订和提高！

编者

2024 年 4 月

◇◇◇ 目 录 ◇◇◇

第一篇 总 论

第二篇 病 症 篇

第三篇 疾 病 篇

第四篇 技 术 篇

第一篇

总　论

ER-1-1

PPT 课件

第一章

中医急重症学概论

中医急重症学是在中医学的理论基础上,研究急重症的病因病机、诊断、辨证救治规律及辨证护理的一门重要的临床学科,通过学习这门学科,可以提高临床各科综合救治能力。按照疾病的危重程度,临床上将疾病的种类分为三个等级,即急症:疾病发生发展比较紧急,但不一定危及生命;重症:这类疾病比急症病情更重,通常会威胁到患者的生命;危症:这类疾病一旦发生,患者的生命随时都会受到威胁。在这三类疾病中,中医在救治急症和重症上具有明显的优势。急重症医学在中医学的诊疗系统中,占有重要的地位。

思政元素

辨证施治,急重症救治核心

中医学是中华民族几千年来同疾病作斗争的经验总结和理论概括,是我国优秀文化的一个重要组成部分,它有着极其丰富的哲学思想。在中国共产党第二十次全国代表大会中,习近平总书记指出"促进中医药传承创新发展"。精准把握疾病病机应是中医药传承创新过程中需重点关注的核心内容。疾病发生的过程中,人体与周围环境、自身因素之间存在有密切的联系,故认识疾病需遵从中医的整体观,从内因、外因综合分析,辨证施治。

而中医学的许多重要理论的突破,都是中医先贤在与当时社会上重大急危重症的斗争中所取得。因此从历史的渊源上来看,中医的发展多是在与急症、危重症作斗争中产生。

东汉张仲景在《伤寒杂病论》序中说:"余宗族素多,向余二百,建安纪年以来,犹未十稔,其死亡者,三分有二,伤寒十居其七。"反映出当时疾病流行猖獗,而《伤寒杂病论》所治疾病则多是急危重症,书中提出的"六经辨证"的诊治思路,至今仍是中医学在诊治急症、危重症过程中行之有效的临床纲领。晋代葛洪的《肘后备急方》被认为是中医学的第一本急救手册。中医学发展的另一个飞跃是在明清时期,以研究各种烈性传染病的温病学说的兴

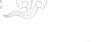

起为标志。从"六经辨证"的形成到温病学派中"卫气营血""三焦辨证"学说的创立,中医学具有划时代意义的辨证方法的确立都是根源于急危重症的治疗。因此从历史的渊源上来看,中医多是以诊治急症、危重症为主要内容的临床学科。

目前中医急诊在急重症的诊疗中所占的比例并不算大,出现此现象多是由于部分从事中医急症的医疗工作者对中医治疗急、危重症没有足够的信心。更深层次上,这也说明他们在临床中并没有充分认识到中医在治疗危重症上的优势和确切的疗效。解决该问题的关键是怎样找出一个面,一个着眼点去具体操作。目前一提到中医能治疗的急症,大家所想到的通常是高热、中风、急腹症等。实际上中医并不是只能治疗这些疾病,只是中医对上述疾病的研究相对普遍且深入,这导致一些中医药从业者在面对其他急危重症时就显得无从下手。在现代危重病领域中,中医急重症的研究要由点到面,通过对一个危重症病例救治过程中的一个"点"进行深入,逐步研究成一个"面",使中医在危重症的治疗中"不再可有可无,而是必不可少"。

另外,目前许多中药制剂的研制和开发偏离了中医传统的理、法、方、药及辨证体系。同时,一些临床医生在使用中药或中成药类制剂,没有运用辨证施治的中医诊疗思维,因此疗效甚微。即临床医生没有在中医基础理论上运用中药,而是将现代医学的语言生搬硬套在中医术语上。以丹参注射液为例,它本属中医中的活血化瘀类药,但在临床上一提到活血化瘀类的药物,许多人误将它等同于抗凝、扩张动脉等药物,其实中医的"活血化瘀"并不是"抗凝和扩张血管"就能简单概括的。丹参注射液一般用于实证的治疗,若将它用于虚证的治疗,则无效,甚至还可能导致一些副作用的发生,最终被错误地低估其临床疗效。实际上是没有做到辨证用药,效果当然不会好。现在对于中医症效关系的研究极少,其原因主要是相关研究难度太大,这从一定程度上限制了中医的发展。但尽管难,我们也要进行这方面的研究,因为如果长期将这个问题搁置起来,将会导致废医存药情况的发生。还以丹参注射液为例,丹参注射液中的主要有效成分是丹参酮,具有活血化瘀的作用,但其还具有抗炎、杀菌的作用,可以用于一些肺炎的患者,因此不能简单用"抗凝、扩张血管"来说明丹参注射液的功能主治。但反过来用中医的辨证方法来看,这个患者虽然属肺炎,但如果分析其临床证候,辨证为血瘀证,那么用丹参注射液治疗就是顺理成章的了。目前许多中医医生"丧失"了辨证的能力,只会辨病了,如冠心病用活血化瘀、扩张动脉的药,肺炎用清热解毒、杀灭细菌的药。这种用药的方法与中医讲的辨证论治的方法相差很远,这也从一定程度上限制了中医药在急重症临床中的应用。因此要培养中医临床思维,用中医学思考问题的方法研究急重症。

人才是学科发展的核心,没有中医急诊队伍,中医急诊学学科的发展将成为空谈。目前的人才建设,应当侧重于临床技能的培养,加强中医经典的学习和应用,如《黄帝内经》《伤寒论》《金匮要略》《备急千金要方》《温疫论》等。这些经典著作中蕴含了中医治疗急症的丰富内容,一定要认真传承。除此之外,还要有扎实的现代医学急救知识,掌握现代医学急救知识可弥补中医在急救技术上的不足。作为技术而言,并没有中西医之别,而是应用现代技术制造的先进设备为中医诊疗服务,更高效地帮助患者战胜病痛,恢复健康,才是医务人员奋斗的目标。同时我们更应该加强对现代急救技术的中医理论内涵的认识,如机械通气技术,使中医的"喘脱"患者起死回生,我们是否可以将其归属于中医学的"回阳固脱法"的范畴等。通过扬长补短,中西融合的战略,不断发展中医学。

从传统意义上来说,并不存在中医急重症学这一个学科,但是中医体系中包含有非常丰富的中医急重症学的内容,中医急重症学是利用中医的理论研究危重病的一门学科。从大的方面来说,它也属于现代危重病急救医学领域研究中的一个分支。想要让这一个分支不

笔记栏

断地壮大,只有通过从事中医急重症学的学者们从不同的角度、不同的领域对其进行研究和探索。使它的点越来越多,面越来越广,最终形成一个比较完整的体系。

(高培阳)

复习思考题

1. 为什么说中医辨证方法的确立是根源于急危重症的治疗?
2. 中医急重症学目前面临着哪些挑战?

第二章

中医急重症学病机基础

中医急重症发病的核心病机是"正气虚于一时,邪气暴盛而突发",以藏象理论为基础,突出"阴、阳、气、血、精、神"的理论,因此,病邪对人体正气损伤的程度,决定着病情的轻重。疾病是病邪作用于人体,人体正气奋起而抗邪,引起了正邪相争,进而破坏人体阴阳平衡,或使脏腑气机升降失常,或使气血功能紊乱,并进而影响全身脏腑组织器官的生理活动,产生的一系列的临床表现之总称。急重症病机是阐明急重症发生、发展和变化规律,其任务旨在揭示急重症发生、变化的本质,是对疾病进行正确诊断和有效救治的理论基础。其内容包括疾病发生的机制、疾病传变的机制、病程演变的机制三个部分。

第一节 中医急重症发病机制

发病机制是研究人体疾病发生的机制和原理,它是研究急症、危重症发生的普遍规律。

一、正邪关系

急症、危重症是人体正常生理功能在某种因素作用下的破坏过程,也就是邪正斗争对机体破坏的过程。在人体的生命活动中,一方面,正气发挥着它的维持人体正常生理功能的作用;另一方面,人体也时刻受着邪气的侵袭,二者不断地发生斗争,也不断地取得平衡和统一,保证了人体的健康。因此,疾病的发生,决定于正气和邪气双方斗争的结果。中医发病学既强调人体正气在发病上的决定作用,又不否定邪气的重要作用,并且认为邪气在一定条件下也可以起决定性的作用。

(一) 正气与邪气的概念

正气,简称正,通常与邪气相对而言,是人体正常功能及所产生的各种维护健康的能力,包括自我调节能力、适应环境能力、抗邪防病能力和康复自愈能力。《黄帝内经》云"正气存内,邪不可干",正气的作用方式有三:①自我调节,以适应内外环境的变化,维持阴阳的协调平衡,保持和促进健康;②抗邪防病,或疾病发生后驱邪外出;③自我康复,病后或虚弱时自我修复,恢复健康。邪气,又称病邪,简称邪,与正气相对而言,泛指各种致病因素。包括存在于外界环境之中和人体内部产生的各种具有致病或损伤正气作用的因素,诸如前述的六淫、疫疠、内伤七情、饮食、劳逸、外伤及虫兽伤等。

(二) 邪正斗争与发病

疾病的发生、发展和变化,是一定条件下邪正斗争的结果,在疾病发生发展过程中,病邪侵害和正气虚弱都是必不可少的因素。《素问·评热病论》强调"邪之所凑,其气必虚",《灵枢·百病始生》强调"不得虚,邪不能独伤人",同时《灵枢·贼风》也强调"必有因加而发",预防发病应"避其毒气"(《素问·刺法论》)。因此,本虚为内因,外邪为外因,即陈言《三因极一病证方论》讲的三因致病理论。邪气与正气的斗争贯穿于疾病过程的始终,两者互相联系又相互斗争,是推动疾病发展的动力。邪气与正气的斗争及它们之间的力量的对比常常影响着疾病的发展方向和转归。中医学在重视邪气对疾病发生的重要作用的同时,更重视正气在疾病发生中的主要作用,两者都能起决定作用。

正气在邪正斗争中居主导作用,若人体脏腑功能正常,气血充盈,卫外固密,常足以抗御邪气的侵袭,病邪便难以侵入,即使邪气侵入,一般不易发病,如若发病,病邪也较轻浅,易驱邪外出。当正气不足时,或邪气的致病能力超过正气抗病能力的限度时,邪正之间的力量对比表现为邪盛正衰,正气无力抗邪,感邪后又不能及时驱邪外出,更无力尽快修复病邪对机体造成的损伤,及时调节紊乱的功能活动,于是发生疾病。《素问·评热病论》所谓"邪之所凑,其气必虚",《医论三十篇》又云"凡风寒感人,由皮毛而入;瘟疫感人,由口鼻而入。总由正气适逢亏欠,邪气方能干犯"。因此,在病邪侵入之后,机体是否发病,一般是由正气盛衰所决定的。正能抗邪,正盛邪却,则不发病;正不敌邪,正虚邪侵,则发病。人体正虚的程度各不相同,因而导致疾病的严重程度不一。一般而言,人感受邪气而生病,多是由于摄生不当,机体的抵抗力一时性下降,给邪气以可乘之机。邪气侵入以后,人体正气也能奋起抗邪,但在邪气尚未被祛除之前,生理功能已经受到破坏,所以会有相应的临床症状,说明某一性质的疾病已经形成。但是,素体虚弱的患者,往往要待邪气侵入到一定的深度以后,正气才能被激发。因此,其病位较深,病情较重。在一般情况下,正虚的程度与感邪为病的轻重是相一致的。

邪气侵入人体以后,究竟停留于何处而发病,这取决于人体各部分正气之强弱。一般来说,人体哪一部分正气不足,邪气即易于损伤哪一部分而发病。如脏气不足,病在脏;腑气不足,病在腑;经脉不足,病在经脉。

由上可知,人体正气的强弱,可以决定疾病的发生与否,并与发病部位、病变程度、轻重及转归有关。所以,正气不足是发病的主要因素。从疾病的发生来看,人体脏腑功能正常,正气旺盛,气血充盈,卫外固密,病邪就难以侵入,疾病也就无从发生。从人体受邪之后看,正气不甚衰者,即使受邪,也较轻浅,病情多不深重;正气虚弱者,即使轻微受邪,亦可发生疾病或加重病情。从发病的时间来看,正气稍弱者,不一定立即发病,而只有正气不足时,才能立即发病。即只有在人体正气相对虚弱,卫外不固,抗邪无力的情况下,邪气方能乘虚侵入,使人体阴阳失调、脏腑经络功能紊乱,而发生疾病。

重视正气,强调正气在发病中的主导地位,并不否定邪气对疾病发生的重要作用,邪气是发病的必要条件,在一定的条件下,甚至也起主导作用。如高温、各种剧毒剂、枪弹刀伤、毒蛇咬伤等,即使正气强盛,也难免受到伤害。疫疠发生,疫毒之邪成为疾病发生的决定性因素,因而导致了疾病的大流行。所以中医学提出了"避其毒气"的主动预防措施,以防止传染病的发生和播散。

急重症的核心病机是"正气虚于一时,邪气暴盛而突发"。若正气强盛,抗邪有力,则病邪难于侵入,或侵入后即被正气及时消除,不产生病理反应而不发病。如自然界中经常存在着各种各样的致病因素,但并不是所有接触这些因素的人都会发病,此即正能胜邪的结果。

若邪气偏胜,正气相对不足,邪胜正负,从而使脏腑阴阳、气血失调,气机逆乱,便可导致疾病发生。

"邪正相搏"的发病观点,提出了"正气内虚"和"因加而发"之说。认为人体受邪之后,邪留体内,当时可不出现任何症状。由于某种因素,如饮食起居失调,或情志变动等,造成人体气血运行失常,抗病能力衰退,病邪乘机而起与正气相搏而发病。故临床上常见某些疾患,随着正气的时衰时盛,而出现时发时愈,或愈而复发的情况。所以,病邪虽可致病,但多是在正气虚衰的条件下,才能为害成病。

由此可见,正气和邪气是相互对抗、相互矛盾的两个方面。正气与邪气不断地进行斗争,疾病的发生决定于正气和邪气双方斗争的结果。急重症就从这两个方面的辩证关系出发,建立了中医急重症发病的基本观点,即"正气虚于一时,邪气暴盛而突发"。

二、发病类型

(一)卒发

卒发,又称顿发,即感而即发,急暴突然之意。一般多见以下几种情况:

1. 感邪较甚　六淫之邪侵入,若邪气较盛,则感邪之后随即发病。如新感伤寒或温病,是外感热病中最常见的发病类型。外感风寒、风热、燥热、温热、温毒等病邪为病,多感而即发,随感随发。

2. 情志遽变　急剧的情志波动,如暴怒、悲伤欲绝等情志变化,导致人的气血逆乱,病变顷刻即发,出现猝然昏仆、半身不遂、胸痹心痛、脉绝不至等急危重症。

3. 疫气致病　发病暴急,来势凶猛,病情危笃,常相"染易",以致迅速扩散,广为流行。某些疫气,其性毒烈,致病力强,善"染易"流行而暴发,危害尤大,故又称暴发。

4. 毒物所伤　误服毒物,被毒虫毒蛇咬伤,吸入毒秽之气等,均可使人中毒而发病急骤。

5. 急性外伤　如金刃伤、坠落伤、跌打伤、烧烫伤、冻伤、触电伤、枪弹伤等,均可直接而迅速致病。

(二)伏发

伏发,即伏而后发,指某些病邪传入人体后,不即时发病而潜伏于内,经一段时间后,或在一定诱因作用下才发病。如破伤风、狂犬病等,均经一段潜伏期后才发病。有些外感性疾病,也常需经过一定的潜伏期,如"伏气温病""伏暑"等均属此类。

新感与伏气是相对而言的。在温病学上,感受病邪之后,迅即发病者,为新感或新感温病。新感温病,随感随发,初起即见风寒表证。藏于体内而不立即发病的病邪谓之伏邪,又称为伏气。由伏邪所致之病名为伏气温病。伏气温病,初起不见表证,而即见里热,甚至血分热证。若内有伏邪,由新感触动而发病,称为新感引动伏邪。

(三)继发

继发,系指在原发疾病的基础上继续发生新的急性病证。继发病必然以原发病为前提,二者之间有着密切的联系。例如:急性病毒性肝炎所致的胁痛、黄疸等,若失治或治疗失当,日久可继发致生"癥积""鼓胀"。亦如:癥瘕、积块、痞块,即是胀病之根,日积月累,腹大如箕,腹大如瓮,是名"单腹胀"。间日疟反复发作,可继发出现"疟母"(脾脏肿大);小儿久泻或虫积,营养不良,则致生"疳积";久罹眩晕,由于忧思恼怒,饮食失宜,劳累过度,有的可发为"中风",出现猝然昏仆、面瘫、半身不遂等症状。

(四)合病与并病

凡两经或三经的病证同时出现者,称为合病;若一经病证未罢又出现另一经病证者,则称为并病。合病与并病的区别,主要在于发病时间上的差异,即合病为同时并见,并病则依次出现。

合病多见于病邪较盛之时。由于邪盛,可同时侵犯两经,如伤寒之太阳与少阳合病、太阳与阳明合病等,甚则有太阳、阳明与少阳之三阳合病者。

至于并病,则多体现于病位传变之中。病位的传变,是病变过程中病变部位发生了相对转移的现象,并且,原始病位的病变依然存在。在不同类别的疾病中,病位的传变也很复杂,即病有一定之传变,有无定之传变。所谓一定之传变,多表现出传变的规律,如六经、卫气营血、三焦传变规律等;所谓无定之传变,是指在上述一般规律之外的具体疾病的病后增病,即可视为并发病症。如脓毒症在其疾病发展过程中可以先后出现发热、黄疸、厥脱、关格、喘促等合病与并病。

(五) 复发

所谓复发,是重新发作的疾病,又称为"复病"。复病具有如下特点:其临床表现类似初病,但又不仅是原有病理过程的再现,而是因诱发因素作用于旧疾之宿根,机体遭受到再一次的病理性损害而旧病复发。复发的次数愈多,静止期的恢复就愈不完全,预后也就愈差,并常可遗留下后遗症。所谓后遗症,是主病在好转或痊愈过程中未能恢复的机体损害,是与主病有着因果联系的疾病过程。

1. 复发的基本条件 疾病复发的基本条件有三:其一,邪未尽除。就病邪而论,疾病初愈,病邪已去大半,犹未尽除。因为尚有余邪未尽,便为复发提供了必要的条件。若邪已尽除,则不可能再复发。因此,邪未尽除是复发的首要条件。其二,正虚未复。因为疾病导致正气受损,疾病初愈时正气尚未完全恢复。若正气不虚,必能除邪务尽,也不会出现旧病复发。所以,正虚未复也是疾病复发中必不可少的因素。其三,诱因。如新感病邪,过于劳累,均可助邪而伤正,使正气更虚,余邪复炽,引起旧病复发。其他如饮食不慎,用药不当,亦可伤正助邪,导致复发。

2. 复发的主要类型 由于病邪的性质不同,人体正气的盛衰各异,因而复发大体上可以分为疾病少愈即复发、休止与复发交替和急性发作与慢性缓解期交替等三种类型。

(1)疾病少愈即复发:这种复发类型多见于较重的外感热病。多因饮食不慎,用药不当,或过早操劳,使正气受损,余火复燃,引起复发。如湿温恢复期,患者脉静身凉,疲乏无力,胃纳渐开。若安静休息,进食清淡易于消化的半流质食物,自当逐渐康复。若饮食失宜,进食不易消化的偏硬的或厚味饮食,则食积与余热相搏,每易引起复发,不但身热复炽,且常出现腹痛、便血,甚至危及生命。

(2)休止与复发交替:这种复发类型在初次患病时即有宿根伏于体内,虽经治疗,症状和体征均已消除,但宿根未除,一旦正气不足,或感新邪引动宿邪,即可旧病复发。例如,哮喘病,有痰饮宿根胶着于胸膈,休止时宛若平人。但当气候骤变,新感外邪引动伏邪,或过度疲劳,正气暂虚,无力制邪时,痰饮即泛起,上壅气道,使肺气不畅,呼吸不利,张口抬肩而息,喉中痰鸣如拽锯,哮喘复发。经过适当治疗,痰鸣气喘消除,又与常人无异。但胸膈中宿痰不除,终有复发之虞。欲除尽宿根,确非易事。

(3)急性发作与慢性缓解期交替:这种复发类型实际上是慢性疾病症状较轻的缓解期与症状较重的急性发作期的交替。例如,胆石症,结石为有形之病理产物,会阻碍气机,而致肝气郁结。在肝疏泄正常,腑气通降适度时,患者仅感右胁下偶有不适,进食后稍觉饱胀,是谓慢性缓解期。若因情志抑郁,引起肝失疏泄,或便秘,腑气失于通降,或因进食膏粱厚味,助生肝胆湿热,使肝胆气机郁滞不通,胆绞痛发作,症见右胁下剧痛,牵引及右侧肩背,甚则因胆道阻塞而见黄疸与高热,是谓急性发作。经过适当治疗,发作渐轻,又进入缓解期。但是,胆石不除,急性发作的反复出现,总是在所难免。

从上述三种情况看,其一是急性病恢复期余邪未尽,正气已虚,适逢诱因而引起复发。若治疗中注意祛邪务尽,避免诱因,复发是可以避免的。其二、其三皆因病有宿根而导致复发。宿根之形成,一是正气不足,脏腑功能失调,无力消除病邪;一是病邪之性胶着固涩,难以清除。故治疗时,一方面要扶助正气,令其祛邪有力;另一方面应根据宿邪的性质,逐步消除,持之以恒,以挖除病根。尽量减少复发,避免诱因十分重要。因此,必须认真掌握引起复发的诱发因素。

3. 复发的诱因　复发的诱因,是导致病理静止期趋于重新活跃的因素。诱发因素,归纳起来主要有如下几个方面:

(1)复感新邪:疾病进入静止期,余邪势衰,正亦薄弱,复感新邪势必助邪伤正,使病变再度活跃。这种重感致复多发生于热病新瘥之后,所谓"瘥后伏热未尽,复感新邪,其病复作"(《重订通俗伤寒论·伤寒复证》)。因此,强调病后调护,慎避风邪,防寒保暖,对防止复发有着重要的意义。

(2)食复:疾病初愈,因饮食因素而致复发者,称为"食复"。在疾病过程中,由于病邪的损害或药物的影响,脾胃已伤;"少愈"之际,受纳、腐熟、运化功能犹未复健,若多食强食,或不注意饮食宜忌,或不注意饮食卫生,可致脾胃再伤。余邪得宿食、酒毒、"发物"等之助而复作,以致复发。例如,胃脘痛、痢疾、痔疾、淋证等新瘥之后,每可因过食生冷,或食醇酒辛辣炙煿之物而诱发。鱼虾等海鲜可致瘾疹及哮病的复发等。

(3)劳复:凡病初愈,切忌操劳,宜安卧守静,以养其气。疾病初愈,若形神过劳,或早犯房事而致复病者,称为"劳复"。例如,某些外感热病的初愈阶段,可因起居劳作而复生余热;慢性水肿,以及痰饮、哮病、疝气、子宫脱垂等,均可因劳倦而复发并加重。某些病症的因劳致复,如中风的复中、真心痛的反复发作等,均一次比一次的预后更为凶险。

(4)药复:病后滥施补剂,或药物调理运用失当,而致复发者,称为"药复"。疾病新瘥,为使精气来复,或继清余邪,可辅之以药物调理。但应遵循扶正宜平补,勿助邪,祛邪宜缓攻,勿伤正的原则。尤其注意勿滥投补剂,若急于求成,迭进大补,反会导致虚不受补,或壅正助邪而引起疾病的复发,或因药害而滋生新病。

气候因素、精神因素、地域因素等也可成为复发的因素。例如哮病,或久病咳喘引起的"肺胀",多在气候转变的季节或寒冬复发;许多皮肤疾患的复发或症状的加剧,与气候变化的联系密切。眩晕、失眠、脏躁、癫狂,以及某些月经不调病症的复发与加重,即与情志的刺激有关。

发病学理论,主要是研究与阐述病邪作用于人体,正邪相搏的发病原理,影响发病的因素,发病的途径与类型等,从而构成了中医急重症学发病理论的主要框架。

第二节　中医急重症学基本病机

一、邪正盛衰

邪正盛衰,是指在疾病过程中,机体的抗病能力与致病邪气之间相互斗争中所发生的盛衰变化。邪正斗争,影响着病证的虚实变化,关乎着疾病的发生、发展和转归。在疾病的发展变化过程中,正邪的力量动态变化,不断消长盛衰,形成了病机的虚实变化。"邪气盛则实,精气夺则虚",正盛则邪退,邪盛则正衰。

（一）虚实的概念

1. 实　所谓实是指邪气盛而正气尚未虚衰，以邪气盛为主要矛盾的一种病理变化。实所表现的证候称为实证。发病后，邪气亢盛，正气不虚，尚足以同邪气相抗衡，临床表现为亢盛有余。实证必有外感六淫或痰饮、食积、瘀血等病邪滞留不解的表现。多见于疾病的初期或极期，病程一般较短。如外感热病进入热盛期阶段，出现了以大热、大汗、大渴、脉洪大等；或潮热、谵语、狂躁、腹胀满坚硬而拒按、大便秘结、手足微汗出、舌苔黄燥、脉沉数有力等症状，前者称"阳明经证"，后者称"阳明腑证"。就邪正关系来说，正气不虚，病邪正盛属实证；就病势性质而言属热证，故称实热证。此时邪气虽盛正气未伤，能奋起与邪气斗争，邪正激烈斗争，表现为实热证。或因痰、食、水、血等滞留于体内引起的痰涎壅盛、食积不化、水湿泛滥、瘀血内阻等病变，都属于实证。

2. 虚　所谓虚，是指正气不足，抗病能力减弱。虚所表现的证候，称为虚证。或体质素虚，或疾病后期，或大病久病之后，气血不足，伤阴损阳，导致正气虚弱，正气对病邪虽然还在抗争，但力量已经严重不足，难以出现较剧烈的病理反应。所以，临床上表现为一系列的虚损不足的证候。虚证必有脏腑功能衰退的特殊表现，一般多见于疾病的后期和慢性疾病过程中。如大病、久病，消耗精气，或大汗、吐、利、大出血等耗伤人体气血津液、阴阳，均会导致正气虚弱，出现阴阳气血虚损之证。如崩漏，由于大量出血，其症状除了出血之外，同时伴有面色苍白或萎黄、神疲乏力、心悸、气短、舌淡、脉细等，称作"脾不统血"。就邪正关系而言，心脾生理功能低下，既有脾虚之证，又有心血不足之候，属虚证。

（二）虚实互存

虚实互存包括虚中夹实和实中夹虚两种病理变化。在疾病过程中，邪正的消长盛衰，不仅可以产生单纯的虚或实的病理变化，而且由于疾病的失治或治疗不当等，以致病邪久留，损伤人体的正气；或因正气本虚，无力驱邪外出，而致水湿、痰饮、瘀血等病理产物的凝结阻滞，往往可以形成虚中夹实、实中夹虚等虚实错杂的病理变化。

1. 虚中夹实　虚中夹实是指以虚为主，又兼夹实候的病理变化。如脾阳不振之水肿即属于此。脾阳不振，运化无权，皆为虚候；水湿停聚，发为水肿为实。上述病理变化以虚为主，实居其次。

2. 实中夹虚　实中夹虚是指以实为主，又兼夹虚候的病理变化。如外感热病在发展过程中，常见实热伤津之象，因邪热炽盛而见高热、汗出、便秘、舌红、脉数之实象，又兼口渴、尿短赤等邪热伤津之征，病本为实为热，津伤源于实热，而属于虚，此为实中夹虚。分析虚实错杂的病机，应根据邪正之孰缓孰急，虚实之孰多孰少，来确定虚实之主次。

（三）虚实转化

感受外邪后，邪正双方力量对比发生变化，在一定条件下也可发生由实转虚，因虚致实的病理变化。

1. 由实转虚　疾病在发展过程中，邪气盛，正气不衰，由于误治、失治，病情迁延，虽然邪气渐去，但是人体的正气、脏腑的生理功能已受到损伤，因而疾病的病理变化由实转虚。例如，外感性疾患，疾病初期多属于实，如表寒证或表热证等，由于治疗不及时或治疗不当，或护理失宜，或年高体弱，抗病能力较差，从而病情迁延不愈，正气日损，可逐渐形成肌肉消瘦、纳呆食少、面色不华、气短乏力等肺脾功能衰减之虚象，此即由实转虚。

2. 因虚致实　所谓因虚致实，是由于正气本虚，脏腑生理功能低下，导致气、血、水等不能正常运行，产生了气滞、瘀血、痰饮、水湿等实邪停留体内为害。此时，虽然邪实明显，但其因为正气不足，脏腑衰弱，故谓之因虚致实。如肾阳虚衰，不能主水，出现阳虚水停之候，既有肾脏温化功能减退的虚象，又有水液停留于体内的邪实之象，水湿由肾阳不足气化失常所致,故称之为因虚致实。因虚致实是正气不足,邪气亢盛的一种虚实错杂的病理变化。

(四)虚实真假

病机的或实或虚,在临床上均有一定的征象。临床上的征象,仅仅是疾病的外象,在一般情况下,即现象与本质相一致的情况下,可以反映病机的虚或实。但在特殊情况下,现象不能反映本质时,临床上会出现一些假象,因而有"至虚有盛候"的真虚假实和"大实有羸状"的真实假虚的病理现象。虽然假象也是由疾病的本质决定的,是疾病本质的一种表现,但它并不直接地反映疾病的本质,表象会把疾病的本质掩盖起来。因此,我们要详细地掌握临床资料,全面地分析疾病的现象,从而揭示病机的真正本质。

1. 真虚假实 真虚假实又称"至虚有盛候",其虚指病理变化的本质,而实则是表面现象,是假象。如正气虚弱的人,因脏腑虚衰,气血不足,运化无力,有时反出现类似"实"的表现。一方面可以见到纳呆食少、疲乏无力、舌胖嫩苔润、脉虚无力等正气虚弱的表现,同时又可见腹满、腹胀、腹痛等一些类似"实"的症状。但细察可发现,其腹虽满,却有时减轻,不似实证之腹满不减或减不足言;腹虽胀,但有时和缓,不若实证之常急不缓;腹虽痛,但喜按,与实证之腹痛拒按不同。因其病机的本质为"虚","实"为假象,即真虚假实。

2. 真实假虚 真实假虚又称"大实有羸状",其病机本质为实,而虚则是表面现象,为假象。如热结肠胃、痰食壅滞、湿热内蕴、大积大聚等,使经络阻滞,气血不能畅达,反而出现一些类似虚的假象。如热结肠胃,里热炽盛之患者,一方面见到大便秘结、腹满硬痛拒按、潮热谵语、舌苔黄燥等实证的表现,有时又可出现精神萎靡、不欲多言,但语声高亢气粗;肢体倦怠,但稍动则舒适;大便下利,但得泄而反快。究其本质,是实而不是虚。

总之,在疾病的发生和发展过程中,病机的虚和实,都只是相对的而不是绝对的。由实转虚、因虚致实和虚实夹杂,常常是疾病发展过程中的必然趋势。因此,在临床上不能以静止的、绝对的观点来对待虚实病机,而应以动态变化的、相对的观点来分析虚实病机。

二、阴阳失调

阴阳失调的病理变化,其主要表现,不外阴阳盛衰、阴阳互损、阴阳格拒、阴阳转化,以及阴阳亡脱等几个方面,其中阴阳偏盛偏衰则是各种疾病最基本的病理变化,这种变化通过疾病性质的寒热而表现出来。

(一)阴阳盛衰

阴阳盛衰,是阴和阳的偏盛或偏衰,表现为或寒或热,或实或虚的病理变化,其表现形式有阳盛、阴盛、阳虚、阴虚四种。

1. 阴阳偏盛 阴或阳的偏盛,主要是指"邪气盛则实"的病理变化。"阳盛则热,阴盛则寒"是阳偏盛和阴偏盛的病机特点。前者其病属热属实,后者其病属寒属实。

"阳长则阴消""阴长则阳消",所以,阳盛则阴病,阴盛则阳病是阳偏盛或阴偏盛等病理变化的必然发展趋势。

(1)阳盛则热:阳盛是指机体在疾病发展过程中,所出现的阳气偏亢,脏腑经络功能亢进,邪热过盛的病理变化。阳盛则热是由于感受温热阳邪,或感受阴邪而从阳化热,或七情内伤,五志过极而化火,或因气滞、血瘀、痰浊、食积等郁而化热化火所致。阳盛则热的病机特点,多表现为阳盛而阴未虚的实热证。阳以热、动、燥为其特点,故阳气偏盛产生热性病变,以及燥、动之象,出现发热、烦躁、舌红苔黄、脉数等,故称"阳盛则热"。由于阳的一方偏盛会导致阴的一方相对偏衰,所以除上述临床表现外,同时还会出现口渴、小便短少、大便干燥等阳盛伤阴,阴液不足的症状,故称"阳盛则阴病",但矛盾的主要方面在于阳盛。

(2)阴盛则寒:阴盛,是指机体在疾病过程中所出现的一种阴气偏盛,功能障碍或减退,

笔记栏

阴寒过盛及病理性代谢产物积聚的病理变化。阴盛则寒多由感受寒湿阴邪,或过食生冷,寒湿中阻,阳不制阴而致阴寒内盛之故。

一般地说,阴盛则寒的病机特点,多表现为阴盛而阳未虚的实寒证。阴以寒、静、湿为特点,故阴偏盛产生的寒性病变及湿、静之象,表现为形寒、肢冷、喜暖、口淡不渴、苔白、脉迟等,所以说,"阴盛则寒"。由于阴的一方偏盛,常常耗伤阳气,会导致阳的一方偏衰,从而出现恶寒、腹痛、溲清便溏等。这种阳气偏衰的表现是由于阴盛所引起的,所以又称"阴盛则阳病"。

"阴盛则阳病",阴盛则阳虚。从病机变化来说,阴盛则阳病虽然也可区分为阳的相对不足和绝对的虚损,但是,由于阳主动而易耗散,而且阴寒内盛多因素体阳虚,阳不制阴所致。所以,实际上在阴偏盛时,多同时伴有程度不同的阳气不足,难以明确区分为相对不足和绝对损伤。

2. 阴阳偏衰 阴阳偏衰,是人体阴精或阳气亏虚所引起的病理变化。阳气亏虚,阳不制阴,使阴相对偏亢,形成"阳虚则寒"的虚寒证。反之,阴精亏损,阴不制阳,使阳相对偏亢,从而形成"阴虚则热"的虚热证。

(1)阳虚则寒:阳虚,是指机体阳气虚损,失于温煦,功能减退或衰弱的病理变化。形成阳偏衰的主要原因,多由于先天禀赋不足,或后天饮食失养,或劳倦内伤,或久病损伤阳气所致。一般地说,其病机特点多表现为机体阳气不足,阳不制阴,阴相对亢盛的虚寒证。阳气不足可见于多个脏器组织的病变,一般以脾肾之阳虚为主,其中尤以肾阳不足为最。因为肾阳为人身诸阳之本,所以,肾阳虚衰(命门之火不足)在阳偏衰的病机中占有极其重要的地位。由于阳气的虚衰,阳虚则不能制阴,阳气的温煦功能减弱,经络、脏腑等组织器官的某些功能活动也因之而减弱衰退,血和津液的运行迟缓,水液不化而阴寒内盛,这就是阳虚则寒的主要机制。阳虚则寒,虽也可见到面色㿠白、畏寒肢冷、舌淡、脉迟等寒象,但还有喜静蜷卧、小便清长、下利清谷等虚象。所以,阳虚则寒与阴盛则寒,不仅在病机上有所区别,在临床表现方面也有不同。前者是虚而有寒,后者是以寒为主,虚象不明显。

(2)阴虚则热:阴虚,是指机体精、血、津液等物质亏耗,导致阳相对亢盛,功能虚性亢奋的病理变化。形成阴偏衰的主要原因,多由于阳邪伤阴,或因五志过极,化火伤阴,或因久病耗伤阴液所致。一般地说,其病机特点多表现为阴液不足及滋养、宁静功能减退,以及阳气相对偏盛的虚热证。阴虚证可见于多个脏器组织的病变,常见者有肺阴虚证、心阴虚证、胃阴虚证、肾阴虚证等,并表现出各自脏器的证候特征。由于阴液亏少,则机体失却濡润滋养,同时由于阴不制阳,则阳热之气相对偏旺而生内热,故表现为一派虚热、干燥不润、虚火内扰的证候。阴虚则热,虽也表现出口燥咽干,烦热,小便短黄,大便干结,舌红,脉数等热象,但还有两颧潮红,以潮热为主的发热,舌体偏小,脉细等虚象。所以,阴虚则热与阳盛则热,不仅在病机上有所区别,在临床表现方面也有不同。前者是虚而有热,后者是以热为主,虚象不明显。

(二)阴阳互损

阴阳互损,是指在阴或阳任何一方虚损的前提下,病变发展影响到相对的一方,形成阴阳两虚的病理变化。在阴虚的基础上,继而导致阳虚,称为阴损及阳;在阳虚的基础上继而导致阴虚,称为阳损及阴。由于肾藏精气,内寓真阴真阳,为全身阳气阴液之根本,所以,无论阴虚或阳虚,多在损及肾脏阴阳及肾本身阴阳失调的情况下,才易于发生阳损及阴或阴损及阳的阴阳互损的病理变化。

1. 阴损及阳 阴损及阳,系指由于阴液亏损,累及阳气,使阳气生化不足或无所依附而耗散,从而在阴虚的基础上又导致了阳虚,形成了以阴虚为主的阴阳两虚的病理变化。例如,临床常见的遗精、盗汗、失血等慢性消耗性病证,严重地耗伤了人体阴精,因而化生阳气的物质基础不足,发展到一定阶段就会出现自汗、畏寒、下利清谷等阳虚之候。这是由阴虚而导致阳虚,病理上称为"阴损及阳"。

2. 阳损及阴　阳损及阴,系指由于阳气虚损,无阳则阴无以生,累及阴液的生化不足,从而在阳虚的基础上又导致了阴虚,形成了以阳虚为主的阴阳两虚的病理变化。例如,临床上常见的水肿一病,其病机主要为阳气不足,气化失司,水液代谢障碍,津液停聚而水湿内生,溢于肌肤所致。但其病变发展则又可因阴无阳生使阴阳日益亏耗,而见形体消瘦、烦躁生火,甚则癥瘕等阴虚之候,转化为阳损及阴的阴阳两虚证。这种由阳虚而导致阴虚,病理上称为"阳损及阴"。

需要注意的是,由阴或阳的一方不足导致另一方虚损,终究会导致阴阳两虚,只是程度轻重不同而已,这在脏腑、气血病理变化中是屡见不鲜的。因为肾阴为全身阴液之本,肾阳为全身阳气之根,故阳损及阴、阴损及阳,最终又总是以肾阳、肾阴亏虚为主要病变。

（三）阴阳格拒

阴阳格拒,是阴盛至极或阳盛至极而壅遏于内,使阴气与阳气或阳气与阴气相互阻隔不通的病理变化。阴阳格拒是阴阳失调中比较特殊的一类病机,包括阴盛格阳和阳盛格阴两方面。阴阳相互格拒的机制,主要是由于某些原因引起阴或阳的一方偏盛至极,而壅遏于内,将另一方排斥于外,迫使阴阳之间不相维系所致。阴阳格拒表现为真寒假热或真热假寒等复杂的病理现象。

1. 阴盛格阳（真寒假热）　阴盛格阳,是指阴寒过盛,阳气被格拒于外,出现内真寒外假热的一种病理变化。如阴寒性疾病发展到严重阶段,其证除有阴寒过盛之四肢厥逆、下利清谷、脉微细欲绝等症状外,又见身反不恶寒(但欲盖衣被)、面颊泛红等假热之象。身反不恶寒、面颊泛红,似为热盛之证,但与四肢厥逆、下利清谷、脉微欲绝并见,知非真热,而是假热。

阴盛格阳,又有格阳和戴阳之分。格阳是内真寒而外假热,阴盛格阳于体表(身反不恶寒)。戴阳是下真寒而上假热,阴盛格阳于头面(面赤如妆)。格阳和戴阳均属真寒假热证,其病机同为阴阳格拒。实际上,疾病发展到阴阳格拒的严重阶段,格阳证和戴阳证常常同时出现,只是名称不同而已。

2. 阳盛格阴（真热假寒）　阳盛格阴,是指阳盛已极,拒阴气于外,出现内真热外假寒的一种病理变化。阳盛格阴是由于热极邪气深伏于里,阳气被遏,闭郁于内,不能透达于外所致。其病机的本质属热,而临床症状有某些假寒之象,故又称真热假寒。如热性病发展到极期(阳明经证 - 白虎汤证、阳明腑证 - 承气汤证,以及暑厥病等),既有阳热极盛之心胸烦热、胸腹扪之灼热、口干舌燥、舌红等症状,又有阳极似阴的四肢厥冷或微畏寒等症。热势愈深,四肢厥冷愈甚,所以有热深厥亦深,热微厥亦微之说。四肢厥冷是假象,系阳盛于内,格阴于外所致。

（四）阴阳转化

在疾病发展过程中,阴阳失调还可表现为阴阳的相互转化。阴阳转化包括由阳转阴和由阴转阳。

1. 由阳转阴　疾病的本质本为阳气偏盛,但当阳气亢盛到一定程度时,就会向阴的方向转化。如某些急性外感性疾病,初期可以见到高热、口渴、胸痛、咳嗽、舌红、苔黄等一些热邪亢盛的表现,属于阳证。由于治疗不当或邪毒太盛等原因,可突然出现体温下降,四肢厥逆、冷汗淋漓、脉微欲绝等阴寒危象。此时,疾病的本质即由阳转化为阴,疾病的性质由热转化为寒,病理上称之为"重阳必阴"。"重阳必阴"与"阳盛格阴"不同,前者的"阳"和"阴"皆为真,后者的"阳"为真,而其"阴"为假。

2. 由阴转阳　疾病的本质为阴气偏盛,但当阴气亢盛到一定程度,就会向阳的方向转化。如感冒初期,可以出现恶寒重发热轻、头身疼痛、骨节疼痛、鼻塞流涕、无汗、咳嗽、苔薄白、脉浮紧等风寒束表之象,属于阴证。如治疗失误,或因体质等因素,可以发展为高热、汗出、心烦、口渴、舌红、苔黄、脉数等阳热亢盛之候。此时,疾病的本质即由阴转化为阳,疾病的性质则由寒转化为热,病理上称之为"重阴必阳"。"重阴必阳"与"阴盛格阳"有本质的区别。前者的"阴"和"阳"皆为真,后者的"阴"为真,而其"阳"为假。

（五）阴阳亡脱

阴阳亡脱,是指机体的阴液或阳气突然大量亡失导致生命垂危的一种病理变化,分为阳脱和阴脱。

1. 阳脱　阳脱是指机体的阳气发生突然脱失,而致全身功能突然严重衰竭的一种病理变化。亡阳多因邪盛,正不敌邪,阳气突然脱失所致;也可由于素体阳虚,正气不足,疲劳过度等多种原因,或过用汗法,汗出过多,阳随阴泄,阳气外脱所致。慢性消耗性疾病的亡阳,多由于阳气的严重耗散,虚阳外越所致,其临床表现多见大汗淋漓、手足逆冷、精神疲惫、神情淡漠,甚则昏迷、脉微欲绝等一派阳气欲脱之象。

因阳气和阴精具有依存互根的关系,亡阳则阴精无以化生而耗竭。所以,亡阳之后,继之往往出现阴竭之变,阳亡阴竭,生命终结。

2. 阴脱　阴脱是指由于机体阴液发生突然性的大量消耗或丢失,而致全身功能严重衰竭的一种病理变化。亡阴多因热邪炽盛,或邪热久留,大量煎灼阴液所致,也可由于其他因素大量耗损阴液而致亡阴,其临床表现多见汗出不止、汗热而黏、四肢温和、渴喜冷饮、身体干瘪、皮肤皱褶、眼眶深陷、精神烦躁或昏迷谵妄、脉细数无力,或洪大按之无力。同样,由于阴液与阳气的依存互根关系,阴液亡失,则阳气无所依附而涣散不收,浮越于外,故亡阴可迅速导致亡阳,阴竭则阳脱,阴阳不相维系而衰竭,生命不能持续。

综上所述,阴阳失调的病机,是以阴和阳之间的相互制约、相互消长、互根互用和相互转化关系的理论,来阐释、分析、综合机体一切病理现象的机制。因此,在阴阳的偏盛和偏衰之间,亡阴和亡阳之间,都存在着密切联系,其关系不是固定不变,而是随着病情的进退和邪正盛衰等情况变化而改变。

三、气血失调

气血是人体脏腑、经络等一切组织器官的物质基础,气血的生成与运行有赖于脏腑生理功能的正常。在病理上,脏腑发病必然会影响到全身的气血,而气血病变也必然影响到脏腑,气血的病理变化总是通过脏腑生理功能的异常而反映出来。由于气与血之同有着密切关系,所以在病理情况下,气病必及血,血病亦及气,其中尤以气病及血为多见。

（一）气失调

气的病变包括气的生成不足或耗散太过,气的运行失常,以及气的生理功能减退等,具体表现为气虚、气陷、气脱、气滞、气逆、气闭等几个方面。

1. 气虚　气虚主要表现在元气不足、脏腑功能活动减退,以及机体抗病能力下降等方面,其形成的主要原因多是先天不足,或后天失养,或肺脾肾功能失调,也可因劳伤过度、久病耗伤、年老体弱所致,其临床表现为少气懒言、疲倦乏力、脉细软无力等。

气虚和阳虚都是脏腑组织功能活动的衰退和抗病能力的减弱,但气虚指单纯的功能减退,阳虚则在气虚基础上进一步发展而成;气虚可发展为阳虚,但气虚不一定阳虚。其区别在于:气虚是虚而无寒象,而阳虚则是虚而有寒象。

由于气与血、津液的关系极为密切,气虚时必然会影响血和津液,从而引起血和津液的多种病变。如气虚可导致血虚、血瘀和出血,也可引起津液的代谢障碍,如脾气虚不能运化水湿而形成痰饮、水肿等。

2. 升降失常 升降失常包括气陷、气脱、气滞、气逆和气闭等。

(1)气陷:气陷为气虚病机之一,是以气的升举无力,应升反降为主要特征的一种病理变化。气陷多从气虚进一步发展而来。脾宜升而健,脾气虚,易导致气陷,常称"中气下陷"。机体内脏位置的相对恒定,全赖于气的正常升降出入运动。所以,在气虚而升举力量减弱的情况下,就会引起某些内脏的下垂,如胃下垂、肾下垂、子宫脱垂、脱肛等,还可伴见腰腹胀满重坠、便意频频,以及短气乏力、语声低微、脉弱无力等症。

(2)气脱:气脱是指气虚之极而有脱失消亡的一种危症。由于体内气血津液严重损耗,以致脏腑生理功能极度衰退,真气外泄而陷于脱绝危亡之境。气脱有虚脱、暴脱之分,精气逐渐消耗,引起脏腑功能极度衰竭者,为虚脱;精气骤然消耗殆尽,引起阴竭阳亡者,为暴脱。如心气虚脱则心神浮越,脉微细欲绝;肝气虚脱则目视昏蒙,四肢微搐;脾气虚脱则肌肉大脱,泻利不止;肺气虚脱则呼吸息高,鼾声如雷;肾气虚脱则诸液滑遗,呼气困难。阴气暴脱则肤皱眶陷,烦躁昏谵;阳气暴脱则冷汗如珠,四肢厥逆等。

(3)气滞:气滞是指某些脏腑经络或局部气机郁滞的病理变化。气滞主要是由于情志内郁,或痰、湿、食、积、瘀血等阻滞,以及外伤侵袭、用力努伤、跌仆闪挫等因素,使气机阻滞而不畅,从而导致某些脏腑经络的功能失调或障碍所致,以闷胀、疼痛为其临床特点。人体气机升降多与肝主疏泄、肺主宣降、脾主升清、胃主降浊,以及肠主泌别传导功能有关。

气行则血行,气滞则血瘀;气行水亦行,气滞则水停。所以气滞可以引起血瘀、水停,形成瘀血、痰饮、水肿等病理变化。

(4)气逆:气逆是气机逆乱、失常之统称。气逆,主要指气机上逆,是气机升降失常,脏腑之气逆乱的一种病理变化。气逆多由情志所伤,或因饮食寒温不适,或因痰浊壅阻等所致。气逆最常见于肺、胃和肝等脏腑。肺以清肃下降为顺,若肺气逆,则肺失肃降,发为咳逆上气;胃气宜降则和,若胃气逆,则胃失和降,发为恶心、呕吐、嗳气、呃逆;肝主升发,若肝气逆,则升发太过,发为头痛胀,面红目赤而易怒。肝为藏血之脏,因此,在肝气上逆时,甚则可导致血随气逆,或为咯血、吐血,或壅遏清窍而致昏厥。

一般地说,气逆于上,以实为主,但也有因虚而气上逆者。如肺虚而失肃降或肾不纳气,都可导致肺气上逆;胃虚失降也能导致胃气上逆等,属因虚而气逆。

(5)气闭:气闭是脏腑经络气机闭塞不通的一种病理变化。气闭多是风寒、湿热、痰浊等邪毒深陷于脏腑或郁闭于经络,以致某一窍隧失其通顺之常所致。如心气内闭则谵语癫狂,神昏痉厥;胸肺气闭,则胸痹结胸,气喘声哑;膀胱气闭则小便不通;大肠气闭则大便秘结;经络气闭则关节疼痛等。其中以心闭神昏最为严重,一般所说的闭证,主要是指心气内闭而言。

(二)血失调

1. 血虚 血虚是指血液不足,濡养功能减退的一种病理变化。其形成的原因:一是失血过多,如吐血、衄血、月经过多、外伤出血等使体内血液大量丧失,而新血又不能及时生成和补充;二是血液生化不足,脾胃为气血生化之源,脾胃虚弱,化源不足,导致生成血液的物质减少,或化生血液的功能减弱;三是久病不愈,慢性消耗等因素而致营血暗耗;四是瘀血阻滞,瘀血不去则新血不生等,最终导致全身血虚。

血是维持人体生命活动的重要物质之一,对人体具有营养作用。因此,血液虚亏不能营养脏腑组织,必然导致身体失于营养,生理功能逐渐减退等病理变化。其临床表现以眩晕,面色不华,唇、舌、爪甲淡白无华为重要特征。

2. 血瘀　血瘀是指瘀血内阻,血行不畅的一种病理变化。气滞而致血行受阻,或气虚而血运迟缓,或痰浊阻于脉络,或寒邪入血,血寒而凝,或邪热入血,煎熬血液等,均足以形成血瘀,甚则血液瘀结而成瘀血。所以,瘀血是血瘀的病理产物,而在瘀血形成之后,又可阻于脉络,而成为血瘀的一种原因。

血瘀的病机主要是血行不畅。瘀血阻滞在脏腑、经络等某一局部时,则发为疼痛,痛有定处,得寒温而不减,甚则可形成肿块,称之为癥。同时,可伴见面目黧黑、肌肤甲错、唇舌紫暗,以及瘀斑、红缕等血行迟缓和血液瘀滞的现象。

血瘀可加剧气机的郁滞,两者互相影响,从而形成气滞导致血瘀、血瘀导致气滞的恶性循环;同时气虚推动无力可能导致血瘀;血瘀日久影响血正常生成而出现血虚表现。故常常出现血瘀兼气滞、血瘀兼气虚、血瘀兼血虚等病理改变。

3. 血热　血热是指血分有热,血行加速甚则瘀阻的一种病理变化。血热多由外感热邪侵袭机体,或外感寒邪入里化热,伤及血分,以及情志郁结,郁久化火,火热内生,伤及血分所致。

由于血得温则行,故血热时,血液运行加速,甚则灼伤脉络,迫血妄行,邪热又可煎熬阴血和津液。所以,血热的病理变化既有热象,又易耗血、动血及伤阴。

4. 出血　出血是指血液溢于脉外的一种病理变化。其形成多由火气上逆,或热邪迫血妄行,或气虚不能摄血,或瘀血停滞,或因外伤损伤脉络等,使血液不能正常循行而溢于脉外所致,出血之候,随处可见,由于出血部位、原因,以及出血量之多寡和血的颜色之不同,可表现出不同的病理现象。

出血过多,不仅可以导致血虚气弱,发展成为气血两虚,从而使脏腑组织功能减退;若突然大量失血,还可致气随血脱,甚则发生阴阳离决而死亡。

此外,血的失常还包括血寒,血寒是血分有寒,血行迟缓的一种病理变化,多因寒邪侵袭或阳虚里寒所致,以肢体手足麻木冷痛,心腹怕冷,腹有结块、疼痛,得温则减,女子月经不调为其病变特征。

(三) 气血关系失调

1. 气滞血瘀　气滞血瘀是指气机郁滞,血行不畅而气滞与血瘀并存的一种病理变化。由于气的运行不畅,导致血运障碍,而形成气滞血瘀,也可因闪挫外伤等因素,而致气滞和血瘀同时形成。在一般情况下,肝主疏泄而藏血,肝的疏泄在气机条畅中起着关键性作用。因此,气滞血瘀多与肝的生理功能异常密切相关。此外,由于心主血脉而行血,故在心的生理功能失调时,则多先发生血瘀而后导致气滞。气滞血瘀,在临床上多见胀满疼痛,瘀斑及积聚癥瘕等症。

2. 气虚血瘀　气虚血瘀是指气虚而运血无力,血行瘀滞,气虚与血瘀并存的一种病理变化。气能行血,气虚则推动无力而致血瘀。轻者,气虚无力,但尚能推动,只不过血行迟缓,运行无力;重者,在人体某些部位,因气虚较甚,无力行血,血失濡养,则可见瘫软不用,甚至萎缩,肌肤干燥、瘙痒、欠温,或出现肌肤甲错等气血不荣经脉的表现。

3. 气不摄血　气不摄血是指因气的不足,固摄血液的生理功能减弱,血不循经,溢出脉外,而导致咯血、吐血、衄血、发斑、便血、尿血、崩漏等各种出血的病理变化。其中因中气不足,气虚下陷而导致血从下溢,则可见崩漏、便血、尿血等病症。

4. 气随血脱　气随血脱是指在大量出血的同时,气也随着血液的流失而散脱,从而形成气血两虚或气血并脱的病理变化。常由外伤失血或妇女崩漏、产后大出血等因素所致。血为气之载体,血脱,则气失去依附,故气亦随之散脱而亡失。

5. 气血两虚　气血两虚,即气虚和血虚同时存在的病理变化,多因久病消耗、气血两伤所致,或先有失血,气随血耗;或先因气虚,血的生化无源而日渐衰少,从而形成肌肤干燥、肢体麻木等气血不足之证。

四、津液失常

津液的正常代谢,是维持体内津液的正常生成、输布和排泄之间相对恒定的基本条件。

津液代谢失常,是津液的输布失常、津液的生成和排泄之间失去平衡,从而出现津液的生成不足,或是输布失常、排泄障碍,以致津液在体内的环流缓慢,形成水液潴留、停阻、泛滥等病理变化。

(一)津液不足

津液不足,是指津液在数量上的亏少,进而导致内则脏腑,外至孔窍、皮毛,失其濡润滋养作用,产生一系列干燥失润的病理变化。津液不足多由燥热之邪或五志之火,或高热、多汗、吐泻、多尿、失血,或过用辛燥之剂等引起津液耗伤所致。

津液不足有伤津和伤阴之分。津和液,在性状、分布部位、生理功能等方面均有所不同,津液不足的病机及临床表现,也因之存在一定差异。津较清稀,流动性较大,内则充盈血脉,润泽脏腑,外则达于皮毛和孔窍,易于耗散,也易于补充。如炎夏而多汗,或因高热而口渴引饮;气候干燥季节,常见口、鼻、皮肤干燥;大吐、大泻、多尿时所出现的目陷、螺瘪,甚则转筋等,均属于以伤津为主的临床表现。液较稠厚,流动性较小,是以濡养脏腑,充养骨髓、脑髓、脊髓,滑利关节为主,一般不易损耗,一旦亏损则亦不易迅速补充。如热病后期或久病伤阴,所见到的舌光红无苔或少苔,唇舌干燥而不引饮,形瘦肉脱,皮肤毛发枯槁,甚则肉眴、手足震颤蠕动等,均属于阴液枯涸及动风的临床表现。

伤津和脱液,在病机和临床表现方面虽然有所区别,但津液本为一体,二者相互为用,病理上互相影响。一般来说,轻者为伤津,重者为伤液。伤津并不一定兼有伤液,但伤液则必兼有伤津,所以说伤津乃伤液之渐,伤液乃津枯之甚。

由于津血同源,故津液亏乏或枯竭,必然导致阴血亏乏,出现血燥虚热内生或血燥生风等津枯血燥的病理改变。若津液耗损,使血液减少而血行瘀滞不畅,从而发生血瘀之变,终致津亏血瘀。

气与津液相互依附、相互为用。津液的代谢,有赖于气的升降出入运动;气有固摄和气化作用,可以控制和调节津液的生成与排泄。气也要依附于津液而存在,如人体津液大量丢失,气失其依附而随之形成气随液脱的危重状态。

(二)水湿停聚

津液的输布和排泄是津液代谢中的两个重要环节。津液的输布和排泄的功能障碍,虽然各有不同,但其结果都能导致津液在体内不正常停滞,成为内生水湿、痰饮等病理产物的根本原因。

津液的输布障碍,是指津液得不到正常输布,导致津液在体内环流迟缓,或在体内某一局部发生潴留,因而津液不化,水湿内生,酿成痰饮的一种病理变化。导致津液输布障碍的原因很多,涉及肺的宣发和肃降、脾的运化和散精、肝的疏泄条达和三焦的水道是否通利等各个方面,但其中最主要的是脾的运化功能障碍。

津液的排泄障碍,主要是指津液转化为汗液和尿液的功能减退,而致水液潴留,上下溢于肌肤而为水肿的一种病理变化。津液化为汗液,主要是肺的宣发功能;津液化为尿液,主要是肾的蒸腾气化功能。肺、肾的功能减弱,虽然均可引起水液潴留,发为水肿,但是肾的蒸腾气化则起着主宰排泄的作用。

津液的输布障碍和排泄障碍,二者虽然有别,但亦常相互影响和互为因果,其结果则导致内生水湿,酿成痰饮,引起多种病变。

总之,水湿停聚,主要形成湿浊困阻、痰饮凝聚和水液潴留等病理变化。

1. 湿浊困阻 湿浊困阻虽因肺脾肾等相关为病,但以脾不运湿为要。湿之为病最多,"湿伤人隐而缓。隐则莫见,而受之也深;缓则不觉,而发之也迟"(《医原》)。

2. 痰饮凝聚 痰与饮都是脏腑功能失调,津液代谢障碍,以致水湿停聚而形成的病理产物,又是多种疾患的致病因素,导致复杂的病理变化。

3. 水液潴留 水液潴留多由肺脾肾等脏腑功能失调,水液代谢障碍,从而使水液潴留体内,发为水肿。水液泛溢肌肤,则头面、眼睑、四肢水肿,甚则全身水肿。若水邪潴留腹腔,则腹肿胀大,发为腹水。

气可以化水,水停则气阻。津液代谢障碍,水湿痰饮潴留,可导致气机阻滞的病理变化。

(三)津液与气血的关系失调

1. 水停气阻 水停气阻是水液停蓄体内,导致气机阻滞的病理变化。津液的生成、输布和排泄,依赖于脏腑气机的升降出入运动,气行则水行。津液的气化失常,则水液停聚而形成水湿痰饮,水湿痰饮阻碍气机运行,水停则气阻。如水饮阻肺,则肺气壅滞,失于肃降,可见胸满咳嗽、喘促不能平卧;水饮凌心,阻遏心气,致使心阳被抑,则可见心悸心痛;水饮停滞中焦,阻遏脾胃气机,则可致清气不升,浊气不降,而见头昏困倦、脘腹胀满、纳化呆滞、恶心呕吐等症;水饮停于四肢,则可阻滞经脉气血的流通,故除见水肿外,尚可见肢体沉困或胀痛等症。

2. 气随液脱 气随液脱是由于津液大量丢失,气失其依附而随津液外泄,从而导致阳气暴脱亡失的气阴两脱的病理变化。气随液脱多由大汗伤津,或严重吐泻,耗伤津液所致。

3. 津枯血燥 津枯血燥是指津液亏乏,甚则枯竭,从而导致血燥虚热内生,或血燥生风的病理变化。津液是血液的重要组成部分,津血又同源于后天的水谷精微,若因高热伤津,或烧伤,而使津液大亏,或阴虚痨热,津液暗耗,均会导致津枯血燥,而见心烦、鼻咽干燥、口渴喜饮、肌肉消瘦、小便短少、舌红少津、脉细数等症。

4. 津亏血瘀 津亏血瘀指津液亏损,血液运行不畅的病理变化。津液充足是保持血脉充盈、血液运行通畅的重要条件。若因高热、烧伤,或吐泻、大汗出等因素,从而使津液大量消耗,则津液亏少而血亦亏虚,使血液循行滞涩不畅,即可发生血瘀之病变,临床表现可在原有津液亏损不足基础上,出现舌质紫暗,或见瘀斑等症。

(高培阳)

复习思考题

1. 中医急重症的发病类型包括哪些?
2. 中医急重症学的疾病病机包括哪些内容?

第三章

中医急重症学辨证体系

> **学习目标**
>
> 1. 掌握两纲辨证及六证辨证的概念。
> 2. 熟悉三态论治的概念。
> 3. 了解中医急重症辨证体系发展历程。

中医治疗学最为重要的理论就是辨证论治,历代各家进行了大量的研究和临床实践,对于推动中医学的发展起到了决定性的作用。《黄帝内经》奠定了中医学的基础理论,创立了后世发展的各种辨证体系的雏形。如东汉张仲景基于《灵枢·热病》《素问·阴阳应象大论》等创立了著名的"六经辨证体系";易水学派创始人张元素基于《黄帝内经》相关理论,在吸收孙思邈、钱乙等前人经验的基础上创立了以寒热虚实为纲的"脏腑辨证体系";清代温病学家叶桂,在汲取前人研究的基础上创立了"卫气营血辨证体系"。从一定意义上讲,各种辨证体系都是在急重症的基础上形成的,也就是说,各种辨证体系实际上就是临床上诊治急重症的基本方法,对于临床急重症临床疗效的提高起到了极大的推动作用。

中医急诊学学科理论体系完善的根本之一就是中医急诊学辨证体系的构建,如何让中医急诊学辨证体系更为实用、高效,是我们一直努力研究的核心。急重症的核心病机是"正气虚于一时,邪气暴盛而突发",在此基础上,提出了"三态论治"的辨证论治理念,实际上是一种思路,是对现有的各种辨证体系的综合运用。

急诊医学临床诊治要求准确快捷,要在极为复杂的临床情况面前能够用最简单的方法,用最能体现临床本质的辨证体系,取得最有效的结果。中医学辨证论治体系中,最简洁的辨证理论体系就是后世在程国彭(字钟龄)的"六要"的基础上提出的"八纲辨证",其对中医学的学习起到了提纲挈领的作用。然而,各学科如何运用,存在很大的差异。我们认为在中医急诊学学科领域,八纲辨证的临床使用极为重要,但要有一定的方法和思路,分步进行。首先辨明中医之最高层次即阴阳两纲,继而对患者的疾病状态进行辨识,即三态论治。所谓三态论治就是基于"虚态、实态、虚实互存态"三种状态,进而归纳总结出以证候为核心的疾病状态,为临床救治提供准确的方法。

一、三态——急诊辨证的思维之本

所谓三态就是疾病发生发展变化存在的三种不同的状态,是基于证候基础上的疾病变化过程中的一个横截面。证候相对稳定,状态总因不同的内部、外部条件而变化,状态是在不停运动的,把握住状态就更具有针对性,是提高临床疗效的基本途径之一。

所谓三态就是"虚态、实态、虚实互存态"。不同于传统的两纲辨证,虚证和实证,虚实两纲辨证是静态,而三态理念是动态,因为处于静态形成了"一分为二"的分类,而动态的变化形成了"一分为三"之别,在两端论的基础上因为变化而产生了第三种状态,这种认识疾病的基本方法是基于疾病是在不同发展变化的根本规律而提出的。"虚态、实态、虚实互存态"是针对"阴、阳、和"的一种病理变化。相互对立的各种事物或表现之间的交错和谐,阴阳平衡,维持了人体生理功能的正常,不会发生疾病。这种交错在某种因素的作用下发生了不和谐,阴阳不协调的现象,导致疾病的发生,甚至疾病加重导致死亡。

三态不是一种新的辨证体系,但重视细节的处理,对于急重症的诊断和治疗具有重要意义。

二、两纲——急诊辨证的最高层次

所谓两纲实际上是阴阳两纲,阴阳两纲是八纲辨证的总纲,阴阳学说也是中医哲学理论的基础。临床上面对疾病复杂的临床表现,总可以划分阴阳两类,表示疾病总体发展方向,具有十分重要的临床意义。以阴阳两纲诊断的证候除阴证、阳证以外,还有阴脱、阳脱危重证候。

（一）阴证与阳证

1. 阴证　凡符合"阴"的一般属性的证候,称为阴证。如里证、寒证、虚证概属阴证范围。

不同的疾病,所表现的阴性证候不尽相同,各有侧重,一般常见为:面色黯淡,精神萎靡,身重蜷卧,形寒肢冷,倦怠无力,语声低怯,纳差,口淡不渴,大便稀溏,小便清长,舌淡胖嫩,脉沉迟,或弱或细涩。

2. 阳证　凡符合"阳"的一般属性的证候,称为阳证。如表证、热证、实证概属阳证范围。

不同的疾病,所表现的阳性证候也不尽相同。一般常见的有:面色红赤,恶寒发热,肌肤灼热,神烦,躁动不安,语声粗浊或骂詈无常,呼吸气粗,喘促痰鸣,口干渴饮,大便秘结、奇臭,小便涩痛、短赤,舌质红绛,苔黄黑生芒刺,脉象浮数、洪大、滑实。

3. 阴证和阳证的鉴别

（1）阴证

望诊:面色苍白或黯淡,身重蜷卧,倦怠无力,萎靡不振,舌质淡而胖嫩,舌苔润滑。

闻诊:语声低微,静而少言,呼吸怯弱,气短。

问诊:大便气腥臭,饮食减少,口中无味,不烦不渴,或喜热饮,小便清长短少。

切诊:腹痛喜按,身寒足冷,脉象沉微细涩,弱迟无力。

（2）阳证

望诊:面色潮红或通红,喜凉,狂躁不安,口唇燥裂,舌质红绛,苔色黄或老黄,甚则燥裂,或黑而生芒刺。

闻诊:语声壮厉,烦而多言,呼吸气粗,喘促痰鸣,狂言叫骂。

问诊:大便或硬或秘,或有奇臭,恶食,口干,烦渴引饮,小便短赤。

切诊:腹痛拒按,身热足暖,脉象浮洪数大,滑实而有力。

（二）阴脱与阳脱

阴脱与阳脱是疾病的危险证候,辨证稍差,或救治稍迟,死亡立见。阴脱与阳脱是两个性质不同的病证,阴脱的根本原因是机体内大量脱失津液,阳脱的主要病因是阳气亡脱。因为气可随液脱,可随血脱,所以阳脱也常见于汗、吐、下太过及大出血之后,同时,许多疾病的危笃阶段也可出现阳脱。由于阴阳是依存互根,所以阴脱可导致阳脱,而阳脱也可以致使阴液耗损。在临床上,应分别阴脱、阳脱之主次,及时救治。

1. 阴脱　身热肢暖,烦躁不安,口渴咽干,唇干舌燥,肌肤皱瘪,小便极少,舌红干,脉细数无力,大汗淋漓,其汗温、咸而黏为阴脱的特征。

2. 阳脱　身凉恶寒、四肢厥冷、蜷卧神疲,口淡不渴,或喜热饮,舌淡白润,脉微欲绝,大汗出汗冷、味淡为阳脱的特征。

3. 阴脱阳脱的鉴别

(1)阴脱

汗:汗热,味咸。

四肢:温和。

舌象:红干。

脉象:细数无力。

其他:身热,烦躁不安,口渴,喜冷饮。

(2)阳脱

汗:汗凉,味淡。

四肢:厥冷。

舌象:白润。

脉象:微细欲绝。

其他:身冷,蜷卧神疲,口淡,喜热饮。

阴阳的概念虽然抽象,但结合临床实际阴阳辨证就十分清晰,不仅简便易行,更有助于临床疗效的提高,因此在急诊临证之时,时时关注阴阳,救治方向方才不误。

三、六证——急诊临床辨证的核心

六证是以两纲为基础,在三态论的指导下,归纳总结疾病的六种不同状态。是通过四诊掌握辨证资料之后,根据病位的深浅,病邪的性质,人体正气的强弱等多方面的情况,进行分析、综合、归纳后得出的六类不同的疾病状态。六证是分析疾病共性的辨证方法,是各种辨证的总纲。在诊断过程中,有执简驭繁,提纲挈领的作用。六证并不意味着把各种证候截然划分为六个区域,它们是相互联系而不可分割的。由于疾病的变化,往往不是单一的,而是经常会出现寒热、虚实交织在一起的夹杂情况,如虚实夹杂,寒热错杂。在一定的条件下,疾病还可出现不同程度的转化,如寒证化热,热证转寒,实证转虚,因虚致实等。在疾病发展到一定阶段时,还可以出现一些与疾病性质相反的假象,如真寒假热,真热假寒,真虚假实,真实假虚等。不仅要熟练地掌握六证的特点,还要注意它们之间的相兼、转化、夹杂、真假,才能正确而全面地认识疾病,诊断疾病。

(一) 寒热三证

寒热是辨别疾病性质的两个纲领。阴盛或阳虚表现为寒证,阳盛或阴虚表现为热证。寒热辨证在治疗上有重要意义。《素问·至真要大论》说"寒者热之""热者寒之",两者治法正好相反。所以寒热辨证,必须确切无误。

1. 寒证　寒证是疾病的本质属于寒性的证候。可以由感受寒邪而致,也可以由机体自身阳虚阴盛而致。根据寒证的病因与病位的不同,又可分为几种不同的证型。如感受寒邪,有侵犯肌表,有直中内脏,故有表寒、里寒之别。里寒的成因有寒邪入侵者,有自身阳虚者,故又有实寒、虚寒之分。

各类寒证的临床表现不尽一致,但常见的有:恶寒喜暖,面色㿠白,肢冷蜷卧,口淡不渴,痰涎、涕清稀,小便清长,大便稀溏,舌淡苔白润滑,脉迟或紧等。

2. 热证　热证是疾病的本质属于热性的证候。可以由感受热邪而致,也可以由机体自身阴虚阳亢而致。根据热证的病因与病位的不同,亦可分为几种不同的证型。如外感热邪或热邪入里,便有表热、里热之别。里热中,有实热之邪入侵或自身虚弱造成,则有实热和虚热之分。

各类热证的临床表现也不尽一致,但常见的有:恶热喜冷,口渴喜冷饮,面红目赤,烦躁不宁,痰、涕黄稠,吐血衄血,小便短赤,大便干结,舌红苔黄而干燥,脉数等。

3. 寒热错杂 在同一患者身上同时出现寒证和热证,呈现寒热交错的现象,称为寒热错杂。寒热错杂有上下寒热错杂和表里寒热错杂的不同。

(1)上下寒热错杂:机体上部与下部的寒热性质不同,称为上下寒热错杂。包括上寒下热和上热下寒两种情况,上下是一个相对的概念。如以膈为界,则胸为上,腹为下。而腹部本身上腹胃脘又属上,下腹膀胱、大小肠等又属下。

上寒下热:机体在同一时间内,上部表现为寒,下部表现为热的证候。例如,胃脘冷痛,呕吐清涎,同时又兼见尿频、尿痛、小便短赤,此为寒在胃而热在膀胱之证候。此即中焦有寒,下焦有热,就其相对位置而言,中焦在下焦之上。所以属上寒下热的证型。

上热下寒:机体在同一时间内,上部表现为热,下部表现为寒的证候。例如患者胸中有热,肠中有寒,既见胸中烦热咽痛口干的上热证,又见腹痛喜暖,大便稀溏的下寒证,就属上热下寒证。

(2)表里寒热错杂:机体表里同病而寒热性质不同,称为表里寒热错杂。包括表寒里热和表热里寒两种情况。

表寒里热:寒在表热在里的一种证候。常见于本有内热,又外感风寒,或外邪传里化热而表寒未解的病证。例如恶寒发热,无汗头痛,身痛,气喘、烦躁、口渴,脉浮紧即是寒在表而热在里的证候。

表热里寒:表有热里有寒的一种证候。常见于素有里寒而复感风热;或表热证未解,误下以致脾胃阳气损伤的病证。如平素脾胃虚寒,又感风热,临床上既能见到发热、头痛、咳嗽、咽喉肿痛的表热证,又可见到大便溏泄,小便清长,四肢不温的里寒证。

寒热错杂的辨证,除了要辨别上下表里的部位之外,关键在于分清寒热的多少。寒多热少者,应以治寒为主,兼顾热证;热多寒少者,应以治热为主,兼顾寒证。

4. 寒热转化

(1)寒证转化为热证:先有寒证,后来出现热证,热证出现后,寒证便渐渐消失,这就是寒证转化为热证。多因机体阳气偏盛,寒邪从阳化热所致,也可见于治疗不当,过服温燥药物。例如感受寒邪,开始为表寒证,见恶寒发热,身病无汗,苔白,脉浮紧。病情进一步发展,寒邪入里热化,恶寒症状消退,而壮热,心烦口渴,苔黄,脉数等症状相继出现,这就表示其证候由表寒而转化为里热。

(2)热证转化为寒证:先有热证,后来出现寒证,寒证出现后,热证便渐渐消失,就是热证转化为寒证。多因邪盛或正虚,正不胜邪,功能衰败所致;也见于误治、失治,损伤阳气的患者。这种转化可缓可急,如热痢日久,阳气日耗,转化为虚寒痢,这是缓慢转化的过程,如高热患者,由于大汗不止,阳从汗泄,或吐泻过度,阳随津脱,出现体温骤降,四肢厥冷,面色苍白,脉微欲绝的虚寒证(阳脱),这是急骤转化的过程。

寒热证的转化,反映邪正盛衰的情况。由寒证转化为热证,是人体正气尚盛,寒邪郁而化热;热证转化为寒证,多属邪盛正虚,正不胜邪。

5. 寒热真假 当寒证或热证发展到极点时,有时会出现与疾病本质相反的一些假象,如"寒极似热""热极似寒",即所谓真寒假热、真热假寒,这些假象常见于病情危笃的严重关头,如不细察往往容易贻误生命。

(1)真寒假热:是内有真寒,外见假热的证候。其产生机制是由于阴寒内盛格阳于外,阴阳寒热格拒而成,故又称"阴盛格阳",阴盛于内,格阳于外,形成虚阳浮越阴极似阳的现象,其表现如身热,面色浮红,口渴,脉大等似属热证,但患者身虽热却反欲盖衣被,渴欲热饮而饮不多,面红时隐时现,肤嫩如妆,不像实热之满面通红,脉大却按之无力。同时还可见到四肢厥冷,下利清谷,小便清长,舌淡苔白等症状。所以,热象是假,阳虚寒盛才是疾病的本质。

(2)真热假寒:是内有真热而外现假寒的证候。其产生机制,是由于阳热内盛,阳气闭郁于内,不能布达于四末而形成,或者阳盛于内,拒阴于外,故也称为"阳盛格阴"。根据其阳热闭郁而致手足厥冷的特点,习惯上又把它叫"阳厥"或"热厥"。其内热愈盛则肢冷愈严重,即所谓"热深厥亦深"。其表现如手足冷,脉沉等,似属寒证,但四肢冷而身热不恶寒反恶热,脉沉数而有力,更见烦渴喜冷饮,咽干、口臭、谵语、小便短赤,大便燥结或热利下重,舌质红,苔黄而干等症。这种情况的手足厥冷,脉沉就是假寒的现象,而内热才是疾病的本质。

辨别寒热真假的要领,除了了解疾病的全过程外,还应注意体察:假象的出现,多在四肢、皮肤和面色方面,而脏腑气血、津液等方面的内在表现则常常如实反映着疾病的本质。假热之面赤仅在颧颊上见浅红娇嫩之色,时隐时现,而真热的面红却是满面通红。假寒常表现为四肢厥冷,而胸腹部却是大热,按之灼手,或周身寒冷而反不欲近衣被,而真寒则是身蜷卧,欲得衣被。

(二)虚实三证

虚实是辨别邪正盛衰的两个纲领。虚指正气不足,实指邪气盛实。虚证反映人体正气虚弱而邪气也不太盛。实证反映邪气太盛,而正气尚未虚衰,邪正相争剧烈。虚实辨证,可以掌握病者邪正盛衰的情况,为治疗提供依据,实证宜攻,虚证宜补。只有辨证准确,才能攻补适宜,免犯虚虚实实之误。

1. 虚证 是对人体正气虚弱各种临床表现的病理概括,虚证的形成,有先天不足,后天失养和疾病耗损等多种原因。

各种虚证的表现极不一致,很难全面概括,常见的有:面色淡白或萎黄,精神萎靡,身疲乏力,心悸气短,形寒肢冷,自汗,大便滑脱,小便失禁,舌淡胖嫩,脉虚沉迟,消瘦颧红,口咽干燥,盗汗潮热,舌红少苔,脉虚细数。

2. 实证 是对人体感受外邪,或体内病理产物堆积而产生的各种临床表现的病理概括。实证的成因有两个方面:一是外邪侵入人体,一是脏腑功能失调以致痰饮、水湿、瘀血等病理产物停积于体内。随着外邪性质的差异,致病之病理产物的不同,而有各自不同的证候表现。

由于病因不同,实证的表现亦极不一致,而常见的表现为:发热,腹胀痛拒按,胸闷,烦躁,甚至神昏谵语,呼吸气粗,痰涎壅盛,大便秘结,或下利,里急后重,小便不利,淋沥涩痛,脉实有力,舌质苍老,舌苔厚腻。

3. 虚实互存 凡虚证中夹有实证,实证中夹有虚证,以及虚实齐见的,都是虚实互存。如表虚里实,表实里虚,上虚下实,上实下虚等。由于虚和实错杂互见,所以在治疗上便有攻补兼施法。但在攻补兼施中还要分虚实的孰多孰少,因而用药就有轻重主次之分。虚实互存中根据虚实的多少有实证夹虚,虚证夹实,虚实并重三种情况。

(1)实证夹虚:多发生于实证过程中正气受损者,亦可素有体虚而新感外邪者。其特点是以实邪为主,正虚为次。

(2)虚证夹实:多见于实证深重,拖延日久,正气大伤、余邪未尽者;亦可见于素体大虚,复感邪气者。其特点是以正虚为主,实邪为次。

(3)虚实并重:多为重证实证,迁延时日,正气大伤,而实邪未减者;或原正气甚弱,又感受较重邪气者。其特点是正虚与邪实均十分明显,病情严重。

4. 虚实转化　疾病的发展过程是邪正斗争的过程,主要表现为虚实的变化。在疾病过程中,由于病邪久留,损伤正气,实可转为虚证;亦有正气虚,脏腑功能失常,而致痰、食、血、水等凝结阻滞者,因虚致实证。

5. 虚实真假　虚和实临证有真假之分,辨证时要从错杂的证候中,辨别真假,以去伪存真,才不致犯"虚虚实实"之误。辨虚实之真假与虚实互存不同,应注意审察鉴别。

(1)真实假虚:指疾病本身属实证,但又出现虚之假象。如热结肠胃,痰食壅滞,大积大聚之实证,却见神情沉静,身寒肢冷,脉沉伏或迟涩等症脉,古称之为"大实有羸状",治疗应专力攻邪。

(2)真虚假实:指疾病本质属虚证,但又出现实的假象。如素体脾虚、运化无力,因而出现腹部胀满而痛,脉弦等症脉,古人所谓"至虚有盛候",就是指此而言,治疗应用补法。

虚实真假的鉴别,可概括为以下内容:脉象有力无力,有神无神,浮候如何,沉候如何,舌质胖嫩与苍老,言语发声的亢亮与低怯,体质的强弱,发病的原因,病的新久,以及治疗经过如何。

(高培阳)

复习思考题

1. 什么是三态论治?
2. 两纲辨证的意义是什么?

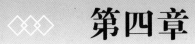

第四章

危重患者的识别

ER-4-1

PPT 课件

📐 **学习目标**

1. 掌握中医舌象及脉象在危重患者识别中的价值。
2. 熟悉中西医对危重患者的识别体系。
3. 了解西医对疾病危重程度的评分系统。

第一节　危重患者西医识别体系

一、临床表现

临床表现是疾病严重的表象,认识它们有助于院前急救或院内诊治。但临床表现大多不具备特异性,在临床工作中容易被忽视。

(一)气道异常

气道狭窄和梗阻是最需要重视和紧急处理的临床表现之一,直接决定着患者的预后。气道梗阻后可出现发绀、呼吸频次和节律改变、呼吸辅助肌肉活动增强、三凹征、神志改变等。可听到呼吸杂音,但在完全阻塞时则没有呼吸音。一旦明确存在气道梗阻,要尽快处理。

(二)呼吸异常

呼吸异常是最敏感的生命体征,这是由于肺毛细血管内皮细胞占据全身最大数量,在炎症反应过程中,对炎症介质及细胞因子的反应最强烈,这些病理生理改变存在于各种重症患者中。临床上常可发现发绀、呼吸频次、呼吸节律改变、呼吸辅助肌肉活动增强、三凹征、氧饱和度下降、神志改变等。查体可发现胸廓活动异常、叩诊浊音、呼吸音减弱或消失、听到干湿啰音等。

(三)循环异常

休克的早期血压可以正常,但凡是休克均有组织灌注不足,组织对氧需求及氧利用障碍的表现,如四肢湿冷、心率加快、脉压缩小、少尿、神志改变等。休克还可出现大汗等表现,是交感神经亢进所致,尤其老年人对疼痛刺激的反应迟钝,出现原因不明的苍白大汗一定要详查细问。

(四)意识障碍和抽搐

意识障碍包括嗜睡、谵妄、昏睡、浅昏迷、深昏迷等。一旦发生意识障碍,不论轻重均意味着病情加重。评估意识障碍,应记录格拉斯哥昏迷评分(Glasgow coma scale,GCS),瞳孔大小和对光反射,还应检查中枢及外周神经的感觉和运动功能。

抽搐是神经重症之一,无法控制的抽搐患者几乎均会死亡。一旦发生抽搐,需尽快处理,终止其持续发作。

（五）实验室检查严重异常

血常规检查严重异常包括:①严重贫血;②粒细胞减少或缺乏;③血小板<20.0×10⁹/L,易发生严重出血。

常规实验室检查还能提示酸碱平衡情况,以及是否存在电解质紊乱。① $pH<7.35$,若为代谢性因素引起,常提示患者可能存在组织灌注异常;而呼吸疾病引起 $pH<7.35$ 或 $pH>7.45$,则提示患者存在呼吸衰竭或过度通气;②高钾血症常见于急性肾衰竭（ARF）、溶血、酸中毒等;低钾血症则常见于禁食、腹泻、长期使用利尿药等;③高钠血症常见于钠摄入过多、水摄入过少、尿崩症等,低钠血症则常见于钠摄入过少、腹泻、抗利尿激素分泌失调综合征等;④高钙血症常见于晚期恶性肿瘤、甲状旁腺功能亢进等,低钙血症则常见于甲状旁腺功能减退、肾衰竭、急性胰腺炎等;⑤凝血酶原时间、部分凝血活酶时间、纤维蛋白原、D-二聚体能评估患者凝血状态。

二、早期重症预警系统

为便于早期识别潜在的或已发生的重症疾病,高效地进行早期干预,世界各地已开发的重症早期预警方案已达数十种,大致可分为单变量、多变量和总加权计分系统。

（一）单变量系统

单变量系统（single parameter system）依赖于选定的生命体征,与预定义的标准和阈值,或存在特定条件下,任何一个变量达到阈值即启动应急团队,如 Jones 等提出的快速反应小组启动标准（表4-1）。

表4-1　快速反应小组启动标准（Jones）

气道	
气道受阻;鼾式呼吸或喘鸣声;气管导管问题	
呼吸系统	
任何呼吸困难;10L 吸氧条件下 $SPO_2<90\%$	
呼吸频率（次/min）	<8 或>25
循环系统	
尿量<50ml 超过 4 小时	
心率（次/min）	<40 或>120
收缩压（mmHg）	<90
神经系统	
意识状态突然改变;病人不能被唤醒	
长时间或无法控制的癫痫发作	
其他	
严重无法控制的疼痛;严重出血（>100ml/h）	
其他任何令你担心病人病情变化的情况	

（二）多变量系统

多变量系统（multiple parameter system）为一组直观的多个变量的组合系统,当满足组合条件时启动应急预案。由于多个变量系统难以操作,对评价患者是否需要入住 ICU 的预测能力较差,临床应用较少。

(三)总加权计分系统

总加权计分系统(aggregate weighted scoring system),根据生理变量的紊乱程度评分,再综合积分。这类系统包括早期预警评分(EWS)、量化体系和改良早期预警评分(modifiedearly warning score,MEWS)等。目前较为广泛应用的是 MEWS(表 4-2),当患者 MEWS ≥ 5 分时,被认为重症状态。其进入 ICU 比例是 MEWS<5 分时的 1.95 倍。

表 4-2　改良早期危险评分(MEWS)

项目	0分	1分	2分	3分
收缩压(mmHg)	101~199	81~100	≥200 或 71~80	≤70
心率(次/min)	51~100	41~50 或 101~110	≤40 或 111~129	≥130
呼吸频率(次/min)	9~14	15~20	21~29 或<9	≥30
体温(℃)	35.0~38.4		<35.0 或 ≥38.5	
意识状态	警醒	对声音有反应	对疼痛有反应	无反应

三、常用疾病非特异性评分系统

(一)急性生理、慢性健康评分 Ⅱ(APACHE Ⅱ评分)

APACHE Ⅱ评分(表 4-3)为重症患者病情分类和预后的预测系统,分值越高,表示病情越重,预后越差,病死率越高。

(二)序贯器官功能衰竭评分(SOFA 评分)

SOFA 评分(表 4-4)不仅可用来描述多器官功能障碍综合征(MODS)的发生发展过程,同时还对预后有预测作用,且可作为治疗效果评估工具。

四、常用的疾病特异性评分系统

(一)急性呼吸窘迫综合征严重度分级

急性呼吸窘迫综合征(ARDS)是一种多种基础疾病导致的急性肺损伤综合征,重度患者病死率高达 45%~62%。

而在 2012 年欧洲重症医学会与美国胸科学会联合发布的 ARDS 柏林定义使用氧合指数对 ARDS 进行分级:在 PEEP(呼气终末正压)≥5cmH$_2$O 的前提下,200mmHg<PaO$_2$/FiO$_2$ ≤ 300mmHg 为轻度,100mmHg<PaO$_2$/FiO$_2$ ≤ 200mmHg 为中度,PaO$_2$/FiO$_2$ ≤ 100mmHg 为重度。

(二)肝硬化患者肝功能分级标准

Child 和 Turcotte 提出的肝功能评分系统及 Pugh 所进行的修订(表 4-5)是目前应用最为广泛的肝病严重程度及预后的评分系统。根据修订后的评分,5~6 分相当于肝功能 A 级,7~9 分相当于肝功能 B 级,10~15 分相当于肝功能 C 级。

(三)急性肾损伤评分

2012 年,改善全球肾脏病预后组织(KDIGO)工作组对急性肾损伤(acute kidney injury,AKI)的风险、损伤、衰竭、功能丧失和终末期肾病(risk,injury,failure,loss,end-stage,RIFLE)标准和 AKI 的急性肾损伤网络(acute kidney injury network,AKIN)标准进行了整合,制定出 KDIGO 急性肾损伤诊断标准及严重程度分期(表 4-6)。

表4-3　急性生理、慢性健康评分Ⅱ(APACHE Ⅱ评分)

A. 急性生理学评分

指标	+4	+3	+2	+1	0	+1	+2	+3	+4
体温(℃)	≥41.0	39.0~40.9		38.5~38.9	36.0~38.4	34.0~35.9	32.0~33.9	30.0~31.9	≤29.9
平均动脉压(mmHg)	≥160	130~159	110~129		70~109		50~69		≤49
心率(次/min)	≥180	140~179	110~139		70~109		55~69	40~54	≤39
呼吸频率(次/min)	≥50	35~49		25~34	12~24	10~11	6~9		≤5
二选一 A-aDO₂(FiO₂≥0.5)	≥500	350~499	200~349		<200				
PaO₂(FiO₂<0.5)					>70	61~70		55~60	<55
pH(动脉血)	≥7.7	7.60~7.69		7.50~7.59	7.33~7.49		7.25~7.32	7.15~7.24	<7.15
Na⁺(mmol/L)	≥180	160~179	155~159	150~154	130~149		120~129	111~119	≤110
K⁺(mmol/L)	≥7	6.0~6.9		5.5~5.9	3.5~5.4	3~3.4	2.5~2.9		<2.5
肌酐(mg/dL)(急性肾衰加倍)	≥3.5	2~3.4	1.5~1.9		0.6~1.4		<0.6		
红细胞比容(%)	≥60.0		50.0~59.9	46.0~49.9	30~45.9		20.0~29.9		<20.0
白细胞计数(以1 000计)	≥40.0		20.0~39.9	15.0~19.9	3.0~14.9		1.0~2.9		<1.0
意识情况					15-GCS评分为最终得分				
合计									

注:(1)急性肾衰竭,则血肌酐(Cr)项的记分加倍。

(2)GCS评分参见表4-7。

(3)A-aDO₂:肺泡-动脉氧分压差;FiO₂,吸入气中的氧浓度分数;PaO₂,动脉血氧分压;pH,酸碱度;GCS(Glasgow),格拉斯哥昏迷评分。

续表

B. 年龄评分

年龄	≤44	45~54	55~64	65~74	≥75
评分	0	2	3	5	6

C. 慢性健康状况评分

如果患者存在严重的器官系统功能不全或免疫抑制，应如下计分：
①非手术或急诊手术后患者 5 分；②择期术后患者 2 分；③若不符合慢性器官功能不全或免疫功能抑制的诊断，无论入院情况如何，慢性健康评分 0。

定义：器官功能不全或免疫功能抑制状态必须在此次入院前即明显表现，并符合下列标准：
肝脏：活检证实肝硬化，明确的门静脉高压，既往有门静脉高压造成的上消化道出血；或既往发生过肝脏功能衰竭，或肝性脑病，或昏迷。
心血管系统：符合美国纽约心脏病协会制定的功能Ⅳ级标准。
呼吸系统：慢性限制性、阻塞性或血管性疾病，导致严重的运动受限，如不能上楼或不能进行家务劳动；或有明确的慢性缺氧、高碳酸血症、继发性红细胞增多症、严重的肺动脉高压（>5.33kPa），或呼吸机依赖。
肾脏：接受长期透析治疗。
免疫功能障碍：患者接受的治疗能够抑制对感染的耐受性，如免疫抑制治疗、化学治疗、放射治疗、长期或最近大剂量类固醇治疗，或患有足以抑制对感染耐受性的疾病，如白血病、淋巴瘤、艾滋病。

注：APACHE Ⅱ评分=A+B+C。

表4-4 序贯器官功能衰竭评分(SOFA评分)

系统	检测 项目	0	1	2	3	4
呼吸	PaO$_2$/FiO$_2$(mmHg)	≥400	300~399	200~299	100~199	<100
凝血	血小板(×10^9/L)	>150	101~150	51~100	21~50	<21
肝	胆红素(μmol/L)	<20	20~32	33~101	102~204	>204
循环	平均动脉压(mmHg)	≥70	<70			
	多巴胺剂量[μg/(kg·min)]			≤5	>5~15	>15
	肾上腺素剂量[μg/(kg·min)]				≤0.1	>0.1
	去甲肾腺素剂量[μg/(kg·min)]				≤0.1	>0.1
	多巴酚丁胺(是/否)			是		
神经	GCS评分	15	13~14	10~12	6~9	<6
肾脏	肌酐(μmol/L)	<110	110~170	171~299	300~440	>440
	24小时尿量(ml/24h)				201~500	<200

注:循环评估取多巴胺、肾上腺素、去甲肾上腺素、多巴酚丁胺最高评分。

表4-5 Child-Pugh分级

	异常指标的评分		
得分	1分	2分	3分
腹水	无	少	多
肝性脑病(期)	无	Ⅰ~Ⅱ	Ⅲ~Ⅳ
总胆红素(μmol/L)	<34	34~51	>51
白蛋白(g/L)	>35	28~35	<28
凝血酶原时间延长(秒)	<4	4~6	>6

表4-6 KDIGO指南的急性肾损伤严重程度分期标准

分期	血清肌酐(SCr)	尿量
1期	升高达到基线的1.5~1.9倍; 或升高≥26.5μmol/L(0.3mg/dl)	<0.5ml/(kg·h),持续6~<12小时
2期	升高达到基线的2.0~2.9倍	<0.5ml/(kg·h),持续≥12小时
3期	升高达到基线的3倍 或升高达到≥353.6μmol/L(4mg/dl) 或开始肾脏替代治疗 或对于年龄<18岁的患者,eGFR下降至<35ml/(min·1.73m^2)	<0.3ml/(kg·h),持续≥24小时; 或无尿≥12小时

注:eGFR为估计的肾小球滤过率。

(四)神经系统判定

意识状态在神经系统功能的判定和患者预后的判断上有重要临床意义,同时对治疗的决策也有重大提示作用。格拉斯哥昏迷量表(Glasgow coma scale,GCS)(表4-7)由Teasdale和Jennett两位医师于1974年建立。总分为15分,代表完全清醒;最低为3分,代表觉醒和知晓功能完全丧失。

表 4-7 格拉斯哥昏迷量表（GCS）

	最佳运动反应	语言反应	睁眼运动
6	遵嘱动作		
5	刺痛能定位	回答准确	
4	刺痛能躲避	回答错误	自主睁眼
3	刺痛时肢体屈曲（去皮层）	能说出单个词	呼唤睁眼
2	刺痛时肢体过伸	只能发音	刺痛睁眼
1	不能运动（去脑强直）	不能言语	不能睁眼

第二节 危重患者的中医识别体系

中医讲究望闻问切四诊合参，危重患者可能不能说话和言语，所以望诊中最重要的是面色、舌苔和神识。

一、望诊

（一）《黄帝内经》对审察面部色泽已有较详细的记载，并以取类比象的方法来形容面色的"平、病、善、恶"（表4-8）。

表 4-8 《黄帝内经》论述面部色泽变化归纳表

五色	五脏	平人		病人	
		有华无病	无华将病	有华主生（善色）	无华病危（恶色）
赤	心	如白裹朱	如赭	如鸡冠	如衃血
白	肺	如鹅羽	如盐	如豕膏	如枯骨
黄	脾	如罗裹雄黄	如黄土	如蟹腹	如枳实
青	肝	如苍壁之泽	如蓝	如翠羽	如草兹
黑	肾	如重漆色	如地苍	如乌羽	如炲

（二）舌象也常有特殊的形色变化，称为危重舌象，总结如下：

1. 猪腰舌 舌面无苔，如去膜的猪腰。多见于热病伤阴，胃气将绝，主病危。

2. 镜面舌 舌深绛无苔而光亮如镜，主胃气、胃阴枯涸；舌色㿠白如镜，毫无血色，也称㿠白舌，主营血大亏，阳气将脱，均属病危难治。

3. 砂皮舌 舌粗糙有刺，如沙鱼皮，或干燥枯裂。主津液枯竭，病危。

4. 干荔舌 舌敛束而无津，形如干荔肉。主热极津枯，病危。

5. 火柿舌 舌如火柿色，或色紫而干晦如猪肝色。主内脏败坏，病危。

6. 赭黑舌 舌质色赭带黑。主肾阴将绝，病危。

7. 瘦薄无苔舌 舌体瘦小薄嫩，光而无苔。属胃气将绝，难治。

8. 囊缩卷舌 舌体卷缩，兼阴囊缩入。属厥阴气绝，难治。

9. 舌强语謇 舌体强直，转动不灵，且语言謇涩。多属中风痰瘀阻络，难治。

10. 蓝舌而苔黑或白 舌质由淡紫转蓝，舌苔由淡灰转黑，或苔白如霉点、糜点。主病危重，难治。

（三）神是人体整体状态的综合体现，分为得神和失神，失神常见于危重患者。

1. 精亏神衰而失神　临床表现为两目晦暗，目无光彩，面色无华，晦暗暴露，精神萎靡，意识模糊，反应迟钝，手撒尿遗，骨枯肉脱，形体羸瘦。提示精气大伤，功能衰减，多见于慢性久病重病之人，预后不良。

2. 邪盛神乱而失神　临床表现为神昏谵语，循衣摸床，撮空理线，或猝倒神昏，两手握固，牙关紧闭。提示邪气亢盛，热扰神明，邪陷心包，或肝风夹痰蒙蔽清窍，阻闭经络。皆属机体功能严重障碍，气血津液失调，多见于急性病人，亦属病重。

久病、重病之人，精气本已极度衰竭，而突然出现某些神气暂时"好转"的虚假表现者是为假神。假神的出现，是因为脏腑精气极度衰竭，正气将脱，阴不敛阳，虚阳外越，阴阳即将离决所致。一般假神见于垂危患者，患者局部症状的突然"好转"与整体病情的恶化不相符合，且为时短暂，病情很快恶化。重病好转时，其精神好转是逐渐的，并与整体状况好转相一致。

二、闻诊

语言的异常，主要是心神的病变。

（一）谵语

指神识不清，语无伦次，声高有力的症状，多属邪盛内扰神明所致，属实证。见于外感热病，温邪内入心包或阳明实热证、痰热扰乱心神等。

（二）郑声

指神识不清，语言重复，时断时续，语声低弱模糊的症状。多因久病脏气衰竭，心神散乱所致，属虚证。

（三）夺气

指语声低微，气短不续，欲言不能复言的症状，是宗气大虚之象。

（四）独语

指自言自语，喃喃不休，见人语止，首尾不续的症状。多因心气虚弱，神气不足，或气郁痰阻，蒙蔽心神所致，属阴证。

（五）错语

指患者神识清楚而语言时有错乱，语后自知言错的症状。虚证多因心气虚弱，神气不足所致；实证多为痰湿、瘀血、气滞阻碍心窍。

（六）狂言

指精神错乱，语无伦次。多因情志不遂，气郁化火，痰火互结，内扰神明所致。

三、切诊

危重患者的脉象有可能出现真脏脉，真脏脉是在疾病危重期出现的无胃、无神、无根的脉象。是病邪深重，元气衰竭，胃气已败的征象。

（一）无胃之脉

无胃的脉象以无冲和之意、应指坚搏为主要特征。如脉来弦急，如循刀刃称偃刀脉；脉动短小而坚搏，如循薏苡子为转豆脉；或急促而坚硬，如弹石称弹石脉等。

（二）无神之脉

脉象以脉律无序、脉形散乱为主要特征。如脉在筋肉间连连数急，三五不调，止而复作，如雀啄食状，称雀啄脉；如屋漏残滴，良久一滴者，称屋漏脉；脉来乍疏乍密，如解乱绳状，称解索脉。

（三）无根之脉

无根脉象以虚大无根或微弱不应指为主要特征。若浮数之极，至数不清，如釜中沸水，浮泛无根，称釜沸脉，为三阳热极，阴液枯竭之候；脉在皮肤，头定而尾摇，似有似无，如鱼在水中游动，称鱼翔脉；脉在皮肤，如虾游水，时而跃然而去，须臾又来，伴有急促躁动之象，称虾游脉。均为三阴寒极，亡阳于外，虚阳浮越的征象。

随着医疗技术的提高，通过不断研究和临床实践，对真脏脉亦有新的认识。其中有一部分是由于心脏器质性病变所造成的，但不一定是无药可救的死证。

观察脉象推断疾病的进退和预后，必须结合症状，脉症合参，并要注意对脉象的动态观察。

（高培阳）

复习思考题

1. 危重患者西医识别体系包括哪些内容？
2. 危重患者的中医识别体系包括哪些内容？

第二篇

病　症　篇

❖❖❖ 第五章 ❖❖❖

高 热

✎ 学习目标

1. 掌握高热的病机、辨证要点及病因诊断。
2. 熟悉高热的中医救治处方及用药。
3. 了解高热的中医外治手段。

高热是体温超过 39℃ 的急性症状，是许多发热性疾病的共有特征，包括感染性高热与非感染性高热，常见于急性感染、传染病，以及中暑、风湿热、结核病、恶性肿瘤、结缔组织病、内分泌疾病等。体温过高、病情重者，可并发抽搐、昏迷、出血等危险证候。其临床过程一般分为体温上升期、高热期、体温下降期三个阶段。

机体在内外病因的作用下出现高热，是由于脏腑气机紊乱，阳气亢盛而引起以体温升高为症状的常见急症，包括外感、内伤两大类。《素问·阴阳应象大论》记载："阳胜则热，阴胜则寒。"《难经·五十八难》记载："伤寒有五：有中风，有伤寒，有湿温，有热病，有温病。""壮热""实热""日晡潮热""大热"等均属于高热的范畴。《黄帝内经》和《难经》提到了时气、热病、温病等名称；《伤寒杂病论》对发热病症进行了重点论述，提出了外感病的六经论治；《儒门事亲》指出伤寒、时气、瘟疫、中暑、冒气，均属四时不正之气，初感者皆有恶寒、发热等症状。内伤发热临床上多表现为低热，或自觉发热而体温并不升高，少数可见高热，或随季节、昼夜更替而发热。在古代文献中有"阴虚内热""内热""虚热""积热""劳热""烦热""郁热""火郁""火""内伤发热"等多种记载。这些论点对临床高热治疗具有重要的指导意义。

一、病因

高热出现的原因非常复杂，总的概括来说有外感、内伤两大类，并有虚实之分，其中外感和实证居多。外感高热为感受六淫、时疫之邪；内伤高热由饮食失调，劳倦过度，外伤出血，情志抑郁等致病。

（一）外感六淫、时疫之邪

主要临床表现为发热、恶寒、汗出、咳嗽、鼻塞、流涕、身痛等。具有起病急、进展迅速、病程短等临床特点。外感六淫包括风、寒、暑、湿、燥、火，异常的六气，从肌表或口鼻而入，正气与之抗争而引起高热。六淫可单独致病，也可两种以上的邪气兼夹致病，如风寒、风热、湿热、风湿热等。若表之邪不解，内传入里，邪正剧争可致高热不解。时疫毒邪，逢人体正虚于内、卫气失护于外、营气失守于内时侵入。时疫病邪多从口鼻而入，若邪微毒弱，卫气拒之，邪止犯于卫，则人体本气自清而不发病。若邪盛毒强，卫虚御邪无力，敛降失用，清化无力，而反外泄，则邪毒必犯于肺，肺气不清，外而卫气不能内敛，正邪交争必见肺卫之证。更有邪毒肆虐,毒性锋利,由卫直入气分,气化受扰,气机障碍而生气分之证。若邪毒留恋不解,或正不胜邪,则邪毒内陷于营。营为血之帅,邪居于营,伏而不出,内淫于血,血不安行于内则发血分之证。

(二)饮食失调

由于饮食失常,脾胃受损,因而水谷精气不充,则中气不足,阴火内生,出现发热。脾胃受损,运化功能失常,则痰湿内生郁而化热,引起湿郁化热。

(三)劳倦过度

如素体体虚,劳倦过度,或久病失于调理,中气不足,阴火内生,导致气虚发热;热病日久,耗伤阴液,或素体阴虚,误用或过用温燥之药,导致阴精亏损,阴虚阳盛,水不制火,导致阴虚发热;寒证日久,或久病气虚,气损及阳,阳气亏虚,虚阳外越,导致阳虚发热。

(四)外伤出血

一方面由于外伤出血使得血行不畅,瘀血阻滞经络导致气血不通,引起血瘀发热;另一方面长期慢性出血,则日久阴血不足,心、肝血虚,或脾虚生血不足,从而血虚阴伤,不能敛阳,导致血虚发热。

(五)情志抑郁

情志抑郁,肝失疏泄,肝气不能调达,则肝气郁滞,气郁化火;或过度恼怒,肝火亢盛,导致气郁发热。朱震亨在《丹溪心法·火》中概括:"凡气有余便是火。"若肝郁气滞,日久不舒,血行不畅,气滞血瘀,亦可导致因血行瘀滞而出现血瘀发热。

二、病机

(一)高热的基本病机是邪热怫郁

《尚论篇·详论温疫以破大惑》言:"从鼻从口所入之邪,必先注中焦,以次分布上下……营卫不通,血凝不流。"热邪经由口鼻侵犯人体,外不得出,内不得入,流于三焦,清浊相扰,阳气郁结,而成怫郁内炽之势。热郁可由外邪入里所致,亦有由内而生者,脏腑失和,气机失调,壅滞化热,邪热郁于三焦气分而见发热,或深入营血,热郁迫血则见出血。邪热自口鼻侵袭气分,怫郁化热,里热外达于肌腠则见高热,随着热郁加重,部位逐步深入,出现郁结于肠腑,可见大便不通等里气郁闭表现,郁热日久,变生阳厥,还可出现四肢厥冷等假寒表现。临床症状变化多端,但其病机本质不离邪热怫郁。

(二)高热的病理性质有虚实之分,以实为多

实证发病以外感居多,亦有因情志剧烈变化、外伤、内在伏邪、饮食、药毒等引发,大多数是由于内外合邪引发。内外二邪合而伤人,激惹汇通于肌腠的三焦元真之气,正气奋力抗邪,正邪交争互结郁而化火,发生高热。情志、外伤、饮食、药毒及内在伏邪,既可以化毒伤人,又可以阻滞气机。虚证发病多是因为瘀久伤正,或医药误用损伤人体正气,或劳倦体虚,气血阴阳亏虚,脏腑功能失调,邪热郁积引发高热。亦有体虚之人合并内外之邪,引发虚实夹杂的高热。高热的传变具有由表及里,从阳入阴,先实后虚的基本规律,包括经脉传、三焦传、卫气营血传、表里传等传变方式。但由于热毒炽盛,病情变化迅速,常热盛动风、动血而出现惊、抽、血这三种变症。阳盛伤阴,热盛耗气,多出现气阴两虚的兼证;正气素虚,无力抗邪,毒邪入血出现毒瘀证;或阴阳格拒出现脱证;衰耗脏气伤及心阳,诱发心衰、心悸等症。

三、诊断及病因诊断

(一)诊断要点

1. 以高热为主要表现,体温超过 39℃,舌红,脉数。

2. 外感高热起病多急骤,常有明显的受凉、疲劳、饮食不洁等病史,多伴寒战。

3. 内伤高热起病多缓,病程长,多无恶寒。

4. 可完善血、尿、粪常规检查;血清学检查;血或骨髓培养;X线片、CT与磁共振成像（MRI）检查;超声检查;活体组织检查等有助于高热的病因诊断。

（二）病因诊断（图5-1）

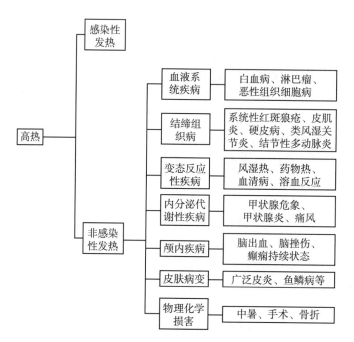

图 5-1 高热病因诊断思维导图

高热的病因很多,临床上一般分为感染性高热和非感染性高热两大类,前者较多见:

1. 感染性发热 各种病原体如病毒、细菌、支原体、立克次体、螺旋体、真菌、寄生虫等引起的感染;

2. 非感染性发热

（1）血液系统疾病:这类疾病多会影响红细胞、白细胞、血小板等的数量及质量,伴有血常规的异常,可能伴有全身淋巴结异常或脾脏增大,可通过血液检查、骨髓穿刺、影像学检查等多种手段诊断。

（2）结缔组织病:临床表现复杂多变,但除发热外尚有如下共同特征。常伴关节痛、肌痛和皮疹;往往有多器官系统受累;多有高免疫蛋白血症和多可检出自身抗体;病程迁延,缓解与发作反复交替;糖皮质激素治疗多有效。

（3）变态反应性疾病:是具特异体质患者对变应原的一种变态反应,主要表现为发热和皮疹。脱离变应原症状消失,再次接触同样变应原症状复发,多有类似既往史,也可无既往史但在身体状况改变时发生。

（4）内分泌代谢性疾病:是一类由于内分泌腺体功能异常或代谢过程失调导致的疾病。这些疾病涉及内分泌系统（负责分泌激素的腺体）和代谢系统（涉及身体的能量和物质转化）。通常通过激素检测、影像学检查及临床症状来进行诊断和管理。

（5）颅内疾病:多伴随神经系统异常临床表现,如意识障碍、肢体感觉或运动异常、抽搐等,头颅CT、头颅核磁对明确诊断有重要价值。

（6）皮肤病变:有皮肤明显异常表现,部分皮肤疾病需留取病理活检明确诊断。

(7)物理化学损害：通过病史询问、了解暴露史和接触的化学物质,结合体格检查、血液检查、尿液检查等检测体内毒素水平,可确定损伤的类型和严重程度。

四、辨证要点

高热急症证候繁多,病因复杂,但应抓住虚实,区别表里,审清标本,详察传变。

(一)抓住虚实

分清虚实是高热急症辨证的关键环节。临床上以实证多见,热势急迫,多持续不解,烦渴面赤,尿黄便干,舌红脉实;虚证多见热势缓进,多有波动,气短懒言,尿清便溏,脉象多虚。

(二)区别表里

表证多见恶寒发热,鼻塞流涕,苔薄脉浮数;里证则见烦渴便干,脉沉数,多伴脏腑病变的各种表现。

(三)审清标本

即明确高热之病机,邪、毒、热之变,三者之主从顺逆。毒随邪入,热乃毒生,邪毒为本,发热是标;热毒内陷,耗气动血,症见吐衄发斑,则热毒为本,出血是标。

(四)详察传变

高热急症变化迅速,临床必须详察病情,随证治之。外感高热多六经、卫气营血传变,内伤高热则多按脏腑传变。然亦有越经传、合病、并病、正不束邪而肆意相传者。

五、治则治法

外感高热,由六淫及疫毒所致,入里化热;或温热之邪,由表及里,或有脏腑功能失调,郁热化火,病机有不同,但发热为其共性。因此,必须采用清热解毒、泻火凉血、清泻脏腑、滋阴退热之法,清除邪热,调和脏腑。

内伤高热,实火宜泻,虚火宜补,并应根据证候、病机的不同而分别采用有针对性的治法。属实者,宜以解郁、活血、除湿为主,适当配伍清热。属虚者,则应益气、养血、滋阴、温阳,除阴虚发热可适当配伍清退虚热的药物外,其余均应以补为主。对虚实夹杂者,则宜兼顾之。

六、辨证论治

(一)外感高热

1. 外感风热

临床表现：身热甚,微恶风,汗排不畅,咽干甚则咽痛,鼻塞,流黄稠涕,头胀痛,咳嗽,痰黏或黄,口干欲饮,舌尖红,舌苔薄白干或薄黄,脉浮数。

治法：辛凉解表,疏风清热。

代表方：银翘散加减。

热甚者,加黄芩、板蓝根、青蒿清热解毒;夹湿者,加藿香、佩兰祛湿;咽喉肿痛者,加马勃、玄参利咽;头胀痛者,加桑叶、菊花、蔓荆子清利头目;咳嗽痰黏黄稠者,加黄芩、浙贝母、瓜蒌皮化痰止咳;口渴多饮者,加天花粉、知母生津润燥。

2. 外感风寒

临床表现：恶寒重,发热轻,头痛无汗,肢体酸楚,项背疼痛,鼻塞流清涕,打喷嚏,咽痒咳嗽,痰稀色白,舌苔薄白,脉浮紧。

治法：辛温解表,宣肺散寒。

代表方：荆防败毒散加减。

寒甚者,加麻黄、桂枝散寒解表;咳嗽者,加杏仁、贝母止咳;鼻塞流涕者,加辛夷、苍耳子宣通鼻窍;周身酸痛者,可重用独活通痹止痛;头项强痛者,加白芷、葛根祛风止痛;胸闷痞满不思饮食,舌苔白腻者,加广藿香、苍术、厚朴燥湿健脾。

3. 肺热壅盛

临床表现:身热不解,咳逆气急,鼻翼煽动,口渴,有汗或无汗,舌苔薄白或黄,脉滑而数。

治法:辛凉宣泄,清肺平喘。

代表方:麻杏石甘汤加减。

肺热甚,壮热汗出者,宜加重石膏用量,并酌加桑白皮、黄芩、知母以清泄肺热;表邪偏重,无汗而恶寒者,石膏用量宜减轻,酌加薄荷、苏叶、桑叶等以助解表宣肺之力;痰多气急者,可加葶苈子、枇杷叶以降气化痰;痰黄稠而胸闷者,宜加瓜蒌、贝母、黄芩、桔梗以清热化痰,宽胸利膈。

4. 胃热亢盛

临床表现:壮热面赤,烦渴引饮,汗出恶热,脉洪大有力。

治法:清胃解热,生津除烦。

代表方:白虎汤加减。

卫气同病者,加金银花、连翘、芦根疏散风热;若气血两燔,引动肝风,症见神昏谵语、抽搐者,加羚羊角、水牛角凉肝息风;兼有阳明腑实,谵语、大便秘结、小便短赤者,加大黄、芒硝通腑泄热;烦渴引饮者,加天花粉、芦根、麦冬清热生津;胃气上逆、心下痞闷者,加半夏、代赭石降逆散结。

5. 血热动风

临床表现:高热不退,烦闷躁扰,手足抽搐,发为痉厥,甚则神昏,舌绛而干,或舌焦起刺,脉弦而数。

治法:凉血息风止痉。

代表方:羚角钩藤汤加减。

邪热内闭,神昏谵语者,加紫雪丹或安宫牛黄丸清热开窍;抽搐甚者,加止痉散以增强息风止痉之效;便秘不通者,加大黄、芒硝泄热通腑。

(二) 内伤高热

1. 气郁高热

临床表现:热势随情绪波动而起伏,精神抑郁,胸胁胀满,烦躁易怒,口干而苦,纳食减少,舌红苔黄,脉弦数。

治法:疏肝理气,解郁泄热。

代表方:丹栀逍遥散加减。

气郁较甚者,可加郁金、香附、青皮理气解郁;热象较甚,舌红口干便秘者,可去白术,加龙胆、黄芩清肝泻火;妇女若兼月经不调,可加泽兰、益母草活血调经。

2. 气虚高热

临床表现:热势或高或低,多在劳累后发作或加剧,伴有头痛、头晕、倦怠乏力、气短懒言、自汗、易于感冒、食少便溏,舌质淡,苔薄白,脉细弱。

治法:益气健脾,甘温除热。

代表方:补中益气汤加减。

若兼有腹中痛者,加白芍柔肝止痛;头痛者,加蔓荆子、川芎、藁本、细辛疏风止痛;咳嗽者,加五味子、麦冬敛肺止咳;兼气滞者,加木香、枳壳理气解郁。

3. 血虚高热

临床表现：热势多为低热，少有高热出现，头晕眼花，神疲乏力，心悸不宁，面色少华，唇甲色淡，舌质淡，脉细弱。

治法：益气养血。

代表方：归脾汤加减。

血虚较甚者，加熟地黄、枸杞子、制首乌补益精血；发热较甚者，可加银柴胡、白薇清退虚热；由慢性失血所致的血虚，若仍有少许出血者，可酌加三七粉、仙鹤草、茜草等止血。

4. 血瘀高热

临床表现：午后或夜晚发热，或自觉身体某些部位发热，口燥咽干却不欲多饮，肢体或躯干有固定痛处或肿块，甚至出现肌肤甲错，面色萎黄或晦暗，舌质青紫或有瘀斑、瘀点，脉弦或涩。

治法：活血化瘀。

代表方：血府逐瘀汤加减。

瘀痛入络者，可加全蝎、地龙、三棱、莪术破血通络止痛；血瘀经闭者，在本方基础上去桔梗，加香附、益母草、泽兰以活血调经；胁下有痞块，瘀血阻滞者，加丹参、郁金、䗪虫、水蛭活血破瘀。

七、急救处理

（一）一般处理

患者应卧床休息，保持室内空气清新，温度和湿度适当，给予充足的水分和维生素，流质或半流质饮食。高热惊厥或谵妄者可给予退热紫雪丹或安宫牛黄丸口服或灌胃以镇静开窍醒神。

（二）物理降温

可反复用冷毛巾湿敷额部，或用冰袋置于额、枕后、颈、腋和腹股沟处降温，或用疏风清热中药煎水擦浴。对于高热患者可头置冰帽、冰水灌肠、冰盐水洗胃、使用降温毯，或将患者置于冰水浴盆或空调房内。

（三）针刺疗法

以三棱针刺少商、风池、大椎、曲池、合谷等穴，刺破皮肤后放出少量血液；针刺手足三里、阳陵泉、三阴交、内关、合谷、曲池穴。

（四）刮痧法

选脊柱两侧背俞穴，重点选在夹脊中相应病变脏腑的腧穴。患者取直立位或坐位，在项至腰部夹脊两侧，用刮痧板蘸取油或清水，将脊椎两侧和背俞穴的皮肤刮至红紫色为度。

（五）按摩法

选上星、印堂、鱼腰、太阳、风池、大椎、风门等穴位，用一指禅、推、揉法按摩。

（六）外敷法

紫雪丹填于肚脐处，用于外感发热；吴茱萸末醋调敷于足心处，用于胃热内蕴，引热下行。

（七）灌肠

患者神志昏蒙，见阳明经证者，可用白虎汤灌肠。阳明腑证者，可用承气汤类灌肠。

（八）高热伴喘证者可吸氧，病情严重者给予机械通气

（九）开放静脉通道

笔记栏

思政元素

守正创新,在新时代发挥祖国医学优势

高热是临床的一类常见疾病,具有病情急迫,病因复杂的特点。在不断的临床实践中发现和证实了中医药治疗高热具有显著优势。不管是外感高热还是内伤高热,中医药均可以在明确病因病机的基础上辨证论治,遣方用药。中医不是保守的医学,采众家所长,积极汲取现代医学对于高热的病因认识,逐渐拓宽中医在不同病种高热患者中的治疗优势。中医的诸多外治法,亦有明显疗效和独特优势,在临床上可以灵活运用,满足患者的不同需求;守正创新,使中医药在新时代焕发出更大的光彩。

（丁邦晗）

复习思考题

1. 简述高热的中医病机及诊治思路。
2. 简述高热的中医病因鉴别诊断。

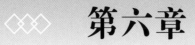

第六章

脱　证

ER-6-1

PPT 课件

笔记栏

学习目标

1. 掌握脱证的病机、辨证要点及病因诊断。
2. 熟悉脱证的中医救治处方及用药。
3. 了解脱证中医认识历程。

脱证是以烦躁不安或意识淡漠,甚或昏迷,面色苍白无华或潮红,汗出如珠或冷汗淋漓,四肢厥冷,二便自遗,脉微欲绝等为主要临床表现的一类危重病证,是由于多种病因侵扰人体,导致气血受损,脏气败伤,阴阳气血不相维系所致的一组临床综合征,现代医学的低血容量性休克、分布性休克、心源性休克、梗阻性休克等均可参照本章内容论治。

脱证的概念首见于《黄帝内经》,《灵枢·通天》曰:"阴阳皆脱者,暴死不知人也"指出了突然发作的意识丧失是脱证的常见症候;《灵枢·决气》中记载:"精脱者,耳聋;气脱者,目不明;津脱者,腠理开,汗大泄;液脱者,骨属屈伸不利,色夭,脑髓消,胫酸,耳数鸣;血脱者,色白,夭然不泽,其脉空虚,此其候也"指出了精、气、津、液、血大虚均可导致脱证。《灵枢·血络论》曰:"阴阳之气,其新相得而未和合,因而泻之,则阴阳俱脱,表里相离"阐述了"阴脱""阴阳俱脱"的病因病机。《重广补注黄帝内经素问》言"阳气根于阴,阴气根于阳,无阴则阳无以生,无阳则阴无以化";《类证治裁·脱症论治》言"生命以阴阳为枢纽。阴在内,阳之守,阳在外,阴之使。阴阳互根,相抱不脱……夫元海根微,精关直泄,上引下竭,阴阳脱离,命立顷矣"。阴阳之间存在相互依存、相互依赖的互根关系,一方不能脱离另一方单独存在,如果阴阳平衡被破坏,会导致"阳损及阴"或"阴损及阳"的病理变化,阴阳进一步失衡,则会出现"独阴不生,独阳不生"(《春秋繁露·顺命》)。阴阳平衡是维系生命的根本,气、血、津、液大量耗伤都可以导致阴阳虚衰,无法相互依存导致阴阳耗竭,失于互根,"阴阳离决,精气乃绝",从而导致脱证。

一、病因

脱证的病因临床常见原因为邪毒内陷,伤津耗液;脏气暴损,阳气耗散;津液阴血暴亡。

（一）邪毒内陷

外感邪毒,入里化热,热毒炽盛,伤津耗液,劫夺真阴。

（二）脏气暴损

久病或暴疾伤阳,阳气耗散或阴损及阳,阳不附阴。

（三）津液阴血暴亡

突然严重内外出血,如吐血、便血、跌仆或创伤出血、妇人崩中;或暴汗、暴吐、暴泻等均可导致亡津失血。

二、病机

徐大椿在评《临证指南医案·脱》中言："脱之名,惟阳气骤起,阴阳相离,汗出如油,六脉垂危,一时急迫之证,方名为脱。"脱证的病机不外气、血、津、液、阴、阳严重亏耗,其病位主要在心、肾,与诸脏腑密切相关。脱证病理性质以虚为主,其基本病机是由于各种原因导致的气、血、津、液、阴、阳严重亏耗,致使正气大亏,脏腑败伤,阴阳之气不相维系,导致阴阳离决。

(一)宗气具有"走息道以行呼吸,贯心脉以行气血"的作用,久病体虚,或猝然大汗、大吐、大下都可导致气随液脱,发为气脱,表现为面色苍白、汗出不止、目闭口开、全身瘫软、二便失禁、脉沉细微等宗气大亏的症状。

(二)津能载气,大汗或吐泻太过使津液大量丢失,机体失于濡养,发为液脱,表现为口干小便少甚至目眶凹陷,无尿,手足震颤,舌干苔剥,脉细数等津液亏耗的症状。

(三)血脱是由于突发的大量失血或长期反复出血导致血海空虚,血脱气亦脱,气不能摄血,发为血脱,表现为出血量多,神疲乏力,气短懒言,甚则神志恍惚、昏迷、面色苍白,头晕目眩,肢体麻木或瞤动,冷汗淋漓,四肢厥冷,心悸尿少,舌淡,脉细数或脉芤等气血两亏的症状。

(四)热毒炽盛内陷,劫灼肝肾之阴,或吐泻不止,或大汗淋漓,或失血过多,或大病绝食水谷,导致阴液乏源,真阴过耗而竭,阴不敛阳,虚阳浮越,发为阴脱(亡阴),表现为身热烦渴,唇焦面赤,汗出如油,呼吸急促,小便少甚至无尿,脉细急数等阴液欲绝、阴竭阳盛的症状。

(五)邪气过盛,正不胜邪,或久病阳气大伤,真阳耗散,致使阳气突然脱失,发为阳脱(亡阳),表现为精神萎靡,面白唇紫,恶寒蜷卧,四肢厥冷,呼吸微弱,脉微或浮数而空等阳气欲绝的症状。

(六)疾病发展到后期,宗气亏耗,残阳暴厥,阳不抱阴,元阴外泄,上引下竭,真脏衰败,发展为阴阳俱脱,表现为昏迷,汗出如珠,四肢厥冷,口开耳合,手撒尿遗,脉微细欲绝等阴竭阳脱的症状。

三、诊断及病因诊断

(一)诊断

1. 起病急骤,有热毒内陷、大量出血、跌仆损伤、暴吐暴泻、严重烧伤或久病体虚等病史。

2. 神情淡漠或烦躁,甚或猝然昏仆,面色苍白无华或潮红,语低息微,汗出如珠或冷汗淋漓,四肢厥冷,二便自遗或尿少、无尿;舌淡白而干;脉微欲绝或脉芤。

3. 常见血压下降,脉压差缩小(小于 20mmHg),体液大量丢失时血细胞比容升高;失血时红细胞计数、血红蛋白、血细胞比容、动脉血乳酸测定及中心静脉压可降低。

根据病因的不同,检查时当有所侧重,如心源性休克,重点检查心电图、心脏超声、心肌酶谱、胸片、肌钙蛋白等;低血容量性休克,重点检查血红细胞计数、血型、凝血功能等;分布性休克中的感染性休克,主要关注动脉血气分析及动脉血乳酸、降钙素原测定,以及血液、体液细菌培养等。

(二)病因诊断(图 6-1)

1. 低血容量性休克(hypovolemic shock) 由于血管内容量绝对或相对不足,引起心室充盈不足和每搏心输出量减少,如增加心率仍不能代偿,可导致心输出量降低。当失血量超过循环血量40%时,患者出现明显的休克体征。低血容量性休克分为失血性休克和非失血性休克:①失血性休克,可为显性(如严重创伤、呕血、黑便)和隐性(如异位妊娠或妊娠及分娩导致的大出血);②非失血性休克,包括大面积烧伤,血浆大量流失引起的休克。

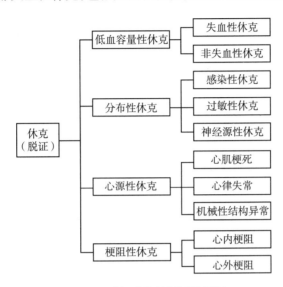

图 6-1　脱证病因诊断思维导图

2. 分布性休克(distributive shock)　由于血管扩张所导致的血管内容量相对不足,其循环血量正常或增加,但心脏充盈和组织灌注不足。其最主要的特点是外周血管扩张,毛细血管通透性增加,液体渗漏,有效循环血量下降,前负荷降低,常见于①感染性休克;②过敏性休克:IgE 激活肥大细胞或嗜碱性粒细胞,导致组胺、白介素等炎性因子大量释放入血,使患者全身容量血管扩张,毛细血管通透性增加和支气管痉挛;③神经源性休克:交感神经系统急性损伤或被药物阻滞,引起受累神经所支配的小动脉扩张、血容量增加,出现相对血容量不足和血压下降。

3. 心源性休克(cardiogenic shock)　指患者心脏泵功能受损,心输出量下降,代偿性血管收缩不足,有效循环血量不足导致低灌注,表现为持续性低血压,收缩压<90mmHg 或比基础血压下降超过 30mmHg,心脏指数严重下降[未经治疗情况下 $<1.8L/(min\cdot m^2)$]及心室充盈压力增高(左室舒张末压大于 18mmHg),这类休克的病因包括心肌损伤,心律失常等。

4. 梗阻性休克(obstructive shock)　指由于血流的主要通道受阻,导致心输出量减少,氧输送下降,引起组织灌注不良,引发组织缺血、缺氧。发生梗阻性休克时,患者右室后负荷增加,心输出量下降,但心脏本身的收缩和舒张功能正常,病因包括心内梗阻(如心脏压塞、限制型心肌病、心瓣膜狭窄等)和心外梗阻(如肺栓塞、腔静脉梗阻、主动脉夹层动脉瘤)。

四、辨证要点

脱证乃阴竭阳脱的危重证候,主在正虚。

(一)辨寒热与转化

脱证有阴阳之别,阴伤气耗,阴不济阳,阴竭终必阳亡。而阴盛格阳者,又可出现真寒假热之象。

(二)辨证求因识病

审证求因,辨清病原,明确导致脱证的原发疾病,把辨证与辨病求因有机结合,以采取针对性的病因治疗。

五、治则治法

本证为阴枯阳竭、阴阳离决之象,病势凶险,故当遵循救命第一,固脱为先,详察脱因,截断病因,综合救治,积极防变的原则,治疗上针对病因采用益气救阴、固本回阳之法。血脱者,则用参芪之辈先急固其气,气固血当安,不治血而血自止,"盖有形之血不能速生,无形之气所当急固"。

脱证是疾病发展的极期,极易并发胸痹、暴喘、关格、抽搐、昏迷等证,有时其并发症成为威胁其生命的主要矛盾,临床在抢救脱证时,应注意标本主次,遵循"急则治其标,缓则治其本"的原则。由于导致脱证的原因不同,发病时机体的状态不同,治疗方法也不尽相同,因此在稳定生命体征的同时,应明确可能引起休克的病因,采取积极的对因治疗。

六、辨证论治

（一）气脱

临床表现:神志淡漠,呼吸微弱,汗出肢冷,肢体瘫软,二便自遗,舌淡,脉沉细微;常见于过敏性休克及神经源性休克。

治法:益气固脱。

代表方:独参汤加减。

汗出多者加黄芪、牡蛎、白术以固表止汗,汗出不止者加龙骨、牡蛎固摄;心悸不安者加远志、柏子仁养心安神。

（二）液脱

临床表现:大汗、大吐或大下等大量津液丢失后,面色苍白,精神萎靡,肢软无力,心慌动悸,舌淡,脉细数;常见于非失血性休克及感染性休克。

治法:养阴增液。

代表方:生脉散合增液汤加减。

口渴甚者加五汁饮;汗出不止者加浮小麦、牡蛎、碧桃干;呕不止加鲜生姜汁、姜半夏;心悸重者加白芍、酸枣仁、夜交藤、天冬等。

（三）血脱

临床表现:突然大量出血或长期反复出血,面色苍白,口唇无华,头晕眼花,心悸怔忡,自汗肤冷,或突然昏厥,舌淡,脉芤或细微数;常见于失血性休克及神经源性休克。

治法:补气摄血,养血固脱。

代表方:独参汤加当归补血汤或圣愈汤加减。

血不止者先用独参汤补气以摄血,血止后用圣愈汤或当归补血汤养血固脱。

（四）阴脱（亡阴）

临床表现:面色潮红,烦躁身热,肢厥不温,心悸多汗,汗出如油,口渴饮冷,尿少色深黄或无尿,舌干红少苔,脉虚细疾或沉微欲绝;常见于感染性休克及非失血性低血容量性休克。

治法:救阴固脱。

代表方:生脉散加减。

身热颧红、手足心热,口干咽燥,神倦欲眠,或心中震震,舌强少苔,脉虚细结代者,用加减复脉汤。

（五）阳脱（亡阳）

临床表现:神志淡漠,面色苍白,口唇晦暗,四肢厥逆,畏寒蜷卧,声低息微,冷汗淋漓,身凉肢厥,尿少或遗尿,下利清谷,舌淡,脉微欲绝;常见于心源性休克及梗阻性休克。

治法：回阳固脱。

代表方：参附汤或参附龙牡汤加减。

寒重者加干姜、吴茱萸；见面色潮红、烦躁不安者为阴盛格阳，加猪胆汁以收敛阳气。

（六）阴阳俱脱

临床表现：昏仆不知，目呆口张，瞳孔散大，气少息促，汗出如油，舌卷挛缩，遍身不温，二便失禁；脉微欲绝；常见于休克失代偿期。

治法：温阳救阴。

代表方：参附汤合生脉散加减。

七、急救处理

（一）一般处理

1. 监测生命体征、神志及尿量情况。

2. 保持气道通畅，吸氧，必要时气管插管。

3. 建立静脉通道，根据血流动力学监测情况进行容量复苏。

4. 尽快完善心电图、血常规、血生化、心梗三项、心肌酶谱、凝血功能、血气分析等检查。

5. 查找病因，积极治疗原发病，请相关科室会诊。

（二）失血性休克

1. 立即建立双通道快速液体复苏，输入 1~2L 晶体液，先晶后胶。

2. 血红蛋白低于 70g/L 时给予输血治疗。

3. 液体复苏无效时给予血管活性药及正性肌力药。

4. pH<7.15 时使用碳酸氢钠纠正酸中毒。

5. 早期使用止血药物，氨甲环酸负荷量 1g 静脉注射，10 分钟后 1g 持续静脉滴注 8 小时。

6. 预防失温。

7. 外科会诊，需要时手术止血，转入 ICU。

（三）心源性休克

1. 在血流动力学监测下调整容量情况，可加用强心药及去甲肾上腺素维持血压。

2. 纠正电解质紊乱及酸碱失衡。

3. 积极纠正心律失常，可采取药物、电复律，必要时可安装临时起搏器。

4. 给予阿片类药物（如吗啡 2~4mg）镇静镇痛。

5. 必要时采用扩管、强心、利尿及血管活性药物等。急性心肌梗死伴左心衰竭是心源性休克最常见原因，收缩压<70mmHg 时静脉注射多巴胺 5~20μg/(kg·min)，收缩压 70~100mmHg 时静脉注射多巴酚丁胺 0.2~20μg/(kg·min)，以改善心输出量。

6. 积极诊断原发病，根据原发病采取进一步治疗，必要时请心内科会诊。

7. 必要时采用主动脉球囊反搏术、静动脉体外膜肺氧合（VA-ECMO）等体外循环辅助装置。

（四）梗阻性休克

1. 初步检查怀疑张力性气胸应立即行胸腔穿刺术。

2. 怀疑心脏压塞应立即快速床旁超声心动图检查，并立即进行心包穿刺引流。

3. 怀疑肺栓塞者明确诊断后立即进行溶栓或介入治疗，伴循环衰竭者需使用去甲肾上腺素、肾上腺素，甚至 VA-ECMO 循环支持。

（五）感染性休克

1. 早期快速识别（qSOFA），治疗原发病。

2. 积极容量复苏,并在容量复苏同时使用去甲肾上腺素维持平均动脉压(MAP)≥ 65mmHg。

3. 积极控制感染源,早期给予足量抗生素;使用抗生素之前留取病原学标本。

4. 监测乳酸水平。

5. 留取中心静脉血气,监测中心静脉血氧饱和度(central venous saturation of oxygen, $ScvO_2$)及动静脉 CO_2 分压差。

6. 留置导尿管,监测液体出入量。

7. 控制基础疾病,及时转入 ICU 治疗。

(六) 神经源性休克

1. 疼痛难以耐受的创伤患者给予吗啡、哌替啶等药物镇痛,停用可能导致休克的药物(巴比妥类药物、降压药等);未明确神经源性休克诊断时按失血性休克进行积极治疗。

2. 大量输液,稳定血流动力学,同时避免液体超负荷导致脑水肿。

3. 留置导尿管,监测液体出入量。

4. 必要时使用多巴胺、阿托品及血管加压药。

5. 及时请神经外科、脊柱外科会诊。

(七) 过敏性休克

1. 明确过敏史及接触变异原史,结合临床表现立即诊断,立即切断过敏原,开始现场抢救。

2. 保持气道通畅,高流量吸氧,随时准备气管插管或环甲膜切开术,必要时请麻醉科会诊。

3. 立即静推肾上腺素 0.3~0.5ml(儿童 0.02~0.025ml/kg),需要时 15~20 分钟重复一次。

4. 积极容量复苏。

5. 抗组胺药物异丙嗪 25~50mg 肌内注射,或苯海拉明 20~40mg 肌内注射。无效时选用 H_2 受体阻滞剂西咪替丁 200~400mg 静脉滴注。

6. 首选氢化可的松 300~500mg 或甲泼尼龙 120~240mg 快速静脉滴注。继之以地塞米松 5~10mg 静脉滴注。

7. 持续性支气管痉挛者喷雾吸入 0.5% 沙丁胺醇 0.5ml,20~30 分钟一次。严重支气管痉挛致呼吸困难者,氨茶碱 0.25g 稀释入 25% 葡萄糖溶液 20~40ml 缓慢静脉注射。

————————————————●(李 刚)

复习思考题

1. 简述脱证中医病机。

2. 简述脱证的辨证论治。

ER-7-1

PPT 课件

第七章

头 痛

学习目标

1. 掌握头痛的病机、辨证要点及病因诊断。
2. 熟悉头痛的中医救治处方及用药。
3. 了解头痛的中医急救处理。

头痛是由外感或内伤所致脉络绌急或失养,清窍不利而引起的,以患者自觉头部疼痛为主要表现的临床常见病证,一般发病2周以内的头痛称为急性头痛。根据原因不同可将头痛分为原发性和继发性两类。前者也可称为特发性头痛,不能归因于某一确切病因,常见的如偏头痛、紧张性头痛;后者病因可涉及各种颅内病变,如脑血管疾病、颅内感染、颅脑外伤、全身性疾病如发热、内环境紊乱及滥用精神活性药物等。临床上原发性头痛较为常见,但继发性头痛可能更为严重,甚至危及生命。真头痛是严重的继发性头痛,常见于蛛网膜下腔出血、脑出血、颅内血肿、脑炎、脑膜炎、颅内占位病变、颅内压升高等,多表现为突然剧烈头痛,持续头痛而阵发加重,甚至喷射状呕吐、手足逆冷以致肢体痉厥、抽搐。

头痛首载于《黄帝内经》,《素问·平人气象论》云:"欲知寸口太过与不及,寸口之脉中手短者,曰头痛。"《黄帝内经》将外在风寒之气侵犯头脑而致头痛者称为"脑风""首风",《素问·风论》云:"风气循风府而上,则为脑风""新沐中风,则为首风",同时指出五脏之病也能致头痛。《伤寒论》中论述了太阳、阳明、少阳、厥阴头痛的之见症。《东垣十书》将头痛分为外感和内伤两类,根据发病和临床表现分为伤寒头痛、湿温头痛、偏头痛、真头痛、气虚头痛、血虚头痛、气血俱虚头痛、厥逆头痛等,并补充了太阴、少阴头痛,根据头痛异同分经用药,开头痛分经遣药之始,对后世影响深远,一直指导着临床。朱震亨在《丹溪心法》中补充了痰厥头痛和气滞头痛,指出:"头痛多主于痰,痛甚者火多,有可吐者,可下者。"另有头风一名,实际上也属头痛。明代王肯堂《证治准绳·头痛》指出:"医书多分头痛、头风为二门,然一病也,但有新久去留之分耳。浅而近者名头痛,其痛猝然而至,易于解散速安也;深而远者为头风,其痛作止不常,愈后遇触复发也。"张介宾在《景岳全书·头痛》中明确指出了头痛的辨证要根据部位而确定病性。清代王清任在《医林改错》中提出化瘀法治疗头痛顽疾。头痛之因不外乎外感和内伤两大类,当分虚、实、寒、热及兼变而治之。

一、病因

(一)六淫外袭,上犯颠顶

风为百病之长,多夹时气为患,且伤于风者,上先受之,故头痛以风邪所致者为多。风邪常兼夹寒、湿、热等邪为患。若夹寒邪,寒凝血滞,脉络不畅,绌急而致头痛,且见恶寒战栗。若夹热邪,风热上炎,侵扰清窍,气血逆乱,脉络不通而致头痛,且见身热心烦。若夹湿邪,湿蒙清窍,清阳不布而致头痛,头痛且沉重胀闷。

(二)肝肾阴亏,肝阳上扰

气郁化火,年老体虚,房劳伤肾,肾精亏虚,水不涵木,木少滋荣则可致肝阳上亢,上扰清空而致头痛,并见头目眩晕、目涩、耳鸣等头目清窍失养之症。

(三)内伤不足,脑窍失养

先天禀赋不足,或年老气血衰败,或久病体弱,或饮食劳倦内伤脾肾。伤于脾,气血生化无权,气血亏虚,气虚则清阳不升,血虚则脑髓失养而致头痛。伤于肾者,肾精亏损,髓海空虚;或肾阳衰微,寒从内生,清阳失旷,均可致头痛。

(四)脾胃气虚,痰蒙清窍

饮食不节或忧愁思虑过度,劳伤脾胃,致脾阳不振,运化失职,饮食水谷不化气血精微,反蕴湿生痰,痰湿中阻,清阳不升则清空失养;或痰阻脑脉,气血不通,均可致头痛,且头重昏痛。

(五)跌仆损伤,瘀阻脑络

跌打坠仆,脑脉损伤,瘀血停留,或气滞血瘀,久病入络,阻滞脑窍脉络,致气血不能上荣头目,则头痛如刺,经久不愈。

(六)情志失调,郁火上扰

忧郁恼怒太过,肝失条达,肝气郁结,气逆上犯于头则头痛,并见胸胁胀满,善太息,女子或见经前乳胀等症;肝气郁结化火,火随气逆上扰颠顶,亦可致头痛,并见眩晕而胀,头筋突起,口苦口干,心烦易怒等症。

二、病机

五脏精华之血,六腑清阳之气,皆会于头部,故头为元神之府,若邪阻脑络,则清窍不利,不通则痛;精血不足,则脑失所养,不荣则痛,此为头痛之基本病机。头痛总属外感、内伤两类。

(一)发病

外感头痛多起病较急,经适当治疗,病症祛除亦较快。内伤头痛病势缓,病程较长,多反复发作,常因劳累紧张、情志不遂或感受外邪而诱发或加重。真头痛起病急,病情变化迅速,在短期内病情发展至严重程度,亦有渐进性加重或阶段性加重的可能。

(二)病位

在脑,涉及肝、脾、肾三脏。

(三)病性

有虚有实,外感头痛以实证居多,内伤头痛以虚证、虚中夹实多见。本虚以气血虚弱、中气不足、肝肾阴精亏虚等常见,标实则以风寒湿热、痰浊、瘀血、气滞等常见。

(四)病势

外感头痛一般多可向愈,经久不愈者可伤及气血阴阳,转为内伤头痛。内伤头痛初期病多在气血,以标实(如痰浊、瘀血、气滞、肝阳上亢)为多见,迁延不愈者,气血阴阳俱损,脏腑功能失和,甚则久病及肾,肾精虚损,则病以气血或阴精本虚为主,多可夹邪反复发作,久治不愈。若头痛初期即神昏或病情进展中出现神昏者,病情多危笃;若随病情进展,神昏日重,甚或合并呕血、便血、高热、抽搐等变证、坏证,多难救治。

(五)病机转化

外感头痛可因体质因素、感邪性质不同而从化不同,如阳盛体质,感受风寒日久,寒易从热化;阴盛体质,风热束表,热亦可从寒化,在移行中二者又可相兼为病。正虚邪盛,外邪久滞,耗伤气血,脏腑功能受损,又可转化为内伤头痛。

三、诊断及病因诊断

(一) 诊断要点

1. 有反复发作的头痛病史。

2. 头痛部位多在头部一侧额、颞、前额、颠顶,或左或右辗转发作,或是全头痛,头痛性质多为跳痛、刺痛、胀痛、昏痛、隐痛,或头痛如裂等。头痛每次发作可持续数分钟、数小时、数日,也有持续数周者。

3. 急性或亚急性起病,起止无常。未发病前常有先兆症状。

4. 必要时行腰椎穿刺可了解有无颅内感染、出血、颅内高压等情况;颅脑 CT、头颅 MRI、数字减影血管造影(DSA)技术等有助于鉴别诊断。

(二) 病因诊断(图 7-1)

1. 颅脑病变 感染,如脑膜炎、脑膜脑炎、脑炎、脑脓肿等;血管病变,如蛛网膜下腔出血、脑出血、脑血栓形成、脑栓塞、高血压脑病、脑供血不足脑血管畸形、风湿性脑血管炎等;占位性病变,如脑肿瘤、颅内转移瘤、颅内虫病或棘球蚴病等;颅脑外伤,如脑震荡、脑挫伤、硬膜下血肿、颅内血肿、脑外伤后遗症等;其他,如偏头痛、丛集性头痛、肌收缩性头痛、头痛型癫痫、腰椎穿刺后及腰椎麻醉后头痛等。

2. 颅外病变 颅骨疾病,如颅底凹陷症、颅骨肿瘤等;颈部疾病,如颈椎病及其他颈部疾病;神经痛,如三叉神经、舌咽神经及枕神经痛等;其他,如眼、耳、鼻和齿等疾病所致的头痛。

3. 全身性疾病 急性感染,如流行性感冒、伤寒、肺炎等发热性疾病;心血管疾病,如高血压病、心力衰竭等;中毒,如铅、乙醇、一氧化碳、有机磷、药物(如水杨酸类)等中毒;其他,尿毒症、低血糖、贫血、肺性脑病、系统性红斑狼疮、月经期或绝经期头痛、中暑等。

4. 神经官能症 如神经衰弱及癔症性头痛。

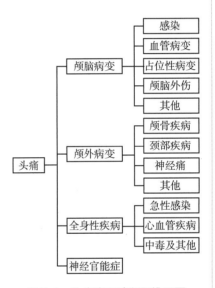

图 7-1 头痛病因诊断思维导图

四、辨证要点

应详问病史,注意辨察头痛之久暂、疼痛的特点、部位、影响因素等,以利于准确辨证。

(一) 辨外感与内伤

外感头痛多因外邪致病,起病较急,一般疼痛较剧,病程较短,多表现为掣痛、跳痛、灼痛、重痛,痛无休止,多伴有外感表证,以实证为多。内伤头痛多起病缓慢,反复发作,病程较长,多表现为胀痛、刺痛、隐痛、空痛、昏痛,痛势绵绵,遇劳加重,时作时止,以虚证为多。临床亦见本虚标实,虚实夹杂者。

(二) 辨头痛部位

太阳头痛,痛在脑后,下连于项;阳明头痛,痛在前额部及眉棱骨处;少阳头痛,痛在头之两侧,并连及于耳;厥阴头痛,多在颠顶部位,或连目系;太阴、少阴头痛多以全头疼痛为主。偏头痛,也称"偏头风",常以一侧头痛暴作为特点,痛势剧烈,可连及眼、齿,痛止则如常人,反复发作,经久不愈,多系肝经风火上扰所致。

（三）辨头痛性质

因于风寒者，头痛剧烈且连项背；因于风热者，头胀而痛；因于风湿者，头痛如裹；因于痰湿，头痛而重；因于肝阳，头痛而胀；因于肝火，头部跳痛、灼痛；因于瘀血，头部刺痛，痛处固定不移；因于虚者，多呈隐痛、空痛或昏痛。

（四）辨病势顺逆

若起病急骤，头痛如破，短时间内出现神昏伴颈项强直，呕吐如喷，甚者旦发夕死者，属真头痛，病势凶险；因于外感，头痛剧烈而见神志变化，或肢体强痉抽搐，甚或角弓反张者，为脑髓受损或脑络破裂所致，皆属于逆证，预后不良。

五、治则治法

外感头痛以邪实为主，治疗首当祛邪，据邪气性质不同，分别采取祛风、散寒、化湿、清热等法，诸邪多以风邪为首，故强调风药的使用。内伤头痛初期多为虚实夹杂，治疗应祛邪扶正兼顾，采用平肝、化痰、活血、益气、养血、滋阴等法；后期病久及肾，肾精亏耗，则当益肾填精补髓。在相应的方药中加入引经药，可提高疗效，如太阳头痛选加羌活、蔓荆子、川芎；阳明头痛选加白芷、葛根；少阳头痛选用川芎、柴胡、黄芩；太阴头痛选用苍术；少阴头痛选用细辛；厥阴头痛选用吴茱萸、藁本等。

六、辨证论治

（一）外感头痛

1. 风寒头痛

临床表现：头痛起病较急，或连及项背，恶风寒，骨节酸痛，鼻塞流清涕，舌淡，苔薄白，脉浮紧。

治法：疏风散寒止痛。

代表方：川芎茶调散加减。

若颠顶痛可加藁本祛风止痛；若颠顶痛甚，干呕，吐涎，甚则四肢厥冷，苔白，脉弦，为寒犯厥阴，治当温散厥阴寒邪，方用吴茱萸汤加半夏、藁本、川芎之类。

2. 风热头痛

临床表现：起病急，头胀痛，甚则头痛如裂，发热或恶风，面红耳赤，口渴欲饮，便秘尿黄，舌质红，苔黄，脉浮数。

治法：疏风清热止痛。

代表方：芎芷石膏汤加减。

若风热较甚者，可去羌活、藁本，加黄芩、栀子、薄荷辛凉清解；热盛津伤，症见舌红少津，加知母、石斛、天花粉清热生津。

3. 风湿头痛

临床表现：头痛如裹，肢体困重，胸闷纳差，大便或溏，舌质淡，苔白腻，脉濡或滑。

治法：祛风胜湿止痛。

代表方：羌活胜湿汤加减。

若恶心呕吐者，加生姜、半夏、藿香等；若见身热汗出不畅，胸闷口渴者，为暑湿所致，宜清暑化湿，用黄连香薷饮加藿香、佩兰等。

（二）内伤头痛

1. 肝阳上亢

临床表现：头痛，头晕，失眠，面红耳赤，口苦咽干，心烦急躁，舌质红，苔黄，脉弦。

治法:平肝潜阳止痛。

代表方:天麻钩藤饮加减。

若头痛甚,口苦、胁痛,肝火偏旺者,加郁金、龙胆、夏枯草等;火热较甚,亦可用龙胆泻肝汤清降肝火。

2. 气血亏虚

临床表现:头部隐隐作痛,或伴头晕,心悸不宁,面色少华,神疲乏力,遇劳加重,休息减轻,舌质淡,苔薄白,脉细弱。

治法:益气养血止痛。

代表方:八珍汤加减。

若神疲乏力严重者,可加黄芪等;若手足不温,便溏畏寒者,用理中汤加肉桂、何首乌。

3. 痰浊上扰

临床表现:头痛且头重昏蒙,胸脘痞闷,呕吐痰涎,恶心纳差,舌淡胖,苔白腻,脉滑或弦滑。

治法:化痰降浊止痛。

代表方:半夏白术天麻汤加减。

若痰湿久郁化热显著者,加竹茹、枳实、黄芩、栀子、胆南星等;若胸闷、呕逆明显者,加厚朴、生姜、枳壳等。

4. 瘀血阻络

临床表现:头痛经久不愈,痛如锥刺,痛处固定不移,或有头部外伤史,舌紫暗或有瘀斑、瘀点,苔薄白,脉细或细涩。

治法:化瘀通窍止痛。

代表方:通窍活血汤或血府逐瘀汤加减。

若头痛甚者,可加全蝎、蜈蚣、土鳖虫等虫类药;久病气血不足,可合用当归补血汤。

5. 郁火头痛

临床表现:偏头痛或两颞部疼痛,胸胁胀满,心烦易怒,口干口苦,耳鸣耳聋,面红目赤,或头痛多发于午后或夜半加重,妇女经前乳胀,舌质红,苔白或黄,脉弦数。

治法:解郁清火止痛。

代表方:丹栀逍遥散加减。

若溲赤便秘者,加车前子、生大黄,或配用当归龙荟丸;吞酸烧心者,加吴茱萸。

七、急救处理

(一) 西医急救处理

1. 稳定生命体征,对症治疗

(1)稳定生命体征:患者生命体征不稳定时,进入抢救室,对症处理;如头痛伴呕吐时,需要预防呕吐窒息。

(2)对症治疗:颅内高压时给予降颅内压药物,如20% 甘露醇、呋塞米(速尿)、甘油果糖等降低颅内压,必要时行侧脑室穿刺引流等;血压过高者予硝普钠、硝酸甘油、尼卡地平等控制血压;对于病因不能立即纠正的继发性头痛及各种原发性头痛急性发作,可适当予止痛治疗,如非甾体抗炎药布洛芬等。

2. 病因治疗 对于诊断明确者,在稳定生命体征的前提下,积极对因治疗。如出血量大的患者,有手术适应证则可转脑外科进行治疗;颅内感染性疾病针对不同病原体给予抗生素治疗。

笔记栏

（二）中医急救处理

1. 急救中成药　对痰热蒙窍、肝阳上亢型头痛,中成药可选用安宫牛黄丸、醒脑静注射液等。

2. 针灸治疗　中风病肝风内动型头痛可选择"十宣放血法";痰浊型头痛取穴太阳、头维、丰隆、阴陵泉;瘀血阻络型取穴血海、合谷、三阴交、阿是穴;外感头痛,以太阳、风池、百会为主穴,风寒配风门、合谷,风热配曲池、合谷,风湿配合谷、头维、阴陵泉。

（李　雁）

复习思考题

1. 简述头痛的中医病因。
2. 简述头痛的治则治法。

◆◇◇ 第八章 ◇◇◆

神　昏

ER-8-1

PPT 课件

神昏指以心脑受邪,窍络不通,神明被蒙为病理变化,对环境刺激缺乏反应,以不省人事,神志不清为特征的急危重症。时行温病或中风、厥脱、痫病、痰证、消渴和喘逆等发展到严重阶段皆可出现神昏。神昏病名首载于宋代《许叔微医案》"神昏,如睡,多困,不得眠"。神昏是多种急慢性疾病的危重阶段,神昏的深度常与疾病的严重程度相关。中医文献中论述的"昏愦""昏蒙""昏冒""昏迷"等均属神昏范畴。

现代医学的中枢神经系统疾病及全身性疾病,包括各种传染性和急性感染性疾病导致的代谢紊乱及肺性脑病、心脑血管疾病、肝性脑病、尿毒症、酸中毒、药物和食物中毒等以神志障碍为主要表现者,均可参照本章进行辨证论治。

一、病因

神昏之病多有内伤基础,怔忡、消渴、鼓胀、水肿、喘证、眩晕、肺胀等,积渐突变,或猝然暴病,如高热、急黄、中暑、中风、痫病等,致阴阳气血逆乱,痰、浊、火、瘀闭塞神窍,而致神昏。

（一）外邪侵袭

外感温热、湿热、疫毒,或触冒秽浊,传变入里,郁闭气机,内陷心包;或热结胃肠,腐浊上蒸,或热与血搏,郁塞心窍;或湿热酿痰,蒙蔽神窍,而致神昏。

（二）七情之变

暴怒气逆,心神受扰,致神识昏蒙;气郁化火,灼伤肝阴,阴不制阳,肝阳上亢,上扰清窍,发为神昏。

（三）劳倦内伤

劳倦过度,损伤正气,或久病失于调养,以致气血不足,脑海失于濡养,发为神昏。

（四）饮食不节

嗜食酒酪肥甘,脾胃受伤,运化失常,致聚湿生痰,痰浊阻滞,气机不畅,清阳被阻,亦可发为神昏。

（五）其他诱因

包括药物损伤所致的神昏等。

二、病机

神昏之核心病机为清窍失养或蒙蔽。机体内外的各种病理产物,主要是痰、热、瘀、虚扰及神明,蒙蔽清窍,络窍不通,神失所司,严重者导致心神耗散。其病位之本为心脑,涉及五脏。病性虚实夹杂,以实为主。

（一）热陷心包,痰浊蒙窍

外感温热邪毒,热毒火盛,燔灼营血,内陷心包,扰乱神明;或郁阻气分不解,水津不行,酿成痰浊,蒙蔽心窍;或素体脾虚湿盛,邪热蒸灼,痰热互结,上蒙清窍,神失所用,皆可发为神昏。

（二）风火内闭,情志过极

肝失疏泄,木失条达之性,郁而化火,风阳攻冲,上犯清窍而成神昏。或风火相煽,伤及脑络,络破血溢或瘀血闭阻络窍而成神昏。

（三）阴精亏损,阴竭阳脱

失血过多,气随血脱;或脾气衰败,泻下频作;或高热大汗,津液内竭;或邪热久困,耗液伤津;或阴竭阳亡,心神失养,脑髓失荣,神无所倚,皆可致神昏。

三、诊断及病因诊断

（一）诊断

1. 患者常有外感热病、内伤杂病,以及外伤病史（如高热、急黄、中暑、中风、肺衰、消渴、鼓胀、痛证、中毒、头部外伤等）。

2. 症状轻者嗜睡昏蒙,重者昏不识人,甚者对外界刺激毫无反应。

3. 多出现在疾病的危重阶段,突发或在疾病发展过程中逐渐出现。

根据临床情况,需完善颅脑 CT、颅脑 MRI、心电图、肝肾 B 超、心脏超声、脑钠肽、心肌损伤标志物、自身免疫抗体谱、甲状腺功能、促肾上腺皮脂激素等检查。

（二）病因诊断（图 8-1）

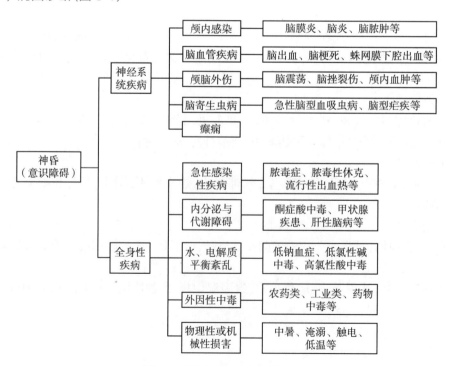

图 8-1 神昏病因诊断思维导图

1. 神经系统疾病

(1) 颅内感染:如脑膜炎、脑炎、脑脓肿等。

(2) 颅脑疾患:①脑血管疾病:脑循环障碍(包括缺血、出血、栓塞、血栓形成等),蛛网膜下腔出血等;②颅脑外伤:如脑震荡、脑挫裂伤、颅内血肿、硬膜外血肿、硬膜下血肿;③脑寄生虫病:急性脑型血吸虫病、脑型疟疾等;④癫痫、癫痫发作后昏迷。

2. 全身性疾病

(1) 急性感染性疾病:脓毒症、脓毒性休克、中毒性肺炎、中毒型细菌性痢疾、流行性出血热等。

(2) 内分泌与代谢障碍:甲状腺疾患(甲状腺危象、甲状腺功能减退)、重症肝病、肺性脑病、肝性脑病、糖尿病酮症酸中毒、低血糖昏迷、尿毒症等。

(3) 水、电解质平衡紊乱:稀释性低钠血症(水中毒)、低氯性碱中毒、高氯性酸中毒。

(4) 外因性中毒:农药类中毒、工业毒物中毒、药物类中毒、植物类中毒、动物类中毒。

(5) 物理性或机械性损害:中暑、淹溺、触电、低温、高山病、减压病等。

(三) 鉴别诊断

1. 神昏与厥证相鉴别　厥证由气机逆乱,气血运行失常所致,以突然发生的一过性昏倒,不省人事,或伴有四肢逆冷为主要临床表现的一种急性病证。厥证虽有神识不清,但短时间内逐渐苏醒,无明显后遗症。

2. 神昏与痫病相鉴别　痫病多突然仆倒,昏不知人,口吐涎沫,两目上视,四肢抽搐,或口中作猪羊叫声,可自行恢复,一如常人。一般有反复发作病史,每次发作症状相似。

3. 神昏与癔症相鉴别　癔症发病前多有精神因素,多发生于青壮年,女性较多,为一种精神障碍性疾病,表现为阵发性意识障碍,可能有迷惘、昏睡状态出现,甚或强直性昏厥,可自行缓解、苏醒,或经暗示治疗而获效。

四、辨证要点

(一) 望诊

神志不清,躁扰不宁,谵语,呼吸气粗,或昏昏欲睡。实证呼吸急促,胸高气满,虚证多气息微弱,呼吸浅深不一。实证多面红目赤,虚证多面白虚浮。

(二) 闻诊

气短息微,多属虚证;气促息粗,多属实证。闻及烂苹果气味,多见于消渴病;闻及酒味,多提示有酒精中毒;口中臭秽,多提示有胃肠积热;闻及大蒜味,多提示有机磷杀虫剂中毒;闻及氨臭味,多见于肝病患者;口唇发绀、眼如鱼泡多见于肺病患者。

(三) 切诊

脉象实而有力,多为邪实内闭;脉象虚软无力,多为元气虚脱。腹痛拒按多为实热内结;腹软喜按多为阳气不足。

(四) 问诊

问诊主要从外邪侵袭、内伤七情、劳倦内伤、饮食不节四个方面进行问诊。询问是内伤久病,还是猝然暴病以致意识障碍,以及病情控制情况及诊疗经过。询问过去有无类似情况发作史及相关诊疗经过。

(五) 病情危重程度判断

猝然发病,神志昏蒙,谵妄,躁扰不安,四肢自主活动丧失,言语不能,吐字不清,呼吸微弱或喘促不宁,脉细数或浮大者,病情重,预后不良。

五、治则治法

(一) 分主次

神昏是急危重症,常可危及生命,神昏发病时首先要关注和维持生命体征,解除影响或导致生命体征不稳定的病证。分辨神昏不同证候中何者为导致神昏的主证,何者为非主证,对临床指导选方用药十分重要。感受温热邪毒所致的神昏,高热乃是主证,高热一退,神昏即解;喘促痰蒙之神昏,痰涎壅盛为其主证,痰浊一去,神昏则去。

(二) 审标本

神昏之为病,神昏为标,导致神昏的病因为本。治神昏之要,祛除导致神昏的病因,就可达到治其本而缓其标急之危。如痰热腑实,导致痰热上扰于心,治疗化痰通腑,使腑气得通,痰热得清,则神昏必解。

(三) 辨闭脱

属于闭证,以开闭通窍为主,阳闭用凉开法,阴闭用温开法,待神志清醒后再图治其本。此外在辨证时必须掌握闭脱的主次,以闭证为主而兼见脱证者,当以祛邪开窍为上,兼以扶正,注意祛邪而不伤正。若以脱证为主,兼见闭证者,当以扶正固脱为主,兼以祛邪。

六、辨证论治

(一) 邪毒内闭

临床表现:神昏,高热,烦躁,二便秘结,舌红或绛,苔厚腻或黄或白,脉沉实有力。

治法:清热化痰,开闭醒神。

代表方:菖蒲郁金汤加减。

热甚入于营血分者,可与清营汤、犀角地黄汤等;腑实内甚者,加大黄、芒硝、枳实、厚朴;若夹有瘀血者,用桃仁、红花。

(二) 亡阴

临床表现:神志不清,皮肤干皱,口唇无华,面色苍白,或面红身热,目陷睛迷,自汗肤冷,气息低微,舌淡或绛,少苔,脉芤或细数或结代。

治法:救阴敛阳,固脱醒神。

代表方:冯氏全真一气汤加减。

若口干少津,则去附子、白术、加沙参、黄精、石斛等养胃生津。

(三) 亡阳

临床表现:昏愦不语,面白唇紫,气息微弱,冷汗淋漓,四肢厥逆,二便失禁,舌淡润暗,苔少或浊厚,脉微细欲绝。

治法:回阳固脱。

代表方:陶氏回阳救急汤加减。

汗出多者,加黄芪、山萸肉、煅龙骨、煅牡蛎;若急救,可先用参附注射液静脉滴注。

(四) 内闭外脱

临床表现:神昏,面色苍白,身热肢厥,呼吸气粗,目闭口开,手撒尿遗,汗出黏冷,舌红或淡红,苔浊厚,脉沉伏,虚数无力,或脉微欲绝。

治法:开窍通闭,回阳固脱。

代表方:回阳救逆汤加减。

若口干少津者,加麦冬、玉竹、沙参;汗出多者,加黄芪、山萸肉、煅龙骨、煅牡蛎。

七、急救处理

(一) 生命体征监护

应将患者安置在重症监护室,以便于严密观察生命体征,随时抢救治疗。

(二) 建立静脉通道,保持呼吸道通畅,控制体温,吸氧

立即建立静脉通道,根据不同的原发病予以不同流量吸氧;中枢性高热需要戴冰帽、用冰毯;舌后坠者,放置口咽管,取侧卧位,以利口腔分泌物的引流,防止误吸或窒息。

(三) 支持疗法

急性期常先短时间禁食,静脉补液,注意补充电解质、维生素和微量元素,维持水、电解质的平衡;进行肠外补充营养时注意碳水化合物、脂肪、氮等营养物质补充的量、比例和结构。在生命体征稳定后,依病情给予鼻饲易消化、高蛋白、富含维生素、有一定热量的流质饮食。改善患者的免疫功能,预防感染等并发症的发生。

(四) 中医急救

1. 中药治疗　安宫牛黄丸、紫雪丹常用于热病,邪入心包,神昏谵语者;醒脑静注射液常用于气血逆乱,脑脉瘀阻者;生脉注射液或参麦注射液常用于气阴两虚,脉微欲脱者;参附注射液常用于阳气暴脱者;伴发热者可选用痰热清注射液、清开灵注射液等。

2. 针灸治疗　常用穴有水沟(人中)、中冲、涌泉、足三里,水沟、中冲、足三里用毫针泻法,涌泉用平补平泻法。虚证者配气海、关元、百会,实证者配合谷、太冲,配穴按虚补实泻法操作。气海、关元、百会可用灸法。实证亦可选十二井穴、十宣、大椎行刺络法。

　　　　　　　　　　　　　　　　　　　　　　　　　　　　　　　　　● (孔　立)

复习思考题

1. 何为神昏? 神昏包括现代医学的哪些疾病?
2. 简述神昏的病因及鉴别诊断。
3. 简述神昏的辨证分型及救治措施。

PPT 课件

◆◆◆　第九章　◆◆◆

眩　晕

✎ **学习目标**

1. 掌握眩晕的病机、辨证要点及病因诊断。
2. 熟悉眩晕的中医救治处方及用药。
3. 了解眩晕的预防、调护。

　　眩是指眼花或眼前发黑，视物模糊；晕是指头晕甚或感觉自身或外界景物旋转，站立不稳。两者常同时并见，统称为眩晕，亦称"眩冒"。眩晕中有病情程度的不同，轻者闭目自止，重者旋转不定，不能站立，或伴有恶心，呕吐，出汗，面色苍白等症状，甚则可突然仆倒，意识清楚，数分钟后可自行缓解。

　　西医学中的耳源性眩晕、高血压病、低血压、椎-基底动脉供血不足、贫血、神经官能症等疾患临床表现以眩晕为主症时，可参考本章辨证治疗。

　　眩晕最早见于《黄帝内经》，如《素问·至真大要论》言"诸风掉眩，皆属于肝"，指出眩晕与肝关系密切。《灵枢·卫气》认为"上虚则眩"，《灵枢·海论》认为"髓海不足"，指出眩晕的发生主要与髓海不足、血虚、邪中、气郁等多种因素有关。

　　汉代张仲景在《金匮要略·痰饮咳嗽病脉证并治》言"心下有支饮，其人苦冒眩，泽泻汤主之"，其对本证病因、论治的论述为后世论治眩晕奠定了基础。唐代孙思邈在《千金方》言"痰热相感而动风，风心相乱则闷瞀，故谓之风眩"，首次提出了"风、热、痰"三因致眩的观点。

　　金代刘完素在《河间六书》中提出"风火皆阳，阳多兼化，阳主乎动，两阳相搏，则为之旋转"，他认为必须用滋阴潜阳之法治之。隋代巢元方《诸病源候论》则从风邪立论的角度探讨了眩晕证的发病机制，并提出"由血气虚，风邪入脑"的病源学说。元代朱震亨对眩晕理论有所创新，他在《丹溪心法》提出以"痰"立论"无痰不作眩"，主张治以痰为先。

　　明代张介宾则特别强调因虚致眩，《景岳全书·杂证谟·眩运》中提出"无虚不能作眩"和"上虚则眩"两个观点，治疗上以治虚为主。清代叶桂《临证指南医案·眩晕》认为，眩晕乃"肝胆之风阳上冒"，其证有夹痰、夹火、中虚、下虚之别，治法亦有治胃、治肝之分。明代虞抟《医学正传·眩运》言"大抵人肥白而作眩者，治宜清痰降火为先，而兼补气之药；人黑瘦而作眩者，治宜滋阴降火为要，而带抑肝之剂"，指出治疗眩晕当根据不同体质进行辨治，此外，该书还记载了"眩运者，中风之渐也"，已明确认识到眩晕与中风之间存在内在联系，认为眩晕是中风之先兆。这些理论从不同角度阐发和丰富了眩晕的病因病机，指导着临床实践。

一、病因

　　眩晕的发生主要与外感六淫、情志不遂、年老体虚、饮食不节、跌仆损伤、瘀血内阻等因

素有关,内生风、痰、瘀、虚,导致风眩内动、清窍不宁或清阳不升,脑窍失养而突发眩晕。主要病因归纳如下:

(一)外感六淫

关于外感眩晕,《灵枢·大惑论》说:"故邪中于项,因逢其身之虚……入于脑则脑转,脑转则引目系急,目系急则目眩以转矣。"《证治汇补·上窍门》说眩晕"外邪所感者,风则项强自汗,寒则拘挛掣痛,暑则烦闷口渴,湿则重着吐逆。此四气乘虚而眩晕也"。清代汪昂的《医方集解》云"高巅之上,唯风可到",风邪常与寒、热、湿、燥等诸邪相结合,故临证常见的外感眩晕类型,主要有风寒、风热、风湿和风燥等型。

(二)情志不遂

肝为刚脏,体阴而用阳,如《类证治裁·眩晕论治》言:"良由肝胆乃风木之脏,相火内寄,其性主动主升。或由身心过动,或由情志郁勃……以致目昏耳鸣,震眩不定。"若长期忧患恼怒,肝疏泄功能减退则肝气郁结,气郁化火,风阳扰动,发为眩晕。

(三)年老体虚

肾为先天之本,主藏精生髓,脑为髓之海。若年高肾精亏虚,不能生髓,无以充养于脑;或房事不节,阴精亏耗过甚;或体虚多病,损伤肾精肾气,均可导致肾精亏耗,髓海不足,而发眩晕。如《灵枢·海论》云"脑为髓之海","髓海有余,则轻劲多力,自过其度;髓海不足,则脑转耳鸣,胫酸眩冒,目无所见,懈怠安卧"。

(四)饮食不节

平素嗜酒无度,暴饮暴食,或过食肥甘厚味,损伤脾胃,以致健运失司,水谷不化,聚湿生痰,痰湿中阻,则清阳不升,浊阴不降,致清窍失养而引起眩晕。如《丹溪心法·头眩》曰:"头眩,痰夹气虚并火,治痰为主,夹补气药及降火药。无痰则不作眩,痰因火动,又有湿痰者,有火痰者。"

(五)跌仆损伤,瘀血内阻

素有跌仆坠损而致头脑外伤,或久病入络,瘀血停留,阻滞经脉,而使气血不能上荣于头目,清窍失养而发眩晕,多伴见局部疼痛、麻木固定不移,或痛如针刺等症。

此外,久病劳倦,耗伤气血,气虚则清阳不升,血虚则清窍失养,也可发生眩晕。如《灵枢·口问》曰:"故上气不足,脑为之不满,耳为之苦鸣,头为之苦倾,目为之眩。"

二、病机

眩晕一证病位在脑,与肝、脾、肾三脏密切相关。其病性有虚、实两端,临床以虚证居多。病机概括起来主要有风、痰、虚、瘀诸端,以内伤为主。因于风者,多责之情志不遂,气郁化火,风阳上扰。因于痰者,多责之恣食肥甘厚腻,脾失健运,痰浊中阻,清阳不升,所谓"无痰不作眩"。因于虚者,年高体弱,肾精亏虚,髓海空虚,或久病劳倦,饮食衰少,气血生化乏源,甚合"无虚不作眩"。若久病入络,或因跌仆外伤,损伤脑络,皆可因瘀而眩。基本病机变化为肝阳上亢、痰湿中阻、气血亏虚、肾精不足、瘀血阻窍。总之,眩晕多反复发作,病程较长,其病因病机较为复杂,在发病过程中,各种病因病机可以相互影响,相互转化,临证往往难以截然分开。如肾精亏虚本属阴虚,若因阴损及阳,或精不化气,可转为肾阳不足或阴阳俱虚之证;或肝风痰火上蒙清窍,甚至火盛伤阴,形成阴亏于下、痰火上蒙,阻滞经络而中风,临证显示,眩晕频作的中老年患者,多有罹患中风的可能,临床常称之为"中风先兆",需谨慎防范病情迁延、变化(图9-1)。

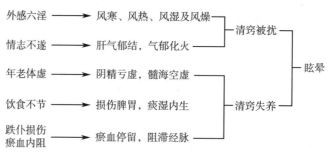

图 9-1 眩晕病因病机演变图

三、诊断及病因诊断

（一）诊断

1. 头晕目眩,视物旋转,轻者闭目即止,重者如坐车船,甚则仆倒。
2. 可伴有恶心、呕吐、汗出、耳鸣、耳聋、心悸,以及面色苍白、眼球震颤等表现。
3. 多见于 40 岁以上。起病较急,常反复发作,或慢性起病逐渐加重。

可完善血常规、血液系统检查、葡萄糖测定、眼震电图、脑电图、心脏彩超、前庭功能、颈椎 X 线片、头颅 CT、MRI 等相关检查,有助于眩晕的诊断。

（二）病因诊断（图 9-2）

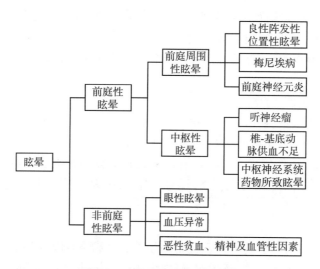

图 9-2 眩晕病因诊断思维导图

1. 前庭性眩晕

（1）前庭周围性眩晕

1）良性阵发性位置性眩晕:该病好发于中老年女性,也常见于青少年,眩晕往往由头位改变诱发,当转头、低头或夜间翻身时发作。持续时间以 10 秒左右更为多见,其眩晕的位置诱发性及间歇性并不明显。

2）梅尼埃病:属于特发性内耳疾病,患病人群年龄大多集中在 30~50 岁,病理变化主要为膜迷路积水,典型症状主要包括眩晕、耳鸣、耳聋与耳内闷胀感。眩晕以突发旋转性眩晕为主,症状发作时患者会感到周围的物体围绕自身按照一定的方向旋转,在闭目时患者的眩晕症状会减轻,眩晕常合并恶心、呕吐、出冷汗、面色苍白、血压降低等症状。

3）前庭神经元炎:多由病毒感染引起,临床特点为前庭功能突然丧失,引起眩晕、恶心呕吐,不伴耳蜗症状,发病年龄多为30~50岁,男女发病率相近。预后良好,症状多在3~4周内缓解。

(2)中枢性眩晕

1)听神经瘤:属于常见的颅内神经肿瘤,其为良性肿瘤病变,容易导致患者的前庭功能出现障碍,由此引发轻度头晕与不稳感,少数患者会出现短暂的旋转性眩晕,且合并恶心、呕吐、耳内压迫感等,由于肿瘤不具备较快的发展速度,因此随着前庭的功能代偿,其眩晕感会逐渐消失。

2)椎-基底动脉供血不足:引发的眩晕具有较高的发病率,当机体患颈椎病或椎-基底动脉出现粥样硬化后,管腔变得更为狭窄。斑块发生脱落,导致微小血栓形成,使脑组织的灌流减少,脑组织由于血液与氧气供给不足,使得患者出现恶心、呕吐、眩晕等症状。

3)中枢神经系统药物所致眩晕:临床上应用的中枢神经抑制剂中,部分药物服用过量,会出现眩晕症状。比如用于癫痫治疗的药物苯妥英钠,容易引发恶心、呕吐、食欲减退等症状,若超剂量用药则可能导致小脑前庭功能失调,使患者出现复视、眼球震颤、共济失调等情况。卡马西平也容易导致眩晕、恶心呕吐、视物模糊等症状。

2. 非前庭性眩晕

(1)眼性眩晕:眼性眩晕是指眼部疾病或视觉功能障碍所引起的一种不稳感或定向障碍。当视觉传入有缺陷时,实际的视觉传入信息与预期的传入信息之间产生了矛盾,用眼过度时加重,闭眼休息后减轻。

(2)血压异常也可能导致眩晕症状。中老年眩晕患者若以头沉、头胀感为主,应注意排除高血压因素;脑血管疾病相关性眩晕主要见于老年患者,该病在60岁以上的病因构成比仅次于高血压;对于中老年眩晕患者,还要重视精神因素的分析与及时诊治。高血压患者因不及时治疗眩晕,可并发脑出血,引起猝死。

(3)恶性贫血、精神及血管性因素也可能引发眩晕。

四、辨证要点

(一)辨相关脏腑

眩晕乃风眩内动、清窍不宁或清阳不升,脑窍失养所致,其病位在脑,与肝、脾、肾三脏功能失调相关,但与肝关系尤为密切。若为肝气郁结者,兼见胸胁胀痛、时有叹息;肝火上炎者,兼见目赤口苦、急躁易怒、胁肋灼痛;肝阴不足者,兼见目睛干涩、五心烦热、潮热盗汗;肝阳上亢者,兼见头胀痛、面色潮红、急躁易怒、腰膝酸软;肝风内动,兼见步履不稳、肢体震颤、手足麻木等表现。临证以肝阳上亢者多见。因于脾者,若脾胃虚弱,气血不足者,兼见纳差乏力、面色白;若脾失健运,痰湿中阻者,兼见纳呆呕恶、头重如裹、舌苔腻浊诸症。因于肾者,多属肾精不足,兼见腰酸腿软、耳鸣耳聋、健忘呆钝等症。

(二)辨虚实标本

凡眩晕反复发作,症状较轻,遇劳即发,伴两目干涩、腰膝酸软,或面色白、神疲乏力、形羸体弱、脉偏细弱者,多属虚证,由肾精不足或气血亏虚所致。实证眩晕,有偏痰湿、瘀血及肝阳、肝风、肝火之别。若眩晕较重,或突然发作,视物旋转,伴呕恶痰涎、头沉头痛、形体壮实、苔腻脉滑者,多属痰湿所致;眩晕日久,伴头痛固定不移、唇舌紫暗、舌有瘀斑、脉涩者,多属瘀血所致;肝阳风火所致者,眩晕、面赤、口苦、烦躁易怒、肢麻震颤,甚则昏仆,脉多弦数有力。总之,临证眩晕虚证多关乎气、血、精;实证多关乎风、痰、瘀。

(三)辨缓急轻重

眩晕临证病势多缓急不一。因虚而发者,病势绵绵,症状较轻,多见于久病、老人及体虚之人;因实而发者,病势急骤,症状较重,多见于初病及壮年、肥人。若眩晕久稽不愈,亦可因实致虚或虚中夹实,而成本虚标实、虚实互见之势,症状时轻时重,缠绵难愈,或有变生中风、厥证之虞。

五、治则治法

眩晕的治疗原则是补虚泻实,调整阴阳。对于发作期的实性眩晕,应在平肝息风、镇肝潜阳的基础上针对不同的病因进行治疗;痰浊上逆则荡涤之;兼外感则表散之;兼气郁则疏理之。虚性眩晕应注意虚损的因素,补虚泻实,调整阴阳。考虑到病位、病程的影响,在选方用药时,中病即止,对于病位轻浅的眩晕患者毋过用重剂。缓解期的治疗原则应以治本为主,虚则补之,滋养肝肾、补益气血、填精益髓等;实则泻之,当潜阳息风、清肝泻火、化痰祛瘀。

六、辨证论治

(一) 肝阳上亢

临床表现:眩晕,耳鸣,头目胀痛,急躁易怒,口苦,失眠多梦,遇烦劳郁怒而加重,甚则仆倒,颜面潮红,肢麻震颤,舌红苔黄,脉弦或数。

治法:平肝潜阳,清热息风。

代表方:天麻钩藤饮加减。

若口苦目赤,烦躁易怒者,加龙胆、川楝子、夏枯草;若目涩耳鸣,腰酸膝软者,加枸杞子、生地黄、玄参;若目赤便秘者,加大黄、芒硝或佐用当归龙荟丸;若眩晕剧烈,兼见手足麻木或震颤者,加磁石、珍珠母、羚羊角粉等。

(二) 痰湿中阻

临床表现:眩晕,倦怠或头重如蒙,或视物旋转,胸闷恶心,呕吐痰涎,食少多寐,舌胖,苔白腻,脉濡滑。

治法:化痰祛湿,健脾和胃。

代表方:半夏白术天麻汤加减。

若呕吐频作者,加胆南星、天竺黄、竹茹、旋覆花;若脘闷纳呆,加砂仁、白豆蔻、佩兰;若耳鸣重听,加郁金、石菖蒲、磁石;若头痛头胀,心烦口苦,渴不欲饮者,宜用黄连温胆汤。

(三) 瘀血阻窍

临床表现:眩晕,头痛,且痛有定处,兼见健忘,失眠,心悸,精神不振,耳鸣耳聋,面唇紫暗,舌暗有瘀斑,多伴见舌下脉络迂曲增粗,脉涩或细涩。

治法:祛瘀生新,活血通窍。

代表方:通窍活血汤加减。

若兼见神疲乏力,少气自汗等症,加入黄芪、党参;若兼见心烦面赤,舌红苔黄者,加栀子、连翘、薄荷、菊花;若兼畏寒肢冷,感寒加重,加附子、桂枝;若头颈部不能转动者,加威灵仙、葛根、豨莶草等。

(四) 气血亏虚

临床表现:眩晕,动则加剧,劳累即发,面色白,神疲自汗,倦怠懒言,气短声低,唇甲不华,发色不泽,心悸少寐,健忘,纳少腹胀,大便溏薄;舌淡胖嫩,边有齿痕,苔薄白,脉细弱或虚大。

治法:补益气血,调养心脾。

代表方:归脾汤加减。

若气短乏力,神疲便溏者,可合用补中益气汤;若自汗时出,易于感冒,当重用黄芪,加防风、浮小麦;若脾虚湿盛,腹胀纳呆者,加薏苡仁、扁豆、泽泻等;若兼见形寒肢冷,腹中隐痛,可加肉桂、干姜;若血虚较甚,面色白,唇舌色淡者,可加熟地黄、阿胶;兼见心悸怔忡,少寐健忘者,可酌加柏子仁、首乌藤及龙骨、牡蛎。

(五)肾精不足

临床表现:眩晕日久不愈,精神萎靡,腰酸膝软,少寐多梦,健忘,两目干涩,视力减退;或遗精滑泄,耳鸣齿摇;或颧红咽干,五心烦热;舌红少苔,脉细数;或面色白,形寒肢冷;舌瘦嫩或嫩红,少苔或无苔,脉沉细无力,尺脉尤甚。

治法:滋养肝肾,填精益髓。

代表方:左归丸加减。

若见五心烦热,潮热颧红者,可加鳖甲、知母、黄柏、牡丹皮等;若肾失封藏固摄,遗精滑泄者,可加芡实、莲须、桑螵蛸、紫石英等;若兼失眠,多梦,健忘者,加阿胶、鸡子黄、酸枣仁、柏子仁等。若阴损及阳,见四肢不温,形寒怕冷,精神萎靡者,加巴戟天、淫羊藿、肉桂,或予右归丸;若兼见便溏,腹胀少食,可酌加白术、茯苓、薏苡仁等。

七、急救处理

(一)对于眩晕持续时间长程度重,尤其是伴随恶心、呕吐、出汗等较为严重的自主神经反应者,可短期使用前庭抑制剂控制眩晕症状(原则上使用不超过72小时),必要时可以进行止吐治疗。急诊常用抗晕止吐药物有盐酸异丙嗪注射液、盐酸地芬尼多片、盐酸苯海拉明注射液。

(二)若眩晕考虑为:①中枢性疾病如急性脑血管病中的脑梗死、脑出血、中枢系统感染等;②内科系统疾病如水电解质平衡紊乱、低血糖、心血管疾病等;③突聋伴眩晕。必须迅速判断病因,并且进行紧急处理。

八、预后、转归及预防调护

(一)预后、转归

1. 眩晕多虚实互见,迁延反复,时作时止。

2. 积极治疗,可中止眩晕或减轻眩晕程度。

3. 迁延日久者,要积极寻找病因并治疗原发病。极少数患者治疗不当或不及时,有发为中风之虞。

(二)预防调护

1. 避免和消除致病因素 适度体育锻炼,增强体质;保持心情舒畅,防止七情内伤;劳逸结合,防止房劳过度;饮食有节,防止暴饮暴食、过食肥甘醇酒及过咸伤肾之品;戒烟戒酒。

2. 注意病后治疗与调护 注意休息,重者卧床休息;饮食清淡;保持情绪稳定;避免突然、剧烈的体位改变和头颈部运动,以防眩晕加重,或发生昏仆。有眩晕史的患者,当避免剧烈体力活动,避免高空作业。

(邓海霞)

复习思考题

1. 简述眩晕的中医病机及诊治思路。

2. 简述眩晕中的风、火、虚和瘀血病理变化在眩晕发病中的作用和区别。

ER-10-1

PPT 课件

◇◇◇ **第十章** ◇◇◇

中 风

> **学习目标**
>
> 1. 掌握中风的病机、辨证要点及病因诊断。
> 2. 熟悉中风的中医救治处方及用药。
> 3. 了解中风后遗症期针灸、推拿治疗。

中风,西医学称之为"脑卒中"或"脑血管意外",是一种急性脑血管疾病,是由于颅内血管突然破裂或因血管阻塞导致大脑缺氧引起脑组织损伤导致,包括缺血性和出血性卒中。不同类型的脑卒中,其治疗方式不同。由于一直缺乏有效的治疗手段,认为预防是最好的措施,其中高血压是导致脑卒中的重要可控危险因素,因此,降压治疗对预防卒中发病和复发尤为重要。

中医认为中风是以突然昏仆、不省人事,伴口眼㖞斜、言语不利、半身不遂,或仅以口眼㖞斜、偏身麻木为临床特征的危急病症,其具有起病急,症见多端,病情变化迅速等特点。《金匮要略》正式将本病命名为中风,其曰:"夫风之为病,当半身不遂,或臂不遂者,此为痹,脉微而数,中风使然。"并创立了在络、在经、在腑、在脏的分证方法,"邪在于络,肌肤不仁;邪在于经,即重不胜;邪入于腑,即不识人;邪入于脏,舌即难言,口吐涎"。对该疾病的认识于金元时期得到发展,明清时期更趋成熟,近年来中风的病因病机学说得到了进一步的研究,一致摒弃了"外风"论,在治法方药、预防调摄、康复等方面的认识也趋于统一和完善。本病多见于中老年人,四季皆可发病,但以冬、春两季最为多见,是一种发病率高,病死率高,致残率高,严重危害人民健康的疾病。

中风常见于现代医学的脑血管病,不论是出血性还是缺血性脑血管病均可参考本章辨证论治。

一、病因

(一)元气亏虚

年老体弱,或久病气血亏损,脑脉失养,阴血亏虚,阴不制阳,阳亢化风,风阳内动,夹痰浊、瘀血上扰清窍,突发本病。

(二)劳倦内伤

劳欲过度,耗伤阴精,阴虚火旺。

(三)饮食不节

过食肥甘厚味,损伤脾胃,脾失运化,痰浊内生,痰浊化热,上蒙清窍。

(四)情志过极

七情所伤,肝失条达,气机郁滞,血行不畅,瘀结脑脉。

凡此种种,均可引起气血逆乱,上扰脑窍而发为中风。

二、病机

中风多发于中老年患者,在上述病因基础上,以致元气亏虚,气虚生瘀,瘀血生痰,痰郁化火,火极生风,致使脏腑阴阳失调,气血逆乱,上冲脑窍,导致脑脉闭阻或脑脉血溢。其中元气亏虚为本,瘀、痰、火、风为标,瘀、痰是中间病理产物,风、火是最终致病因素。年老体虚,脏腑功能衰退,气机升降出入失常而致气血逆乱;元气既虚,血运无力而生瘀;气不行津,津聚为痰;痰瘀日久,郁而化热;或五志过极,或水不涵木,以致热极生风、肝阳化风,风火相煽,夹痰夹瘀上逆阻窍,发为中风。

总之,本病是由于脏腑功能失调,正气虚弱,在情志过极,劳倦内伤,饮食不节,用力过度,气候骤变的诱发下,致瘀血阻滞,痰热内生,心火亢盛,肝阳暴亢,风火相煽,气血逆乱,上冲犯脑而形成本病。其病位在脑,与心、肝、脾、肾密切相关。其病机归纳起来不外风(肝风)、火(肝火、心火)、痰(风痰、湿痰、痰热)、气(气逆)、虚(阴虚、气虚、血虚)、瘀(血瘀)六端。此六端常相互影响,相互作用,合而为病。其病性为本虚标实,上盛下虚,在本为肝肾阴虚,气血衰弱;在标为风火相煽,痰湿壅盛,气逆血瘀。而阴阳失调,气血逆乱,上犯于脑为其基本病机。

三、诊断及病因诊断

(一) 诊断

1. 具有突然昏仆、不省人事,伴口眼㖞斜、言语不利、半身不遂,或不经昏仆,仅以口眼㖞斜、偏身麻木等特定的临床表现。

2. 多起病急骤,发病年龄多在 40 岁以上。

3. 常有眩晕、头痛、心悸等病史,病发多有劳倦、饮食不节或情志失调等诱因。

(二) 病因诊断(图 10-1)

头颅 CT 是最有效最迅速的确诊方法,必要时可行头颅磁共振检查。

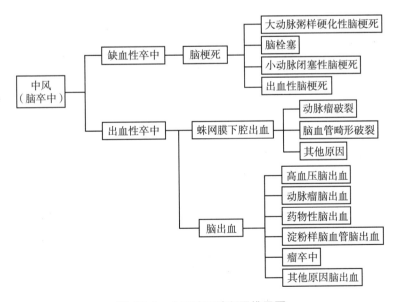

图 10-1 中风病因诊断思维导图

1. 缺血性卒中

(1)大动脉粥样硬化性脑梗死:是脑梗死中最常见的类型,在脑动脉粥样硬化等原因引起的血管壁病变的基础上,管腔狭窄、闭塞或有血栓形成,造成局部脑组织因血液供应中断而发生缺血、缺氧性坏死,引起相应的神经系统症状和体征。

(2)脑栓塞:指血液中的各种栓子(如心脏内的附壁血栓、动脉粥样硬化的斑块脂肪、肿瘤细胞、纤维软骨或空气等)随血流进入脑动脉而阻塞血管,当侧支循环不能代偿时,引起该动脉供血区脑组织缺血性坏死,出现局灶性神经功能缺损。脑栓塞约占脑卒中的15%~20%。

(3)小动脉闭塞性脑梗死:指大脑半球或脑干深部的小穿通动脉,在长期高血压的基础上,血管壁发生病变,导致管腔闭塞,形成腔隙性脑梗死。常见的发病部位有壳核、尾状核、内囊、丘脑及脑桥等。

(4)出血性脑梗死:是指发生急性脑梗死后缺血区血管重新恢复血流灌注所导致的出血。出血部位可以在梗死灶内,也可以在梗死灶远隔部位,这种又被称为梗死后脑出血、急性脑梗死后出血转化。

2. 出血性卒中

(1)蛛网膜下腔出血:是指脑底部或脑表面血管破裂后,血液流入蛛网膜下腔引起相应临床症状的一种脑卒中,又称为原发性蛛网膜下腔出血。多因脑动脉瘤破裂或脑血管畸形破裂所致。

(2)脑出血:是指原发性非外伤性脑实质内出血,也称自发性脑出血,占急性脑血管病的20%~30%。年发病率为(60~80)/10万人,急性期病死率为30%~40%,是急性脑血管病中病死率最高的。在脑出血中大脑半球出血约占80%,脑干和小脑出血约占20%。不同病因的脑出血,出血方式不同。高血压病、淀粉样脑血管病(CAA)、脑动脉瘤等常导致血管破裂,出血量大,病情较重;血液病、脑动脉炎、瘤卒中及部分梗死后出血常表现为点状、环状出血,出血量小,症状相对较轻。

四、辨证要点

(一)辨中经络与中脏腑

根据神机受损的程度与有无神志昏蒙分为中经络与中脏腑。两者根本区别在于中经络一般无神志改变,主要症见肢体活动和感觉障碍,口眼㖞斜及头目眩晕等。而中脏腑有神志改变,主要症见突然昏仆,不省人事,半身不遂、口眼㖞斜、舌强语謇或不语、偏身麻木、神志恍惚或迷蒙。

(二)辨分期

中风病的病程分急性期、恢复期、后遗症期三个阶段,急性期是指发病后2周以内,中脏腑类可至1个月;恢复期指发病2周后或1个月至半年以内;后遗症期发病半年以上。区别不同病期,能抓住各期不同的病理特点,给予有针对性的辨证施治调护,有利于疗效的提高。

(三)辨病势顺逆

中风病起病急骤,病变迅速,变证尤多,且易出现各种危重之候,应密切观察病情,及时掌握病势趋向,采取相应对策。中经络与中脏腑之间可相互转化,中脏腑患者神志逐渐转清,半身不遂,口舌㖞斜等症有所改善,说明病情向中经络转化,病势为顺;中经络患者若渐出现神志迷蒙或昏愦不知,为向中脏腑转化,病势为逆。对中脏腑患者应注意其神志及瞳神的变化,若神昏渐重,瞳神大小不等,甚至呕吐、项强,或四肢抽搐不已,均为正虚而邪气深入,病势为逆;若见呕血证,戴阳证,或见背腹骤热而四肢厥逆者,为病向脱证发展,病势为逆,病情危重,预后极差。

（四）辨闭证与脱证

中脏腑有闭证、脱证之分。闭证乃邪闭于内,以牙关紧闭,口噤不开,两手握固,肢体强痉,大小便闭为症状。根据热象的有无,又有阳闭与阴闭之分。阳闭者症见面赤身热,气粗口臭,躁扰不宁,舌苔黄腻,脉弦滑而数;阴闭者症见面唇暗,静卧不烦,四肢不温,痰涎壅盛,舌苔白腻,脉沉滑缓。脱证乃阳气外脱,以目合口开,鼻鼾息微,手撒肢软,二便自遗,汗出肢冷,脉微细欲绝为症状。闭证多见于中风骤起,病性以实为主,脱证则多由闭证恶化转变而成,病性以虚为主,病势危笃,预后凶险。

五、治则治法

中风为本虚标实、上盛下虚之证,急性期虽有本虚,但标实更为突出,应以急则治其标为原则,分别投以平肝息风,清热涤痰,化痰通腑,活血通络,醒神开窍等法;脱证则应治本为先,急需益气回阳、扶正固脱;至于内闭外脱,又当醒神开窍、扶正固本兼用。恢复期及后遗症期,多为虚实夹杂,邪实未清,而正虚已现,治宜扶正祛邪,常用育阴息风,益气活血等法,并当配合针灸、按摩及其他治疗。

六、辨证论治

（一）中经络

1. 肝阳暴亢

临床表现:半身不遂肢体强痉,口舌㖞斜,言语不利,舌质红或绛,苔黄或黄燥,脉弦或弦数。

治法:平肝息风潜阳。

代表方:天麻钩藤饮加减。

若肝火偏盛者加龙胆、夏枯草以清泻肝火;若舌绛苔少,口干,五心烦热者属热盛伤津,可酌加女贞子、何首乌、地黄滋阴柔肝;胸中烦热甚者加生石膏、龙齿以清热安神;痰多,言语不利较重者为痰阻清窍,可加胆南星、竹沥、石菖蒲等以清热化痰;若舌苔黄燥,大便秘结不通,腹胀满者,为热盛腑实,加大黄、芒硝、枳实等以通腑泄热。

2. 风痰阻络

临床表现:半身不遂,肢体拘急,口舌㖞斜,言语不利,肢体麻木,舌质暗红,苔白腻,脉弦滑。

治法:化痰息风通络。

代表方:化痰通络汤加减。

若眩晕甚者,可酌加全蝎、钩藤、菊花以平肝息风;若瘀血明显者,可加桃仁、赤芍以活血化瘀;若烦躁不安,舌苔黄腻,脉滑数者,可加黄芩、栀子以清热泻火。

3. 痰热腑实

临床表现:半身不遂,肢体强痉,言语不利,口舌㖞斜,舌质红,苔黄腻或黄燥,脉弦滑。

治法:通腑泄热化痰。

代表方:星蒌承气汤加减。

若午后热甚者加黄芩、枳实、厚朴加强清热通腑;痰盛者可加竹沥、天竺黄、川贝母清热化痰;兼见头晕头痛,目眩耳鸣者为热动肝风之象可加天麻、钩藤、菊花、珍珠母、石决明以平肝息风潜阳;若口干舌燥,舌燥或少苔,便秘为热盛伤津,可加生地黄、玄参、麦冬以滋阴液。

4. 气虚血瘀

临床表现:半身不遂,肢体瘫软,言语不利,口舌喝斜,舌质暗淡,或有瘀斑,苔薄白或白腻,脉细缓,或细涩。

治法:益气活血通络。

代表方:补阳还五汤加减。

若气虚明显者加党参或人参以加强补气之力;口角流涎,言语不利者加石菖蒲、远志以化痰宣窍;心悸,喘息,失眠者为心气不足,加炙甘草、桂枝、酸枣仁、龙眼肉以温经通阳、养心安神;小便频数或失禁者,为气虚不摄,加桑螵蛸、金樱子、益智仁以温肾固摄;肢软无力,麻木者可加桑寄生、杜仲、牛膝、鸡血藤以补肝肾,强筋骨。

5. 阴虚风动

临床表现:半身不遂,口舌喝斜,言语不利,舌质红或暗红,苔少或光剥无苔,脉弦细或弦细数。

治法:滋阴潜阳,镇肝息风。

代表方:大定风珠加减。

若潮热盗汗,五心烦热者加黄柏、知母、地骨皮以清相火;腰膝酸软者加女贞子、墨旱莲、枸杞子、杜仲、何首乌等补益肝肾;兼痰热者加天竺黄、瓜蒌、胆南星以清热化痰;心烦失眠者可加珍珠母、夜交藤以镇心安神。

(二)中脏腑

1. 闭证

(1)风火闭窍

临床表现:突然昏仆,不省人事,半身不遂,肢体强痉,口舌喝斜,舌质红暗,苔黄燥或焦黑,脉弦数。

治法:清热息风,醒神开窍。

代表方:天麻钩藤饮配合紫雪丹或安宫牛黄丸鼻饲。

若肝火盛者加龙胆、黄连、夏枯草以清肝泻火;抽搐者加僵蚕、全蝎、蜈蚣以息风止痉;夹痰热者加竹沥、天竺黄、石菖蒲以清热涤痰;热甚迫血妄行,症见鼻衄,呕血者加生地黄、牡丹皮、大黄、水牛角以清热凉血止血;腹胀便秘者合大承气汤以通腑泄热。

(2)痰火闭窍

临床表现:突然昏仆,不省人事,半身不遂,肢体强痉拘急,口舌喝斜,舌质红或红绛,苔黄腻或黄厚干,脉滑数有力。

治法:清热涤痰,醒神开窍。

代表方:羚羊角汤配合至宝丹或安宫牛黄丸鼻饲。

若痰热盛者加鲜竹沥汁、胆南星以清热化痰;火盛者加黄芩、栀子、石膏以清热泻火;烦扰不宁者加石菖蒲、郁金、远志、珍珠母以化痰开窍、镇心安神;大便秘结,口臭,腹胀满,日晡潮热者合大承气汤以通腑泄热。

(3)痰湿蒙窍

临床表现:突然昏仆,不省人事,半身不遂,肢体松懈,口舌喝斜,舌质暗淡,苔白腻,脉沉滑或缓。

治法:燥湿化痰,醒神开窍。

代表方:涤痰汤配合苏合香丸鼻饲。

若舌暗瘀斑,脉涩者加桃仁、红花、丹参以活血化瘀;四肢厥冷者加制附子、桂枝、细辛以温阳散寒。

2. 脱证

元气衰败

临床表现：突然昏仆,不省人事,汗出如珠,目合口张,肢体瘫软,手撒肢厥,舌质淡紫,或舌体卷缩,苔白腻,脉微欲绝。

治法：益气回阳,扶正固脱。

代表方：参附汤加减。

若汗出不止者加黄芪、煅龙骨、煅牡蛎、五味子以敛汗固脱;兼有瘀滞者,加丹参、赤芍活血化瘀;真阴不足,阴不敛阳致虚阳外越,或上证使用参附汤后见面赤足冷,虚烦不安,脉极虚弱或突现脉大无根者,是阳气稍复而真阴不足,此为阴虚阳脱之证,当以地黄饮子以填补真阴,温壮肾阳。

在上述分证论治的基础上,根据现代研究结果,凡属实热证者,无论中经络或中脏腑时,均可用清开灵注射液或醒脑静注射液静脉滴注。缺血性中风可用川芎嗪注射液静脉滴注。若属脱证者,可根据阳气外脱与阴竭阳脱的不同,分别选用参附注射液或生脉注射液静脉注射,继以参附注射液或生脉注射液静脉滴注。

3. 后遗症

(1)半身不遂

临床表现：偏身瘫软不用,伴肢体麻木,甚则感觉完全丧失,口舌㖞斜,舌质淡紫或紫暗,或有瘀斑,苔薄白或白腻,脉弦涩或脉细无力。

治法：益气活血,化瘀通络。

代表方：补阳还五汤加减。

若口舌㖞斜明显,加白附子、全蝎、僵蚕以祛风通络;患侧肢体浮肿者,可加茯苓、泽泻、防己等淡渗利湿;上肢偏废甚者,加桂枝、桑枝以通络;若下肢瘫软无力甚,兼见筋脉拘急,腰膝酸软,步履不坚者,为肝肾亏虚,可加桑寄生、川牛膝、川续断、鹿筋、杜仲等补益肝肾;若患侧肢体强痉拘挛、屈伸不利,兼见头晕头痛,目赤耳鸣,舌质红绛,苔薄黄,脉弦者,为肝阳上亢,当用镇肝熄风汤加减以平肝潜阳,息风通络。

针灸：治以疏通经脉,调和气血。以大肠、胃经俞穴为主,以膀胱、胆经俞穴为辅。常取穴位有肩髃、曲池、合谷、外关、内关、环跳、阳陵泉、足三里、三阴交、解溪、昆仑等,多采用补法或平补平泻法。

推拿：常用手法有推、按、捻、搓、拿、擦等,以患侧颜面部、背部、肢体为重点,常取穴有风池、肩井、天宗、肩髃、曲池、手三里、合谷、环跳、阳陵泉、委中、承山等。

(2)言语不利

临床表现：语言謇涩或失语,脉滑,舌质暗,苔腻。

治法：祛风化痰,宣窍通络。

代表方：解语丹加减。

兼肢体疼痛等瘀滞症状者,可加丹参、红花、鸡血藤等活血通络。若言语不利兼见心悸气短,腰酸软,潮热盗汗者,为肾虚精气不能上承,可用地黄饮子加减。

针灸：治以祛风豁痰,通窍活络。常取穴位有内关、通里、廉泉、三阴交、哑门、风府、金津、玉液等。

病案分析

徐某,女,57岁。主因右侧肢体活动不利伴言语不利3日,于1991年7月22日由急诊以"脑出血"收入院。患者于3日前晨起后突然出现右侧肢体活动不利,言语不利,送急诊予脱水降压及静点清开灵等治疗。刻下症:嗜睡,右侧肢体活动不利,言语不利,汗出,纳眠可,大便3日未行,舌红苔黄,中心为褐色,脉弦滑。

西医诊断:脑出血。

中医诊断:中风 中脏腑 风火闭窍。

治法:清热息风,醒神开窍。

方用天麻钩藤饮及通腑化痰冲剂。

7月25日,患者大便不通,脉弦,舌红苔白腻,中心为黄褐色。头颅CT提示:左侧外囊出血,出血量约30ml。

王永炎教授辨证为瘀阻脑窍、腑气不通,治以活血化瘀通腑,方用桃核承气汤加减。

处方:桃仁10g,䗪虫6g,大黄15g,芒硝10g(冲),红花10g,代赭石10g(打碎先煎)。水煎服,每日1剂。

7月26日,大便得下,日1次。之后继予此方加减,患者病情逐渐好转。

按:桃核承气汤有清热凉血、攻逐瘀结之功,此患者头颅CT提示外囊出血30ml,离经之血便为瘀,故治以活血化瘀通腑,予桃核承气汤加减。其中大黄苦寒,凉血化瘀,攻下热结,芒硝咸寒,润燥软坚攻下,二药相配,攻逐瘀结,荡涤邪热,导瘀热下行,桃仁、䗪虫、红花活血,代赭石降逆凉血,诸药配伍,共奏清热凉血、攻逐瘀结之效。然须注意其活血药可用桃仁、牛膝等引血下行之品,而慎用川芎等辛散行血之品。

七、急救处理

1. 保持安静,卧位休息,避免不必要的搬动。

2. 保持呼吸道通畅,松解衣领,卸掉假牙,尽可能保持侧卧位,以利于口腔分泌物的引流,防止舌后坠。吸氧,病情严重者当机械通气。

3. 立即开放静脉通道,宜选用生理盐水,保持营养和水电解质的平衡。

4. 严密观察意识、生命体征、瞳孔及血糖情况。

5. 体温升高,可予乙醇涂擦、冰袋、冰帽或冰毯进行物理降温。

6. 高血压、烦躁者对症处理。

7. 定时翻身拍背,防止压疮、肺部感染等的发生;有感染者针对病因用药。

8. 发病24小时内宜禁食。意识清楚者可予普软食;对轻度吞咽困难者,给予半流质饮食;中度吞咽困难者,给予流质饮食;严重吞咽困难或意识障碍者,采用留置胃管进食。

(文爱珍)

复习思考题

1. 阐述中风病的病因病机。

2. 中风病的治则治法有哪些?

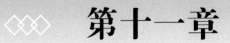

第十一章

痫 病

学习目标

1. 掌握痫病的病机、辨证要点及病因诊断。
2. 熟悉痫病的中医救治处方及用药。
3. 了解针灸在痫病急诊急救中的应用。

痫病，又称为"癫痫"，是以发作性神情恍惚，甚则突然仆倒，昏不知人，口吐涎沫，两目上视，四肢抽搐，或口中如有猪羊叫声等（俗称"羊癫风"），移时苏醒，一如常人为主要临床表现的一种病证。发作前可伴眩晕、胸闷等先兆，发作后常有疲倦乏力等症状。西医学的癫痫与痫病的临床表现基本相同，无论大发作、小发作，还是局限性发作或精神运动性发作等，均可参照本章辨证论治。

"痫"首见于马王堆汉墓《五十二病方》，《黄帝内经·素问》称本病为"颠疾"，属"胎病"，如《素问·奇病论》曰："人生而有病颠疾者……病名为胎病，此得之在母腹中时，其母有所大惊，气上而不下，精气并居，故令子发为颠疾也。"《灵枢·癫狂》云："癫疾始作先反僵，因而脊痛。"其认为发病与先天因素有关，还指出了癫病发作时先肌肉僵直后脊背痛的临床表现。

隋唐时期，首次提出"癫痫"或"痫"病名，对痫病的病名及症状有更明确的记载。巢元方《诸病源候论·小儿杂病诸候·痫候》曰，"其发之状，或口眼相引而目睛上摇，或手足瘈疭，或背脊强直，或颈项反折"，并按不同病因分为风痫、惊痫、食痫等。《诸病源候论·妇人杂病诸候·癫狂候》曰："卒发仆地，吐涎沫、口喁、目急、手足缭戾，无所觉知，良久乃苏。"其对本病临床症状描述详细。《诸病源候论·风病诸候下·五癫病候》指出其有反复发作的特点。孙思邈《备急千金要方·卷一·论治病略例》首次提出"癫痫"或"痫"病名，并将癫痫症状归纳为 20 条。《备急千金要方·卷五·惊痫》则强调重视癫痫发作之前的精神状态表现。

宋金元时期，对本病的病因病机有较深刻的认识。如陈言《三因极一病证方论·癫痫叙论》云："夫癫痫病，皆由惊动，使脏气不平，郁而生涎，闭塞诸经，厥而乃成，或在母胎中受惊，或少小感风寒暑湿，或饮食不节，逆于脏气。"其指出惊恐、痰涎、外感、饮食不节等多种因素导致脏气不平，阴阳失调，神乱而病。《证治准绳·幼科》言"此五痫应乎五畜，应乎五脏者也"，对痫病按五脏分类。张从正《儒门事亲·卷十一》谓："大凡风痫病发，项强直视，不省人事，此乃肝经有热也。"朱震亨《丹溪心法·痫》中指出"痰涎壅塞，迷闷孔窍"引发本病，主张"大率行痰为主"。

明清时期，逐渐完善本病的理法方药。龚信《古今医鉴·五痫》中认为，其多由七情郁结、感受外邪、惊恐等因素致痰迷心窍而发病，治宜豁痰顺气，清火平肝。王肯堂《证治准绳·癫狂痫总论》将癫痫狂痫三者加以区别，是痫病认识上的大飞跃。程国彭《医学心悟·癫狂痫》创制定痫丸,至今仍为痫病治疗的代表方剂。李用粹在《证治汇补·胸膈门·痫病》提出阳痫、阴痫的分证方法及相应治则治法。叶桂《临证指南医案·癫痫》云:"痫之实者,用五痫丸以攻风,控涎丸以劫痰,龙荟丸以泻火;虚者当补助气血,调摄阴阳。养营汤、河车丸之类主之。"主张从虚实论治本病。王清任《医林改错·痹症有瘀血说》则认为,痫病的发生与"元气虚"和"脑髓瘀血"有关,并创龙马自来丹、黄芪赤风汤治疗本病证属气虚血瘀者,至今对本病的治疗仍具有参考价值。

一、病因

痫病的病因可分为先天因素和后天因素两大类。先天因素主要为先天禀赋不足或禀赋异常,后天因素包括情志失调、饮食不节、跌仆外伤或患他病致脑窍损伤等。二者均可造成脏腑功能失调,风、火、痰、瘀闭塞清窍,积痰内伏,偶遇诱因触动,则脏气不平,阴阳失衡而致气机逆乱,元神失控而发病。

(一)禀赋因素

痫病之始于幼年者多见,与先天因素有密切关系,所谓"羊癫风,系先天之元阴不足"。胎儿在母腹时,母亲突受惊恐而致气机逆乱,精伤肾亏,或妊娠期间母体多病、过度劳累、服药不当等原因损及胎儿,使胎气受损,胎儿出生后发育异常,发为本病。另外,父母体质虚弱致胎儿先天禀赋不足,或父母本患痫病而脏气不平,胎儿先天禀赋异常,后天亦容易发生痫病。

(二)情志失调

七情中主要责之于惊恐,如《证治汇补·胸膈门·痫病》曰:"或因卒然闻惊而得,惊则神出舍空,痰涎乘间而归之。"由于突受惊恐,致气机逆乱,痰浊随气上逆,蒙蔽清窍;或五志过极化火生风,或肝郁日久化火生风,风火夹痰上犯清窍,元神失控,发为本病。小儿脏腑娇嫩,元气未充,神气怯弱,更易因惊恐而发生本病。

(三)饮食不节

过食肥甘厚味,损伤脾胃,脾失健运,聚湿生痰,痰浊内蕴;或气郁化火,火邪炼津成痰,积痰内伏,一遇诱因,痰浊蒙蔽元神清窍,发为本病。

(四)脑窍损伤

由于跌仆撞击,或出生时难产,或患他病,如温疫(颅内感染)、中毒等导致脑脉瘀阻或脑窍损伤,而致神志逆乱,昏不知人,而发为本病。

二、病机

本病主要由先天与后天两方面因素形成。若病起于幼年者,与先天因素密切相关。如妊娠期间,母体多病,服药过多,损及胎儿;或母体突受惊恐,气机逆乱,"恐则精却",精伤肾亏,以致影响胎儿的发育;或父母素患痫疾,病气传于胎儿,均可导致出生后易发病。

后天因素多为七情失调,饮食不节,脑部外伤及病后继发。如突然受到大惊大恐,或强烈的精神刺激,造成气机逆乱,脏腑损伤。肝肾受损,则易致阴不敛阳而生热生风;脾胃受损,健运失司,则酿生痰浊。经久失调,若遇诱因触发,痰浊上逆,蒙闭清窍,内阻神明,而发为痫病。或过食肥甘厚味,生冷不节,有碍脾运,水谷精微失运,凝聚为痰,蕴伏于内,若劳累过度,或生活起居失于调摄等诱因,亦可罹病。至于病后继发者,多因脑寄生虫病,颅内病变,以致脏腑受损,积痰内伏,元神之府阻滞;或因脑部跌仆撞击及其出生时难产,颅脑受损,瘀血内停,血行不畅,脑脉失养,导致神明失用,痫病乃作。若血瘀气滞,气滞则津液流通受阻而生痰浊,痰瘀互结,可使痫病反复发作,难以根治。

本病的病理性质属虚实夹杂。早期以实为主,主要表现为风痰闭阻,或痰火阻窍,或痰瘀互结。后期因病情迁延,正气损伤,多为虚实夹杂。幼年即发病者多为先天禀赋不足,病性多属虚或虚中夹实。痫病发作期多实或实中夹虚,休止期多虚或虚中夹实。休止期仅是风、火、痰、瘀等邪气暂时安静,但由于病因未除,宿痰未净,脏腑功能未能恢复,随时可能再次发作。

本病的病机转化取决于正气的盛衰及痰邪的深浅。发病初期,痰瘀阻窍,肝郁化火生风,风痰闭阻或痰火炽盛等,因正气尚足,痰邪尚浅,瘀血尚轻,易于康复;若日久不愈,痰瘀凝结胶固,损伤正气,可转为虚实夹杂之证,痰邪深伏难去,治愈较难。因本病常时发时止,且时有反复,若久治不愈。必致脏腑愈虚,痰浊愈深,而成顽痰,顽痰难除,则痫病反复发作,乃成痼疾。

综上所述,痫病的病理因素以痰为主,常兼气、火、风诸因。病位在心肝,而与脾肾关系密切。病理变化为心肝脾肾功能失调,影响津液正常运行,聚而成痰,痰浊内伏,壅塞气机,久之化热,痰因火动,火动风生,以致痰火、痰气、瘀浊、风痰闭阻神明,流窜经隧,而发为本病。若痫病久发不愈,必致脏腑愈虚,痰结愈深,或痰瘀互结,乃成痼疾。

三、诊断及病因诊断

(一) 诊断

全面性发作时突然昏倒,项背强直,四肢抽搐。或仅两目瞪视,呼之不应,或头部下垂,肢体无力。部分性发作时可见多种形式,如口、眼、手等局部抽搐而无突然昏倒,或幻视,或呕吐、多汗,或言语障碍,或无意识的动作等。起病急骤,醒后如常人,反复发作。多有家族史,每因惊恐、劳累、情志过极等诱发。发作前常有眩晕、胸闷等先兆。

癫痫的诊断对临床表现典型者来说并不困难,但发作表现复杂或不典型者,确定诊断也非易事。其诊断的思路,包括是否为癫痫,是何种发作类型或综合征,以及何种病因导致的癫痫。

确定癫痫的诊断,主要依靠临床表现、脑电图波形和抗癫痫药的效应。

(二) 病因诊断(图 11-1)

癫痫按照病因可分为症状性、原发性和隐源性三种类型。

1. 症状性癫痫 任何局灶性或弥漫性脑部疾病,以及某些全身性疾病或系统性疾病均可引起癫痫。癫痫发作只是脑部疾病或全身性疾病的一个症状,故称为症状性癫痫,约占癫痫患者总数的 23%~39%。

(1)颅内疾病

1)先天性异常:染色体畸变、脑穿通畸形、小头畸形、先天性脑积水、胼胝体发育不全、脑皮质发育不全等。

2)头颅损伤:颅脑外伤和产伤。

3)炎症:中枢神经系统细菌、病毒、真菌、寄生虫、螺旋体等感染,以及艾滋病的神经系统并发症。

4)脑血管疾病:脑动静脉血管畸形、脑动

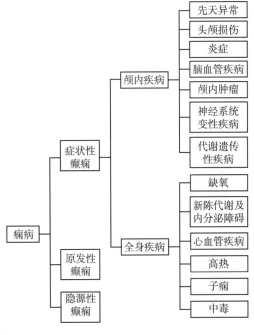

图 11-1 痫病病因诊断思维导图

脉粥样硬化、脑栓塞、脑梗死、脑出血,以及动脉硬化性脑病等。

5)颅内肿瘤:原发性脑胶质瘤、脑膜瘤及脑转移性肿瘤。

6)神经系统变性疾病:如阿尔茨海默病(AD)等。

7)代谢遗传性疾病:如结节硬化症、脑-面血管瘤病、苯丙酮尿症等。

(2)全身疾病

1)缺氧:CO中毒、麻醉意外等。

2)新陈代谢及内分泌障碍:尿毒症、高尿素氮血症、肝性脑病、低血糖、碱中毒、甲状旁腺功能亢进等。

3)心血管疾病:心搏骤停、高血压脑病等。

4)高热:热性惊厥。

5)子痫。

6)中毒:乙醇、醚、氯仿、樟脑、异烟肼、甲巯咪唑(他巴唑)、重金属铅、铊等中毒等。这些因素一旦去除后,可能不再引起发作。

2. 原发性癫痫 通过详细询问病史与体格检查及目前所能做到的各种辅助检查仍未能找到引起癫痫发作的原因,临床上称原发性癫痫,又称特发性癫痫,这组癫痫的发生可能与遗传因素有关,约占全部癫痫的2/3。

3. 隐源性癫痫 指目前虽然尚未找到肯定的致痫原因,但随着科学技术的发展,致病原因日渐清晰,尤其是在基因和分子医学的广泛应用和快速发展的情况下,随着部分癫痫在分子水平的病因被确定,隐源性癫痫将日趋减少。

四、辨证要点

(一)辨病情轻重

痫病发作有轻重之别。判断本病之轻重,可从以下几个方面加以区分。从时间方面看,一是病发持续时间之长短,一般持续时间长则病重,短则病轻;二是发作间隔时间之久暂,即间隔时间短则病重,间隔时间长则病轻。从症状方面看,轻者仅有呆若木鸡,不闻不问,不动不语,可无抽搐,或见筋惕肉𥆧,可突然中断活动,手中物体突然落下,或头突然向前倾下而又迅速拾起,或短暂时间眼睛上翻,或两目上视,经数秒钟或数分钟后即可恢复。重者则来势迅急,猝倒嚎叫,四肢抽搐,小便自遗,昏不知人。从病机方面看,病情轻重与痰浊浅深和正气盛衰密切相关,病初正气未衰,痰浊不重,病情相对较轻,多易愈。如若反复发作,正气衰弱,痰浊不化,愈发愈频,正气更衰,互为因果,病情亦渐重。

(二)辨病性虚实

痫病发病初期多属实证,反复发作日久则为虚实夹杂。发作期多实或实中夹虚,休止期多虚或虚中夹实。阳痫发作多实,阴痫发作多虚。实者当辨风、痰、火、瘀之别,如来势急骤,神昏猝倒,不省人事,口噤牙紧,颈项强直,四肢抽搐者,属风;发作时口吐涎沫,气粗痰鸣,呆木无知,发作后或有情志错乱,幻听错觉,或有梦游者,属痰;如猝倒啼叫,面赤身热,口流血沫,平素或发作后有大便秘结,口臭苔黄者,属火;发作时面色潮红、紫红,继则青紫,口唇发绀,或有颅脑外伤、产伤等病变者,属瘀。虚者则当区分脾虚不运、心脾两虚、心肾两虚、肝肾阴虚等不同。

(三)辨阳痫、阴痫

痫病发作时有阳痫、阴痫之分。发作时牙关紧闭,伴面红、痰鸣声粗、舌红、脉数有力者多为阳痫;面色晦暗或萎黄、肢冷、口无怪叫或叫声低微者多为阴痫。阳痫发作多属实,阴痫发作多属虚。

五、治则治法

痰浊闭阻,气机逆乱是本病的主要病机,故治疗多以涤痰、行痰、豁痰为大法。治疗遵循"间者并行,甚者独行"原则。发作时应"急则治其标""甚者独行",采用豁痰顺气法,顽痰胶固需辛温开导,痰热胶着需清化降火,治疗着重在风、痰、火、虚四个字上。当控制病情后,一般不应随意更改方药,否则易致大发作。在痫病发作缓解后应"缓则治本""间者并行",坚持标本并治,守法守方,坚持服药。

六、辨证论治

（一）发作期

1. 阳痫

临床表现:突然昏仆,不省人事,面色潮红、紫红,继之转为青紫或苍白,口唇发绀,牙关紧闭,两目上视,项背强直,四肢抽搐,口吐涎沫,或喉中痰鸣,或发怪叫,甚则二便自遗,移时苏醒;病发前多有眩晕,头痛而胀,胸闷乏力,喜欠伸等先兆症状;平素多有情绪急躁,心烦失眠,口苦咽干,便秘尿黄等症;舌质红,苔白腻或黄腻,脉弦数或弦滑。

治法:急以开窍醒神,继以泄热涤痰息风。

代表方:黄连解毒汤合定痫丸加减。

若热甚,用安宫牛黄丸清热化痰、开窍醒神,或紫雪丹清热息风止痉;大便秘结,加大黄、芒硝、枳实、厚朴等泻下通便。

2. 阴痫

临床表现:突然昏仆,不省人事,面色晦暗青灰而黄,手足清冷,双眼半开半合,肢体拘急,或抽搐时作,口吐涎沫,一般口不啼叫,或声音微小,醒后周身疲乏,或如常人;或仅表现为一过性呆木无知,不闻不见,不动不语,数秒至数分钟即可恢复,恢复后对上述症状全然不知,多则一日数次或十数次发作;平素多见神疲乏力,恶心泛呕,胸闷咳痰,纳差便溏等症;舌质淡,苔白腻,脉多沉细或沉迟。

治法:急以开窍醒神,继以温化痰涎,顺气定痫。

代表方:五生饮合二陈汤加减。

五生饮由生南星、生半夏、生白附子、川乌、黑豆组成。时有恶心欲呕者加生姜、苏梗、竹茹;胸闷痰多者,加瓜蒌、枳实、胆南星;纳差便溏者,加党参、炮姜、诃子。

痫病重症,持续不省人事,频频抽搐者,属病情危重,应予以中西医结合抢救治疗,注意及时防治其急性并发症。偏阳衰者,见面色苍白,汗出肢冷,鼻鼾息微,脉微欲绝等表现,可辅以参附注射液静脉滴注;偏阴虚者,见面红身热,躁动不安,息粗痰鸣,呕吐频频等表现,可辅以参麦注射液静脉滴注;抽搐甚者,可予紫雪丹,或配合针灸疗法,促其苏醒。

（二）休止期

1. 肝火痰热证

临床表现:平时急躁易怒,面红目赤,心烦失眠,咳痰不爽,口苦咽干,便秘溲黄;发作时昏仆抽搐,吐涎,或有吼叫,舌质红,苔黄腻,脉弦滑而数。

治法:清肝泻火,化痰宁心。

代表方:龙胆泻肝汤合涤痰汤加减。

若肝火动风,加天麻、钩藤、地龙、全蝎以平肝息风;大便秘结,加大黄、芒硝以泻下通便;彻夜难寐,加酸枣仁、柏子仁、五味子以养心安神。

2. 脾虚痰盛

临床表现：平素神疲乏力，少气懒言，胸脘痞闷，纳差便溏；发作时面色晦滞，四肢不温，蜷卧拘急，呕吐涎沫，叫声低怯。舌质淡，苔白腻，脉濡滑或弦细滑。

治法：健脾化痰。

代表方：六君子汤加减。

若恶心呕吐痰涎，加胆南星、瓜蒌、旋覆花化痰降浊；便溏，加砂仁、炒扁豆、炮姜等；脘腹饱胀，饮食难下，加神曲、谷芽、麦芽；心脾气血两虚，宜服归脾汤加减；精神不振，久而不复，当大补精血，益气养神，宜服河车大造丸。

3. 肝肾阴虚

临床表现：痫病频发，神思恍惚，面色晦暗，头晕目眩，伴两目干涩，耳轮焦枯不泽，健忘失眠，腰膝酸软，大便干燥，舌质红，苔薄白或薄黄少津，脉沉细数。

治法：滋养肝肾，填精益髓。

代表方：大补元煎加减。

若神思恍惚，持续时间长，合酸枣仁汤加阿胶、龙眼肉养心安神；恐惧、焦虑、忧郁，合甘麦大枣汤以缓急安神；水不制火，心肾不交，合交泰丸加减以清心除烦；大便干燥，加玄参、火麻仁养阴润肠通便。

4. 瘀阻脑络

临床表现：平素头晕头痛，痛有定处，常伴单侧肢体抽搐，或一侧面部抽动，颜面口唇青紫，舌质暗红或有瘀斑，苔薄白，脉涩或弦。多继发于中风、颅脑外伤、产伤、颅内感染性疾病。

治法：活血化瘀，息风通络。

代表方：通窍活血汤加减。

若肝阳上亢，加钩藤、石决明、白芍；痰涎偏盛，加半夏、胆南星、竹茹；纳差乏力，少懒言，肢体瘫软，加黄芪、党参、白术以补中益气。

（三）针灸治疗

1. 痰气郁滞证

取穴：百会、人中、太冲、丰隆、膻中。

操作：毫针刺，针用泻法，每日1次或隔日1次，每次留针30分钟，10次为一个疗程。

2. 痰火扰神证

取穴：以任、督两脉和足阳明胃经、足厥阴肝经穴为主。

主穴：长强、鸠尾、阳陵泉、筋缩、丰隆、行间、足三里、通里。

配穴：发作时加水沟、颊车、素髎、神门、涌泉、内关强刺激不留针。夜间发作加照海，白昼发作加申脉。

操作：毫针刺，针用泻法，每日1次，每次留针30分钟，10次为一个疗程。

3. 瘀阻脑络证

取穴：以督脉穴为主。

主穴：水沟、上星、太阳、风池、阳陵泉、筋缩、血海、膈俞、内关。

配穴：头痛者，在其局部以梅花针叩刺微出血。

操作：毫针刺，针用泻法，或点刺出血，每日1次，每次留针30分钟，10次为一个疗程。

4. 气血两虚证

取穴：以足太阴脾经、足阳明胃经穴为主。

主穴：三阴交、中脘、足三里、心俞、脾俞、内关、阳陵泉、通里。

配穴:发作持续昏迷不醒者,可针刺涌泉,灸气海、关元。

操作:毫针刺,针用补法,并可加灸,每日 1 次,每次留针 30 分钟,10 次为一个疗程。

5. 肝肾阴虚证

取穴:以足少阴肾经、足厥阴肝经穴为主。

主穴:肝俞、肾俞、三阴交、太溪、通里、鸠尾、阳陵泉、筋缩。

配穴:神疲面白、久而不复者,为阴精气血俱虚之象,加气海、足三里、百会。

操作:毫针刺,针用补法,每日 1 次,每次留针 30 分钟,10 次为一个疗程。

七、急救处理

(一)发作时的处理

1. 全身性强直 - 阵挛发作 对全身性强直 - 阵挛发作的患者,注意防止跌伤和碰伤。应立即使患者侧卧,尽量让唾液和呕吐物流出口外,不致吸入气道。在患者张口时,可将折叠成条状的小毛巾或手帕等塞入其上下白齿之间,以免舌部咬伤。衣领及裤带应该放松。抽搐时不可用力按压患者的肢体,以免造成骨折。发作大都能在几分钟内中止,不必采取特殊的治疗措施。

2. 癫痫持续状态 是一种严重而紧急的情况,必须设法于最短时间内使其中止,并保持 24~48 小时不再复发,应保持气道的通畅和正常换气。在积极治疗病因的同时选用以下药物之一做静脉注射(均为成人剂量)。这些药对呼吸循环功能都有不同程度的抑制,使用时必须严密观察。

(1)地西泮:地西泮 10mg 于 5~10 分钟内静脉注射,由于其分布快,血药浓度很快下降,故作用持续时间较短,可以每 15~20 分钟重复应用,总量不超过 100~200mg。

(2)苯妥英钠:文献报道,因地西泮作用时间较短,故在静脉注射地西泮后应给予作用较持久的药物,一般用苯妥英钠 0.5~10g 静脉注射,目标总量至少 13mg/kg 甚至 18mg/kg,每分钟注射不超过 50mg。有心律不齐低血压和肺功能损害者应谨慎。苯妥英钠对局部刺激明显。

(3)丙戊酸钠:静脉注射 5~15mg/kg 缓慢推注,3~5 分钟推完。每日可以重复 2 次。亦可静脉维持,0.5~1.0mg/(kg·h)。

(4)异戊巴比妥:0.5~0.75g,溶于注射用水 10ml 内缓慢静脉注射,根据患者的呼吸、心律、血压及发作情况控制注射速度,如出现呼吸抑制现象时应立即停止用药。

反复的全身强直 - 阵挛发作会引起脑水肿,后者又能促使癫痫发作,可静脉注射 20% 甘露醇等以消除脑水肿。还应注意维持患者的呼吸道畅通,防止缺氧,必要时作气管切开并人工辅助呼吸。还应保持循环系统的功能,预防和治疗各种并发症,如使用抗生素治疗继发感染等。

(二)发作间歇期的抗癫痫药物应用

用药原则:

1. 有 2 次非激发性发作以上开始用药。

2. 单药,小剂量开始,逐步达到有效浓度。

3. 服药后不应随意更换或停药,换药应逐步进行,有良好控制并持续 3~5 年没有发作者方可考虑逐步撤减药物直至停药。

4. 药物选择必须根据发作类型,药物选择不当不仅不能控制癫痫,有时反能加剧发作。

5. 合并用药应当选用作用机制不同的药物。

6. 不选用有相同副作用的药物。

7. 不选用同一类型的药物。

8. 合并用药以二药联合为宜,除某些状态如换药外不要同时使用三种以上药物。

仅有全身性发作,青少年肌阵挛发作失神发作,使用丙戊酸;失神发作,使用乙琥胺、丙戊酸;部分性发作起病继发全面性发作,使用卡马西平;肌阵挛发作,使用丙戊酸、乙琥胺。

(三) 外科治疗

频繁的癫痫发作经规范抗癫痫药治疗 2 年而未控制发作,影响生活质量且无器质性脑病的患者,可进行外科手术。

(岳黎明)

复习思考题

1. 请简述痫病的中医病机。
2. 请简述痫病的急救处理。

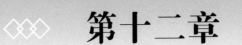

第十二章

卒 心 痛

笔记栏

ER-12-1

PPT 课件

学习目标

1. 掌握卒心痛的病机、辨证要点。
2. 熟悉卒心痛的中医救治处方及用药。
3. 了解卒心痛康复治疗。

　　卒心痛是指由于正气亏虚,痰、瘀、寒等邪乘虚致病,致心脉痹阻,心失煦濡,突然出现"两乳之中,鸠尾之间"即膻中部位及左胸部位疼痛,伴有胸闷,严重者可出现喘促、濒死感等为主要表现的一类疾病,是一种常见、多发的心脏急症。"卒,急也",有暴发、突然之意。

　　卒心痛属于中医"心痛"范畴,心痛之名首见于《素问·标本病传论》"夫病传者,心病先心痛,一日而咳"。卒心痛首见于《素问·刺热》"心热病者……热争则卒心痛"。《素问·缪刺论》有"卒心痛"之称。《灵枢·厥病》将心痛分为厥心痛及真心痛,厥心痛为卒心痛轻证,是真心痛之渐。《灵枢·厥病》"厥心痛……心间痛,动作痛益甚"。真心痛为卒心痛之重证,为厥心痛之甚者。

　　卒心痛对应现代医学中的急性冠脉综合征,是以冠状动脉粥样硬化斑块破裂或侵袭,继发完全或不完全闭塞性血栓形成为病理基础的一组临床综合征,包括急性 ST 段抬高型心肌梗死、急性非 ST 段抬高型心肌梗死和不稳定型心绞痛。

一、病因

　　卒心痛多发于中老年人,可单因为病,亦可多因综合致病。

　　(一) 年老体弱,肝肾亏虚,心脉失养,拘急而痛。

　　(二) 素体虚弱,复感外邪,邪滞胸中,心脉闭阻、心脉失荣而发卒心痛。

　　(三) 饮食失节,损伤脾胃,脾失运化,聚湿生痰,上归于胸,宗气受阻,心脉闭阻而发病。

　　(四) 情志过极,忧思恼怒,气血瘀滞,血脉运行不畅而致心痛。

　　(五) 劳累过度,耗气伤精,以致气血亏虚,气虚则血运无力,血虚则心脉涩滞,二者均可致心脉闭阻,心脉拘挛不通而痛。

二、病机

　　卒心痛的病位在心,其发病与肝、肾、脾等脏的盛衰有关,其病性为本虚标实,以本虚为主。本虚可有阴、阳、气、血之不足;标实可有寒凝、气滞、血瘀、痰浊之不同,同时又有兼寒、兼热的区别,二者相互影响,互结为患。

三、诊断及鉴别诊断

(一) 诊断要点

1. 以膻中疼痛或左胸膺疼痛,突然发作为特点。疼痛性质有闷痛、隐痛、刺痛等不同,可向左肩臂放射,也可表现为颈、牙齿或上腹部疼痛等表现,严重者可有濒死感,喘憋,呼吸困难,不能平卧,大汗出。

(1) 厥心痛:疼痛程度较轻,持续时间较短,在3~5分钟以内。

(2) 真心痛:疼痛剧烈,持续时间较长超过15分钟,伴见烦躁闷乱,晕厥,面色苍白,或青白,大汗淋漓,手足青至节,甚则神志不清,喘促,口唇发绀,脉微欲绝,夕发旦死,旦发夕死,危则卒死。

2. 本病猝然而发,或时发时止,常兼有胸闷,气短,心悸等。

3. 情绪波动、气候变化、饮食劳倦等因素常可诱发本病。

(二) 鉴别诊断

1. 厥心痛、真心痛 厥心痛与真心痛均属卒心痛的范畴,但前者病情相对较轻,疼痛多能在数秒钟至15分钟内缓解;真心痛疼痛持续时间较长,可达数小时或数日,休息和含用药物多不能缓解,常伴有烦躁不安、出汗、恐惧,或有濒死感。

2. 胸痹心痛 胸痹心痛虽也有胸痛、胸闷、憋气等与厥心痛相似的症状,但其病情相对稳定,即每日和每周疼痛发作次数大致相同,诱发疼痛的劳累强度相同,疼痛时限相仿,缓解方式相同。而厥心痛病情不稳定,如疼痛发作次数增多,疼痛程度加重,可发展为真心痛。

3. 胃脘痛 疼痛部位主要在胃脘部,其疼痛多在饮食后或饥饿时发作,多伴有胃脘或闷或胀,或呕吐吞酸,或纳差,或便难,或泄泻,无胸闷、气短及心悸等。多与长期饮食失节或不洁,饥饱劳倦,情志郁结或外感寒邪,或素体不足等有关。

4. 胁痛 胁痛部位主要在两胁部,其疼痛特点或刺痛不移,或胀痛不休,或隐痛,很少有短暂即逝的,常伴有胁部胀满不舒,善叹息,嗳气,纳呆腹胀或咽口干燥。本病发作常常由情绪激动引发,少数体弱者可由劳累诱发。

5. 脏躁 本病好发于青年女性,表现为胸闷不适,时有胸痛,一过性刺痛为主,痛无定处,善叹息,长出气则有所缓解,或咽部异物感等症状。

6. 悬饮 悬饮可有胸胁胀痛,持续不解,与活动等无关,多伴有咳嗽、转侧或呼吸时加重,肋间饱满,可有咳痰等症状。

四、辨证要点

1. 胸痛隐隐、时轻时重,时作时休,胸闷不舒,心悸,短气,自汗,倦怠,活动后加重,面色㿠白,舌质淡,脉细或虚大无力,多为心气弱。

2. 胸痛胀闷,疼痛时轻时重,甚至胸痛彻背,掣及左肩、臂部作痛。症状重者可有面色苍白,自汗、畏寒,四肢清冷,或厥逆,舌淡润或胖大而有齿痕,脉沉迟或结代,多见于寒凝气滞。

3. 胸膺隐痛,绵绵不休,时轻时重,心悸不宁,多梦失眠,自汗、短气或气喘,活动后尤为明显。自觉发热,舌干少津,小便黄赤,舌红少苔,脉细或数而无力,或结代,多见于气阴两虚。

五、治则治法

本病救治原则为急则治其标。病发时,当祛邪以缓急止痛,"急则治其标""甚者独行"。治疗上应先辨其虚实,掌握标本,标实应区分阴寒、痰浊、血瘀的不同。阴寒治以温阳散寒,痰浊治以泄浊豁痰,血瘀治以活血化瘀。本病在发生发展过程中,会出现心阳暴脱之危证,此时则当以益气固脱,回阳救逆为主。

六、辨证论治

(一)中药治疗

1. 阴寒凝滞

临床表现:猝然胸闷痛,遇寒痛甚,痛引肩背,甚者胸痛彻背,背痛彻心,形寒肢冷,伴气短心悸,重则喘息不能平卧,舌淡或紫暗,苔薄白,脉紧。

治法:辛温通阳,散寒活血。

代表方:当归四逆汤加减。

素体阳虚,可加吴茱萸、生姜;若剧痛无休止,胸痛彻背,背痛彻心,可选用乌头赤石脂丸;若伴有喘憋可选用瓜蒌薤白白酒汤,加用枳实、葶苈子等;若胸痛短气,汗出肢冷,面色苍白,甚至昏厥,舌淡苔白,脉沉细无力,为阳气虚衰,心阳欲脱之征,应急服参附龙牡汤。

2. 痰浊闭阻

临床表现:突发胸部闷痛不舒,咳嗽痰多,肢倦乏力,口黏,恶心,纳呆,舌体胖,质暗,苔厚腻,脉滑。

治法:泄浊豁痰,宽胸理气。

代表方:瓜蒌薤白半夏汤合涤痰汤加减。

痰浊化热者,以黄连温胆汤加竹茹以清化痰热;痰热化火者,可加入海浮石、蛤壳等;如痰热兼有郁火者,加海浮石、海蛤壳、黑山栀、天竺黄、竹沥化痰火之胶结;大便干结者,加桃仁、大黄。

3. 气滞血瘀

临床表现:心胸满闷,刺痛阵发,痛有定处,常欲叹息,情志不遂时易诱发或加重,可见面色黧黑,唇甲发绀,皮肤出现瘀斑,舌质紫暗,可见紫点或紫斑,舌底静脉曲张,舌苔薄,脉弦涩。

治法:疏肝理气,活血通络。

代表方:柴胡疏肝散合失笑散。

气郁日久化热者,可改柴胡疏肝散为丹栀逍遥散;便秘严重者加当归芦荟丸以泻郁火。

4. 气虚血瘀

临床表现:胸部刺痛、闷滞,活动后加重,可伴身体乏力,短气,汗出,心悸,可有四肢肌肤瘀斑或甲错,舌质黯淡或有瘀点瘀斑,舌苔薄白,脉虚无力或弦细无力。

治法:益气活血,祛瘀止痛。

代表方:保元汤合血府逐瘀汤加减。

合并阴虚者,可合用生脉散,或人参养荣汤;合并心气虚弱、心阳不足者,重用黄芪、党参;兼有阳虚者,加用桂枝、干姜、人参。

5. 气阴两虚

临床表现:胸闷隐痛,时作时止,心烦心悸,精神疲倦,四肢乏力,盗汗,气短,头晕,舌质嫩红或有齿痕,苔少,或薄白,脉沉细无力,结代或细数。

治法:益气养阴。

代表方:生脉散合人参养荣汤加减。

胸阳痹阻者,可合枳实薤白桂枝汤;胸痛明显者,可予乌头赤石脂丸加减;偏阳虚者,可合四逆汤;兼有气滞血瘀者,可加川芎、郁金以行气活血;兼见痰浊之象者可合用茯苓、白术、白蔻仁以健脾化痰;兼见纳呆、失眠等心脾两虚者,可并用茯苓、茯神、远志、半夏曲健脾和胃,柏子仁、酸枣仁收敛心气,养心安神。

6. 阳气虚衰

临床表现:胸部闷痛,伴气短,动则加剧喘息,心悸,倦怠乏力,或懒言,面色白,或易汗出,畏寒怕冷,按之凹陷,舌淡体胖,边有齿痕,苔薄白,脉虚细无力或结代。

治法:益气温阳,宣痹止痛。

代表方:参附汤合右归饮加减。

汗出如油者,用四逆汤加人参以回阳救急;心悸喘促,下肢水肿,小便短少者可选用真武汤加汉防己、猪苓、车前子等;若阳虚欲脱厥逆者,加用人参汤,温阳益气,回阳救逆;若阳损及阴,阴阳两虚者,可用四逆汤合生脉饮。

(二) 其他治疗

1. 针刺治疗　针刺治疗可起缓急止痛的疗效,体针可选取内关、膻中、心俞、巨阙、阴郄等穴位,以泻法为主。

2. 耳穴治疗　常用穴位为心、神门、皮质下、内分泌、大肠、便秘点,可采用压穴法、毫针法、埋针法等,临床中以上方法可交叉结合应用。

3. 穴位按揉与腹部按摩　选用天枢、大肠俞、脾俞、足三里、上巨虚等穴位,患者先取平卧位,每次选取 3~4 穴,用拇指和示指指压按摩 3~5 分钟,以得气为度,然后双腿屈曲,以脐为中心用手掌根部顺时针方向按揉腹部。

(三) 康复治疗

中医学是我国特色的诊疗方式,有着数千年的文化底蕴,在卒心痛后心脏康复中有一定优势。除中药汤剂及中成药外,还可通过八段锦、太极拳、针刺等方式,缓解卒心痛患者临床症状、改善心功能、提高生活质量、降低再入院率,在心脏康复领域发挥越来越大作用。

1. 八段锦　八段锦的特点是"柔和缓慢,圆活连贯;松紧结合,动静相兼;神与形合,气寓其中",其动作简单易学,具有调理脏腑、经络气血的作用。此外,八段锦运动量适中,经过八段锦练习,可一定程度上改善睡眠、缓解不良情绪及提高生活质量,能使患者的心脏射血功能增强,心输出量和每搏心输出量改善,是一种较为理想的康复方式。

2. 太极拳　长期坚持有氧运动训练能有效降低卒心痛的发病风险,太极拳运动不仅是低强度的有氧运动,而且可以调节血压、呼吸,改善心肺功能,对卒心痛患者的心脏康复有其独特优势。

3. 针刺治疗　针刺阿是穴可缩短卒心痛患者胸痛持续时间和减轻胸痛程度。取内关、间使、神门等心系穴位行针刺治疗,可促进卒心痛患者心脏功能的恢复和改善。

七、急救处理

(一) 安静休息,平卧位,避免情绪激动,发病后尽早到医院救治。

(二) 吸氧,建立静脉通道,予心电监护监测生命体征,立即行床旁心电图检查。

(三) 镇静镇痛,舌下含服硝酸甘油,结合辨证分析,使用中成药针剂(丹红注射液、丹参酮ⅡA磺酸钠注射液、参麦注射液等)或中成药(宽胸气雾剂、麝香保心丸、丹蒌片等)。

(四) 动态监测心电图、心肌损伤标志物、心肌酶谱等。

(五) 必要时完善冠状动脉介入治疗。

病案分析

李某,女,86岁,2021年1月15日入院。

主诉:胸闷痛2小时。

患者2小时前突发胸前区闷痛不适,伴心悸,冷汗出,呈持续性,经休息未见好转,遂至急诊就诊,完善心电图提示下壁导联ST段抬高,立即行介入治疗,于右冠状动脉植入支架1枚。

术后症见,患者精神疲倦,胸闷痛症状较前改善,无肢体放射痛,无心慌心悸,无恶心呕吐,无肢体乏力,纳一般眠可,小便调,大便质硬,舌淡暗苔白腻,脉弦细。

体格检查:心肺查体未见异常。

辅助检查:心肌酶:肌酸激酶872U/L,肌酸激酶同工酶150U/L,超敏肌钙蛋白4.42μg/L。

中医诊断:卒心痛(气虚痰瘀证)。

西医诊断:急性心肌梗死。

中医治疗:益气活血化痰。

处方:茯苓10g,法半夏15g,陈皮10g,甘草5g,白术15g,姜竹茹10g,砂仁5g,丹参15,红芪20g,肉苁蓉5g。

3日后,患者已无胸闷症状,大便仍质硬难解,予原方加用酒大黄、桃仁、火麻仁润肠通便,再服用2剂后,患者大便情况改善,出院。

按:患者为老年女性,因"胸闷痛2小时"入院,四诊合参,其病当属中医学"真心痛"范畴,证属"痰瘀阻络"。缘患者年近九旬,脏腑精气渐虚,功能减退,加之久居岭南湿热之地,痰湿内生,痰浊内阻日久而生瘀,痰瘀互结而致病。患者精神疲倦为正气亏虚,脏腑功能衰竭之象;胸闷为正气亏虚,痰瘀痹阻心脉,心脉不畅,胸阳不振之象;纳差为脾气亏虚,脾失运化之象。舌淡暗,苔白腻,脉弦细为气虚痰瘀阻络之象。综上所述,本病病位在心,与脾、肾相关,病机为气虚痰瘀,病性属本虚标实,气虚为本,痰瘀为标。治以健脾益气,活血化痰,予法半夏、陈皮、姜竹茹、茯苓燥湿化痰,红芪、甘草、白术健脾益气,砂仁健脾气,丹参活血通络,肉苁蓉润肠通便。

（郭力恒）

复习思考题

1. 总结卒心痛的病因病机。
2. 如何诊断卒心痛,应与哪些病证相鉴别?
3. 卒心痛应如何救治?

◇◇◇ 第十三章 ◇◇◇

喘 症

学习目标

1. 掌握喘症的病机、辨证要点及病因诊断。
2. 熟悉喘症的中医救治处方及用药。
3. 了解喘症的机械通气原则。

喘症是指由于多种原因引起急暴发作的一类喘证。临床特征主要是呼吸困难,呼吸急促深快,或变慢变浅,甚则出现潮式或间歇性不规则呼吸。喘症是喘证中的急危重症,发病急骤,病势凶险,证候复杂多变。最早的喘症记载始见于华佗《中藏经》,"不病而暴喘促者死"。

由于喘症既属肺系多种急慢性疾病的急危重症,又可因其他脏腑病变影响于肺所致,为此,必须在辨证的同时结合辨病,与有关疾病联系互参,求因治疗,并从各个疾病的特点,掌握其不同的预后转归。

现代医学中的急性呼吸衰竭、急性呼吸窘迫综合征、急性左心衰、急性肺水肿、急性肺栓塞、重症哮喘等可参考本章辨证施治。

一、病因

(一) 邪气伤肺

邪气由口鼻、皮毛侵入人体,可直接阻遏于肺,使肺不得宣降;或内犯五脏,以致阴阳受损,功能障碍,累及肺脏;或内生痰湿瘀血,首先殃及肺脏,邪毒壅肺,宗气大衰,发为本病。邪气常易引动肝风,蒙蔽心窍,扰乱心神,瘀阻心脉,出现神蒙窍闭,邪陷风动,呼吸衰竭之证。

(二) 创伤瘀毒

重创伤肺,瘀血留滞,阻遏肺气,宣降失职;或烧伤、疮毒,邪毒壅肺,呼吸受阻。肺与大肠相表里,热毒入里内结,腑气不通,浊气不得下泄而上熏于肺,肺气升降不利,呼吸困难,发为本病。

(三) 心体受损

风湿痹阻,痰瘀心脉,阴虚阳亢,致心体受损,又复感外邪,或情志失调,或饮食失节,或劳累过度,或治疗失当,再伤脏真,心之气血阴阳进一步受损,脏腑功能严重失调,血脉通行受阻,水湿瘀血内停而发病。心气耗伤,阳虚不化,致气滞血瘀,阳虚水泛,上凌心肺,则出现心悸怔忡,咳喘倚息不得平卧,口唇、爪甲发绀,咳泡沫痰。严重者心肾阳气俱虚,阳虚欲脱,而出现烦躁,大汗淋漓,厥脱猝死等喘脱危候。

二、病机

本病病位在肺,与心、肝、脾、肾有关,其病理性质多属虚实夹杂,病情进一步发展,可发展为"喘脱"致气阴耗竭,阴阳欲脱。

本病多由肺气虚衰,感受邪毒所致,肺失主气司呼吸的功能,一则不能上助心脉以行气血,致心脉阻滞;二则脏腑气逆,升降失常,升多降少,肺气壅塞。肺失治节,金气不平,金不平则不能制肝,肝气壅闭;中焦脾胃受伤,脾不运,胃不腐,升降失常,浊气上壅于肺,肺举叶张,升而不降,气不得出,呼吸错乱,清浊相混,营气不清,上犯于脑,脑窍闭塞,水精不布,结而不散,波于血,伤及肺致脏真受损,而致肺衰。本病发病急,变化快,初起多以邪实为主,壅遏肺气,以湿热毒邪内陷迫肺最为常见。久病则致肺、脾、肾俱虚,复感外邪,正虚邪盛,病情恶化,甚至导致心肾阳衰,阳气暴脱之喘脱证。

三、诊断及病因诊断

(一)诊断

1. 发病特点 急性起病,主要表现为突发性进行性呼吸窘迫,气促,发绀,甚至张口抬肩、鼻翼煽动,不能平卧,大汗淋漓,口唇爪甲发绀,常伴有烦躁、焦虑、汗出,甚则咳血痰。

2. 证候特点 急性呼吸窘迫综合征引起的喘症主要表现为急性呼吸窘迫,常伴有高热,汗出,神昏等气营两燔症状;急性左心衰引起的喘症主要表现为急性重度呼吸困难,被迫端坐,同时频繁咳嗽,咳粉红色泡沫痰等痰饮凌心症状;急性肺栓塞引起的呼吸困难,常伴有胸痛,咳嗽,咯血,心悸等瘀血症状。

3. 辅助检查 血常规,凝血功能,血气分析,心功能,心衰标志物,胸部 CT,心脏超声,血管造影,CT 血管造影(CTA),磁共振血管造影(MRA)。

(二)病因诊断(图 13-1)

1. 呼吸系统疾病

(1)肺部疾病:如肺炎、肺脓肿、肺结核、肺不张、肺淤血、肺水肿、弥漫性肺间质疾病、细支气管肺泡癌等。

(2)气道阻塞:如喉、气管、支气管的炎症、水肿、肿瘤或异物所致的狭窄或阻塞及支气管哮喘、慢性阻塞性肺疾病等。

(3)胸壁、胸廓、胸膜腔疾病:如胸壁炎症、胸廓畸形、胸腔积液、自发性气胸、广泛胸膜粘连、结核、外伤等。

(4)神经肌肉疾病:如脊髓灰质炎病变累及颈髓、急性多发性神经根神经炎和重症肌无力累及呼吸肌,药物导致呼吸肌麻痹等。

(5)膈肌运动功能障碍:如膈麻痹、大量腹腔积液、腹腔巨大肿瘤、胃扩张和妊娠末期。

2. 循环系统疾病 常见于各种原因所致的左心和/或右心衰竭、心脏压塞、肺栓塞和原发性肺动脉高压等。

3. 中毒 系各种中毒所致,如吗啡类药物中毒、有机磷杀虫药中毒、氰化物中毒、亚硝酸盐中毒和急性一氧化碳中毒等。

4. 神经精神性疾病 如脑出血、脑外伤、脑肿瘤、脑炎、脑膜炎、脑脓肿等颅脑疾病引起呼吸中枢功能障碍和精神因素所致的呼吸困难,如焦虑症、癔症等。

5. 血液病 常见于重度贫血、高铁血红蛋白血症、硫化血红蛋白血症等。

四、辨证要点

(一)辨标本虚实

本病在本为肺脏虚损及其他脏腑虚损,在标为寒、热、痰、瘀,但在不同阶段,虚实会有所侧重,或可相互转化。本病起病急骤,病情变化快,初起多以邪实为主,邪壅肺气,湿热毒邪

笔记栏

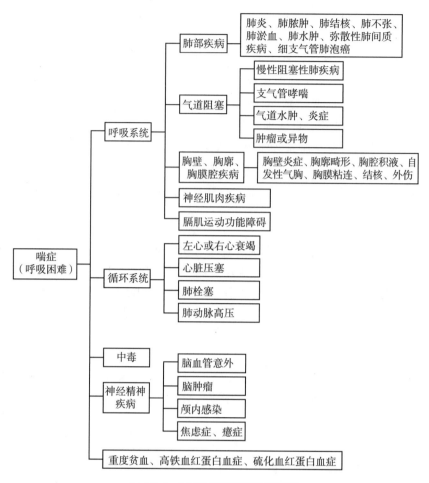

图 13-1　喘症病因诊断思维导图

内陷迫肺;严重跌仆损伤、沸水烫伤、火焰烧伤,以及产后恶露留滞,均可导致瘀血留滞,气机逆乱,水湿内停,以上病邪影响肺之宣发肃降功能,发为喘促,形成呼吸衰竭之实证。咳喘日久,久患痨瘵、肺胀则肺气虚,渐致肺脾肾俱虚,复感外邪,正虚邪盛,虚实夹杂。严重者因邪盛正衰,而成内闭外脱、阳气欲脱之危候。

(二)辨病位

本病病变主要表现在肺,涉及脾、肝、心、肾。初起湿温毒邪侵肺,肺气壅塞,形成痰火互结于肺之势;肺热移于大肠,可致腑气不通,肠腑燥结而致便秘;若病势控制不力,毒火弥漫,气机逆乱,可迅速出现邪扰神明,肝风内动之神昏谵语;肺气虚损,无力推动血液运行,心气虚衰,血行不畅,则致心脉瘀阻,可见心悸、胸痹;后期外邪湿毒耗气伤阴,甚则气阴两竭,阳气暴脱,形成喘脱之危候,则病及于肾。

五、治则治法

喘症,治当以"实者泻之""虚则补之""客者除之""留者攻之"为治疗原则。实喘,治在肺,宜祛邪利气,应区别寒、热、痰、气的不同,寒者温宣,热者清肃;在痰则化痰,在气则降气、理气;虚喘,治在肺肾,以肾为主,培补摄纳,补肺、健脾、益肾,同时益气、滋阴、温阳、纳气;虚实夹杂,下虚上实者,分清主次,标本兼治;寒热错杂者,温清并用。至于喘脱重症,则应扶正固脱。

六、辨证救治

(一) 气营两燔,阳明腑实

临床表现:呼吸急促,壮热躁动或呕血黑便,或大便秘结,或腹胀,或神昏谵语,舌红或红绛或紫暗,舌苔厚腻或较燥,脉沉实。

治法:解毒清营,凉血通腑。

代表方:犀角地黄汤合承气类方加减。

阳明腑实重用大黄;瘀血明显者可加用地鳖虫,水蛭;神昏者合用安宫牛黄丸。

(二) 正虚邪盛

临床表现:呼吸急促,高热渐退,汗出渐多,神疲倦怠,甚则神昏日重,四末不温,舌质逐渐开始变淡,苔腻及水滑苔渐现,出现虚脉。

治法:扶正祛邪。

代表方:生脉散合犀角地黄汤加减。

心肾阳虚证加苏子降气汤或参蛤散;热毒壅盛者,可重用金银花、连翘、石膏、知母等,增强清热解毒之力;毒瘀阻络,水湿停聚,可加茯苓、猪苓、泽泻、桂枝等温阳利水。

(三) 痰饮凌心

临床表现:呼吸急促,动则喘甚,咳吐痰涎,形寒肢冷,口干渴不欲饮,舌质暗淡有齿痕,舌苔水滑或白腻水滑,脉沉细或结代。

治法:豁痰利水,泻肺平喘。

代表方:真武汤或葶苈大枣泻肺汤加减。

寒重者,用生麻黄,加干姜;胸闷者加川芎、桃仁;痰黏者,加姜汁、荆沥汁;脾虚者,加用四君子汤。

(四) 痰瘀壅肺

临床表现:喘促,不能平卧,咳嗽痰多,胸闷痛如窒,或痰中带血,神疲乏力,心悸,汗出,面色晦暗,下肢青筋显露,足肿,舌质暗淡,苔白腻,脉沉或弦数。

治法:化痰定喘,破血通脉。

代表方:定喘汤合桃核承气汤加减。

热象明显者,加栀子、郁金、鱼腥草;痰涎壅盛者,加青礞石、前胡、瓜蒌仁。中成药用醒脑静注射液、痰热清注射液、鲜竹沥液。

(五) 正虚欲脱

临床表现:呼吸急促,神志淡漠,声低息微,汗漏不止,四肢微冷,或突然大汗不止,或汗出如油,神情恍惚,四肢逆冷,二便失禁。

治法:扶正固脱。

代表方:生脉散合参附汤加减。

喘汗不止者加龙骨、牡蛎以敛汗固脱;阳虚水泛者选用真武汤加减。

中药注射液益气养阴可以用生脉注射液,回阳固脱可用参附注射液。

七、急救治疗

喘症的处理原则与急危重病的治疗原则类似,以维持生命体征为第一要素,然后治疗原发病。具体包括保持呼吸道通畅,纠正缺氧和/或高碳酸血症所致的酸碱失衡和代谢功能紊乱,维持循环功能稳定,从而为治疗基础疾病和诱发因素争取时间和创造条件。

（一）氧疗

氧疗的目的是使 $PaO_2>60mmHg$ 或 SaO_2（动脉血氧饱和度）$>90\%$。给氧方式包括通过鼻导管、鼻塞或面罩吸氧。鼻导管或鼻塞（闭嘴）的吸氧浓度常用公式 $FiO_2(\%)=21\%+4\%\times$ 吸氧流量（L/min）。此种给氧方式氧浓度一般不会超过 60%。如果需要更高浓度和更精确的氧疗，可使用经鼻高流量氧疗（HFNC），可提供 $60\sim75L/min$。特别是在急性呼吸衰竭不耐受无创机械通气时。致死性低氧血症病例抢救时，早期给予纯氧治疗改善重要脏器的缺氧状态。一般状态下不宜长时间给予高浓度纯氧。即使在急性呼吸窘迫综合征患者，尽量将吸氧浓度控制在 60% 以下。长期高浓吸氧会产生氧中毒。

（二）机械通气

机械通气是各种呼吸衰竭的核心治疗手段。机械通气分为无创与有创，常规氧疗后，RR（呼吸频率）>25 次/min、$SaO_2<90\%$ 的患者尽早使用无创机械通气（NIV），NIV 可快速改善呼吸窘迫，并减少患有急性心源性肺水肿、急性呼吸衰竭的患者的插管发生率、死亡率。常用模式有持续气道正压通气、无创压力支持通气等。病情恶化（意识障碍、呼吸节律异常或呼吸频率<8 次/min、自主呼吸微弱或消失、$PaCO_2$ 进行性升高）或存在禁忌证，建议行有创机械通气。对于急性呼吸窘迫综合征患者，有创机械通气是决定救治成功与否的关键。

（三）抗感染

呼吸道感染是急性呼吸衰竭和急性左心衰的常见诱因，原则上应根据微生物培养和药物敏感试验结果，选择有效的抗生素。

（四）维持循环稳定

急性左心衰应半卧位或端坐位，双腿下垂以减少回心血量，降低心脏前负荷。急性左心衰和急性呼吸窘迫综合征患者保持每日出入量负平衡约 500ml。急性肺栓塞伴休克的患者在药物、外科或介入再灌注治疗的同时，通常需使用升压药。

（五）对症治疗

出现急性左心衰时使用血管扩张药物、正性肌力药物、利尿剂等；急性肺栓塞时无抗凝禁忌者，立即开始抗凝治疗，大面积肺栓塞高危病例者应溶栓治疗。对存在全身溶栓禁忌或全身溶栓治疗失败的肺栓塞患者，考虑经皮导管介入治疗作为外科血栓清除术的替代方案；如果溶栓治疗的出血预期风险很高，可考虑中高危者行经皮导管介入治疗和外科血栓清除术。

（六）其他

纠正酸碱平衡失调和电解质紊乱，防治并发症，营养支持，治疗原发病和诱发因素。

（方邦江）

复习思考题

1. 简述喘症的中医病因病机。
2. 简述气营两燔、阳明腑实证喘症的代表方及其药物组成。

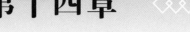

❖❖❖ 第十四章 ❖❖❖

腹 痛

ER-14-1

PPT 课件

📝 学习目标

1. 掌握腹痛的病机、辨证要点及病因诊断。
2. 熟悉腹痛的中医救治处方及用药。
3. 了解腹痛的中医认识历程。

腹痛是指胃脘以下，耻骨毛际以上部位发生的以疼痛为主要表现的常见肠腑病证，四季皆可发生。西医学急性胰腺炎、急性阑尾炎、急性肠炎、肠梗阻等急腹症所致腹痛，均属本病范畴，可参照本章辨证论治。

《黄帝内经》对腹痛的病因病机有较全面的认识，提出寒邪、热邪客于肠胃可引起腹痛。《素问·举痛论》指出："寒气客于肠胃之间，膜原之下，血不得散，小络急引故痛……热气留于小肠，肠中痛，瘅热焦渴，则坚干不得出，故痛而闭不通矣。"《金匮要略·腹满寒疝宿食病脉证治》详细论述了腹痛的病因病机和症状，并提出了虚证和实证的辨证要点。《诸病源候论·腹痛病诸候》云"脉阴弦，则腹痛。凡腹急痛，此里之有病，其脉当沉"；"腹痛者，由腑脏虚，寒冷之气，客于肠胃、募原之间，结聚不散，正气与邪气交争相击，故痛……阳气不足，阴气有余者也"。首次将腹痛作为单独证候进行论述，并创立急腹痛之论。《医学发明·泻可去闭葶苈大黄之属》提出"痛则不通"的病机，并确立"痛随利减，当通其经络，则疼痛去矣"的治疗大法。上述中医经典均指出了腹部脏腑气机不利，经脉气血阻滞，不通则痛而致腹痛的病机。

一、病因

腹内纳有肝、胆、大小肠等诸多脏腑，且为足三阴、足少阳、手阳明、足阳明、冲、任、带等诸多经脉循行之处，腹痛的病因相对复杂。常见病因有外邪入侵，饮食所伤，情志失调及素体虚弱、劳倦内伤等，致脏腑气机不利，脉络瘀阻，不通则痛；或脏腑经络失养，不荣则痛而发生腹痛。

（一）外感时邪

外感风、寒、暑、湿、热邪，侵入腹中，均可引起腹痛。风寒直中则寒凝气滞，经脉气机阻滞，不通则痛。《素问·举痛论》曰："寒气客于肠胃，厥逆上出，故痛而呕也。""寒气客于小肠，小肠不得成聚，故后泄腹痛矣。"伤于暑热、外感湿热，或寒邪不解，郁久化热，湿遏热结，亦可致气机阻滞，腑气不通，发为腹痛。

（二）饮食不节

暴饮暴食，饮食停滞，水谷运化失职；恣食肥甘厚腻辛辣，酿生湿热，积于肠腑；过食生冷，中阳受损，腑气通降不利；或饮食不洁，肠虫滋生，攻动窜扰，腑气不通。《景岳全书·杂证谟·心腹痛》曰:"痛有虚实,凡三焦痛证,惟食滞、寒滞、气滞者最多,其有因虫,因火,因痰,因血者,皆能作痛。"

(三) 情志失调

抑郁恼怒,情志不遂则肝失条达,气机不畅;或忧思伤脾,肝脾不和,气机不利而发生腹痛。日久血运不畅,导致气滞血瘀,脉络痹阻,疼痛加重,且病情进一步加重,可在腹中形成癥瘕痞块。《证治汇补·腹胁门·腹痛》谓:"暴触怒气,则两胁先痛而后入腹。"

(四) 阳气虚弱

素体脾阳亏虚,虚寒中生,气血生化不足则腹痛;或肾阳素虚,或久病伤及肾阳,相火失于温煦,脏腑经络失养,不荣则痛。《诸病源候论·腹痛病诸候·久腹痛候》云:"久腹痛者,脏腑虚而有寒,客于腹内,连滞不歇,发作有时。"

(五) 外伤跌仆、腹部手术

跌仆损伤,络脉瘀阻;或腹部手术,血络受损,导致瘀血内阻,中焦气机升降不利,而成腹痛。《血证论·瘀血》云:"瘀血在中焦,则腹痛胁痛……瘀血在下焦,则季胁、少腹胀满刺痛,大便黑色。"

二、病机

腹痛的病位在脾、胃、肝、胆、肾、膀胱、大小肠等多个脏腑,需依据实际症状及具体病情而定。病理因素主要有寒凝、火热、湿阻、食积、气滞、血瘀。病理性质为寒、热、虚、实,实则邪气郁滞,经络痹阻,不通则痛;中虚脏寒则气血失养,不荣则痛。但寒热虚实四端常兼见为病,或寒热交错,或虚实夹杂,或为虚寒,或为实热,亦可互为因果,相互转化。如寒邪客久,郁而化热,可致热邪内结腹痛;气滞日久,血行受阻,可成血瘀腹痛。若腹部急发暴痛,失治误治,导致气血逆乱,可致厥脱之证;若蛔虫内扰,湿热蕴结肠腑、胆道,亦可造成腑气不通,日久结成积聚。正如《景岳全书》云:"可按者为虚,拒按者为实;久痛者多虚,暴痛者多实;得食稍可者为虚,胀满畏食者为实;痛徐而缓,莫得其处者多虚,痛剧而坚,一定不移者为实。"综上所述,形成本病总的基本病机在于脏腑气机不利,经脉气血阻滞,不通则痛;或阳气精血亏虚,脏腑经络失养,不荣则痛。

由于腹部内含脏腑较多,因此腹痛常作为多种内外科疾病的临床表现之一。如痢疾腹痛,伴有里急后重,下利赤白脓血,为湿热蕴结肠腑,肠道血络受损所致;霍乱腹痛,伴吐泻交作,下利如米泔,为时邪疫毒壅滞中焦,升降失职所致;积聚腹痛,以腹内包块为主症,为正气亏虚、脏腑失和,气滞、血瘀、痰浊蕴结腹内所致。腹痛又包括内科腹痛、外科腹痛与妇人腹痛,内科腹痛多由情志内伤、阳气虚弱引起,疼痛一般不剧烈,且常痛无定处,压痛不明显;外科腹痛常由饮食不洁(节)、外感时邪、外伤、手术等因素引起,多痛处固定、压痛明显,常伴有腹痛拒按、腹肌紧张等;而妇人腹痛多与经、带、胎、产疾病密切相关,应及时进行妇科相关检查,并转至相关科室进行诊治。

三、诊断及病因诊断

(一) 诊断

1. 临床表现　以胃脘以下,耻骨毛际以上部位的疼痛为主要表现,疼痛性质不固定,急性腹痛常表现为突然剧痛,伴发泄泻、呕吐等症状明显,查体可见腹部压痛、反跳痛、腹肌紧张、腹部包块等,可伴有肠鸣音改变。

2. 常见诱因　常与饮食、情志、受寒等诱因有关,有与脏腑经络相配的症状。涉及肠腑,常伴排便改变,腹泻或便秘;寒凝肝脉,痛在少腹;膀胱湿热,常牵引前阴部疼痛,尿道灼痛,伴小便性质改变;瘀血腹痛常有外伤或手术史;蛔虫内扰常有腹中嘈杂吐涎,时发时止。

3. 辅助检查　血常规、C反应蛋白检查用于判断腹痛是否存在感染,血、尿淀粉酶检查用于排除胰腺炎,粪便常规、粪便培养等检查有助于排除肠道感染,尿常规检查有助于泌尿系感染、尿路结石的判断。腹部B超检查可明确胆囊、肾、膀胱、输尿管等部位病变性质,必要时腹部CT检查可排除外科、妇科及腹部占位性病变。腹部立位X线片检查可明确肠梗阻的诊断。胃肠内镜有助于明确胃肠道病变部位和性质。

(二) 病因诊断(图14-1)

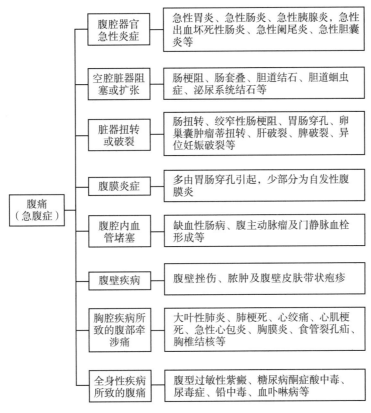

图14-1　腹痛病因诊断思维导图

1. 腹腔器官急性炎症　急性胃炎、急性肠炎、急性胰腺炎、急性出血坏死性肠炎、急性胆囊炎、急性阑尾炎等。

2. 空腔脏器阻塞或扩张　肠梗阻、肠套叠、胆道结石、胆道蛔虫症、泌尿系统结石等。

3. 脏器扭转或破裂　肠扭转、绞窄性肠梗阻、胃肠穿孔、肠系膜或大网膜扭转、卵巢囊肿瘤蒂扭转、肝破裂、脾破裂,异位妊娠破裂等。

4. 腹膜炎症　多由胃肠穿孔引起,少部分为自发性腹膜炎。

5. 腹腔内血管堵塞　缺血性肠病、腹主动脉瘤及门静脉血栓形成等。

6. 腹壁疾病　腹壁挫伤、脓肿及腹壁皮肤带状疱疹。

7. 胸腔疾病所致的腹部牵涉性痛　大叶性肺炎、肺梗死、心绞痛、心肌梗死、急性心包炎、胸膜炎、食管裂孔疝、胸椎结核等。

8. 全身性疾病所致的腹痛　腹型过敏性紫癜、糖尿病酮症酸中毒、尿毒症、铅中毒、血卟啉病等。

四、辨证要点

(一) 辨性质

先辨虚实,次辨寒热。暴痛多实,久痛多虚。实痛一般痛势剧烈,疼痛拒按,得食则甚;虚痛一般病势绵绵,喜温喜按,时缓时急,饥则痛甚。腹痛拘急冷痛,疼痛暴作,痛无间断,腹部坚满,肠鸣切痛,遇冷痛剧,得热则减者,为寒痛;腹痛灼热,腹胀便秘,得凉痛减者,为热痛。

(二) 辨气血

痛处不定,时轻时重,攻冲作痛,得嗳气矢气则减,为气滞痛;腹部刺痛,痛处不移、拒按,入夜尤甚者,为血瘀痛。

(三) 辨病位

脐以上大腹疼痛,多为脾胃、大小肠受病;胁腹、少腹疼痛,多为足厥阴肝经受病;脐以下小腹疼痛,多为肾、膀胱病变;绕脐疼痛,时痛时止,痛时剧烈多属虫积。

(四) 辨脏腑

根据患者年龄、性别及与饮食、情志等因素的关系,起病经过,伴随症状等,以辨别病变脏腑,明确病证诊断。

五、治则治法

腹痛的治疗以"通"字为法,但应根据疾病虚实寒热、在气在血,确立相应治法:虚则补之,实则泻之,热者寒之,寒者热之,滞者通之,瘀者散之。属于实证者,重在祛邪疏导,通下止痛;属于虚证者,应温中补虚,益气养血,不可滥施攻下;久痛入络,绵绵不愈之腹痛,可适当加入辛润活血通络药品。肠腑以通为用,以降为顺,肠腑病变宜因势利导,在"通"法的基础之上审证求因,适当辅以理气、活血、温阳等治法,以求标本兼治。

六、辨证论治

(一) 寒邪内阻

临床表现:急性腹痛,痛势剧烈拘急,得温痛减,遇寒加重,形寒肢冷,口淡不渴,小便清长,大便质稀或便秘,舌淡,苔白腻,脉沉紧。

治法:温里散寒,理气止痛。

代表方:良附丸合正气天香散加减。

若腹中雷鸣切痛,胸胁逆满,呕吐,为寒气上逆,用附子粳米汤;若腹中冷痛,周身疼痛,内外皆寒者,宜用乌头桂枝汤;若少腹拘急冷痛,寒滞肝脉,宜用暖肝煎;若腹痛拘急,大便不通,寒实积聚,宜用大黄附子汤;若脐中痛不可忍,喜温喜按,为肾阳不足,寒邪内侵,宜用通脉四逆汤。

(二) 湿热壅滞

临床表现:腹痛拒按,遇冷则减,得热加重,烦渴喜冷饮,大便秘结或溏滞不爽,潮热汗出,小便短黄,舌质红,苔黄燥或黄腻,脉滑数。

治法:通腑泄热,行气导滞。

代表方:大承气汤加减。

若燥结不甚,湿热较重者,去芒硝,加栀子、黄芩、黄柏;若少阳阳明合病,痛引两胁,可用大柴胡汤;若兼食积,加莱菔子、山楂。

(三) 饮食停滞

临床表现:伤食史,脘腹胀痛拒按,嗳腐吞酸,厌食呕恶,泻后痛减,粪便奇臭,或大便秘结,舌苔厚腻,脉滑。

治法:消食导滞,理气止痛。

代表方:枳实导滞丸加减。

食滞较轻,脘腹胀闷者,可用保和丸;兼下利后重,用木香槟榔丸;腹部胀满重者,加厚朴、木香;蛔虫内扰,用乌梅丸。

（四）气机郁滞

临床表现:脘腹胀满疼痛,痛引两胁,攻窜不定,嗳气矢气则舒,遇忧思恼怒加剧;或痛引少腹。舌质红,苔薄白,脉弦。

治法:疏肝解郁,理气止痛。

代表方:柴胡疏肝散加减。

气滞较重,胁肋胀痛者,加川楝子、郁金;气滞腹泻,腹痛肠鸣,用痛泻要方;痛引少腹睾丸,加橘核;少腹绞痛,阴囊寒疝者,用天台乌药散;肝气郁结日久化热,加牡丹皮、栀子。

（五）瘀血内停

临床表现:痛势较剧,痛如针刺,痛处固定、拒按,或腹内包块,经久不愈,舌质紫暗或有瘀斑,脉细涩。

治法:活血化瘀,通络止痛。

代表方:少腹逐瘀汤加减。

瘀热互结者,去肉桂、干姜,加丹参、牡丹皮;腹部术后作痛,加泽兰、红花、三棱、莪术;跌仆损伤作痛,加丹参、王不留行,或吞服三七粉、云南白药;少腹胀满刺痛,大便色黑,属下焦蓄血者,用桃核承气汤;胁下积块,疼痛拒按,用膈下逐瘀汤。

（六）中虚脏寒

临床表现:腹痛绵绵,时作时止,喜温喜按,神疲乏力,气短懒言,形寒肢冷,胃纳不佳,面色无华,大便稀溏,舌质淡,苔薄白,脉沉细。

治法:温中补虚,缓急止痛。

代表方:小建中汤加减。

腹泻便溏,可加芡实、山药;腰酸膝软,夜尿增多,加补骨脂、肉桂;腹中大寒痛,呕吐肢冷者,用大建中汤;腹痛下利,脉微欲绝,用附子理中汤;大肠虚寒,冷积便秘,用温脾汤;中气大虚,甚则下陷,用补中益气汤。

七、急救处理

（一）需密切关注患者面色、疼痛部位、性质、程度、持续时间、二便及伴随症状,关注腹部查体情况,如患者突发剧烈腹痛、冷汗淋漓、呕吐不止等症状,需警惕厥脱证,立即给予扩容、升压等处理,以免贻误病情。

（二）对于肠梗阻、急性胰腺炎、胆道感染等急性感染性疾病所致腹痛,需暂禁食,补液,纠正水、电解质紊乱及酸碱失衡,采取全身支持疗法,并尽早应用广谱抗生素,必要时予胃肠减压。

（三）如出现腹腔严重渗液,或腹腔已有化脓或坏疽性炎症,且有扩散趋势,需立即行外科手术以解除病灶。

（黄 烨）

复习思考题

1. 简述腹痛的中医病机。

2. 简述腹痛的治疗原则。

◆◇◆ 第十五章 ◆◇◆

血　证

> **学习目标**
>
> 1. 掌握血证的病机、辨证要点及病因诊断。
> 2. 熟悉血证的中医救治处方及用药。
> 3. 了解血证止血措施。

凡血液不循常道,上溢于口鼻诸窍之鼻衄、齿衄、呕血、咯血,下出于二阴之便血、尿血及溢于肌肤之肌衄等所形成的一类出血性疾患,统称为血证。其中出血势急、出血量大的为血证中的急危重症,是本章关注的重点。本章主要论述咯血、鼻衄、尿血。西医中的支气管扩张、肺结核、肺癌、鼻咽癌、出血坏死性鼻息肉、泌尿系统疾病如肾小球肾炎、肾结核、肾肿瘤等所致尿血等,均可参考本章治疗内容诊治。

《黄帝内经》对各种出血有所论及,《黄帝内经》中称血证为"血病""血溢",首先对便血、衄血、吐血进行辨证论治,其记载的治疗血证的泻心汤、柏叶汤、黄土汤等方剂沿用至今。明代张介宾《景岳全书·杂证谟·血证》将引起出血的病机提纲挈领地概括为"火盛"及"气虚"两个方面。清代唐宗海《血证论》是首部论证血证的专书,其在对《黄帝内经》出血理论及对张仲景、朱震亨等医家治血证理论的继承的基础上发展创新,尊古、师古而不泥古,对血证的病因病机、辨证论治均有许多精辟的论述,提出的止血、消瘀、宁血、补血的治血四法,对于现代治疗血证具有重要的临床指导意义。

一、病因

(一)感受外邪,损伤肺络而咯血,热循经上炎,则可见鼻衄。

(二)情志过极,肝郁化火,肝火上逆犯肺而咯血,衄血。

(三)热犯下焦则发尿血。伤脾胃,脾不运湿,湿浊化热,热伤脉络,或脾胃虚衰,血失统摄而咯血、鼻衄。

(四)久病耗气伤阴,气虚不摄,血溢脉外,或阴虚火旺,迫血妄行而致出血。

(五)药物损伤。因慢性疾病,长期服用抗凝药和抗血小板聚集药物,可导致急性出血。

二、病机

各种原因导致出血,共同的病机可以归结为火盛气逆、迫血妄行,或气虚不摄、血溢脉外两大类。

由火盛气逆所致者属于实证;由阴虚火旺或气虚不摄所致者则属于虚证。实证和虚证在疾病发展变化的过程中,又常发生实证向虚证的转化。如开始为火盛气逆、迫血妄行,但在反复出血之后则会导致阴血亏损,虚火内生;或因出血过多,气随血脱,气不摄血。

笔记栏

三、诊断及病因诊断

(一) 诊断要点

1. 咯血

(1) 以往多有肺痨、支气管扩张及肺癌病史。

(2) 多因外感六淫、情志不畅、剧咳而诱发。

(3) 咳嗽、咯血,或痰中带血,或纯血鲜红,多伴有发热、胸痛。

(4) 胸部 X 线片、CT 检查、支气管或造影检查、红细胞沉降率、痰细菌培养、痰抗酸杆菌检查和脱落细胞检查等有助于咯血的诊断。

2. 鼻衄

(1) 表现为单侧或双侧鼻出血,可为间歇反复出血,亦可持续出血,轻者仅涕中带血,较重者渗渗而出或点滴而下,严重者血如泉涌,口鼻俱出,甚则昏厥。

(2) 鼻腔检查多可以找到出血部位,儿童和青少年以鼻中隔前下方的易出血区最多见,中老年患者以下鼻道后部的吴氏鼻鼻咽静脉丛出血较为多见。

(3) 用鼻镜可寻找出血部位,鼻腔 CT、MRI 检查可了解鼻腔、鼻窦有无新生物导致出血。

3. 尿血

小便中混有血液或夹血丝、血块,但尿道不痛者可诊断为尿血;尿常规、尿隐血、膀胱镜、泌尿系超声等检查有助于尿血的诊断。

此外,血液分析、血小板计数、出凝血时间、血块退缩时间、凝血酶原时间、束臂试验、骨髓细胞学检查等有助于血液病所致血证的诊断。

(二) 病因诊断(图 15-1)

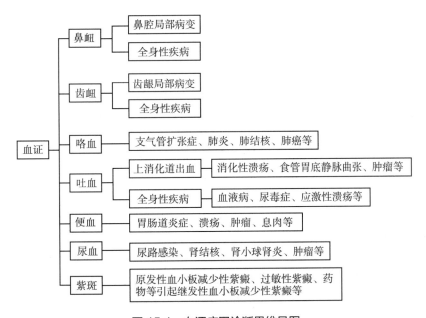

图 15-1　血证病因诊断思维导图

1. 鼻衄

(1) 鼻部局部病变:如鼻炎、鼻息肉、鼻部肿瘤等破坏正常鼻腔黏膜导致鼻腔血管破裂而出血。

(2) 全身性疾病:可以由多种全身性疾病引起,通常是由于血管破裂或凝血功能障碍。

1）血管破裂：高血压可能导致鼻腔中的细小血管破裂；动脉硬化导致血管弹性减弱，也可能引发出血。

2）凝血功能障碍：血友病、长期使用抗凝药物、特发性血小板减少性紫癜、白血病、淋巴瘤、肝病等。

2. 齿衄

(1)齿龈局部病变：如慢性龈缘炎、牙周炎、坏死性溃疡性牙龈炎、妊娠期牙龈炎。

(2)全身性疾病的影响：血液病如急性白血病、血小板减少性紫癜；肝硬化、系统性红斑狼疮等由于凝血功能低下也可能导致牙龈出血；长期服用抗凝药或非甾体类抗炎药。

3. 咯血

(1)支气管扩张症：指急、慢性呼吸道感染和支气管阻塞后，反复发生支气管化脓性炎症，致使支气管壁结构破坏，管壁增厚，引起支气管异常和持久性扩张的一类异质性疾病的总称。50%~70% 的病例可发生咯血，大出血常为小动脉被侵蚀或增生的血管被破坏所致。

(2)肺炎：指终末气道、肺泡和肺间质的炎症，可由病原微生物、理化因素、免疫损伤、过敏及药物所致。细菌性肺炎是最常见的肺炎，也是最常见的感染性疾病之一。部分严重肺炎可能引发肺部的坏死和血管破坏，引起咯血。

(3)肺结核：我国引起咯血最常见的疾病之一，多为浸润型、干酪样肺炎和空洞性肺结核。当病变累及小血管使血管壁破裂，可造成中等咯血；空洞壁肺动脉分支形成的小动脉瘤破裂，或继发的支气管扩张形成的动静脉瘘破裂，则造成大量咯血，甚则危及生命。

(4)肺癌：多见于中央型肺癌，肿瘤向管腔内生长者可有间歇或持续性痰中带血，如果表面糜烂严重侵蚀大血管，则可引起大咯血。

4. 吐血

(1)上消化道出血：多见于消化性溃疡、食管 - 胃底静脉曲张、上消化道肿瘤等。

(2)全身性疾病：如血液病、尿毒症、应激性溃疡等。

5. 便血　以上吐血性疾病均可见便血；胃肠道炎症，消化道溃疡、肿瘤、息肉等均可见便血；便血需与痔疮出血相鉴别。

6. 尿血　尿路感染、肾结核、肾小球肾炎、肿瘤、IgA 肾病、间质性肾炎、多囊肾、血管异常（肾静脉受到挤压如胡桃夹现象）、功能性尿血、息肉和先天性畸形及某些全身性疾病、尿路邻近器官疾病等均可出现尿血。

7. 紫斑　见于原发性血小板减少性紫癜、过敏性紫癜、药物等引起继发性血小板减少性紫癜等疾病。

四、辨证要点

（一）辨病证的不同

血证具有明确而突出的临床表现——出血，一般不易混淆，但由于引起出血的原因及出血的部位不同，应注意辨清病证的不同。例如：从口中吐出的血液，有吐血与咯血之分；小便出血有尿血与血淋之别；鼻衄出血量多时血液向后经咽部从口流出，此时当注意与咯血和吐血鉴别。应根据临床表现、病史等加以鉴别。

（二）辨脏腑病变之异

同一血证，可以由不同的脏腑病变而引起，应注意辨别。例如：同属鼻衄，但病变脏腑有在肺、在胃、在肝的不同；咯血有病在肺及病在肝之别；尿血则有病在膀胱、肾或脾的不同。

（三）辨症候之虚实

血证由火热熏灼，热迫血行引起者为多。但火热之中，有实火及虚火的区别。血证有实证及虚证的不同,一般初病多实,久病多虚;由实火所致者属实,由阴虚火旺、气虚不摄血,甚至阳气虚衰所致者属虚。证候的虚实不同,则治法各异,应注意辨明。

（四）辨出血量

出血过多易导致气随血脱,甚则亡阳虚脱,危及生命,故辨别出血量的多少对于预后的判断、制定治疗方案具有重要意义,根据面色及唇甲苍白、心慌、出汗、头晕等症的程度,结合舌脉,四诊合参,综合判断标本缓急,及时救治。

五、治则治法

血证的治疗,应针对各种血证的病因病机及损伤脏腑的不同,结合证候虚实及病情轻重而辨证论治。《景岳全书·杂证谟·血证》说:"凡治血证,须知其要,而血动之由,惟火惟气耳。故察火者但察其有火无火,察气者但察其气虚气实。知此四者而得其所以,则治血之法无余义矣。"概而言之,对血证的治疗可归纳为:治火、治气、治血的原则。

（一）治火

火热熏灼,损伤血络,是血证最常见的病机,应根据证候虚实的不同,实火当清热泻火,虚火当滋阴降火。并应结合受病脏腑的不同,分别选用适当的方药。

（二）治气

气为血之帅,气能摄血,血与气密切相关。清代程国彭提出"有形之血不能速生,无形之气所当急固"的理论;《医贯·血症论》说:"血随乎气,故治血必先理气。"对实证当清气降气,虚证当补气益气。

（三）治血

《血证论·吐血》说:"存得一分血,便保得一分命。"要达到治血的目的,最主要的是根据各种证候的病因病机进行辨证论治,适当地选用凉血止血、收敛止血或活血止血(四原则:止血、消瘀、宁血、补血)。

根据急危重具有"邪气未去,正气已衰"的病机学特点,以"实虚辨证"为纲,并予"祛邪与扶正"立法,即"二证二法"为治则治法。

六、辨证论治

（一）咯血

1. 实证 肺热伤络

临床表现:起病急,病程短,咳嗽频作,咯血鲜红或痰中带血,伴有胸痛发热,烦躁易怒,口苦,舌质红,苔黄,脉滑数。

治法:清肺泄热,凉血止血。

代表方:泻白散合黛蛤散加减。

肝火较甚,头晕目眩,烦躁易怒者加牡丹皮、栀子;咯血量多,血色鲜红者可用犀角地黄汤加三七粉冲服;痰热甚者加黄芩、鲜竹沥、鱼腥草,或合《千金》苇茎汤;大便干结者,可加大黄以泄热通便,凉血止血。

2. 虚证 阴虚肺热

临床表现:起病缓,病程长,反复咯血,咳声低弱,咯血鲜红或淡红,或痰中带血,伴有神疲气弱,自汗,口干咽燥,颧红,潮热盗汗,舌质红,脉细数。

治法:滋阴润肺,宁络止血。

代表方:百合固金汤加减。

伴有气不摄血证:面色无华,神疲懒言,头晕目眩,耳鸣心悸,或肢冷畏寒,舌质淡,脉虚细或芤,可加人参、甘草、黄芪,以补气摄血。

（二）鼻衄

1. 实证 火盛气逆

临床表现:鼻中出血,来势突然,量多势猛,色鲜红或深红,或因郁怒暴发,鼻黏膜色深红;多伴有口渴引饮,或齿龈红肿、糜烂出血,大便秘结,小便短赤;或伴有头痛头晕,口苦咽干,胸胁苦满,面红目赤,烦躁易怒;或面赤,心烦失眠,身热口渴,口舌生疮,甚则神昏谵语;舌质红,苔黄或黄厚而干,脉弦滑数。

治法:清热降火,凉血止血。

代表方:凉膈散合龙胆泻肝汤加味。

若大便通利,可去芒硝;热甚伤津耗液,可加麦冬、玄参、白茅根之类以助养阴清热生津;若暴怒伤肝,或肝火灼阴,致肝阳上亢而见头晕目眩、面红目赤、鼻衄、舌质干红少苔者,可用蒸龙汤加减;偏于心火、口舌生疮者,可加莲子心、黄连、淡竹叶清泻心火。

2. 虚证 气阴两虚

临床表现:鼻衄色红,量不多,或渗渗而出,色淡红,时作时止,鼻黏膜色淡红而干嫩;伴口干少津,头晕眼花,五心烦热,健忘失眠,腰膝酸软,颧红盗汗;或面色无华,少气懒言,神疲倦怠,纳呆便溏;舌红少苔,脉细数或缓弱。

治法:滋阴益气,养血止血。

代表方:知柏地黄汤合归脾汤加味。

本方既能滋阴补肾清虚火,又可健脾益气血,临床可根据偏于气虚或阴虚选方用药,可加墨旱莲、阿胶等滋补肝肾、养血;若肺肾阴虚者,可用百合固金汤以滋养肺肾;纳呆者加神曲、麦芽等。

此外,不论属何种原因引起的鼻衄,总因鼻中出血而使营血耗伤,故出血多者,每见血虚之象,如面色苍白、心悸、神疲、脉细等,除按以上辨证用药外,还可配合养血之法,适当加入黄精、何首乌、桑椹子、生地黄等养血之品。若因鼻衄势猛不止,阴血大耗,以致气随血亡,阳随阴脱,症见汗多肢凉,面色苍白,四肢厥逆,或神昏、脉微欲绝者,宜急用回阳益气、固脱摄血之法,以救逆扶危,可选用独参汤或参附汤。

（三）尿血

1. 实证 下焦湿热

临床表现:小便黄赤灼热,尿血鲜红,伴口渴心烦,面赤口疮,夜寐不安,舌质红,脉数。

治法:清热利湿,凉血止血。

代表方:小蓟饮子加味。

若热甚而口渴心烦者加黄芩、天花粉;尿血甚者加白茅根、槐花;尿中兼有血块者加桃仁、红花、牛膝;大便秘结者加大黄。

2. 虚证 脾肾两虚

临床表现:小便短赤带血,或久病尿血,量多色淡,淋漓不尽,甚或兼见齿衄、肌衄;伴头晕耳鸣,颧红潮热,腰膝酸软,体倦乏力,气短声低,面色不华;舌红,苔少,脉细数或细弱。

治法:补脾益肾,凉血止血。

代表方:肾气丸合归脾汤加味。

若颧红潮热者,加地骨皮、白薇退虚热;气虚下陷而少腹坠胀者,酌加升麻、柴胡;若偏气虚、气不摄血,尿血较重者,加牡蛎、金樱子、补骨脂;腰脊酸痛、畏寒神怯者,加鹿角片、狗脊。

七、急救处理

急性出血病情危急,易发生气随血脱之危证,咯血与鼻衄血从口鼻而出易发生误吸而造成呛咳、窒息,均会迅速危及生命,一旦发现急性出血当立即救治。减少搬动、保持正确的体位,安抚患者情绪,避免情绪紧张。以维持生命体征稳定为先,为止血治疗争取时间。

(一) 一般急救措施

监测生命体征,建立有效的静脉通道(必要时行中心静脉监测),开放气道,防止误吸、窒息,监测患者神志变化、尿量、出血情况、脉搏变化,行急诊内镜检查以明确病因,必要时内镜下止血。

积极补充血容量,液体以胶体溶液和晶体溶液为主,有以下情况者需要立即输血:①失血性休克;②血红蛋白低于 70g/L 或血细胞比容低于 25%。

(二) 止血措施

1. 内镜下止血 起效迅速,疗效确切,应作为首选。

2. 药物止血 生长抑素、垂体后叶素、口服云南白药保险子等。

3. 外科止血 诊断明确但药物和介入治疗无效者,或诊断不明确、但无禁忌证者,可考虑手术探查病因。

4. 鼻衄采取冷敷法、压迫法、导引法、滴鼻法、吹鼻法、烧灼法、鼻塞填充法等方法止血。

5. 另尚有针刺法止血,如孔最穴治疗咯血;或静脉予生脉注射液、参附注射液益气固脱等法。

(三) 明确出血病因,积极治疗原发病。

(李 兰)

复习思考题

1. 简述血证的病因病机。
2. 试论述血证四法“止血、消瘀、宁血、补血”在治疗血证上的应用。

第十六章

水　肿

学习目标

1. 掌握水肿的病机、辨证要点及病因诊断。
2. 熟悉水肿的中医救治处方及用药。
3. 了解水肿的急救处理。

水肿是体内水液滞留,以全身浮肿,腹部胀满不适为主要临床表现,伴喘咳、胸闷、腹痛、便秘或便溏,小便正常或量少甚则尿闭的一类病证,并发于各种急危重症的发生发展过程中。西医学的肾性水肿、肝性水肿、心源性水肿等疾病均可参照本章内容辨证论治。

《黄帝内经》对"水"的病因病机、症状、发病脏腑和主要类证鉴别都有所阐述,《素问·汤液醪醴论》提出:"平治于权衡,去菀陈莝……开鬼门,洁净府。"张仲景在《金匮要略·水气病脉证并治》中,把水气病分为风水、皮水、正水、石水四型。此外,又对"五脏水"的辨证作了专条叙述。宋代严用和将水肿分为阴水、阳水两大类,为其后水肿病的临床辨证奠定了基础。严用和认为水肿属于虚证者多与脾、肾虚有关。《严氏济生方·水肿门》说"水肿为病,皆由真阳怯少,劳伤脾胃,脾胃既寒,积寒化水",治疗上要"先实脾土……次温肾水"。朱震亨的《脉因证治·肿胀》也对本病有相关记载。明代李中梓《医宗必读》、明代张介宾《景岳全书》、清代喻昌《医门法律》所持三纲病机学说(水病以肺、脾、肾为三纲),论亦类似,都认为本病为肺、脾、肾相干之病。至此水肿病的肺、脾、肾三纲病机学说已经成立。

一、病因

水肿的病因有外感和内伤之分,外感多由六淫、疮毒、湿热等邪侵袭;内伤多由素体虚弱或年老久病,肺脾肾不足而发病。

(一)外邪内侵

外邪袭肺,肺失宣降,通调失职。风水相搏发为水肿;外感水湿,脾阳不展,脾失转枢,水湿内停,水肿乃成。

(二)疮毒内犯

肌肤疮毒,或咽喉肿烂,火热内攻,损伤肺脾肾,致津液气化失常,发为水肿。《严氏济生方·水肿门》云:"年少,血热生疮,变为肿满,烦渴,小便少,此为热肿。"

(三)水湿泛溢

久居湿地,冒雨涉水,湿衣裹身时间过久,水湿内侵,困遏脾阳,脾胃失其升清降浊之能,水无所制,发为水肿。

（四）脾胃虚弱

过食肥甘，嗜食辛辣，久则湿热中阻，损伤脾胃；或因生活饥饿，营养不足，脾气失养，以致脾运不健，脾失运化，水湿内停，易成水肿。如《景岳全书·杂证谟·肿胀》言："大人小儿素无脾虚泄泻等证，而忽尔通身浮肿，或小便不利者，多以饮食失节，或湿热所致。"

（五）肾阳不足

先天禀赋薄弱，肾气亏虚，膀胱开阖不利，气化失常，水泛肌肤，发为水肿；或因劳倦久病，脾肾亏虚，津液转输及气化失常，发为水肿。

二、病机

水肿病位在肺、脾、肾，而关键在肾。基本病理变化为肺失通调、脾失转输、肾失开阖、三焦气化不利。病理因素为风邪、水湿、疮毒、瘀血。肺主一身之气，有主治节、通调水道、下输膀胱的作用。风邪犯肺，肺气失于宣畅，不能通调水道，风水相搏，发为水肿。脾主运化，有布散水精的功能。外感水湿，脾阳被困，或饮食劳倦等损及脾气，造成脾失转输，水湿内停，乃成水肿。肾主水，水液的输化有赖于肾阳的蒸化、开阖作用。久病劳欲，损及肾脏，则肾失蒸化，开阖不利，水液泛滥肌肤，则为水肿。诚如《景岳全书·肿胀》指出："凡水肿等证，乃脾、肺、肾三脏相干之病。盖水为至阴，故其本在肾；水化于气，故其标在肺；水惟畏土，故其制在脾。今肺虚则气不化精而化水，脾虚则土不制水而反克，肾虚则水无所主而妄行。"

由于致病因素及体质的差异，水肿的病理性质有阴水、阳水之分，并可相互转化或兼夹。阳水属实，多由外感风邪、疮毒、水湿而成，病位在肺、脾。阴水属虚或虚实夹杂，多由饮食劳倦、禀赋不足、久病体虚所致，病位在脾、肾。阳水迁延不愈，反复发作，正气渐衰，脾肾阳虚，或因失治、误治，损伤脾肾，阳水可转为阴水。反之，阴水复感外邪，或饮食不节，使肿势加剧，呈现阳水的证候，而成本虚标实之证。水肿转归，一般而言，阳水易消，阴水难治。阳水患者如属初发年少，体质尚好，脏气未损，治疗及时，则病可向愈。若先天禀赋不足，或他病久病，或得病之后拖延失治，导致正气大亏，肺、脾、肾三脏功能严重受损，后期还可影响到心、肝，则难向愈。若水邪壅盛或阴水日久，脾肾衰微，水气上犯，则可出现水邪凌心犯肺之重证。若病变后期，肾阳衰败，气化不行，浊毒内闭，是由水肿发展为关格。若肺失通调，脾失健运，肾失开阖，致膀胱气化无权，可见小便点滴或闭塞不通，则是水肿转为癃闭。若阳损及阴，造成肝肾阴虚，肝阳上亢，则可兼见眩晕之证。

三、诊断及病因诊断

（一）诊断

1. 临床表现

（1）以全身水肿，腹部胀满不适为主要临床表现，伴喘咳、胸闷、腹痛、便秘或便溏，小便正常或量少，甚则尿闭，为水肿之重症。

（2）常并发于各种急危重症的发生发展过程中，起病急，病情重。

2. 辅助检查　可完善尿常规、24 小时尿蛋白总量、抗核抗体、肝肾功能、血浆蛋白、心电图、肝肾 B 超、心脏超声、脑钠肽、心肌损伤标志物、自身免疫抗体谱、甲状腺功能、促肾上腺皮脂激素及胸部 CT 等有助于水肿的诊断。

（二）病因诊断（图 16-1）

1. 全身性水肿

（1）心源性水肿：主要是右心衰竭，水肿特点是首先出现于身体低垂部位（低垂部流体静

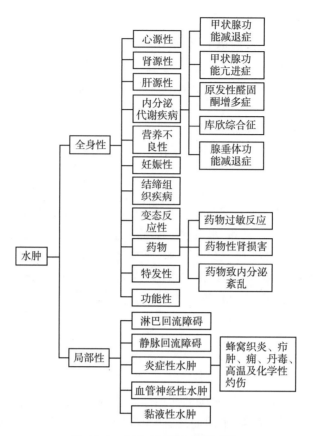

图 16-1 水肿病因诊断思维导图

水压较高)。能起床活动者,最早出现于踝内侧,行走活动后明显,休息后减轻或消失;经常卧床者以腰骶部为明显。颜面一般不出现水肿。水肿为对称性凹陷性。此外通常有颈静脉怒张、肝肿大、静脉压升高,严重时还出现胸腔积液、腹水等右心衰竭的其他表现。可见于某些缩窄性心脏疾病,如缩窄性心包炎、心包积液或积血、心肌或心内膜纤维组织增生及心肌硬化等。

(2)肾源性水肿:可见于各型肾炎和肾病。导致肾源性水肿的主要因素:①肾小球滤过功能降低;②肾小管对水钠重吸收增加;③血浆胶体渗透压降低(蛋白尿所致)。水肿特点是疾病早期晨间起床时有眼睑与颜面水肿,以后很快发展为全身水肿。常有尿常规改变、高血压及肾功能损害的表现。

(3)肝源性水肿:肝硬化是肝源性水肿最常见的原因,主要表现为腹水,也可首先出现踝部水肿逐渐向上蔓延,而头面部及上肢常无水肿。

(4)内分泌代谢疾病所致水肿

1)甲状腺功能减退症:由于组织间隙亲水物质增加而引起的一种特殊类型水肿,称为黏液性水肿。该水肿特点为非凹陷性,水肿不受体位影响,水肿部位皮肤增厚、粗糙、苍白、温度减低。

2)甲状腺功能亢进症:部分患者可出现凹陷性水肿及局限性黏液性水肿,其原因可能与蛋白质分解加速而致低蛋白症及组织间隙糖胺聚糖、黏蛋白等胶体物质沉积有关。

3)原发性醛固酮增多症:可出现下肢及面部轻度水肿,其主要原因为醛固酮及去氧皮质酮分泌过多致水钠潴留。

4)库欣综合征:出现面部及下肢轻度水肿,其原因是肾上腺皮质激素分泌过多,引起水钠潴留。

　　5)腺垂体功能减退症:多出现面部黏液性水肿,伴上肢水肿。

　　(5)营养不良性水肿:由于慢性消耗性疾病长期营养缺乏、蛋白丢失性胃肠病、重度烧伤等所致低蛋白血症或维生素 B 缺乏症,可产生水肿。其特点是水肿发生前常有体重减轻表现,水肿常从足部开始逐渐蔓延至全身。

　　(6)妊娠性水肿:大多数妇女在妊娠的后期出现不同程度的水肿,其中多数属于生理性水肿。妊娠性水肿主要原因为水钠潴留,血浆胶体渗透压降低,静脉和淋巴回流障碍。

　　(7)结缔组织疾病所致水肿:可见于系统性红斑狼疮、硬皮病、皮肌炎等。

　　(8)变态反应性水肿:常见致敏原有致病微生物、异种血清、动植物毒素、某些食物及动物皮毛等。

　　(9)药物所致水肿

　　1)药物过敏反应:常见于解热镇痛药、磺胺类、某些抗生素等。

　　2)药物性肾脏损害:见于某些抗生素、磺胺类、别嘌醇、木通、雷公藤等。

　　3)药物致内分泌紊乱:见于肾上腺皮质激素、性激素、胰岛素、萝芙木制剂、甘草制剂和钙通道阻滞剂等。

　　(10)特发性水肿:水肿原因不明,可能与内分泌功能失调有关,绝大多数见于女性,水肿多发生在身体低垂部位。

　　(11)功能性水肿:患者无引起水肿的器质性疾病,而是在环境、体质、体位等因素的影响下,使体液循环功能发生改变而产生的水肿,称为功能性水肿。

　　2. 局部性水肿　常见的有(1)淋巴回流障碍性水肿:见于非特异性淋巴管炎、淋巴结切除后、丝虫病等;(2)静脉回流障碍性水肿:见于静脉曲张、静脉血栓和血栓性静脉炎、上腔静脉阻塞综合征、下腔静脉阻塞综合征等;(3)炎症性水肿:见于蜂窝织炎、疖肿、痈、丹毒、高温及化学灼伤等;(4)血管神经性水肿;(5)局部黏液性水肿。

四、辨证要点

(一)辨阳水、阴水

　　阳水多由感受风邪、疮毒而来,发病较急,每成于数日之间,浮肿由面目开始,自上而下,继及全身,肿处皮肤绷急光亮,按之凹陷即起,身热烦渴,小便短赤,大便秘结,脉滑有力。阴水多因饮食劳倦、先后天脏腑亏损,或阳水失治、误治转化所致,发病缓慢,浮肿由足踝开始,自下而上,继及全身,肿处皮肤松弛,按之凹陷不易恢复,甚则按之如泥,身冷不热,不渴,小便或短但不赤涩,大便溏薄,脉沉细无力。

(二)辨病邪性质

　　水肿头面为主,恶风头痛者,多属风;水肿下肢为主,纳呆身重者,多属湿;水肿伴有咽痛、溲赤者,多属热;因疮痍、猩红赤斑而致水肿者,多属疮毒。

(三)辨脏腑

　　水肿有在肺、脾、肾、心之差异。若水肿较甚,咳喘少气,不能平卧者,病变部位多在肺;水肿日久,纳食不佳,身重倦怠,苔腻者,病变部位多在脾;水肿反复,腰膝酸软者,病变部位多在肾;水肿下肢明显,心悸怔忡,甚则不能平卧者,病变部位多在心。

(四)辨虚实

　　年轻体壮,病程短,发病迅速,肿势急剧,咽喉肿痛或皮肤疮疡,小便短赤或不通,大便秘结,多属实;年老体衰,病程长,浮肿按之如泥,畏寒肢冷,腰膝酸软,小便清长,大便稀溏,多属虚。阳水病久,失治误治形成阴水,由实转虚;阴水复感外邪,而致水肿加剧,则转阳水,但证属本虚标实。

五、治则治法

本证治法宗《黄帝内经》"去菀陈莝""开鬼门""洁净府"三条基本原则,予以发汗、利小便、攻逐等法,具体应用视阴阳虚实不同而异。阳水以祛邪为主,应予发汗、利水或攻逐,临床应用时配合清热解毒、理气化湿等法;阴水当以扶正为主,健脾温肾,同时配以利水、养阴、活血、祛瘀等法;对于虚实夹杂者,则当兼顾,或先攻后补,或攻补兼施。

六、辨证论治

(一)阳水

1. 风水相搏

临床表现:眼睑浮肿,继则四肢及全身皆肿,来势迅速。可兼恶寒,发热,肢节酸楚,小便不利等症。偏于风热者,伴咽喉红肿疼痛,舌质红,脉浮滑数。偏于风寒者,兼恶寒,咳喘,舌苔薄白,脉浮滑或浮紧。

治法:疏风清热,宣肺行水。

代表方:越婢加术汤加减。

风热偏盛,可加连翘、桔梗、板蓝根、鲜芦根;风寒偏盛,去石膏,加苏叶、桂枝、防风;一身悉肿,小便不利,加茯苓、泽泻;若咳喘较甚,可加杏仁、前胡。

2. 湿毒浸淫

临床表现:眼睑浮肿,延及全身,皮肤光亮,尿少色赤,身发疮痍,甚则溃烂,恶风发热,舌质红,苔薄黄,脉浮数或滑数。

治法:宣肺解毒,利湿消肿。

代表方:麻黄连翘赤小豆汤合五味消毒饮加减。

如脓肿毒甚者,当重用蒲公英、紫花地丁;湿盛糜烂者,加苦参、茯苓;皮肤瘙痒者,加白鲜皮、地肤子、蝉衣;疮疡色红肿痛者,加牡丹皮、赤芍;大便不通,加大黄、芒硝。

3. 寒湿外袭

临床表现:恶寒,全身水肿没指,腹部胀满不适,腹部疼痛,温覆痛减,腹泻,纳食减少,口不渴,大便溏泄无臭味,小便清长或量少,皮温偏低,舌淡暗,苔白滑,脉沉或沉细。

治法:散寒除湿,行气暖脾。

代表方:小青龙汤加减或实脾饮加减。

外感风邪,肿甚而喘者,可加杏仁、葶苈子;面肿,胸满,不得卧,加苏子、葶苈子;若湿困中焦,脘腹胀满者,加川椒目。

4. 湿热蕴结

临床表现:全身水肿,按之凹陷不起,腹部胀满不适,腹痛,按之痛剧,伴咳嗽咳痰或喘憋,恶心欲呕,嗳腐吞酸,口渴不欲饮或喜冷饮,大便干结,小便黄赤短少,皮温高,舌红苔黄厚腻,脉细数或滑数。

治法:清热除湿通腑。

代表方:疏凿饮子合大承气汤加减。

如伴喘咳可加葶苈子、莱菔子、枇杷叶、射干等以加强宣肺化痰、平喘止咳;若肿势严重,兼见喘促不得平卧者,加葶苈子、桑白皮;湿热化燥伤阴,口燥咽干,可加白茅根、芦根,不宜过用苦温燥湿、攻逐伤阴之品;腹满不减,大便不通者,可合己椒苈黄丸。

（二）阴水

1. 脾胃虚寒

临床表现：全身皮肤漫肿无边，压之没指，皮色苍白，腹部胀满时减，复如故，或伴隐痛，纳差，恶心不渴，大便溏薄或泄泻如水，皮温低，舌淡，苔薄白滑，脉细或弱。

治法：健脾益气，行气利水。

代表方：附子理中汤加减。

腹痛者加白芍、木香，白芍合炙甘草以缓急，木香、槟榔以疏肝行气止痛；气虚甚，症见气短声弱者，加黄芪；若小便短少，加桂枝、泽泻。

2. 脾肾阳虚

临床表现：肌肤肿胀，腹部胀满不适，时有疼痛，嗜卧但欲眠，纳少，或渴欲热饮，泄泻如水，日十数行，四肢厥冷，舌淡暗，苔薄白，脉沉细无力。

治法：温补脾肾，利水除湿。

代表方：真武汤合五苓散加减或四逆汤加减。

神疲肢冷者，加巴戟天、肉桂；咳喘面浮，汗多，不能平卧，加党参、蛤蚧、五味子、山茱萸、煅牡蛎、黑锡丹；心悸，唇发绀，脉虚数，加肉桂，加重附子剂量。

3. 瘀水互结

临床表现：水肿延久不退，肿势轻重不一，四肢或全身浮肿，以下肢为主，或有皮肤瘀斑，腰部刺痛，或伴血尿，舌紫暗，苔白，脉沉细涩。

治法：活血祛瘀，化气行水。

代表方：桃红四物汤合五苓散加减。

若全身肿甚，气喘烦闷，小便不利，此为血瘀水盛，肺气上逆，可加葶苈子、椒目、泽兰；如见腰膝酸软，神疲乏力，可合用济生肾气丸；对气虚、阳虚者，可配黄芪、附子。

七、急救处理

（一）卧床休息，营养支持。

（二）密切注意病情变化，监测生命体征，如体温、呼吸、脉搏、血压及伴发病象，尤其是对尿液色、质、量、味的观察。

（三）积极治疗引起肿胀的原发病。

（四）调节水及电解质平衡，注意液体出入量，严格限制入量。调节血钾、血钙、血钠及体内酸碱平衡，纠正可逆转因素。

（五）必要时透析或连续肾脏替代治疗（CRRT）。

（六）强化对患者皮肤、口腔的护理，同时加强对尿管、输液管、吸氧管的护理。

（高培阳）

复习思考题

1. 简述水肿的中医病机及诊治思路。

2. 简述水肿的病因鉴别诊断。

第三篇

疾 病 篇

ER-17-1

PPT 课件

第十七章

器官与损伤

✎ 学习目标

1. 掌握全身炎症反应综合征、脓毒症、MODS 的定义、辨证要点、发病机制及诊断。
2. 熟悉全身炎症反应综合征、脓毒症、MODS 的中医病机及中医药治疗。
3. 了解全身炎症反应综合征、脓毒症、MODS 的辅助检查、西医治疗进展。

第一节　全身炎症反应综合征

全身炎症反应综合征（systemic inflammatory response syndrome，SIRS）是指机体对多种损害因素（包括感染和非感染因素）产生的一种全身性病理生理反应，其主要病理生理变化是全身高代谢状态和多种炎症介质失控性释放，进而损伤其他器官，是创伤、感染、休克进展到多器官功能障碍综合征（MODS）的共同通路。

传统中医无全身炎症反应综合征病名，SIRS 可归于中医"发热""伤寒""温病""金创""虫兽蛇毒损伤""烧伤"等范畴。早在《黄帝内经》中就有关于外感发热的记载："因于寒……体若燔炭，汗出而散。"《素问·热论》提出："今夫热病者，皆伤寒之类也……人之伤于寒也，则为病热。"认为人体触犯以寒邪为首的六淫邪气，正邪交争，导致发热。东汉张仲景在《黄帝内经》外感热病论述的基础上，创立了六经辨证论治的理论体系。其中三阳病篇均论述了外感发热的内容，"身热，汗自出，不恶寒，反恶热也"。隋代巢元方首次提出"壮热"的概念，并精辟地论述了其病因病机，《诸病源候论·小儿杂病诸候一·伤寒夹实壮热候》曰："伤寒，是寒气客于皮肤，搏于血气，腠理闭密，气不宣泄，蕴积生热，故头痛、体疼而壮热。"金元时期，对外感高热的认识有了进一步的发展，特别是被称为寒凉派开山之祖的刘完素，认为"六气皆从火化""六经传受皆是热证"，强调治疗外感温热病当使用寒凉清热方药。这一时期，李杲《内外伤辨惑论》，对外感发热与内伤发热的鉴别作了详细的论述。明清时期，温病各大医家对外感高热的症因脉治进行了全面的论述。叶桂首创卫气营血辨证，认为卫分证的特点为发热，微恶寒；气分证的特点为但发热，不恶寒，反恶热，并确立其治法为"在卫汗之可也，到气才可清气"，以辛凉、寒凉之剂解表透邪，清泄邪热。吴鞠通创立三焦辨证体系，认为上焦手太阴肺经以发热、微恶寒、咳嗽为主要表现，治以辛开清透，凉散表邪；中焦足阳明胃经证属无形邪热炽盛，以壮热、大汗、烦渴为证候特点，治以清热保津。《医宗金鉴》中有关于金创损伤等的记载，"伤损瘀血泛注之证，乃跌仆血滞所致"，将其病机归结于瘀血致病。《外科大成》中有专门关于烧伤的论述章节《汤泼火伤》："汤泼火伤者，患自外来也。然热甚则火毒攻内，令人烦躁口干，昏愦而闷绝……"指出了烧伤伤于体表，殃及全身的病变特点。《普济方·蛇伤》中曾记载"夫蛇,火虫也,热气炎极,为毒至甚",蛇毒系风、火二毒。

一、中医病机

邪毒炽盛,正邪交争剧烈是全身炎症反应综合征的基本病机。疾病的发生、发展和变化,是在一定条件下邪正斗争的结果,在疾病发生发展过程中,病邪侵害和正气虚弱都是必不可少的因素。既强调"邪之所凑,其气必虚""不得虚,邪不能独伤人",同时也强调"必有因加而发"。由于素体不强,或生活起居不当、劳逸失度,卫外功能一时性低下;或六淫疫毒过盛、金创、虫兽损伤严重,超过人体防御的极限,外邪入侵,邪正交争剧烈而引起高热。六淫、各种创伤、蛇虫咬伤等侵袭机体,正气奋起抗邪,邪正相争,根据邪正胜负决定疾病的发展,但是往往为正虚邪实的发展态势。

六淫入侵、车祸、跌仆、金创、虫兽蛇毒损伤等是重要的外因,邪气炽盛,正不胜邪,可以内传心营,燔灼肝经,热闭心包,发生"脱证"等危重变证。各邪毒等外因入里化热,热盛易于伤津耗气,若正不胜邪,则可发生一系列危重变证。如邪热鸱张,传入心营,内闭心窍,扰乱神明,出现神昏谵语;邪热过盛,风火相煽,热极生风,出现抽搐、痉厥;邪盛正伤,正虚邪陷,可致气机逆乱,阴阳不相顺接,由厥致脱。邪气侵入人体以后,究竟停留于何处而为病,这取决于人体各部分正气之强弱。一般来说,人体哪一部分正气不足,邪气即易于损伤哪一部分而发病。

SIRS 病性以实为主,也可虚实夹杂。一般而言,初中期,邪正交争剧烈,阳热亢盛,其病属实,主要表现为热毒炽盛、瘀血阻滞等实热症状;若邪热久羁,热伤真阴,耗血劫津,可以表现为虚实夹杂,主要为脏腑、阴阳、气血虚损等正气虚的症状。

邪毒炽盛,正邪交争剧烈是 SIRS 主要病机,其中医致病因素以热、瘀、痰、湿、虚证最多见,又分为实热证、血瘀证、虚热证、阳虚证、真热假寒证及阴阳衰竭证等。

二、发病机制

全身炎症反应会导致多层面和多系统发生病理生理改变,主要包括以下几个方面:

(一)内皮细胞激活及损伤

内皮细胞涉及屏障、凝血、血流调节等一系列功能。在 SIRS 中,内皮细胞通过表达和释放多种物质主动地参与炎症反应。如内皮细胞表现出过度的炎症反应则变为有害,如持续促凝导致弥散性血管内凝血(DIC),对造成器官损伤有重要责任。过强的炎症反应导致内皮细胞失去对局部环境的调节能力和微血管床被血栓阻塞。内皮细胞表面有一层"多糖包被",炎症反应使它们降解,使血小板和炎细胞容易黏附和聚集在细胞表面而阻塞微循环。全身炎症中的许多物质,有内化或降解钙黏素及拆解细胞肌动蛋白骨架的作用,从而导致内皮细胞层的通透性增加。

(二)凝血紊乱

脓毒症患者是 DIC 的高危人群。凝血启动主要是组织因子(TF)在血液中大量出现,它们主要来自激活的单核细胞、巨噬细胞和循环中的"微粒",或许还来自内皮细胞。在凝血启动的同时,抗凝和纤溶系统却被抑制。正常内皮细胞呈抗凝表型,人体三大抗凝系统抗凝血酶(AT)、活化蛋白 C(APC)和组织因子途径活化抑制剂(TFPI)的反应都发生在内皮细胞表面。炎症反应消耗、破坏或抑制这些机制的相关成分,使内皮细胞失去抗凝表型。全身炎症反应使凝血系统处于高凝状态,凝血物质被持续和大量消耗,同时大量产生的纤维蛋白不能被清除,阻塞微循环。

（三）线粒体氧利用障碍

有别于循环系统供氧不足或氧弥散障碍，这里指的是，即使处在足够的有氧环境中，细胞仍可以出现严重的缺氧状态。目前认为这是由于细胞内线粒体的三羧酸循环障碍所造成的对氧利用和代谢的干扰，被称作"细胞病性缺氧"。

（四）细胞自噬和凋亡

自噬和凋亡是细胞因代谢改变而发生的自身保护或死亡形式，研究已经证实全身炎症反应可以诱发或加剧这种变化。

（五）高代谢

肿瘤坏死因子 -α（TNF-α）等促炎细胞素具有强烈的促蛋白分解作用，并决定了代谢的两个基本特点：①超出机体实际需要的高代谢率；②代谢途径异常，一是糖利用受限，主要通过分解蛋白质获取能量；二是对外源营养底物利用差，主要通过消耗自身获取能量。

（六）代偿性抗炎反应综合征（CARS）

全身炎症反应加速清除致敏淋巴细胞而启动免疫抑制机制，包括反应性淋巴细胞（主要指 CD4+ 和 B 淋巴细胞）和树突状细胞加速凋亡、单核和树突状细胞提呈抗原能力下降等。而非反应性淋巴细胞（如 CD8+）和抑制性的淋巴细胞（调节性淋巴细胞 Treg，CD4+，CD25+）或由于抗凋亡能力较强，或由于绝对数量增加，致使反应性（促炎）与非反应或抑制性（抗炎）淋巴细胞比例失衡，此被称作淋巴细胞亚型"漂移"。机体启动抗炎反应的生理学意义在于限制炎症反应，避免或减轻自身炎症损伤的风险，但同样可能带来感染增加的风险。

三、临床表现

发热，恶寒或畏寒，或全身发凉，或四肢厥冷，呼吸喘促，脉多偏数，以及基础诱因外感六淫、伤寒、温病、金创、创伤、虫兽蛇毒损伤、烧伤等损伤因素和损伤局部组织器官的相应表现。

四、辅助检查

血常规及 C 反应蛋白、降钙素原、炎症因子、细胞免疫及体液免疫、血尿便培养，高通量测序（NGS）及相关感染部位的影像检查（CT、超声）等。

五、诊断及评估

美国胸科医师学会（ACCP）与重症医学会（SCCM）提出 SIRS 具有以下 4 个特征：①体温 >38℃或 <36℃；②心率 >90 次 /min；③呼吸频率 >20 次 /min 或 $PaCO_2$<32mmHg；④外周血白细胞 >12×10^9/L 或 <4×10^9/L，或未成熟粒细胞 >10%。具备上述 4 种临床表现 2 种以上者，即可确诊为 SIRS。

六、辨证要点

（一）辨致病因素

多种致病因子均可导致全身炎症反应（SIRS），包括六淫入侵、跌仆、创伤、烧伤、虫兽蛇毒损伤等，在辨证施治中应首先辨明损伤致病因子。跌仆、创伤等多有瘀血；烧伤多为热毒致病；蛇虫咬伤，致病因子多为风、火等毒邪。

（二）辨表里和病位

发热恶寒，恶寒与发热同时出现者，提示外感高热初起，邪热在表；寒热往来，身热起伏，恶寒与发热交替出现者，提示邪热由卫表而入里，热郁少阳；壮热、潮热，高热稽留不退，但热不寒,为邪热在里,邪正交争剧烈,气分热盛的标志;发热昼减夜甚,提示邪热深伏营分。

（三）辨病邪性质

外感当有汗,若但热无汗,多属风寒袭表,也可为里热兼感外寒;汗出蒸蒸,热却不能随汗而减者,提示里热鸱张;汗随战栗而出,提示邪热欲解或正气欲脱;渴欲引饮者多属里热炽盛;咽干便燥而口渴欲饮者,提示热邪伤津;腹满胀痛,大便秘结或溏垢,提示燥热内结;伴见神志异常或体表九窍出血见症,为营血热盛;兼见盗汗、颧红、手足心热等,表示热伤真阴。

七、中医治疗

由于以邪毒炽盛,正邪交争为 SIRS 基本病机,病理属性以热、瘀多见,故治疗总则以祛邪解热化瘀为原则,"邪祛正安"而阻断进一步进展至脏衰。

根据卫气营血、六经传变特点,结合三焦、损伤机制等病证表现,针对病位的表里,区别病情的轻、中、重,疾病的初期、中期、极期,病邪的不同性质,审证求因施治。同时注意继发的变证,如见昏迷、厥脱、出血、抽搐等变证提示邪毒内传,营血耗伤,此时尤当急治变证,加用开窍、固脱、凉血息风之剂,以应其急。

（一）风热犯表

临床表现:发热,微恶风,汗少,头胀痛,鼻塞流浊涕,咳嗽,痰黏或黄,或局部疮疡,咽干,口微渴,舌边尖红,苔薄黄,脉浮数。

治法:辛凉解表法。

代表方:银翘散合麻杏石甘汤加减。

兼有风寒郁表,恶寒发热,加紫苏叶、防风解表散寒;兼有暑湿遏表,可以新加香薷饮祛暑解表化湿;热毒症状明显,加大青叶、蒲公英清热解毒;外寒内热,咳喘,烦热,汗少,可加重麻黄、生石膏用量加强清宣肺热;发热较重加葛根、重用石膏解肌退热;咳甚痰稠加黄芩、知母、瓜蒌皮清肺化痰。

（二）热郁少阳

临床表现:寒热往来,身热起伏,先有恶寒或寒战,继则发热,汗出热退,头痛,口苦,咽干,胁痛,胸满,呕恶,耳聋,目眩,舌苔微黄腻,脉弦数。

治法:和解清热法。

代表方:小柴胡汤、蒿芩清胆汤、达原饮加减。

里热伤津,口渴欲饮,加生石膏、天花粉、芦根清热生津;寒阻于表,邪不外达,汗少,骨节疼痛,加桂枝散寒解表;便秘,腹痛,加大黄、枳实泄热通便;呕吐加黄连、苏叶清热止呕;痰湿中阻,胸脘痞闷,舌苔腻,加苍术、藿香燥湿化痰;身目发黄加茵陈、黄柏清热除湿退黄;疟疾加常山、草果截疟。

（三）肺胃热盛

临床表现:发热或壮热,不恶寒,面赤气粗,汗多热不解,烦渴喜饮,或有喘咳气粗,痰黄浓或白稠,口中秽臭,舌质红,苔黄或黄燥,脉洪数或滑数。

治法:清气泄热法。

代表方:白虎汤加减。

热盛而津气两伤,汗多,体弱,脉虚大,加人参益气生津;喘咳,气粗,痰稠,加麻黄、杏仁、桑白皮、前胡清宣肺气,化痰平喘;痰多咳甚,加浙贝母、瓜蒌、郁金化痰理气;便秘,腹满,加大黄泄热通便;身发斑疹,加大青叶、玄参、水牛角片清热凉血解毒。

（四）阳明腑实

临床表现:壮热,午后为甚,腹满胀痛,拒按,大便秘结肛门灼热,谵语,手足汗出,舌红,苔黄厚干燥,脉沉实而数。

治法:通腑泄热法。

代表方:大承气汤、调胃承气汤、大柴胡汤加减。

舌苔灰黄而燥,口渴欲饮,津伤明显者,加玄参、生地黄、麦冬等生津养液;往来寒热,胸胁苦满,呕吐不止,可以大柴胡汤为主方加减,加半夏可加强降逆和胃;肌肤发黄,加茵陈、黄柏清热除湿退黄;热积成痈,小腹急痛拒按,腹壁拘急,加牡丹皮、桃仁、败酱草、红藤化瘀排脓。

(五) 热入营血

临床表现:身热或高热,昼减夜甚,躁扰不安,甚则神昏谵语,肌肤斑疹透露,色深红或紫黑,吐血、便血、衄血、尿血,舌质深绛,脉细数。

治法:凉血解毒法。

代表方:犀角地黄汤加减。

神昏谵语,加服安宫牛黄丸以清心开窍;热盛动风,抽搐频繁者,加羚羊角、钩藤、地龙、白僵蚕等凉肝镇惊息风;目赤、头痛剧烈者,加菊花、龙胆清泄肝胆之火;斑疹密布,系血分热毒深重,可加板蓝根、紫草等清热解毒,并酌加红花、丹参散血化斑;如出血显著者,可加茜草、侧柏叶、蒲黄、白茅根以增强凉血散血止血的作用。

(六) 阳气虚脱

临床表现:冷汗淋漓,身凉肢厥,神倦息微,面色苍白,脉微欲绝,舌淡苔润。

治法:回阳救逆,益气固脱。

代表方:四逆加人参汤加减。

阴竭阳亡,合生脉散;并可急用独参汤灌胃或鼻饲,或参附注射液50ml,直接推注,每15分钟1次,直至阳气回复,四肢转暖,改用参附注射液100ml继续滴注。

(七) 金创瘀热

临床表现:刀伤、创伤后,疼痛,发热,神差,肤色或为紫暗,舌紫暗,有瘀斑,舌红,苔薄黄,脉弦紧或濡。

治法:清热化瘀法。

代表方:四妙勇安汤与桃红四物汤加减。

出现冷汗淋漓,身凉肢厥,脉微者,参照阳气虚脱证治疗;兼气滞者,可加沉香、檀香辛香理气;兼气虚者,加黄芪、党参、白术等补中益气;瘀血痹阻较重,可加乳香、没药、郁金、延胡索、降香、丹参等加强活血理气的作用;发热明显者,加用牡丹皮、石膏、栀子等加强清热之功。

(八) 蛇虫咬伤

临床表现:局部肿痛严重,常有水疱、血疱或瘀斑,全身症状可见恶寒、发热、烦躁、咽干口渴、胸闷心悸、胁肋胀痛、大便干结、小便短赤或尿血,舌质红,苔黄,脉滑数。

治法:泻火解毒,凉血活血。

代表方:龙胆泻肝汤合五味消毒饮加减。

小便短赤、血尿,加白茅根、茜草、车前草、泽泻等利尿止血;发斑、吐血、衄血,加犀角(水牛角代)以加强凉血化斑解毒之功;烦躁抽搐,加羚羊角、钩藤以凉肝息风;局部肿胀甚,加赤小豆、冬瓜皮、泽泻以利水消肿。

八、西医治疗

SIRS不是一个疾病,它是一个病理生理过程,是伴随着基础疾病而发生的,SIRS是损害因素和 MODS 之间的一个桥梁。针对 SIRS 的治疗都是"对症治疗",及早发现病因、控制病因至关重要。

拮抗炎症介质,如肿瘤坏死因子(TNF)抗体,可溶性 TNF 受体,一氧化氮(NO)合成酶拮抗剂,内皮素(ET)拮抗剂等;基因治疗技术,如核因子激活的 B 细胞的 κ- 轻链增强(NF-kB);血液净化技术也是有效清除炎症介质的方法。但均未取得确切临床证据。

第二节 脓 毒 症

脓毒症(sepsis)是指宿主对感染的反应失调而致的危及生命的器官功能障碍,也就是说机体对感染产生过度反应而损伤了自身组织和器官进而危及生命。脓毒症是急诊科、ICU 常见的急危重症,进一步发展可导致感染性休克、多器官功能障碍综合征,具有发病率高、病死率高的特点。

本症在中医学中无相应的病名,根据脓毒症的症状和发病机制,可将其归为"外感热病""厥证""暴喘""血证""脱证""脏竭证"等范畴,大多数学者认为脓毒症是"邪热炽盛,深入营血"所致,后期亦可导致"急性虚证",故临床可参照"外感高热病"进行论治。

一、中医病机

脓毒症的发生病因不外乎内因(正气不足)和外因(邪毒侵入)。

(一) 内因

正气虚弱抗邪无力,正虚邪恋,邪毒阻滞,气机逆乱,脏腑功能失调。

(二) 外因

外感六淫、戾气、虫兽、金刃、毒物等侵袭机体,正邪交争,耗伤正气,正虚邪实,邪毒阻滞,气机逆乱,脏腑功能失调。

脓毒症的发生主要责之于正气虚弱,邪毒入侵,正邪相争,入里化热,热毒炽盛,耗气伤阴;正气不足,毒邪内蕴,内陷营血,经脉气血、营卫运行不畅,导致毒热、瘀血、痰浊内阻,瘀滞脉络。并且瘀血内阻贯穿病程始终,进而令各器官受邪而损伤,甚至出现亡阴亡阳。其基本病机是正虚毒损,毒热、瘀血、痰浊瘀滞脉络,气机逆乱,脏腑功能失调,邪实未去、正气已虚;病机特点为本虚标实。

二、发病机制

脓毒症常并发于严重创(烧、战)伤、休克、感染、外科大手术后,如重症肺炎、感染性心内膜炎、化脓性胆管炎、化脓性脑膜炎、坏死性胰腺炎、弥漫性腹膜炎、蜂窝织炎、多发性脓肿等均可引起脓毒症的发生。

脓毒症涉及复杂的全身炎症网络效应、基因多态性、免疫功能障碍、凝血功能异常、组织损伤,以及宿主对不同感染病原微生物及其毒素的异常反应等多个方面,与机体多系统、多器官病理生理改变密切相关,脓毒症的发病机制仍需进一步阐明。目前可能与下列过程有关。

(一) 细菌内毒素

研究表明细菌的内毒素可以诱发脓毒症,脓毒症病理生理过程中出现的失控的炎性反应、免疫功能紊乱、高代谢状态及多器官功能损害均可由内毒素直接或间接触发。

(二) 炎症介质

脓毒症中感染因素激活机体单核巨噬细胞系统及其他炎症反应细胞,产生并释放大量炎性介质并引起全身各系统、器官的广泛损伤。同时某些细胞因子,如肿瘤坏死因子-α(TNF-α)等可能在脓毒症的发生、发展中起到重要作用。

（三）免疫功能紊乱

脓毒症免疫功能紊乱的机制,一方面是作为免疫系统的重要调节细胞T细胞功能失调,炎症介质向抗炎反应漂移,致炎因子减少,抗炎因子增多;另一方面则表现为免疫麻痹,即细胞凋亡与免疫无反应性,T细胞对特异性抗原刺激不发生反应性增加或分泌细胞因子。

（四）肠道细菌/内毒素移位

严重损伤后的应激反应可造成肠黏膜屏障破坏,肠道菌群生态失调及机体免疫功能下降,从而发生肠道细菌/内毒素移位,触发机体过度炎症反应与器官功能损害。

（五）凝血功能紊乱

内毒素和TNF通过诱发巨噬细胞和内皮细胞释放组织因子,可激活外源性凝血途径,被内毒素激活的凝血因子XII也可进一步激活内源性凝血途径,最终导致弥散性血管内凝血(DIC)。

（六）基因多态性

基因多态性等遗传因素也是影响人体对应激打击易感性与耐受性的重要因素,同时也是影响临床表现多样性及药物治疗反应差异性的原因。

三、临床表现

（一）症状

1. 体温增高或低体温,并持续数小时以上,或体温下降后,又逐渐升高。

2. 伴有面赤,心烦口渴;或咽喉有腐烂白点,颈项肿胀;或咳喘胸痛,痰多黄稠;或小便黄赤、频急涩痛;或大便秘结或腹泻黄臭稀水,腹胀满,腹痛拒按,烦躁谵语;或斑疹隐隐。

（二）体征

脓毒症的临床表现呈多样化,个体差异大,无特异性的症状、体征及实验室指标,主要有以下几个方面的改变。

1. 发热、寒战、心率加速、呼吸加快。

2. 感染依据　血清C反应蛋白和降钙素原增高、白细胞计数和分类改变。

3. 血流动力学改变　心输出量增多、全身血管阻力降低、氧摄取率降低。

4. 代谢变化　胰岛素需求量增多,血糖升高。

5. 组织灌注不足　尿量减少。

6. 器官功能障碍　尿素氮或肌酐增高、血小板减少、高胆红素血症等。

四、辅助检查

（一）细菌学检查,应尽早进行病原菌检查并及时进行抗感染治疗。

（二）血常规检查。

（三）心功能检查,利用心肌酶、脑钠肽等有助于判断患者心室容量大小、有无心肌损伤,对于预后意义重大。

（四）肝脏评价,包括血清总胆红素、血谷丙转氨酶、天冬氨酸氨基转移酶、血白蛋白等。

（五）肾功能检查。

（六）血气分析。

（七）血清电解质。

（八）凝血指标。

此外,X线、CT、超声等检查都对脓毒症诊断有重要意义。

五、诊断及评估

推荐采用"第三版脓毒症与感染性休克定义的国际共识"诊断标准。对于感染或疑似感染的患者,当序贯性器官功能衰竭评分(SOFA 评分)较基线上升 ≥ 2 分(表 4-4),可诊断为脓毒症。

由于 SOFA 评分操作起来比较复杂,临床上也可以使用床旁快速 SOFA(qSOFA)标准识别重症患者。qSOFA 由意识状态改变、收缩压 ≤ 100mmHg 和呼吸频率 ≥ 22 次 /min,共 3 项组成,如果符合 qSOFA 标准中的至少 2 项时,则为疑似脓毒症,应进一步评估患者是否存在脏器功能障碍。

六、辨证要点

脓毒症的发展与六经、卫气营血传变规律相类同,六经辨证是其基本辨证体系,卫气营血是六经辨证的补充。结合脓毒症主要呈现"毒""热""瘀""虚"的病机特点,现临床诊治普遍采用天津市第一中心医院急救医学研究所所长王今达教授提出的"三证三法",即把脓毒症分为三大证:毒热内盛证(严重感染)、瘀热内阻证(凝血功能障碍)、急性虚证(急性营养衰竭和急性免疫功能低下),其辨证要点主要是辨虚实,虚主要分清是否出现急性虚证即亡阳、亡阴,实主要辨毒热和瘀血主次;治疗原则为清热解毒、活血化瘀、扶正固脱。现代学者更注重早期诊断,早期截断;扶正、解毒、通络并举。

七、中医治疗

(一) 辨证论治

1. 实证

(1)毒热内盛,瘀热内阻

临床表现:壮热、烦渴,或见神昏,或见斑疹隐约;或见腹胀痛拒按,大便秘结等;舌质红绛或有瘀斑,苔黄燥,脉数。

治法:清热解毒,凉血化瘀。

代表方:清瘟败毒饮加减。

根据病情,高热者重用生石膏;腹胀痛拒按,大便秘结者加生大黄;高热神昏者用清瘟败毒饮送服安宫牛黄丸;肝胆湿热者加柴胡、茵陈、青蒿;热伤气阴者可加人参;咳喘甚者加麻黄;痰黄稠者加金荞麦、蜜枇杷叶。

(2)腑气不通,瘀热内阻

临床表现:腹胀、呕吐、无排便排气、肠鸣音减弱或消失,舌质红或有瘀斑,舌苔黄腻,脉弦。

治法:通里攻下,活血化瘀。

代表方:大承气汤,或小承气汤、调胃承气汤。

喘促不宁,痰涎壅滞,大便不通者可用生石膏、生大黄、杏仁、瓜蒌皮;正虚不能运药者用调胃承气汤加人参、当归、生地黄、麦冬、玄参、海参、姜汁;小肠热甚,腑气又实,临床见热结证之外,还见烦渴,小便赤痛、涩滞者,宜用大黄、芒硝、赤芍、生地黄、黄连、黄柏;邪闭心包,神昏舌短,内窍不通,饮不解渴者宜用牛黄承气汤;对津液枯燥,水不足以行舟的结粪不下者宜用增液承气汤。

2. 虚证

急性虚证

临床表现:面色苍白、四肢湿冷、大汗淋漓、尿少、血压下降、脉细数或欲绝。

治法:扶正固脱。

代表方:气脱者,生脉散;阳脱者,四逆汤;阴阳俱脱者宜参附汤。

3. 虚实夹杂

邪毒内蕴,败血损络

临床表现:神昏谵语,意识障碍或淡漠,胸闷喘促,心胸刺痛,咳嗽气逆,腹痛,胁肋胀痛,泄泻或黄疸,小便短赤,涩痛不畅甚或癃闭,皮肤四肢瘀紫,表浅静脉萎陷,发热或有红斑结节,肢体麻木、疼痛,活动不利,甚或瘫痪。舌紫暗,脉虚无力。

治法:清热解毒,活血化瘀,益气养阴,通阳活血。

代表方:2013《脓毒症中西医结合诊治专家共识》推荐方。

在黄芪、当归、麦冬、丹参、西洋参、金银花、连翘、桃仁、红花、川芎、赤芍、生地黄推荐方组方上根据病情加减应用。

高热者重用生石膏;腑气不通者加生大黄、芒硝;咳喘痰黄者加麻黄、生石膏、黄芩、金荞麦、蜜枇杷叶;肝胆湿热者加柴胡、茵陈、青蒿、虎杖;高热神昏者可用推荐方汤剂送服安宫牛黄丸。

（二）专方专药治疗

1. 脓毒症 血必净注射液 50ml 加 0.9% 生理盐水 100ml 静脉滴注,每次滴注时间在 30~40 分钟,每日 2 次。病情重者可每日 3 次。

2. 脓毒症并发急性呼吸窘迫综合征（ARDS）

方选:宣白承气汤合生脉散加减。

组成:红参、麦冬、五味子、全瓜蒌、麻黄、杏仁、生大黄、桑白皮、生甘草。

（三）常用中成药

1. 毒热内盛证 清开灵或痰热清注射液加入葡萄糖注射液 250ml 静脉滴注,每日 1 次。神昏者,以醒脑静注射液 20~40ml 用葡萄糖稀释后静脉滴注或安宫牛黄丸 1 丸鼻饲或灌服,每日 2 次。伴有腑气不通者,四磨汤口服液,一次 20ml,每日 3 次或用防风通圣丸。

2. 瘀血内阻证 丹红注射液 20~40ml 或注射用血塞通 200~400mg 加入 5% 葡萄糖注射液 250~500ml 静脉滴注,每日 1 次。

3. 急性虚证 参麦注射液或生脉注射液 60~100ml,加入 5% 葡萄糖注射液 250~500ml 静脉滴注,每日 1~2 次。参附注射液 60~100ml,加入 5% 葡萄糖注射液 250~500ml 静脉滴注,每日 1~2 次。

（四）其他疗法

腑气不通见腹胀、呕吐、无排便排气、肠鸣音减弱或消失,可选用如意散贴敷。如意散适量,鸡蛋清或醋调敷神阙穴,每日 1 次,或大黄甘草汤类方灌肠或针灸;取穴足三里、气海、天枢、太冲、支沟,实证用泻法,虚证用补法。

八、西医治疗

（一）病情评估与监测

评估患者病情严重程度和针对性监测。

1. 病情评估 对患者进行原发病种和急性生理学与慢性健康状况（APACHE Ⅱ）评分、MODS 评分。

2. 生命体征监护 体温（T）、脉搏（P）、呼吸频率（R）、血压（BP）、24 小时尿量、意识的变化。

3. 器官功能监护 血常规、肝肾功能、电解质、凝血功能、代谢功能（血糖、血脂）等。

4. 血流动力学监测 心功能不全、血压不稳定者可进行血流动力学监测。

（二）防治休克

1. 液体复苏 感染性休克确诊后尽早开始液体复苏，在拟诊为感染性休克起 3 小时至少输注 30ml/kg 的晶体溶液进行初始复苏，不推荐用羟乙基淀粉进行容量替代治疗，当需要大量晶体液时，可以加用白蛋白。

2. 血管活性药物 在液体复苏后仍不能改善动脉血压和组织灌注，应考虑使用血管活性药物。在充分的液体复苏及使用血管活性药物后，如果仍存在持续的低灌注，建议使用多巴酚丁胺。

（三）积极控制感染

1. 抗生素的应用 脓毒症一经诊断，在病原学检查（血培养在内的合适的微生物培养）尚未及时回报时，应根据情况给予抗生素经验治疗，抗菌治疗应该在 1 小时内，延迟不超过 3 小时。以后依据菌种及药敏试验结果调整治疗方案。

2. 积极清除感染灶，加强感染灶引流。

（四）糖皮质激素

对于感染性休克，如果充分的液体复苏及血管活性药物治疗能够使血流动力学稳定，则不建议静脉使用氢化可的松。如果无法达到血流动力学稳定，建议静脉使用氢化可的松 200mg/d。

（五）呼吸功能支持

呼吸功能支持包括氧疗和机械通气。对低氧血症患者应给予氧疗。如脓毒症患者出现急性呼吸窘迫综合征（ARDS）时，应及早使用机械通气。

（六）肾脏功能支持

1. 肾脏是严重脓毒症发展过程中最容易受损的脏器之一，目前对肾功能损伤时进行连续性肾脏替代治疗（CRRT）的时机还存在争议。

2. 如存在难以纠正的酸中毒、高钾血症、容量过负荷情况为 CRRT 的适应证。

（七）维持水、电解质及酸碱平衡

根据患者的临床表现及血流动力学监测结果，判断患者的容量情况，如液体负荷过重，可适当选用利尿负平衡。如存在容量不足的情况，可根据血流动力学监测情况予以适当补液。电解质尤应注意血钠和血钾的失衡情况，可参考电解质失衡的治疗。

（八）控制血糖

高血糖可抑制免疫反应，导致感染难以控制。启用胰岛素治疗，目标是控制血糖<180mg/dl（10mmol/L）。另外也要防止出现低血糖。

（九）营养支持

脓毒症处于高代谢状态，营养支持对调节患者免疫功能、改善代谢通路、支持器官结构和功能具有重要意义。营养支持的途径包括肠内营养及肠外营养，前者对维持胃肠道黏膜屏障功能有益，如条件允许，应尽可能使用肠内营养。

（十）抗凝治疗

炎症介质可以抑制抗凝物质并激活外源性凝血系统，早期使其处于高凝状态，后期甚至会出现 DIC。处理原则主要是抗凝，补充抗凝物质和加强纤溶。

（十一）恢复胃肠道功能

如果存在消化道出血风险，可以应用胃黏膜保护剂，如 H_2 受体拮抗剂、质子泵抑制剂；尽早进行肠内营养，有助于恢复胃肠道功能，积极纠正休克，改善胃肠道缺血情况。

第三节 多器官功能障碍综合征

多器官功能障碍综合征是指因严重创伤、感染、大手术、大面积烧伤、长时间心肺复苏术、产科等因素为诱因，序贯或同时发生两个或两个以上的器官功能障碍或衰竭的综合征，受损器官包括心、肺、肾、肝、胃肠、脑、凝血及代谢功能等，临床上 MODS 多数由脓毒症发展而来。此综合征在概念上强调：①原发致病因素是急性的；②表现为多发的、序贯的、远隔原发病的器官功能不全；③器官功能障碍是可逆的，功能可望恢复；④一些慢性病迁延至终末期，虽也涉及多个器官功能不全，但不属于 MODS 的范畴。

在中医典籍中虽然没有 MODS 这一病名，但有与之相关的关于脏腑功能损害或衰竭的记载，如厥脱、喘证、神昏、关格、急黄、肠痹、腹胀满、血证、消渴、虚劳等，但这些只是单一诊断，并没有涉及多个系统功能障碍。近来有不少学者提出采用"脏竭证"这一新病名，取多脏器合病和并病。

一、中医病机

MODS 的病因虽繁，概而言之，不外内因、外因、不内外因三因。外者六淫邪毒、疫疠之气、猝中虫兽邪毒、误施汗吐下法等外来致病因素；内者乃内生毒瘀痰热；不内外因者为情志太过，饮食不节，跌仆金疮等因素损伤阴阳气血，以致脏腑功能紊乱，甚至衰竭。

"正虚邪实，气虚血瘀，阴阳逆乱衰而竭之"是 MODS 的基本病理变化。正气不足，脏真受损，气阴两虚，阴竭阳脱是 MODS 的病机之本。热、毒、痰、瘀是 MODS 的发病之本。

当正气亏虚，或脏腑薄弱，抗御病邪能力低下时，复因创伤、感染、手术等内外致病因素影响，使热毒湿浊乘虚侵犯。以致正虚邪实，正不胜邪，气机逆乱，脏腑功能失调，阴阳离决而发病；当邪气太盛，或创伤、手术、虫兽所伤等伤害太过，使正气不支，邪气独盛，邪盛正伤，气血受损，阴阳失衡，以致精气耗竭，脏气衰竭；当久病正虚，气血失调，脏腑功能不足，使痰水瘀血内生，正值感受外邪，常与痰水瘀血互结为患，内外合邪，更易致阴阳气血逆乱，脏腑功能衰惫。当一脏一腑患病，脏腑相累，病相传变，形成多脏腑合病或并病，甚至多脏腑气血精津衰竭。当人体遭受意外伤害，损及气血津液，使其耗夺，以致多脏器失去精气充养，甚至人体失神，脏气衰败。

总之，外来致病因素、内生毒瘀痰热、创伤手术、跌仆金疮等，不但在人体亏虚情况下侵犯人体，损伤正气，破坏脏腑阴阳协调平衡，耗伤气血津液精神；又可在一定条件下引起热、毒、湿浊之邪内犯机体，损伤阴阳气血，以致直中脏腑，或一脏受病，累及他脏，使脏腑间病邪迅速相互传变，邪毒内陷或痰浊瘀血内生，气血运行逆乱，生生之机告绝，气血精神耗竭，致多脏腑组织器官合病或并病，甚至全身整体功能衰竭。

现代医学所谓的内毒素血症只是"毒"的一种。毒是中医学独特的病机概念，广义上的"毒"包括了痰、瘀、饮、浊等，"毒者，害人之气也。毒由邪生，邪盛极而为毒"。狭义上的"毒"是一种独特的致病因素，"毒"不仅有虚实之分，也有寒热内外之别，同时也有"邪盛谓之毒"的观点。认为毒存体内，损伤脏腑，败坏形体，引起变症多端，符合 MODS 的发病机制。目前许多学者的研究多偏向"热毒""邪毒"等，如王今达教授提出的"菌毒并治"理论，所指的"毒"实质上是"热毒、瘀毒"，因实而导致的致病因素，即实邪，只是病机的一方面。亦有因虚而导致"毒邪"内生，气阴两虚，阴虚阳脱而致虚邪内生，其邪包括热、瘀、痰、浊等。毒是 MODS 十分重要的病机之一。

二、发病机制

MODS 的发病机制非常复杂,涉及神经、体液、内分泌和免疫等诸多方面,现在主流的看法是失控的炎症反应在 MODS 发生中起主要作用。

(一)缺血再灌注损伤

它强调各种休克微循环障碍若持续发展,都能造成血管内皮细胞和器官实质细胞缺血、缺氧和功能障碍;缺血再灌注导致的氧自由基损伤;血管内皮细胞通过多种凝血因子和炎症介质,与多形核白细胞相互作用,产生黏附连锁反应,导致器官微循环障碍和实质器官损伤。

(二)炎症失控

炎症反应是一把双刃剑。炎症反应在主要发挥保护功能的同时,也会造成自身的细胞和组织损伤;各系统和器官工作负荷加重;机体的自身消耗和营养物质利用效能下降。炎症持续发展甚至失去控制,由对机体保护转变为对机体损伤,最后形成全身炎症反应综合征(SIRS)。全身炎症反应综合征(SIRS)是指,因感染或非感染因素作用于机体,引起机体失控的自我持续放大和自我损伤的全身性炎症反应。机体在致炎因素作用下启动 SIRS 的同时,抗炎也伴随发生。致炎介质与抗炎介质的平衡对于决定炎症反应的预后十分重要。两者处于动态平衡,自稳态得以维持,则不会导致 MODS 的发生。两者失衡时,无论是 SIRS 还是 CARS(代偿性抗炎反应综合征)反应过强,均会引起机体自稳态失衡,导致 MODS。

(三)肠道细菌、毒素移位

严重创伤、休克、缺血再灌注损伤、外科手术等应激因素均可导致肠黏膜屏障功能破坏,从而导致肠道的细菌和毒素的移位,通过肠黏膜进入门静脉和淋巴系统,导致毒血症、菌血症或脓毒症,最终发展成 MODS。肠道细菌和毒素的移位为炎症反应提供了丰富的启动因子,导致炎症反应持续发展,最终导致组织损伤和器官功能障碍。

(四)二次打击假说

创伤、感染、烧伤、休克等早期直接损伤作为第一次打击,第一次打击造成的组织器官损伤是轻微的,虽不足以引起明显的临床症状,但最为重要的是,早期损伤激活了机体免疫系统,使炎症细胞处于一种“预激活状态”。如果病情进展恶化或继发感染、休克等情况,则构成第二次打击。特点是即使第二次打击的强度不大,也能使处于预激活状态的机体免疫系统暴发性激活,大量释放炎症介质,从而形成“炎症瀑布反应”。这种失控的炎症反应不断发展,最终导致组织细胞损伤和器官功能障碍。

(五)应激基因假说

应激反应能促进创伤、休克、感染、炎症等应激打击后细胞代谢所需的蛋白合成,应激基因的这种机制有助于解释二次打击导致 MODS 的现象。这种细胞反应的类型也表现在内皮细胞中,当血管内皮细胞受内毒素攻击后能导致细胞程序化死亡或凋亡。

三、临床表现

MODS 根据受累器官的不同,临床表现也各不相同;同时多个器官功能障碍共同导致相同的临床症状,其大体可划分为以下类型。

(一)累及肺部出现气促、呼吸困难、口唇发绀等症状。

(二)累及循环出现心慌胸闷、乏力少气、心律失常、休克等症状。

(三)累及肝脏出现低蛋白血症、黄疸等症状。

(四)累及消化道出现呕吐、腹胀、消化道出血等症状。

笔记栏

（五）累及凝血功能出现血小板减少、凝血时间延长或凝血因子减少等症状。

（六）累及神经系统出现谵妄、昏迷等症状。

四、诊断及评估

（一）诊断标准

MODS 可能累及机体所有器官或系统，其诊断标准经历了不断的修订和完善。目前多采用 1997 修正的 Fry-MODS 诊断标准（表 17-1）。

表 17-1 MODS 诊断标准

系统与器官	诊断标准
循环系统	收缩压低于 90mmHg（1mmHg =0.133kPa），并持续 1 小时以上，或需要药物支持才能使循环稳定
呼吸系统	急性起病，动脉血氧分压 / 吸入氧浓度（PaO_2/FiO_2）≤ 200mmHg（无论有否应用 PEEP），X 线正位胸片见双侧肺浸润，肺动脉嵌顿压 ≤ 18mmHg 或无左房压力升高的证据
肾脏	血肌酐>2mg/dl（176.8μmmol/L）伴有少尿或多尿，或需要血液净化治疗
肝脏	血胆红素>2mg/dl（34.2μmmol/L），并伴有转氨酶升高，大于正常值 2 倍以上，或已出现肝性脑病
胃肠	上消化道出血，24 小时出血量超过 400ml，或胃肠蠕动消失不能耐受食物，或出现消化道坏死或穿孔
血液	血小板<50×10⁹/L 或降低 25%，或出现 DIC
代谢	不能为机体提供所需的能量，糖耐量降低，需要用胰岛素；或出现骨骼肌萎缩、无力等表现
神经系统	格拉斯哥昏迷评分<7 分

（二）评分

目前国际上对 MODS 的评分标准是 1995 年由 Marshall 提出的，其中涉及最常发生功能障碍的 6 个器官系统，并从中选出一个最具代表性的变量（表 17-2）。

表 17-2 MODS 的严重程度评分标准（Marshall，1995）

器官系统	0分	1分	2分	3分	4分
呼吸系统（PaO_2/FiO_2）	>300	226~300	151~225	76~150	≤ 75
肾脏（血清肌酐）	≤ 100	101~200	201~350	351~500	>500
肝脏（血清胆红素）	≤ 20	21~60	61~120	121~240	>240
心血管系统（PAR）	≤ 10.0	10.1~15.0	15.1~20.0	20.1~30.0	>30.0
血液系统（血小板计数）	>120	81~120	51~80	21~50	≤ 20
神经系统（Glasgow 评分）	15	13~14	10~12	7~9	≤ 6

1. 计算 PaO_2/FiO_2 时不考虑是否使用机械通气、通气方式，是否使用 PEEP 及大小，PaO_2/FiO_2 的单位为 mmHg。

2. 血清肌酐的单位为 μmol/L，不考虑是否接受透析治疗。

3. 血清胆红素的单位为 μmol/L。

4. 血压校正的心率（PAR）= 心率（HR）×［右房压（RAP）或中心静脉压（CVP）］/ 平均动脉压（MAP），PAR 单位为次 /min。

5. 血小板计数的单位为 10⁹/L。

评分中每一个器官系统变量的得分>3 分作为器官系统功能衰竭的标准。

五、辨证要点

（一）中医辨证分为实证与虚证,实证包括热、痰、湿、瘀等证;虚证包括气、阴、阳虚等证。

（二）多器官功能障碍综合征最突出的是有各脏器受损的危重变证表现,如:脱证、肺衰、关格、肠痹、血证、心衰、神昏等,须及时针对各脏器功能受损或衰竭情况参照相关章节辨证论治,主张采用中西医结合方法综合救治。

六、中医治疗

本病系多个脏腑受累,发展变化多端,正邪盛衰情况有轻重缓急之别,故要重点分析,整体把握,应施以标本同治。祛邪应抓住热、毒、痰、瘀等分别清之、解之、化之、除之,以清热解毒、化痰除湿、活血化瘀、凉血止血、开窍醒神等法施治;扶正当视脏腑、阴阳、气血津液、精神之不足,分别采用补脾养肺、温肾养心、益气固脱、回阳救逆、补血养阴、调理阴阳之法治疗。还应注意根据脏腑受累情况不同,对照相关脏腑病证辨证救治。

邪毒炽盛、正虚邪陷治以祛邪为主,兼顾护住正气,勿用耗气劫阴之品,并需适时扶正;五脏俱损、真阴衰竭,必致五脏之气无由化生,以致阴耗气脱,气少阴脱,气阴两衰,故当重视补气,以敛阴救脱;气虚不固、阳气暴脱,常在温阳补气救脱时,收敛阴气方能获效。

阴损及阳、阴阳俱脱,病情危急,积极采取中西医综合救治;内闭外脱、气滞血瘀,应时时顾护正气,防止阴阳俱损,脏腑衰败的发生。

（一）邪毒炽盛,正虚邪陷

临床表现:高热烦渴,面红目赤,呼吸喘急,心悸气短,唇甲发绀,脘腹胀满,大便燥结,尿少或无尿,甚则高热神昏,烦躁谵语,或兼见抽搐,汗多肢冷,舌红绛,苔黄燥,脉浮洪或细数。

治法:泄热解毒,清心开窍。

代表方:清瘟败毒饮加减。

燥屎内结者,加用大承气汤,荡涤胃肠;高热神昏,谵妄者,加用安宫牛黄丸。

（二）五脏俱损,真阴衰竭

临床表现:神志恍惚,惊悸不安,面色晦暗,呼吸微弱,汗出如油,口渴欲饮,尿少尿闭,时有躁扰,肢体震颤,舌质干红,苔少或光剥,脉虚细数或结代。

治法:救阴敛阳,益气固脱。

代表方:三甲复脉汤加减。

汗出如油,口渴欲饮者加用生脉散;神疲乏力,五心烦热者加沙参麦冬汤。

（三）气虚不固,阳气暴脱

临床表现:神志不清,表情淡漠,面色苍白,口唇发绀,气短息微,四肢厥冷,冷汗淋漓,舌质淡,脉微欲绝。

治法:温阳益气,回阳固脱。

代表方:参附龙牡汤合四逆汤加减。

病情危重者,可静脉给予参附注射液益气温阳固脱。

（四）阴损及阳,阴阳俱脱

临床表现:神志昏迷,目呆口开,瞳孔散大,喉中痰鸣,气少息促,汗出如油,四肢逆冷,二便失禁,舌质淡胖,脉微欲绝。

治法:回阳救阴,益气固脱。

代表方：四逆汤合生脉散加减。

（五）内闭外脱，气滞血瘀

临床表现：胸闷气短，汗出黏冷，唇甲发绀，皮肤瘀斑，腹胀尿闭，吐血，便血，舌质紫暗，脉沉细而涩或沉伏难及。

治法：理气救脱，活血化瘀。

代表方：四逆散合血府逐瘀汤加减。

高热不退，神昏，出血，汗出者加用急救回阳汤合安宫牛黄丸。

七、西医治疗

治疗原则：控制原发病；合理应用抗生素；改善氧代谢，纠正组织缺氧；器官功能支持；代谢支持和调理；免疫调节治疗；整体观点。

（一）控制原发病

控制原发病是 MODS 治疗的关键。及时有效地处理原发病，可减少、阻断炎症介质或毒素的产生释放，防治休克和缺血再灌注损伤。创伤患者，应采取彻底清创，预防感染；严重感染的患者，应清除感染灶及坏死组织、烧伤、焦痂等，应用有效的抗生素；胃肠道胀气的患者，要及时进行胃肠减压和恢复胃肠道功能；休克患者，应尽快纠正血流动力学紊乱，对于维持胃肠道黏膜屏障功能具有重要意义。

（二）合理使用抗生素

预防和控制感染，尤其是肺部感染、院内感染及肠源性感染。危重患者一般需要联合用药，在经验性初始治疗的同时尽快明确病原菌转为目标治疗，采用降阶梯治疗的策略，并注意防止菌群失调和真菌感染。

（三）改善氧代谢，纠正组织缺氧

主要手段包括增加氧供、降低氧耗和提高组织细胞利用氧的能力。提高氧供是目前改善组织缺氧最可行的手段，需具备三个条件：①正常的血红蛋白含量；②通过氧疗，必要时呼吸机支持，使 $SaO_2>90\%$；③正常的心功能和有效循环血容量。可适当使用血管活性药物，维持 $MAP>60mmHg$，以保证器官的灌注。降低氧耗易被忽视，可通过镇静、降低体温和呼吸机支持等手段实现。

（四）器官功能支持

1. 呼吸功能支持

（1）保持气道通畅。

（2）氧疗：若单纯吸氧不能缓解缺氧的症状时，可选择有创或无创机械通气，或选用体外膜肺氧合技术（ECMO）。

2. 循环支持

（1）维持有效血容量。

（2）保证有效心脏功能。

（3）维持足够的血管张力。

3. 肾功能损伤在药物治疗无效时，可以进行 CRRT。

4. 肝功能支持，有条件的医院可进行人工肝、肝移植等。

（五）代谢支持和调理

MODS 使患者处于高度应激状态，导致机体出现以高分解代谢为特征的代谢紊乱。器官及组织细胞功能的维护和组织修复有赖于细胞得到适当的营养底物，机体高分解代谢和外源性营养利用障碍，可导致或进一步加重器官功能障碍。因此，在 MODS 的早期，代谢支持的目标应当是减轻细胞代谢紊乱,减少器官功能障碍的产生;而在 MODS 的后期,代谢支持和调理的目标是进一步加速组织修复,促进患者康复。

（六）免疫调节治疗

基于炎症反应失控是导致 MODS 的根本原因这一认识,抑制 SIRS 有可能阻断炎症反应发展,最终降低 MODS 病死率。免疫调控治疗实际上是 MODS 病因治疗的重要方面。目前临床上研究较多的连续血液净化可能是一种较为理想的途径。糖皮质激素和非激素抗炎药,如布洛芬,吲哚美辛等有利于减少过度应激反应。炎症介质拮抗剂,如 TNF 与抗体,抗内毒素血清,理论和实验研究效果较好,临床研究尚未获得一致结论。

（七）整体观点

机体是一个完整的整体,各器官相互联系和补充,共同完成人体的各项生理功能。从整体的观点出发,针对 MODS 的治疗策略不仅仅是给予受损器官充分的支持和修复,更重要的是必须帮助机体重建已经紊乱的联系网络,恢复其正常的生理和谐。在针对原发病或损害治疗的同时还应积极对机体的神经内分泌、免疫、炎症、凝血、代谢等各方面进行适当的调节,促进器官之间的联系网络恢复正常。

———————————● （高培阳 叶 勇 郭力恒）

复习思考题

1. 简述 SIRS 的中医病机及诊治思路。

2. 简述 SIRS 的病理生理及诊断标准。

3. 简述脓毒症的中医临床表现及诊治思路。

4. 简述脓毒症的病理生理及诊断标准。

5. 简述多器官功能障碍综合征的基本病理变化。

6. 简述多器官功能障碍综合征的病因及发病机制。

7. 简述多器官功能障碍综合征的西医治疗和中医治疗原则。

第十八章

循 环 系 统

学习目标

1. 掌握休克、急性心力衰竭、恶性心律失常的定义、辨证要点、发病机制及诊断。
2. 熟悉休克、急性心力衰竭、恶性心律失常的中医病机及中西医治疗。
3. 了解休克、急性心力衰竭、恶性心律失常的辅助检查。

第一节　休　　克

休克是机体在各种致病因素作用下,引起神经、体液、细胞因子平衡失调,有效循环血容量急剧下降,导致全身微循环障碍,组织器官血液灌注严重不足,致使组织缺氧、细胞代谢紊乱和器官功能受损的综合征。休克恶化是一个从组织灌注不足发展为多器官功能障碍至衰竭的病理过程。

休克的分类,最常用的是按病理生理机制分为四类,即分布性休克、心源性休克、低血容量性休克、梗阻性休克。休克的分型是相对的,临床上往往表现为复合型休克。

本病属于中医学"脱证"范畴,是指邪毒内陷,或内伤脏器,或亡津失血所致的气血逆乱、正气耗脱的一类病证。脱证的概念源于《黄帝内经》,首见于《灵枢·决气》,篇中记载:"精脱者,耳聋;气脱者,目不明;津脱者,腠理开,汗大泄;液脱者,骨属屈伸不利,色夭,脑髓消,胫酸,耳数鸣;血脱者,色白,夭然不泽,其脉空虚,此其候也。"东汉末年张仲景在《伤寒论》中虽未专论脱证,但却从厥证的辨治中丰富和发展了脱证的临床辨证论治。《景岳全书·杂证谟·厥逆》言:"血脱者,如大崩大吐或产,血尽脱,则气亦随之而脱,故致卒仆暴死。""气并为血虚,血并为气虚,此阴阳之偏败也,今其气血并走于上,则阴虚于下,而神气无根,是即阴阳相离之候,故致厥脱。"指出了亡血失精阴阳相脱导致脱证。《医学源流论·卷下·病不可轻汗论》言:"天时暑燥,卫气开而易泄……复投发散之剂,必至大汗不止,而亡阳矣。"《医学心悟·医门八法·论下法》言:"此皆在当下之例,若失时不下,则津液枯竭,身如槁木,势难挽回。""郁热蓄甚,神昏厥逆,脉反滞涩,有微细欲绝之象……投以温药则不可救;或者妄行攻下,致残阴暴绝,势大可危。"可以看出汗、吐、下三法用之不当则变症蜂起,指出了津液脱失,亡阴亡阳导致脱证。《类证治裁·脱症论治》言:"生命以阴阳为枢纽。阴在内,阳之守,阳在外,阴之使。阴阳互根,相抱不脱。……夫元海根微,精关直泄,上引下竭,阴阳脱离,命立顷矣。"阴阳平秘是维系生命的根本,阴平阳秘,精神乃治,阴阳离决,精气乃绝;久病亏虚,阴阳俱脱,导致脱证。《张氏医通·卷九·脱》中言:"上下俱脱者,良由上盛下虚,精华外脱,其人必嗜肥甘,好酒色,而体肥痰盛,往往有类中之虞?……颠仆遗尿,喘鸣大汗者,此上下俱脱也。"指出了上盛下虚,上下皆脱之脱证。以上论述,均是研究脱证的重要资料。

一、中医病机

"脱证"发生原因分为外感六淫之邪、疫病温毒之气或一切可致厥脱的外来因素,导致津液大伤,阴阳离决;或五志过激,七情内伤,忧思恼怒,导致气机郁闭,阴阳不相顺接,或饮食不慎,误食毒物,或劳倦过度,气不续接;或跌打损伤,交通事故,虫兽咬伤者,导致脏腑功能紊乱,气血津液失调,使得维持人体正常生命活动的阴阳之气受阻,即可发生脱证。心窍被蒙,气血逆乱,肾气衰败为其主要病理,病标在孙络毛脉,病本在五脏。

"脱证"的主要病机有三:一为气阴耗伤,外邪伤阴,终致气陷于下,阴竭于内发为脱证;或温毒热邪内陷伤阴,或直达下焦,劫灼肝肾之阴,阴精衰竭于下,阴不敛阳,虚阳浮越,发为脱证。二为阳气暴脱,久喘不愈,肺肾之气散乱不收,或因其人吐泄太过,大汗失液,亡血失血,致阳随阴亡,气随血脱,或大汗损阳,阳气暴脱。三为阴阳俱脱,久病体虚,或病重脱证未固,均致真阴耗竭,阴不敛阳,元阳外越,真脏之色显露;或真阳衰败,阳不敛阴,元阴外泄,脏真衰败,阴阳俱脱。

二、发病机制

休克是多种因素互相作用的综合结果,发病机制复杂,其主要特点如下:

（一）体液因子在休克中的作用

各种有害因素侵袭机体时,立即引起神经体液反应,产生多种体液因子,这些体液因子释放过高或过低,引起 SIRS、SIRS/CARS 失衡,使血管张力失常,内皮损伤,导致心肌抑制,从而影响循环及心脏功能,导致急性心血管功能障碍引发休克。

（二）各类休克的特点

从病理生理角度可将休克分为:分布性休克（包括感染性休克、过敏性休克等）、心源性休克、低血容量性休克、梗阻性休克等。

1. 感染性休克　感染性休克是指严重脓毒症患者在给予足量液体复苏后仍无法纠正的持续性低血压,常伴有低灌流状态（包括乳酸酸中毒、少尿或急性意识状态改变等）或器官功能障碍。

2. 过敏性休克　过敏性休克有两大特点:

（1）血压急剧下降到 80/50mmHg 以下,患者出现意识障碍。

（2）在休克出现之前或同时,出现与过敏相关的症状如下:①皮肤潮红、瘙痒,继以广泛的荨麻疹和 / 或血管神经性水肿;②患者出现喉头堵塞感、胸闷、气急、喘鸣、憋气、发绀,严重者可窒息死亡;③心悸、出汗、面色苍白、肢冷、发绀、脉速而弱,甚至脉搏消失,血压迅速下降,乃至测不到血压,最终导致心搏骤停等循环衰竭表现;④先出现恐惧感,烦躁不安和头晕,随着脑缺氧和脑水肿加剧,可发生意识不清或完全丧失等意识方面的改变。

3. 心源性休克　心源性休克的基本机制为泵功能衰竭,临床表现与其他类型休克相似,但需要注意的是,原有高血压患者,虽收缩压可能在正常范围,但却比原有血压降低 30%以上,并伴有脉压缩小时,可能发生心源性休克。

4. 低血容量性休克　低血容量性休克是由于大量失血、失水、严重灼伤或创伤,有效循环血量急剧减少,外周循环衰竭,组织灌注不足,导致缺氧和酸中毒,最终造成多器官功能衰竭甚至死亡。

5. 梗阻性休克　梗阻性休克的基本机制为血流的主要通道受阻。如腔静脉梗阻、心包缩窄或压塞、心瓣膜狭窄、肺动脉栓塞及主动脉夹层动脉瘤等。梗阻性休克的血流动力学特点根据梗阻部位的不同而不同,但大都是由于血流的通道受阻导致心输出量减少,氧输送下降,而引起循环灌注不良,组织缺血缺氧。近年来又有人根据梗阻的部位将梗阻性休克分为心内梗阻性和心外梗阻性休克。

三、临床表现

神情淡漠或烦躁,面色苍白或灰白或紫赤,语声低弱,息微而促,大汗淋漓,尿少或无尿,舌淡白而干,脉沉细数,甚则猝然昏仆,目合口开,二便自遗,手撒肢冷,脉芤或伏。

四、辅助检查

(一) X 线检查对休克的病因判断有一定意义。
(二) 心电图有利于心源性休克的诊断,并能了解休克时心肌供血及心律失常情况。
(三) 血流动力学监测。
(四) 微循环检查。

五、诊断及评估

诊断标准:
(一) 有诱发休克的原因。
(二) 意识改变。
(三) 脉搏超过 100 次 /min 或不能触知。
(四) 四肢湿冷,胸骨部位皮肤指压阳性,皮肤有花纹,黏膜苍白或发绀,尿量少于 30ml/h 或尿闭。
(五) 收缩压低于 80mmHg。
(六) 脉压差小于 20mmHg。
(七) 原有高血压,收缩血压较原水平下降 30% 以上。
凡符合上述第(一)项,以及第(二)、(三)、(四)项中的两项和第(五)、(六)、(七)项中的一项,可诊断为休克。

六、辨证要点

(一) 辨气脱、血脱、阳脱、阴脱
气脱证常是气虚证的进一步发展,多见于慢性病的危重阶段,也有失治误治而致气脱者。阳脱证是阳气极度衰微的危重证候。气脱以气息微弱欲绝为特征,常常相继或相兼出现,故常称为"阳气暴脱"。阴脱证是阴液严重亏虚欲竭的危重证候,可以发生于久病阴亏的基础上,也可因壮热伤阴或大汗、大吐、大泻而致阴液暴失而发生。与阳脱相比较,阴脱体暖、汗热而黏、面色潮红、烦躁、脉细数而疾,而阳脱冷汗淋漓、手足厥冷、面色苍白、昏睡、脉微欲绝,临床需及时准确辨识,积极救治。血脱证多见于大出血患者,常伴四肢厥冷,大汗淋漓,甚至昏厥,表现为气随血脱证。

(二) 辨轻重,抓先兆
脱证一旦发生则病情险恶,故需识别脱证先兆,防患于未然。如恶心、出汗、烦躁常为脱证先兆,继而突然昏仆,不省人事,目合口开,鼻鼾息微,汗出如流,手撒便遗,四肢瘫软,手足发凉,脉微欲绝。脱证凶兆为目合口开、鼻鼾、手撒、遗尿等。

（三）辨病因

脱证病因不外严重内外出血或暴吐暴泻等使阴血津液严重亏耗，或感受邪毒，伤津耗液，或脏气暴损，阳气耗散。

（四）辨变证危候

脱证一旦发生，易并发神昏、心悸、喘证、血证、关格、脏竭症等危重变证，病情加重，加速患者死亡。因此，在脱证的救治中，要警惕变证危候并积极防治。

七、中医治疗

本病多以烦躁神昏、四肢厥冷、大汗淋漓、脉微欲绝等表现为特征。辨证时，要分清正、邪、虚、实之别。休克多以回阳救逆固脱、益气养阴固脱、理气活血固脱、温阳通痹固脱、清热解毒固脱等为治疗大法。

（一）气脱

临床表现：面色苍白，大汗淋漓，精神萎靡，气短不续，目合口开，二便自遗，舌淡胖，脉细微无力等。

治法：益气固脱。

代表方：独参汤或参附龙牡汤加减。

（二）血脱

临床表现：面色㿠白，夭然不泽，头晕眼花，心悸怔忡，气微而短，四肢厥冷，甚则昏厥不省人事，舌淡白，脉芤或脉微欲绝等。

治法：补气益血，培元固脱。

代表方：当归补血汤加减。

血热者，当用犀角地黄汤；肝不藏血者，宜用丹栀逍遥散；心脾两虚，心失所主，脾失所摄，可用归脾汤；若有气随血脱之虞，当首选参附汤以回阳固脱。待血止后再审因论治，在原方的基础上，酌加凉血、收敛、活血、止血的相应药物。

（三）阴脱

临床表现：面色潮红，汗出身热，口渴喜冷饮，甚或昏迷谵语，烦躁不安，皮肤皱褶，唇干齿燥，小便短赤，舌质干红，脉细数无力等。

治法：滋阴增液，养阴固脱。

代表方：生脉散加减。

在救阴的同时，以防阴竭阳无所附而散越，酌加制附子、干姜，以达滋阴增液，养阴固脱之目的。在"阳明病，发汗者多，可急下之"，用大承气汤以急下存阴，制阳盛于内，而阴液脱于外之危候。因亡血致亡阴，可参见血脱证的证治。因吐泻津液暴脱，可用四逆汤之类，以回阳救逆，待阳回后宜急用大剂生脉散之属，以养阴益气。

（四）阳脱

临床表现：面色苍白，大汗淋漓，畏寒肢冷，倦怠神疲，或精神恍惚，呼吸微弱，小便遗溺，舌质淡润，脉微欲绝等。

治法：益气回阳，扶正固脱。

代表方：参附汤加减。

阳脱与阴脱有共同特点，都可因汗、吐、下过剧发展而来，阴脱继而出现阳脱，阳脱又伴有阴液的耗伤，最终表现为阴阳俱脱，治以回阳救阴，方用阴阳两救汤。除以上辨证治疗外，尚有热病、烧伤、内外出血、暴吐暴泻等，需辨明病因而综合治之。

八、西医治疗

休克的治疗原则首先是稳定生命体征,保持重要器官的微循环灌注和改善细胞代谢,然后进行病因治疗。

（一）一般治疗措施

1. 吸氧。

2. 持续心电、血压、血氧饱和度及呼吸监测。

3. 减少搬动,患者取平卧位或仰卧头低位,下肢抬高 30°,有心衰或肺水肿者半卧位或端坐位。

4. 留置尿管,监测 24 小时尿量。

5. 血常规、血气分析、血生化、心电图、胸片、病原体及血流动力学等监测。

6. 注意保暖,高热者可据病情予物理降温。

（二）原发病治疗

原发病治疗是治疗的关键,应尽快针对病因进行治疗。

（三）液体复苏

液体复苏是各种类型休克治疗的关键问题,可增加微血管血流量、增加心输出量。因为急性肺水肿可导致有效血容量减少,因此甚至心源性休克患者也可从输液中受益。然而,液体复苏时应加强监测,因为液体过负荷会带来水肿的风险及相关的不良反应。

（四）纠正酸中毒

（五）改善低氧血症

（六）血管活性药物的应用

（七）防治并发症和重要器官功能障碍

1. 弥散性血管内凝血（DIC）的治疗 积极治疗原发病,注意改善微循环,合理应用抗凝药,补充凝血因子和血小板。

2. 急性肾衰竭

(1)纠正水、电解质及酸碱平衡紊乱,保持有效肾灌注。

(2)必要时采用血液透析治疗。

3. 急性呼吸衰竭

(1)保持呼吸道通畅,持续吸氧。

(2)无创等通气失败,尽早气管插管有创呼吸机辅助通气。

4. 根据相应章节内容,加强器官支持。

第二节 急性心力衰竭

心力衰竭是各种心脏结构或功能性疾病导致心室充盈和／或射血功能受损,心输出量不能满足机体组织代谢需要,以肺循环和／或体循环淤血、器官组织灌注不足为临床表现的综合征,主要表现为呼吸困难、体力活动受限和水液潴留。急性心力衰竭是指继发于心脏功能异常而迅速发生或恶化的症状和体征,并伴有血浆利钠肽水平的升高。可表现为急性新发或慢性心力衰竭急性失代偿。

本病在中医学中属"心痹""心水""喘证""心悸""水肿"及"脱证""厥证"等范畴,对心衰的最早描述见于《黄帝内经》,《素问·痹论》曰:"脉痹不已,复感于邪,内舍于心……

心痹者,脉不通,烦则心下鼓,暴上气而喘,嗌干善噫,厥气上则恐。"此处由脉痹发展而成的心痹病与今天的风湿性心脏病所致心力衰竭的病因及常见症状十分相似,"暴上气而喘"的症状更类似急性心衰。东汉张仲景进一步提出与心衰有关的"心水"概念。《金匮要略·水气病脉证并治》曰:"心水者,其身重而少气,不得卧,烦而躁,其人阴肿。""心水"表现为身重而少气、喘咳不得卧、身重肢肿、水溢肌肤以下身为甚等症状,与重度心力衰竭的临床特征相符。《医学衷中参西录》则云:"心主脉,爪甲色不华,则心衰矣。"病位在心,病性以虚中夹实为主。这些论点,对治疗临床实践具有重要意义。本病无性别差异,以老年人多见,四季均可发病,病死率高,需快速诊断评估和紧急救治。

一、中医病机

《黄帝内经》论述引起心力衰竭的病因病机比较复杂,时令异常可以致病,饮食不节、七情内伤、脏腑经脉传变、气血失常亦可致病。而《伤寒杂病论》认为心衰关乎少阴(指足少阴肾与手少阴心而言),与心肾阳虚、气化不利、水液不化、凌心射肺,以及气虚血瘀、血不利则为水有关。

目前临床医家对心衰认识,认为心衰病位在心,与五脏相关,为本虚标实之证,以气虚、阳虚、阴虚为本,血瘀、水停、痰饮为标实。病情进展可突发阴竭阳脱,或痰(浊/热)蒙清窍,或水饮上凌心肺等急危重证甚或死亡情况。

(一) 心阳耗脱

年老体衰,或久病心阳失养,或素体心阳亏损,复因劳累、误用攻伐等损伤正气,造成心之阳气日渐耗损,心之运血行脉之功受累,发生心衰;脏腑病传,五脏生克乘侮密切关联,共同维持气血生化运行,阴阳平衡协调。心衰可致脏腑相继受病,而其他脏腑的疾病日久也可累及心脏,导致心阳耗脱,心衰的发生,造成心肺同病、心脾同病、心肝同病、心肾同病的状态,使疾病缠绵难愈。

(二) 邪实犯心

《素问·痹论》说:"脉痹不已,复感于邪,内舍于心。"外有风湿热毒,乘虚内侵,或药毒入血,壅滞于心脉之中,直犯心体;内有痰饮水气上犯心肺,肺气失于肃降则上逆,上凌于心,郁阻心阳,均可导致心体受损,心之气力衰竭而成心衰。《素问·逆调论》云:"夫不得卧,卧则喘者,是水气之客也。"

二、发病机制

任何心脏解剖或功能的突发异常,使心输出量急剧降低,肺静脉压突然升高均可发生急性心力衰竭。

(一) 常见的病因

1. 急性弥漫性心肌损害 如急性暴发性心肌炎、急性广泛性前壁心肌梗死等。

2. 急性的机械性梗阻 如严重的瓣膜狭窄、左心室流出道梗阻、心房内球形血栓或黏液瘤嵌顿二尖瓣口、心脏压塞等。

3. 心脏容量负荷突然加重 如急性心肌梗死或感染性心内膜炎引起的瓣膜穿孔、腱索断裂所致的急性瓣膜性反流、室间隔破裂穿孔使心室容量负荷突然剧增,以及输液、输血过多或过快等。

4. 急剧的心脏后负荷增加 如高血压心脏病血压急剧升高,急性肺栓塞致肺动脉高压等。

(二) 常见诱因

严重的心律失常如快速性心房颤动、其他各种类型的快速性心律失常及严重缓慢性心律失常；感染；过度体力消耗或情绪激动；治疗不当如不恰当地停用利尿药物或降压药；原有心脏病变加重或并发其他疾病如风湿性心瓣膜病出现风湿活动；甲状腺功能亢进或贫血等。

心力衰竭是慢性、自发进展性疾病，神经内分泌系统激活导致心肌重构是心衰发生发展的关键因素。急性心力衰竭主要的病理生理基础为急性心肌收缩或舒张功能障碍，心输出量急剧减少，心室舒张末压迅速升高，静脉回流受阻，体循环及肺循环淤血，组织器官灌注不足。

三、临床表现

喘促气急，或胸闷、气短、心悸、头晕、倚息不得平卧或神昏谵语、冷汗淋漓、四肢厥逆、烦躁不安、尿少、肢肿，或脘腹胀满、食少恶心、舌质暗红或舌质淡、少苔或无苔、苔白、苔腻或苔黄、有齿痕，或咳嗽、吐粉红色泡沫样痰或咳痰不爽、咳白稀痰或咳黄黏痰，身热、口渴而喜冷饮，或口渴而喜热饮，或口渴不欲饮，咽干，口唇发绀，大便干结，脉细或脉微细欲绝。

可见颈静脉充盈或怒张，两肺听诊可闻及干湿性啰音，后期可出现肺实变体征，如呼吸音减低或水泡音等。外周水肿，肝脏肿大压痛，腹胀纳差，胸腹腔积液，肢端湿冷等。

四、辅助检查

（一）心脏生物学标志物检查

1. 利钠肽　是临床诊断急性心力衰竭的良好生物学标志物。所有疑似急性心力衰竭的呼吸困难患者均应进行检测。其诊断急性心力衰竭的界值（cut off）分别为：脑钠肽（BNP）>400pg/ml；N 基末端脑钠肽前体（NT-proBNP）需参考年龄因素，50 岁以下 >450pg/ml、50~75 岁 >900pg/ml、75 岁以上 >1 800pg/ml。肾功能不全 [肾小球滤过率 <60ml/(min·1.73m^2)] 时应 >1 200pg/ml；伴有心房颤动的患者，也宜将 NT-proBNP 的界值提高 20%~30%。利钠肽敏感性较高，阴性预测价值突出，血 BNP<100pg/ml、NT-proBNP<300pg/ml，基本可排除急性心力衰竭。

2. 心肌肌钙蛋白（cTn）　心肌肌钙蛋白 I/T（cTnI/T）对 AMI（急性心肌梗死）的诊断有明确意义，也可用于肺血栓栓塞危险分层。

（二）心电图

阴性评价意义较高，对于呼吸困难的快速诊断不可或缺。心电图异常对于协助确定心衰的心脏病因和 / 或诱因如心肌梗死、心律失常等很有价值。

（三）胸部 X 线或 CT 检查

典型表现为肺静脉淤血、胸腔积液、间质性或肺泡性肺水肿，心影增大。

（四）超声心动图与肺部超声

可准确评价心脏形态、结构、运动与功能。

（五）动脉血气分析

对于诊断是否并发呼吸衰竭有重要价值，并提供酸碱平衡失调等关键信息。

（六）其他血乳酸、尿素氮（BUN）、血肌酐（Scr）、电解质、肝功能、血糖等协助综合判断患者病情和预后。

五、诊断及评估

（一）急性心力衰竭的诊断应具备三个要素

急性心力衰竭的病因或诱因、新发或恶化的心衰症状和体征、血浆利钠肽水平升高（大于诊断界值)。急性心力衰竭常分为急性左心衰、急性右心衰及急性全心衰。

(二)根据是否存在肺/体循环淤血(干湿)和组织器官低灌注(暖冷)的临床表现,将急性心力衰竭分为四型,其中以暖湿型最常见。此临床分型与血流动力学分类相对应,可提供对病情严重程度和危险分层的起始评价并据此提供治疗指导,而且对预后评估有一定价值(表 18-1)。

表 18-1　急性心力衰竭的临床分型

分型	组织低灌注	肺/体循环淤血
暖而干型	−	−
暖而湿型	−	+
冷而干型	+	−
冷而湿型	+	+

(三)根据患者的收缩压将急性心力衰竭分为收缩压正常(90~140mmHg)或收缩压升高(>140mmHg)及收缩压降低(<90mmHg)的急性心力衰竭三种类型。这种分型有利于初步确定血管扩张剂的应用与否及评估近期预后。

(四)依据左心室射血分数(LVEF),心衰可分为射血分数降低(LVEF<40%)的心衰,射血分数保留(LVEF50% 及以上)的心衰,射血分数轻度降低(40%~49%)的心衰,以及射血分数改善的心衰。用于指导正性肌力药物应用。

(五)急性心肌梗死导致的急性心力衰竭可应用 Killip 分级

Ⅰ级:无心力衰竭的临床症状与体征。

Ⅱ级:有心力衰竭的临床症状与体征。肺部 50% 以下肺野湿性啰音,心脏第三心音奔马律。

Ⅲ级:严重的心力衰竭临床症状与体征。严重肺水肿,肺部 50% 以上肺野湿性啰音。

Ⅳ级:心源性休克。

六、辨证要点

(一)首当分清虚实

心衰病以阳气亏虚为本,瘀血、水湿为标,虚证者多伴有喘促短气,不能平卧、汗出肢冷,伴有浮肿,舌淡苔白、脉沉细无力。实证者多伴有气粗升高,痰鸣咳嗽,脉数有力。

(二)实者当辨外感、内伤

外感起病急,病程短,多有表证;内伤病程久,无表证。

七、中医治疗

心衰以阳气亏虚为本,瘀血、水湿为标,治疗宜益气温阳、利水活血,其中益气温阳是治疗心衰的基本原则,应贯穿于治疗的全过程,而活血、利水仅为治标之法。对于急性心衰,阳气暴脱、冷汗淋漓、面色灰白、口唇发绀、四肢厥逆、脉微欲绝者,又当用回阳救逆法益气固脱,兼以或逐水,或宣肺平喘,或化痰蠲饮。

(一)阳虚水泛

临床表现:喘促气急,痰涎上涌,咳嗽,吐粉红色泡沫样痰,口唇青紫,汗出肢冷,烦躁不安,舌质暗红,苔白腻,脉细促。

治法:温阳利水,泻肺平喘。

代表方：真武汤合葶苈大枣泻肺汤加减。

水肿重者,加泽泻、桂枝等;兼瘀血证,加苏木、川芎、丹参。

（二）阳虚喘脱

临床表现：面色晦暗,喘悸不休,烦躁不安,或额汗如油,四肢厥冷,尿少肢肿,面色苍白,舌淡苔白,脉微细欲绝或疾数无力。

治法：回阳固脱。

代表方：参附龙牡汤加味。

虚脱严重者可重用附子,加山萸肉。

（三）气阴两虚

临床表现：心悸喘促,咳嗽,不能平卧,全身水肿,以下肢为重,尿少,脘腹胀满,食少恶心,舌质淡红,少苔或无苔,有齿痕,脉沉细无力,或结、促。

治法：益气养阴。

代表方：生脉饮合葶苈大枣泻肺汤加减。

阴虚明显可加楮实子、山萸肉等。

（四）痰饮壅肺

临床表现：咳喘痰多,或发热形寒,倚息不得平卧;心悸头晕,胸闷气短,动则尤甚,尿少肢肿,或颈静脉显露。舌淡或略青,苔白腻,脉沉或弦滑。

治法：宣肺化痰,蠲饮平喘。

代表方：三子养亲汤合真武汤加减。

若痰饮化热伴有咳痰不爽,痰黏色黄,或黄白相兼,小便赤涩,大便干结,痰蒙神窍者可神昏谵语,舌质红、舌苔薄黄或黄腻,脉滑数可用定喘汤加黄连、瓜蒌等。瘀血兼证,加用丹参、川芎、桃仁、地龙等。

八、西医治疗

（一）治疗原则

急性心力衰竭治疗原则为减轻心脏前后负荷、改善心脏收缩与舒张功能、积极去除诱因,以及治疗原发病。治疗目标为改善症状,稳定血流动力学状态,维护重要脏器功能,避免复发,改善预后。

（二）一般处理

1. 救治准备　心电监护、建立静脉通路,以及必要的病情告知等。

2. 体位　通常取端坐位,两下肢下垂,保持此体位 10~20 分钟后,可使肺血容量降低约 25%。

3. 氧疗与呼吸支持　氧疗适用于呼吸困难明显伴低氧血症（SaO_2<90% 或 PaO_2<60mmHg）的患者,包括鼻导管吸氧和面罩吸氧。当常规氧疗效果不满意或呼吸频率>25 次 /min、血氧饱和度（SpO_2）<90% 的患者除外禁忌证应尽早使用无创正压通气或经鼻高流量氧疗。经积极治疗后病情仍继续恶化（意识障碍、呼吸节律异常、呼吸频率>35 次 /min 或 <8 次 /min、自主呼吸微弱或消失、$PaCO_2$ 进行性升高或 pH 动态性下降）者,应气管插管,行有创机械通气。

（三）药物治疗

1. 镇静　主要应用吗啡。用法为 2.5~5mg 静脉缓慢注射,应密切观察疗效和呼吸抑制的不良反应。亦可应用哌替啶 50~100mg 肌内注射。

2. 支气管解痉剂　氨茶碱 0.125~0.25mg 以葡萄糖水稀释后静脉推注（10 分钟）,4~6 小时后可重复一次;或以 0.25~0.5mg/（kg·h）静脉滴注。

3. 利尿剂 适用于急性心衰伴肺循环和 / 或体循环明显淤血及容量负荷过重的患者。袢利尿剂如呋塞米、托拉塞米、布美他尼；噻嗪类利尿剂及保钾利尿剂(阿米洛利、螺内酯)等可作为袢利尿剂的联合用药。呋塞米先静脉注射 20~40mg，继以静脉滴注 5~40mg/h，其总剂量在起初 6 小时不超过 80mg，起初 24 小时不超过 200mg；氢氯噻嗪 25~50mg 每日 2 次，或螺内酯每日 20~40mg。

4. 血管扩张药物 可降低左、右心室充盈压和全身血管阻力，也使收缩压降低，从而减轻心脏负荷，缓解呼吸困难。主要有硝酸酯类、硝普钠、重组人 BNP(rhBNP)、乌拉地尔、酚妥拉明等。

5. 正性肌力药物 此类药物适用于低心排综合征，血压较低和对血管扩张药物及利尿剂不耐受或反应不佳的患者。药物种类包括洋地黄类；儿茶酚胺类如多巴胺、多巴酚丁胺、肾上腺素等；磷酸二酯酶抑制剂如米力农、氨力农等；钙离子增敏剂如左西孟旦等。

6. 血管收缩药物 如去甲肾上腺素等，用于经容量优化及使用正性肌力药物仍出现心源性休克的患者。

（四）非药物治疗

1. 机械通气 常用于合并呼吸衰竭经常规治疗不能改善者。

2. 连续性肾脏替代治疗 用于高容量负荷且对利尿剂抵抗；低钠血症且出现相应临床症状；肾脏功能严重受损等情况。

3. 机械循环辅助装置 主动脉球囊反搏(IABP)，体外膜肺氧合(ECMO)，长期心室辅助装置(如左室辅助装置等)等用于难治性心力衰竭的支持治疗。

（五）病因治疗

包括经皮冠状动脉介入治疗(PCI)，手术纠正心脏解剖畸形及瓣膜病变等，病因治疗同时尽早祛除急性心力衰竭的诱因。

病案分析

患者吴某，男，74 岁，退休，于 2019 年 8 月 31 日因"阵发性胸闷、憋喘 5 年，加重伴咳嗽、咳痰 1 周"。考虑为慢性心力衰竭急性失代偿。

入院后予利尿、扩血管、强心、抗感染、化痰等治疗。2019 年 9 月 2 日患者起床时突然昏倒，意识不清，呼吸困难，口唇发绀，血压、指脉氧测不出，心电监护示：室颤。立即胸外按压、除颤、气管插管，予肾上腺素、可达龙(盐酸胺碘酮片)等药物治疗，约 15 分钟后复苏成功，血压维持在 90/50mmHg，心率 90 次 /min，血氧饱和度 90% 左右，转至 ICU 继续治疗。

经治疗，2019 年 9 月 4 日患者顺利脱机，并于 2019 年 9 月 10 日返回普通病房继续治疗。2019 年 9 月 27 日上午患者再次出现胸闷、憋喘加重，血氧饱和度持续下降，精神萎靡，呼吸困难、口唇发绀，四肢湿冷，血压维持在 100/60mmHg(多巴胺持续泵入)，心率 110~130 次 /min，血氧饱和度 80% 左右。立即气管插管后转入 ICU。入科查体：体温 36.7℃，脉搏 125 次 /min，血压 102/63mmHg(去甲肾上腺素 0.1μg/(kg·min)，呼吸 23 次 /min，四肢湿冷，双肺呼吸音粗，可闻及湿啰音，心律不齐，双下肢凹陷性水肿。心脏超声示：LVEF 24%。NT-proBNP 6884.0pg/ml。血常规：白细胞 15.30×10⁹/L、中性粒细胞 14.74×10⁹/L、N%96.3%。肌酐 146μmol/L、尿素氮 11.99mmol/L。肌钙蛋白 I、心肌酶正常。

入科诊断：中医诊断：心衰病 气阴两虚证。

西医诊断：慢性心力衰竭急性失代偿　心功能Ⅳ级（NYHA 分级）。

入科后予利尿剂、RAAS（肾素 - 血管紧张素 - 醛固酮系统）抑制剂、β 受体阻滞剂、洋地黄类、正性肌力药物、血管收缩药物、液体量管理、镇静镇痛、呼吸机辅助通气、抗感染、控制血糖、抗凝等治疗。

中药予生脉散加减。

经治疗，患者憋喘症状好转，尿量逐渐恢复，血压、心率稳定，成功避免了再次插管和 CRRT，于 2019 年 10 月 8 日转回原科室。

按：心衰是慢性、自发进展性疾病。研究表明，每年近 1/4 的心衰患者最终发展为终末期心衰，临床治疗棘手，猝死率高。急性心力衰竭预后很差，住院病死率为 3%，6 个月的再住院率约 50%，5 年病死率高达 60%。

生脉散由人参、麦冬、五味子三味药组成，方中人参甘温、益气生津，麦冬甘寒清热养阴，五味子酸温甘敛汗，三药合用，以成益气敛汗，养阴生津之功。据资料表明，人参含有人参皂苷共十多种，并含有糖类、氨基酸及维生素 B_1、维生素 B_2、维生素 C、烟酸等，对中枢神经心血管及内分泌系统有良好的调节作用，能提高组织细胞的活力，促进体内物质代谢，增强性腺功能，有显著的抗休克作用。

第三节　恶性心律失常

恶性心律失常（malignant arrhythmia）通常指恶性室性心律失常，多引起严重血流动力学障碍，包括持续性室性心动过速（简称室速）和心室颤动（简称室颤）。恶性心律失常多发生于有明确的器质性心脏病（如冠心病、心肌病、心力衰竭）患者。复杂性心律失常患者中潜在恶性心律失常约占 35%，恶性心律失常约占 5%，常有血流动力学障碍，发生心源性猝死风险极高。

本病属于中医学的"怔忡""心悸""眩晕""昏厥"等范畴。《黄帝内经》尚无心悸病名，以与悸类同之惊、惕、惊骇等名之，如《素问·至真要大论》中的"心澹澹大动"，《灵枢·本神》讲"心怵惕"。张仲景《伤寒杂病论》首称心悸。《伤寒论·辨太阳病脉证并治》言："伤寒，脉结代，心动悸。"《金匮要略·惊悸吐衄下血胸满瘀血病脉证治》言："心下悸者，半夏麻黄丸主之。"后世医家对心悸的论述各有补充。《诸病源候论·风病诸候·风惊悸候》言："诊其脉，动而弱者，惊悸也。动则为惊，弱则为悸。"《丹溪手镜·悸》言："有停饮者，饮水多必心下悸，心火恶水，心不安也。""有气虚者，由阳明内弱，心下空虚，正气内动，心悸脉代，气血内虚也，宜炙甘草汤补之。""又伤寒二三日，心悸而烦，小建中主之。"《景岳全书·杂证谟·怔忡惊恐》言："命门火衰，真阳不足而怔忡者，右归饮。"这些论点，对指导临床实践皆具有重要意义。

思政元素

争分夺秒，救死扶伤

恶性心律失常患者大多起病急重，恶性心律失常发生的时候，一般均比较突然，而且恶性心律失常会诱发非常严重的症状。出现室速、室颤以后，患者生命危在旦夕。医者要尊重和敬畏生命，争分夺秒，救死扶伤，关爱患者，感同身受。同时给予人文关怀、心理安慰,帮助患者树立与疾病抗争的勇气和战胜疾病的坚定信念。正如中国工程院院士郎景和所说:"医生给病人开的第一张处方应该是关爱。"医患双方相互合作,相互信任,共同对抗疾病这个敌人。由于恶性心律失常表现多样,需要医生根据专业知识结合临床经验迅速明确诊断,并制定诊疗方案,不仅依靠技术和智慧,更需要责任和勇气。中国自古流传有神农尝百草、华佗剔骨疗疾等典故,体现出医者的仁心仁术和勇于实践的精神。习近平总书记强调:"中医药学是中国古代科学的瑰宝,也是打开中华文明宝库的钥匙。"随着中医急重症的发展,中医药,特别是中医针灸等外治法在宁心定悸,终止恶性心律失常方面也显示出一定的优势和特色。我们要传承好这块瑰宝,使其在人民健康事业中充分地发挥作用。

一、中医病机

本病与禀赋不足、素体虚弱、久病伤正、饮食劳倦、情志所伤、感受外邪、药食不当等病因有关。感受外邪,内舍于心,心脉不通,瘀阻脉络;或平素胆怯心虚,突遇惊恐,扰乱心神;或忧思不解,心气郁结,心血耗损,不能养心;或大怒伤肝,大恐伤肾,怒则气逆,火逆于上;或药食不当,痰热内蕴,久郁化火,上扰心神;或禀赋不足,素体虚弱,或久病伤正,耗损心阴心气,或劳倦伤脾,气血乏源,心神失养;或饮食不节,嗜食肥甘,蕴热化火生痰,痰火上扰心神。上述诸多因素扰心,而出现心悸、怔忡等。

本病病位在心,其主要病机为心气不能主血脉,血脉运行失畅所致。心气不能主血脉可分虚实两证,虚为气虚、阳虚、血虚、阴虚;实为气滞血瘀、瘀血阻滞、痰热瘀阻等。气阴两虚为基础,而气滞血瘀、瘀血阻滞、痰热瘀阻等则为心律失常的病理改变。二者互为因果,使其具有虚实夹杂、寒热错杂的临床特点,出现怔忡、心悸、脉律失常等表现,病位在心,与肺、肝、肾等脏腑密切相关。病性多为本虚(气血阴阳亏虚),或标实(气滞、血瘀、寒凝、火郁),或虚实夹杂。

二、发病机制

(一)冲动形成异常

1. **自律性异常** 在各种生理或病理情况下,如心肌缺血、坏死、电解质紊乱等可改变心房或心室内异位兴奋点的自律性,使其高于窦房结的频率,导致异常自律性的形成。

2. **触发激动** 在儿茶酚胺浓度升高、低血钾、高血钙、洋地黄中毒、延长动作电位的药物(如胺碘酮)等因素作用之下,动作电位内向钙离子流加速,引起心肌细胞再次除极。连续的触发激动可导致心动过速。

(二)冲动传导异常

1. **传导系统阻滞** 因冲动适逢生理不应期者为生理性传导阻滞,若非生理不应期者,则为病理性传导阻滞。

2. **折返** 是大多数快速心律失常最常见的发生和维持机制。折返的形成要具有如下三个基本条件:传导系统环路、单向传导阻滞和传导速度减慢。折返可发生在心房、心室内或心房与心室之间。

三、临床表现

(一)症状

恶性心律失常根据类型不同,其临床表现各异。血流动力学稳定者表现为心悸、胸闷、气短等；血流动力学不稳定者表现为心悸、胸闷、乏力、头晕，甚至出现昏不识人，大汗淋漓，以及猝死。

（二）体征

除基础病体征外，根据心律失常的类型，体征各有特点。

1. 血流动力学稳定的单形性室性心动过速　心率在 100~250 次 /min，心律可规则或略不规则，心尖部第一心音强弱不等并可有心音分裂。

2. 多形性室性心动过速　出现血流动力学障碍时血压下降，老年患者可出现意识模糊。

3. 心室纤颤或无脉性室速、室颤　意识丧失，血压下降，大动脉搏动和心音消失。

四、辅助检查

（一）心电图

症状发作时可判断心律失常的类型。因其记录时间较短，发作间隙可表现为正常，故普通心电图正常不能排除恶性心律失常。

1. 单形性室性心动过速　为连续 3 个及 3 个以上的室性心律，频率大于 100 次 /min。

2. 多形性室性心动过速　室性 QRS 波群振幅和主波方向每隔 3~10 个心搏转向相反方向；QRS 波群频率多在 150~280 次 /min；多在长 - 短序列以后发作；QT 间期延长，并见高大 U 波。

3. 心室扑动　P 波消失，出现连续和有规则的大振幅波，频率 200~250 次 /min，不能区分 QRS 波群和 ST-T 波段；持续时间短，常于数秒或一两分钟内转变为室速或室颤。

4. 室颤　P-QRS-T 完全消失，代之以形态振幅和间隔绝对不规则的小振幅波，频率 >250 次 /min；持续时间短，如不能转复，心电活动数分钟后消失。

5. 严重室内传导阻滞　右束支传导阻滞时 QRS 波群时限超过 0.12 秒，V_1 导联呈 rsR′，R′ 波粗钝，V_5、V_6 导联呈 qRS 或 RS（S 波宽阔）波形，T 波与 QRS 主波方向相反；左束支传导阻滞时 QRS 波群时限超过 0.12 秒，V_5、V_6 导联 R 波形，R 波顶部有切迹或粗钝，其前方无 q 波。V_1、V_2 导联呈 QS 波或 rS 波形，S 波深而宽，T 波与 QRS 波群主波方向相反。

6. 完全性房室传导阻滞　心房与心室电活动各自独立、互不相关；心室率 40~50 次 /min，QRS 波群的形态正常或出现传导阻滞。

7. 病态窦房结综合征　非药物引起的持续而显著的窦性心动过缓，心室率 <50 次 /min；窦性停搏与窦房传导阻滞；窦房传导阻滞与房室传导阻滞并存；心动过缓与房性快速性心律失常交替发作（慢 - 快综合征）。

（二）动态心电图

记录 24 小时心电活动，是发现并鉴别恶性心律失常的主要检查方法。

（三）食管心电图

记录心房电位和心房快速起搏或程序电刺激，用于确定是否存在房室结双径路和鉴别室上性和室性心动过速；有助于预激综合征和病态窦房结综合征的诊断。快速心房起搏还可终止某些室上性折返性心动过速。

（四）临床心电生理检查

记录心腔内的不同部位局部电活动。确立心律失常类型、发生部位和机制；终止心动过速；判断患者是否容易诱发室速及发生心脏性猝死。

（五）其他

心律失常发作或间歇期要确定诱因和有无基础心脏病，除常规心电学检查外，需做超声心动图、放射性核素心肌显像或冠状动脉造影等检查,确诊或排除器质性心脏病。

五、诊断及评估

根据临床症状及心电图或心电监测可进行诊断。

要确定心律失常的性质、诱因、对血流动力学影响的程度、恶性程度和预后,以及导致猝死的风险。发作间期应确定有无器质性心脏病。必要时行心腔内电生理检测,确定心律失常性质和治疗方案。

(一)快心室率型临床常见以下五种:

1. 心室率≥230次/min的持续单形性室速。

2. 心室率逐渐加速的室速或可变为心室扑动和/或心室颤动趋势者。

3. 室速伴严重血流动力学障碍如晕厥、左心功能不全和低血压。

4. 多形性(包括长QT综合征合并的尖端扭转型)室速。

5. 心室扑动和/或心室颤动(如特发性心室颤动、Brugada综合征),临床表现为阿-斯综合征(Adams-Stokes综合征)发作。

(二)慢心室率型常见以下三种:

1. 严重室内传导阻滞。

2. 完全性房室传导阻滞。

3. 病态窦房结综合征。

六、辨证要点

(一)首当分清虚实

虚者心悸,多伴怔忡,气短,甚至气息微弱,伴冷汗出,脉微欲绝;实者心悸,多见血瘀或痰浊征象。

(二)虚证当分气虚阳虚

气虚者一般无形寒肢冷表现。

七、中医治疗

根据急则治其标,缓则治其本的原则,病情急重者首先消除症状,病情缓者,则补虚扶正、消除病因以治其本。由脏腑气血阴阳亏虚、心神失养所致者,治当补益气血、调理阴阳,以求气血通畅,阴平阳秘,配合应用养心安神之品,促进脏腑功能的恢复。由痰饮、瘀血等邪实所致者,治当化痰、涤饮、活血化瘀,配合应用重镇安神之品,以求邪去正安,心神安宁。临床上表现为虚实夹杂时,当根据虚实轻重之多少,灵活应用益气活血,滋阴温阳,化痰涤痰,行气化瘀,养心安神,重镇安神之法。

(一)辨证救治

1. 心脾两虚

临床表现:心悸气短,头晕目眩,面色无华,神疲乏力,纳呆食少,腹胀便溏,少寐多梦,健忘,舌淡红,苔薄,脉细弱。

治法:补血养心,益气安神。

代表方:归脾汤加减。

若夹湿,舌体胖大,苔微腻可加五指毛桃、苍术;伴心烦,可加五味子、黄连、磁石。

2. 阴虚火旺

临床表现:心悸易惊,心烦失眠,五心烦热,口干,盗汗,思虑劳心则症状加重,伴有耳鸣,腰酸,头晕目眩,舌红少津,苔少或无,脉象细数。

治法:滋阴降火,养心安神。

代表方:黄连阿胶汤加减。

伴气短乏力,可加五味子、麦冬、西洋参;还可加磁石、牡蛎、珍珠粉以增加安神作用;热象偏重可加莲子心、山栀子、生石膏。

3. 心阳不振

临床表现:心悸不安,胸闷气短,动则尤甚,面色苍白,形寒肢冷,舌淡苔白,脉虚弱,或沉细无力。

治法:温补心阳,安神定悸。

代表方:温阳复脉汤加减。

患者心悸伴乏力明显可重用红参、黄芪,加五指毛桃;伴有水肿可加茯苓皮、猪苓、干姜等;伴有咳喘可加射干、地龙干。

4. 心脉瘀阻

临床表现:心悸,胸闷不适,心痛时作,痛如针刺,唇甲发绀,舌质紫暗或有瘀斑,脉涩或结或代。

治法:活血化瘀,通脉安神。

代表方:活血复脉汤加减。

若兼气虚,心悸乏力者,可去香附、青皮,加党参、黄芪,以益气养心;兼阳虚胸闷气短、畏寒肢冷者,可去青皮、生地黄、红花,加淫羊藿、熟附子、肉桂以温心通阳。

5. 痰扰心脉

临床表现:心悸胸闷,眩晕恶心,头重身倦,痰多咳嗽,舌苔浊腻,脉弦滑或涩或结代。

治法:通阳泄浊,涤痰开结。

代表方:涤痰复脉汤加减。

若气虚者,加党参、黄芪以益气豁痰;痰浊蕴久化热而见心悸失眠,胸闷烦躁,口干口苦者,加黄连、竹茹、枳实以清热豁痰。

(二)针灸

1. 体针　取穴膻中、内关、神门、心俞、厥阴俞,用平补平泻法,新发病及年轻体力尚强者用重刺激,留针 3~5 分钟;对久病体虚者用补法轻刺激,留针 15~30 分钟。适用于各种室性心动过速。

2. 灸法　适用于心气、心阳不足或心阳气虚脱者。先灸百会,效果不显著加灸气海。如果阳虚欲脱,灸气海、神厥以温中回阳。

3. 耳针　选穴心、神门、交感点。用 5 分毫针刺入穴内,留针 30 分钟,10 分钟行针 1次,中等刺激,适用于室速。对于反复发作者,可于发作终止之后,改用耳穴埋针或耳穴压药(用王不留行籽或保济丸),每 3 日更换 1 次。如为缓慢性心律失常,可选穴内分泌、心、神门、交感、皮质下。用胶布固定王不留行籽贴压于耳穴上,每日按压 2~3 次,每次 5 分钟,10 次为 1 疗程。

(三)穴位按摩

患者仰卧,医生以拇指端顺时针按压左神藏穴或灵墟穴,治疗阵发性室性心动过速。如为缓慢性心律失常,取心俞、膈俞、至阳穴,采用点、按、揉等手法,在上述穴位上进行刺激,手法由轻至重,每日 1 次,每次 15 分钟,10 次为 1 疗程。

(四)中成药

1. 心宝丸　每次 2~4 粒,每日 3 次。适用于缓慢心律失常者。

2. 参松养生胶囊　每次 4 粒,每日 3 次。适用心律失常者。

3. 稳心颗粒　每次 9g,每日 3 次。适用于快速心律失常,心气阴两虚者。

4. 宁心宝胶囊(虫草胶囊)　每次 2 粒,每日 3 次。适用快速心律失常而心肾虚者。

5. 参附注射液　每次 20~40ml,加入 0.9% 生理盐水 100~250ml 中静脉注射。适用于心阳气虚脱证。

6. 参麦注射液　每次 20~40ml,加入 5% 葡萄糖 100~250ml 中静脉注射。适用于心气阴两虚证。

八、西医治疗

快速判断患者有无危及生命的情况,如为无脉性室速、室颤,患者神志不清,大动脉搏动消失,立即按照心搏骤停进行心肺复苏。血流动力学不稳定的心律失常应立即给予电复律以终止心律失常。如血流动力学稳定后,则可根据基础疾病与心律失常类型,采取药物治疗。抗心律失常药物可控制部分恶性心律失常,但也可诱发新的心律失常。因此应根据导致恶性心律失常的心脏疾病不同、血流动力学的状态、恶性心律失常的类型,采取不同的治疗方案,选择不同的抗心律失常药物。

(一) 血流动力学稳定的单形性室速

1. 首选药物治疗　包括胺碘酮、普鲁卡因胺和索他洛尔。

2. 同步电复律　适用于血流动力学不稳定者。当使用的抗心律失常药物超过一种,剂量已经达到有效剂量仍不能控制时,也要考虑使用电复律。

(二) 多形性室速

1. 首选同步电复律　血流动力学不稳定,极易恶化为心搏骤停,需立即治疗。

2. 心肺复苏术　电复律后如无自主心搏者。

3. 其他　QT 间期延长所致尖端扭转型室速是多形性室速的一种特殊类型,可自行中止但反复发作,极易出现血流动力学不稳定。部分患者的尖端扭转型室速会变为室颤,导致猝死。处理 QT 间期延长的尖端扭转型室速应立即停用延长 QT 间期的药物,纠正酸碱平衡和电解质紊乱。异丙肾上腺素可缩短 QT 间期,提高基础心率,使心室复极差异缩小,有利于控制尖端扭转型室速。

(三) 室颤或无脉室速

参考心肺复苏章节。

(四) 慢心室率型的心律失常

1. 首选异丙肾上腺素和阿托品。

2. 安装临时或永久起搏器(ICD)　药物治疗无效者。ICD 可显著改善预后。

● (叶　勇　孔　立　丁邦晗)

复习思考题

1. 简述休克的中医治疗方法。

2. 简述休克的诊断标准。

3. 简述急性心衰的定义和临床表现。

4. 简述急性心衰的诊断及分型。

5. 简述急性心衰的西医治疗与中医治疗原则,中医诊治思路与辨证救治。

6. 简述恶性心律失常的分型及心电图特点。

7. 如何用恶性心律失常的中医治疗原则指导临床辨证救治?

ER-19-1

PPT 课件

✦✦✦ 第十九章 ✦✦✦

呼 吸 系 统

第一节　急性呼吸窘迫综合征

急性呼吸窘迫综合征（acute respiratory distress syndrome,ARDS）是在严重感染、休克、创伤、烧伤等非心源性疾病过程中肺微血管内皮细胞和肺泡上皮细胞损伤造成弥漫性肺间质及肺泡水肿，导致的急性低氧性呼吸功能不全或衰竭。主要病理生理改变是肺容积减少、肺顺应性降低、严重的通气血流比例失调。临床表现为呼吸窘迫和难治性低氧血症。

急性肺损伤（acute lung injury,ALI）和 ARDS 为同一疾病过程的两个阶段,2012 年发表的柏林定义取消了 ALI 命名，将 ALI 并入 ARDS,ALI 相当于轻症 ARDS。

本病的表现为呼吸急促，发绀等，可归属于中医学"喘证""喘脱""暴喘"等病证范畴。《黄帝内经》最早记载了喘证的名称、症状表现和病因病机。如《灵枢·五阅五使》说"肺病者，喘息鼻张"；《灵枢·本脏》曰"肺高则上气肩息"描述了喘息、鼻张、肩息为喘证发作时轻重不同的临床表现，并提出了病变主脏在肺。《灵枢·天年》记有"喘息暴疾"。东汉时期，张仲景《金匮要略》有"上气"专篇论述，所谓"上气"即指气喘肩息、不能平卧的证候；汉代华佗的《中藏经》首次记载了"暴喘"之病名，"不病而暴喘促者死"，并提出了"治暴喘欲死方"，指出了本病起病急、病势重、预后差的特点。

金元时期的医家对喘证的论述各有补充。如刘完素论喘因于火热，"病寒则气衰而息微，病热则气甚而息粗……故寒则息迟气微，热则息数气粗而为喘也"。元代朱震亨认识到七情、饱食、体虚等皆为喘证的病因，《丹溪心法·喘》言："六淫七情之所感伤，饱食动作，脏气不和，呼吸之息，不得宣畅而为喘急。亦有脾肾俱虚，体弱之人，皆能发喘。"这些阐述充实了内伤致喘的论说。

明代张介宾把喘证归纳成虚实两类，《景岳全书·杂证谟·喘促》言："实喘者有邪，邪气实也；虚喘者无邪，元气虚也。"指出了喘证的辨证纲领。清代吴谦《医宗金鉴》中记载有"若水停上焦胸中，则壅肺气不得降，故暴喘满也"。清代叶桂《临证指南医案·喘》说："在肺

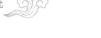

为实,在肾为虚。"清代林珮琴《类证治裁·喘症论治》认为:"喘由外感者治肺,由内伤者治肾。"这些论点,对指导临床实践皆具有重要意义。

特别指出的是小儿暴喘俗称"马脾风",清代《医宗金鉴·幼科心法》记载"暴喘传名马脾风,胸高胀满胁作坑,鼻窍煽动神闷乱,五虎一捻服最灵",提出了小儿暴喘的典型症状及方药,至今仍指导临床。

一、中医病机

ARDS多因肺肾素虚、暴感风寒秽浊之气、热毒内攻、恶血攻肺、宿疾逆变等诱发,其核心病机为气机升降失司,导致肺气壅痹,肺失肃降,气机紊乱,肺举叶张,气逆于上,或肺气衰败,宗气外泄而卒发。

(一)肺肾素虚

素体禀赋不足,或后天失于调养,致肺肾两虚,而易受外界不正之气侵袭而发暴喘。

(二)暴感风寒秽浊之气

风寒秽浊不正之气,在气候突变或机体卫阳素虚的情况下,暴袭机体使肺气闭塞,气道挛急。

(三)热毒内攻

温热毒邪从口鼻而入,或痈疽之热毒内窜,内传心包,阻遏于肺而发病。

(四)恶血攻肺

突然外伤,或产后恶露不行,气血横逆,恶血上攻,壅塞于肺,发为暴喘。

(五)宿疾逆变

素有宿疾,如失治或误治,致使水饮内停,上犯心肺;或脏腑虚衰,正气欲脱而暴喘。

本病病位在肺,与大肠、心、肾密切相关。病性以邪实壅肺为主,如痰、毒、饮、瘀血壅阻于肺,引起肺气壅痹,发为暴喘;抑或因脏腑虚衰,肺气衰败而发为暴喘。

二、发病机制

ARDS的致病因素多种多样,其发病机制尚未完全阐明。一般认为除有些致病因素对肺泡膜的直接损伤外,更重要的是多种炎症细胞(巨噬细胞、中性粒细胞、血管内皮细胞、血小板)及其释放的炎症介质和细胞因子(肿瘤坏死因子-α、白介素-1等)间接介导的肺脏炎症反应。在各种肺内或肺外因素的刺激下,大量中性粒细胞在肺内聚集并激活,通过"呼吸爆发"释放大量炎性介质和细胞因子,炎症诱导同时引发了凝血/纤溶系统失衡,肺泡内凝血功能亢进,造成肺泡上皮细胞和肺毛细血管内皮细胞的损伤,肺微血管通透性增加和微血栓形成,大量富含蛋白质和纤维蛋白的液体渗漏至肺间质和肺泡,形成非心源性肺水肿及透明膜,以致肺容积减少、肺顺应性降低和严重通气血流比例失调。

ARDS的病理生理过程可分为三个阶段:渗出期、增生期和纤维化期,三者常重叠存在。

(一)渗出期

该期的主要特点是肺毛细血管内皮细胞与肺泡上皮细胞损伤,Ⅰ型肺泡上皮细胞坏死,肺间质和肺泡腔内有富含蛋白质的水肿液及炎症细胞浸润,肺微血管充血和微血栓形成,继而出现由凝结的血浆蛋白、细胞碎片、纤维素及参与的肺表面活性物质混合形成的透明膜,透明膜形成是本病的显著病理特征。

(二)增生期

在发病后2~3周,部分患者可出现早期肺纤维化,典型组织学改变是炎性渗出液和肺透明膜吸收消散而修复。Ⅱ型肺泡上皮细胞可分化为Ⅰ型肺泡上皮细胞。

（三）纤维化期

大部分患者在 ARDS 的 3~4 周后肺功能会逐渐恢复,但仍有少数患者进入纤维化期,组织学改变为早期的肺泡炎性渗出水肿转化为肺间质纤维化,腺泡结构的显著破坏导致肺组织呈肺气肿样改变和肺大疱形成。

三、临床表现

（一）症状

病势急,喘促,呼吸深长或短促难续,胸高气满,张口抬肩,鼻翼煽动,口唇及指端发绀为特征,可见气粗声高,或伴有痰鸣咳嗽,随着喘促气短症状加重,患者表现烦躁或神昏,心悸,唇指发绀,同时多伴随原发病的表现。

（二）体征

两肺听诊可闻及干湿性啰音、哮鸣音,后期可出现肺实变体征,如呼吸音减低或水泡音等。

四、辅助检查

（一）X 线胸片

胸片诊断的准确性较差,柏林标准规定影像学改变为双侧浸润影不能用肺不张、肺实变或胸腔积液完全解释。

（二）CT 扫描

CT 改变可以分为双肺弥漫性病变(白肺)或局灶性病变(重力依赖区的肺病变),后期可表现为肺纤维化和肺大疱形成。

（三）超声

国际肺超声推荐意见推荐下述超声征象提示了 ARDS 的诊断:前壁的胸膜下实变;肺滑动征减弱或消失;存在正常的肺实质(病变未侵及部位);胸膜线异常征象(不规则的胸膜线节段增厚);非匀齐的 B 线分布。

（四）动脉血气分析

典型改变为 PaO_2 降低,$PaCO_2$ 降低,pH 升高,氧合指数 $PaO_2/FiO_2 \leq 300mmHg$。

五、诊断及评估

（一）根据 2012 年柏林标准,诊断 ARDS 须满足以下 4 项标准(表 19-1):

表 19-1 ARDS 柏林定义诊断标准

	轻度	中度	重度
时间	1 周以内急性起病		
影像学	双肺斑片状浸润影,不能用胸腔积液、结节等来解释		
肺水肿原因	肺水肿不能用心功能衰竭或液体过负荷来解释		
氧合情况 PEEP 或 CPAP ≥ 5cmH₂O	PaO_2/FiO_2 201~300mmHg	PaO_2/FiO_2 101~200mmHg	$PaO_2/FiO_2 \leq 100mmHg$

注:CPAP,持续气道正压;FiO_2,吸入气中的氧浓度分数;PaO_2/FiO_2,氧合指数。

（二）尽管 ARDS 柏林定义是向前迈出的重要一步,但在发布后不久它的一些局限性就得到了承认。具体来说,在没有机械通气条件的地方,无法满足其对无创或有创通气的要求。自柏林定义发表以来的 10 年中,在 ARDS 的管理和研究方面的一些发展促使人们考虑扩大柏林定义。首先,用于评估 ARDS 氧合标准的无创脉搏血氧测定方法已在观察性研究和临床试验中得到验证和应用。其次,在 2015 年 FLORALI 试验发表后,经鼻高流量氧疗(HFNO)用于治疗严重低氧性呼吸衰竭的情况有所增加。采用 HFNO 治疗的急性低氧性呼吸衰竭患者不符合柏林定义,该定义要求使用有创或无创机械通气,呼气末正压(PEEP)至少为 5cmH$_2$O。再次,柏林定义在资源有限的情况下存在问题,因为胸片、动脉血气和机械通气并不总是可用的。最后,超声成像越来越多地用于急性低氧性呼吸衰竭的危重患者,有时取代传统的胸部 X 线检查。为了应对证据和实践中的这些变化,2021 年 6 月召开了一次具有广泛代表性的国际会议,参与者来自不同的国家和地区,为更新 ARDS 定义提出建议。并于 2023 年发布 ARDS 新全球定义的诊断标准(表 19-2)。但新定义也有其局限性,需在以后的实践及研究中进一步完善。

表 19-2　2023 年 ARDS 新全球定义的诊断标准

时间	在诱发危险因素估计出现或出现新的或恶化的呼吸道症状后 1 周内,低氧性呼吸衰竭急性发作或恶化		
影像学	胸部 X 线片和计算机断层扫描显示双侧不透明,或超声显示双侧 B 线和 / 或实变,不能用积液、肺不张或结节 / 肿块完全解释		
肺水肿原因	肺水肿不完全或主要归因于心源性肺水肿 / 液体超负荷,低氧血症 / 气体交换异常也不主要归因于肺不张。然而,如果同时存在 ARDS 的诱发危险因素,则可以在存在这些情况的情况下诊断 ARDS		
	适用于特定 ARDS 类别的标准		
	非插管 ARDS	插管 ARDS	资源有限情况下的 ARDS
氧合情况	PaO$_2$/FiO$_2$ ≤ 300mmHg 或 SpO$_2$/FiO$_2$ ≤ 315mmHg(SpO$_2$ ≤97%),使用 HFNO,流量>30L/min 或 NIV/CPAP 呼气压力至少为 5cmH$_2$O	**轻度:** 200mmHg<PaO$_2$/FiO$_2$ ≤ 300mmHg 或 235mmHg<SpO$_2$/FiO$_2$ ≤315mmHg(如果 SpO$_2$ ≤ 97%) **中度:** 100mmHg<PaO$_2$/FiO$_2$ ≤ 200mmHg 或 148mmHg<SpO$_2$/FiO$_2$ ≤ 235mmHg(如果 SpO$_2$ ≤ 97%) **重度:** PaO$_2$/FiO$_2$ ≤ 100mmHg 或 SpO$_2$/FiO$_2$ ≤ 148mmHg(如果 SpO$_2$ ≤97%)	SpO$_2$/FiO$_2$ ≤ 315mmHg(如果 SpO$_2$ ≤ 97%)。在资源有限的情况下,诊断不需要呼气末正压或最低氧气流速

六、辨证要点

ARDS 的辨证,关键要注意区分虚实,本病临床证候因发病不同而变化多端,病变初期以实证为主,表现为正盛邪亦盛的临床特点,随着病情的发展则出现虚实夹杂的复杂证候,进一步发展则可出现正气大脱的危候。当出现汗出增多、呼吸急促且神疲倦怠、四末不温等表现时,应及早加以干预。

ARDS 发病过程中,可出现多种变证如痰热扰心、肝风内动、水饮凌心、阴阳厥脱等,表明病情凶险恶化,应谨守病机,随证用药。

七、中医治疗

暴喘病位在肺,核心病机为气机升降失司而致肺气壅痹或肺气衰败,病性以邪实壅肺为主。因此以"实者泻之""客者除之""留者攻之"为主要治则,降气平喘为主要治法。

(一)热毒闭肺

临床表现:喘急息促,喉中痰鸣,胸胁胀满,烦躁不宁,身热,有汗或少汗,口渴,面红唇紫,舌质红,舌苔黄腻,脉浮滑数。

治法:清热宣肺。

代表方:麻杏石甘汤加减。

若毒热弥漫三焦,而见高热寒战、头身疼痛、口渴、小便短赤、大便秘结,可重用石膏,加大黄、芒硝等;若热闭神昏兼有抽搐者,可加全蝎、蜈蚣,或合用紫雪丹;痰热重,痰黄黏稠量多者,加瓜蒌、贝母;痰鸣息涌者,加葶苈子、射干。

(二)肺热腑实

临床表现:呼吸窘迫,喘促气粗,痰涎壅盛,胸满腹胀,大便秘结,烦躁不安,发热或高热,甚则神昏谵语,舌质红,舌苔黄燥,脉滑数。

治法:泻肺通腑。

代表方:宣白承气汤或陷胸承气汤或牛黄承气汤加减。

若兼郁怒伤肝,易怒目赤者,加服更衣丸;若食积较重,加鸡内金、谷芽、麦芽;若脘腹胀满,加枳实、厚朴、槟榔;食积化热,可合用枳实导滞丸。

(三)水饮停肺

临床表现:暴发喘促气逆,胸高息粗,张口抬肩,鼻翼煽动,咳嗽,咳大量白黏痰,胸闷,呕恶,舌淡胖,苔白腻,脉弦滑。

治法:宣肺渗湿,活血化瘀。

代表方:宣肺渗湿汤加减。

水饮停肺犯心,见心悸、大汗出、脉微细者,加红参,或合用桂枝甘草龙骨牡蛎汤;若见四肢厥冷、脉微欲绝、血压下降者,合四逆汤。

(四)瘀血犯肺

临床表现:骤发喘促气逆,胸高息粗,张口抬肩,鼻翼煽动,口唇、指甲发绀,甚至全身发绀,舌紫暗,苔薄或厚,脉涩。

治法:活血祛瘀,行气散结。

代表方:血府逐瘀汤加减。

产褥后暴喘,属瘀血犯肺者,合二味参苏饮逐瘀益气;外伤后喘促胸闷,气憋,咽中如窒,胸胁痛,深吸气尤著者,合五磨饮子开郁降气平喘。

(五)气阴两伤

临床表现:喘促气短,动则尤甚,痰少或稀薄,声低懒言,自汗畏风,身倦乏力,心烦,口干面红,舌质淡红,苔薄白或少苔,脉沉细数或弱。

治法:益气养阴。

代表方:生脉散合补肺汤加减。

若肺阴虚甚者,酌加百合、沙参、玉竹滋阴润肺;阳虚有寒者,可加干姜、吴茱萸温阳散寒。

(六)正虚喘脱

临床表现:喘逆息促,呼吸微弱浅短,时停时续,喉中痰声如鼾,心悸,怔忡,烦躁不安,或神志淡漠,甚则昏沉模糊不清,大汗淋漓,肢冷,唇甲发绀,面色青晦,舌淡紫暗或舌红少津,脉微细欲绝或微弱细数,脉律不调或浮大无根。

治法:补肺纳肾,益气固脱。

代表方:参附龙牡汤合参蛤散、黑锡丹加减。

可快速静脉使用参附注射液回阳固脱;脐下跳动,气从少腹上冲胸咽,为肾失潜纳,加紫石英、磁石、沉香;神志不清者,加丹参、远志、菖蒲;浮肿者,加茯苓、炙蟾皮、万年青根。

八、西医治疗

(一)祛除病因

积极治疗导致 ARDS 的原发病是基础。

(二)改善氧合和组织氧供

纠正低氧血症是 ARDS 治疗的首要任务,当常规氧疗不能纠正低氧血症和缓解呼吸窘迫时,应早期积极实施机械通气。

1. 机械通气 目的是提供充分的通气和氧合,以支持各器官功能,以减轻或不加重肺损伤为原则,故强调"最佳"PEEP、限制平台压、限制潮气量,称为"肺保护性通气"。

(1)小潮气量 ≤ 6ml/kg(标准体重)。

(2)限制平台压 ≤ 30cmH_2O。

(3)最佳呼气末正压(PEEP),中重度 ARDS 患者早期可采用较高 PEEP ≥ 12cmH_2O 治疗。应注意 ARDS 患者支持的最小 PEEP 为 5cmH_2O。

(4)俯卧位通气,在中/重度 ARDS 顽固性低氧血症患者,当 PEEP ≥ 5cmH_2O,氧合指数 ≤ 150mmHg 时应积极行俯卧位通气。通气时间应 ≥ 12 小时/d。

(5)目标氧饱和度,SpO_2 维持在 88%~95%,PaO_2 55~80mmHg。

2. 体外膜肺氧合(ECMO),重度 ARDS 患者应考虑机械通气联合 ECMO 治疗。

3. 肌肉松弛剂的使用,早期中重度 ARDS 患者(PaO_2/FiO_2 < 150mmHg)进行机械通气时,为减轻人机对抗,可考虑短时间使用肌肉松弛剂。使用时间应小于 48 小时。

4. 肺复张(RM),在临床上对于难治性低氧血症,尤其是对 PEEP 反应敏感的中重度 ARDS 患者,可考虑使用 RM 的方法提高氧合。

(三)液体管理、纠正酸碱失衡和水电解质紊乱

适当限制液体入量,以可容许的低循环容量来维持有效循环。在血压稳定的前提下,液体出入量宜轻度负平衡。严重缺氧或伴二氧化碳潴留者,可发生混合性酸中毒,应及时补充碱性药物。必要时可行连续性肾脏替代治疗以纠正酸中毒,维持电解质平衡。

(四)营养支持

ARDS 急性期患者,应及时补充热量和蛋白、脂肪等营养物质,提倡全胃肠营养。应注意预防应激性溃疡、深静脉血栓形成等并发症。

第二节 重 症 肺 炎

重症肺炎(severe pneumonia)是指在普通肺炎基础上并见呼吸急促、发绀、尿少、汗出肢冷、神志异常等症的急诊常见危重症,是一种严重甚至致死性的重症感染性疾病。感染起源于肺部,可快速进展进而出现呼吸衰竭,是各种感染导致死亡的主要病因。重症社区获得性肺炎的病死率平均为 40%,重症医院获得性肺炎病死率高达 70%。病死率高的主要原因为

重症肺炎患者的免疫功能低下,易合并多重耐药菌感染,出现严重的低氧血症,甚至感染性休克和多脏器功能衰竭。

中医学并无肺炎、重症肺炎等病名,结合重症肺炎的临床特点,可将此病归为中医学"风温""肺热病""肺炎喘嗽"等病症发展到严重阶段的重症范畴。《黄帝内经》中最早对肺炎进行了叙述,《素问·刺热》中说:"肺热病者,先淅然厥,起毫毛,恶风寒,舌上黄,身热,热争则喘咳,痛走胸膺背,不得太息,头痛不堪,汗出而寒。"《素问·脏气法时论》曰:"肺病者,喘咳逆气,肩背痛,汗出,尻、阴、股、膝、髀、腨、胻、足皆痛;虚则少气不能报息,耳聋嗌干。"宋代庞安时在《伤寒总病论》中言:"病患素伤于风,因复伤于热,风热相搏,则发风温,四肢不收,头痛身热,常自汗出不解。"指出了风温的病因病机及症状。明代汪机首先确立风温病为4种温病中的独立病种,"有不因冬月伤寒而病温者"即指风温病,在理论上突破了以往春季温病皆由于"冬伤于寒"的传统观念。清代为风温病成熟时期,创立了"卫气营血辨证"。叶桂在《外感温热篇》指出:"温邪上受,首先犯肺,逆传心包。"为风温病的传变及辨治规律提供了理论依据。由此可见,我国古代的中医典籍并未将重症肺炎作为一个独立的篇章去记录,但对于此病已经具有一定的认识。

一、中医病机

重症肺炎的病因为肺气不足,外邪侵袭。或由于外感强盛风热或风寒或疫毒毒邪,入里化热,邪郁肺脏,炼液成痰,痰热郁肺;或由于人体正气不足,卫外功能减退,感受风热病邪或伏寒化温,寒温失常,邪乘虚入,肺卫不固而发病。本病以"热、咳、痰、喘、煽"为中医证候要点,即发热咳嗽,气急鼻煽,痰涎上壅,甚者面唇发紫为其主证,其中以"喘"为首要和必备;"热"是指热证或有热象,并非一定有体温的升高;"咳"与"痰"在多种肺系疾患中都常常出现,非重症肺炎所独有;"鼻煽"是在病情较重时出现的证候。

本病病位在肺,病性多属痰热。极期痰热壅肺,或邪热内陷心包;中期肺热脾虚;恢复期肺胃阴伤。绝大部分患者入院时不具初期"新感引发"之肺卫表热症状,入院时多表现为"伏邪自发"的里热证候和诸多难以界定的证候,疾病传变过程与病邪性质、感邪轻重、正气强弱等因素密切相关。

二、发病机制

(一)病原体的侵入,包括内源性病原菌与外源性病原体。如果病原体数量多、毒力强和/或宿主呼吸道局部和全身免疫防御系统损害,即可发生肺炎。

(二)病原体直接抵达下呼吸道、孳生繁殖,引起肺泡毛细血管充血、水肿,肺泡内纤维蛋白渗出及细胞浸润。

(三)炎症使呼吸膜增厚及下呼吸道阻塞而导致通气与换气功能障碍,主要表现为低氧血症,重症尚可出现高碳酸血症。

(四)由于缺氧、二氧化碳潴留及毒血症等因素,可导致机体代谢及器官功能发生下列变化:严重的低血容量、通气血流比例失调,最终导致严重而持久的低氧血症、低血压、血清乳酸增加及 DIC。

三、临床表现

(一)症状

1. 呼吸系统表现　发热,咳嗽,咳痰,呼吸困难。

2. 其他全身症状　低氧血症及全身炎症反应可出现全身症状如精神萎靡、嗜睡或烦躁,重者可出现意识障碍、心悸、胸闷,胃肠道症状、泌尿系统症状及血液系统表现。

（二）体征

呼吸频率增快,常大于 30 次 /min,张口抬肩呼吸、双肺哮鸣音、面色口唇爪甲发绀。影响到全身则出现肺外系统相应体征。

四、辅助检查

（一）血常规

如为细菌性肺炎,血常规检查白细胞总数可增多或不增多,中性粒细胞可增多或不增多,但半数以上可见核左移、C 反应蛋白增高、红细胞沉降率（血沉）加快等,常伴降钙素原（PCT）增高。

如为病毒性肺炎,血常规检查白细胞总数可不增多,可见淋巴总数增多等,C 反应蛋白、中性粒细胞数、PCT 可在正常范围。

如继发脓毒血症或 DIC,血小板可能下降。

（二）动脉血气分析

动脉血氧分压（PaO_2）低于 8kPa（60mmHg）,或伴有二氧化碳分压（$PaCO_2$）高于 6.65kPa（50mmHg）。

（三）生化检查

如脏器受累,可出现肝功能、肾功能、心肌酶等指标异常。

（四）心肌酶标志物、BNP、心脏彩超

可协助明确有无心脏受累。

（五）血培养、痰培养、NGS、肺泡灌洗液培养

可协助寻找、明确肺部感染病原体。

（六）电子纤维支气管镜

可相对直观地了解气管、支气管内病变情况,进行肺泡灌洗,并取肺泡灌洗液送检协助明确病原体。

（七）影像学检查

肺部 CT 平扫:可表现为片状、斑片状实变影,空洞影,肺纹理模糊伴毛玻璃样影,也可能伴局部胸膜粘连增厚,单侧或双侧胸腔积液。如无 CT 可代以胸部 X 线片,显示双侧或多肺叶受累,可见肺不张,往往一处消散而他处有新的浸润发生。需注意,X 线片与 CT 比较有 30%~40% 漏诊肺炎的可能。

五、诊断及评估

（一）我国制定的重症肺炎标准如下:

1. 意识障碍。

2. 呼吸频率>30 次 /min。

3. PaO_2<60mmHg,氧合指数（PaO_2/FiO_2）<300mmHg,需行机械通气治疗。

4. 血压<90/60mmHg。

5. 胸片显示双侧或多肺叶受累,或入院 48 小时内病变扩大 ≥50%。

6. 少尿,尿量<20ml/h,或<80ml/4h,或急性肾衰竭需要透析治疗。

在普通肺炎基础上出现上述征象中一项或以上者可诊断为重症肺炎。医院获得性肺炎（HAP）中晚发性发病（入院>5 日、机械通气>4 日）和存在高危因素者,即使不完全符合重症肺炎规定标准,亦视为重症肺炎。

（二）临床分型

根据解剖学分类：大叶性（肺泡性）肺炎、小叶性（支气管）肺炎、间质性肺炎。

根据病因分类：细菌性肺炎、非典型病原体所致的肺炎、病毒性肺炎、真菌性肺炎、其他病原体所致的肺炎、理化因素所致的肺炎。

六、辨证要点

（一）本病主要涉及肺、胃、心包等脏腑。

（二）辨证多为实证、热证，邪热先犯卫分，后可传入气分、营分、血分。

（三）病邪多从口鼻而入，而肺位居高，首当其冲，所以本病初起以邪在上焦手太阴肺经为病变中心。

肺卫之邪不解，病情加重，一可顺传气分，太阴阳明合病；二可逆传营分心包。病至后期，则多见肺胃阴伤，子病及母而致脾虚痰盛等。

七、中医治疗

本病治疗需依据温病的传变规律，运用清热法，把握好气（营）分关以阻断病情发展和传变；遵循温病卫气营血、三焦辨证理论，强审病因，细辨病机，辨证论治。

极期多危候，且变化较多，邪盛正不虚，可清热解毒，宣肺豁痰，开窍醒神，与抗生素合用有协同作用；中期邪气未衰，脾气虚弱，脾胃不和，肝脾不调，当健脾和胃，理气宽中，调和肝脾，维持脾胃功能与病原体平衡；恢复期为痰热瘀血渐尽而余热未清，肺胃阴伤，治宜扶正祛邪，益气养阴，活血化瘀，以调节脏腑功能，恢复人体元气。

（一）痰热壅肺

临床表现：高热，汗出，咳嗽，喉中痰鸣，痰黏或黄或带血，胸痛，气粗而喘，口渴烦躁，小便黄赤，大便干燥，舌红苔黄腻，脉弦滑数。

治法：清热化痰，宣肺平喘。

代表方：麻杏石甘汤合千金苇茎汤加减。

如热毒炽盛者，上方可加金银花、连翘、虎杖、平地木、黄芩、鱼腥草、知母、败酱草、金荞麦等以助清肺解毒化痰之力；如胸部疼痛较甚者，可加桃仁、郁金、瓜蒌、丝瓜络等以活络止痛；痰多而喘急显著者，可加葶苈子、苏子等以降气平喘；痰中带血或咯血者，加茜草炭、白茅根、侧柏炭、仙鹤草、焦栀子等以凉血止血；如咳吐腥臭脓痰者，用千金苇茎汤可加用《伤寒论》桔梗汤，桔梗不但止咳，更有祛痰排脓之功，配合生甘草清热解毒，调和诸药。

中成药：痰热清注射液，清开灵注射液，喜炎平注射液，热毒宁注射液等。

其他疗法：针刺曲池、肺俞、丰隆穴，痰黏难咳者，加天突穴。

（二）邪热内陷心包

临床表现：气促，痰鸣，身灼热，神昏谵语或昏愦不语，舌謇肢厥，舌红绛，少苔，脉弦滑数。

治法：清心泄热，豁痰开窍。

代表方：清营汤加减。

舌干者，加石斛；尿赤者，加白茅根、芦根；阳明腑实，燥屎内结者，加大黄、芒硝。

其他疗法：针刺人中、内关、涌泉穴。

（三）肺热脾虚

临床表现：高热，咳嗽胸痛，气促，痰多，色黄稠难咳出，食欲不振，脘腹胀满，恶心呕吐，腹痛腹泻，舌淡红苔腻，脉沉细数。

治法：健脾和胃，清肺化痰。

代表方：白虎汤合六君子汤加减。

如热毒较盛者，可加金银花、连翘、板蓝根、大青叶等清热解毒之品；里热化火者，可佐以黄连、黄芩等清热泻火；如津伤显著者，可加石斛、天花粉、芦根等以生津。

（四）肺胃阴伤

临床表现：身热不甚或热已消退，干咳不已或痰少而黏，口舌干燥喜饮，舌红少苔，脉细数。

治法：益气养阴。

代表方：竹叶石膏汤合沙参麦冬汤加减。

如肺经热邪尚盛者，可加知母、地骨皮；胃阴伤明显者，加石斛、芦根；咳重者，加杏仁、贝母、枇杷叶等；纳呆者，加炒谷麦芽、神曲等。

其他疗法：可配合饮食疗法，如进食雪梨汁、荸荠汁、石斛茶等，常有较好效果。同时还应注意避免进食油腻和辛辣食物。

八、西医治疗

（一）抗感染治疗

1. 社区获得性肺炎的抗生素治疗　第一次抗生素应在留取细菌培养标本后尽早给予。早期经验性治疗方案必须根据流行病学类型来制定，即基本初始方案应根据具体患者风险因素进行调整，然后再依据微生物学调查结果更改方案。

2. 医院获得性肺炎的抗生素治疗　重度肺炎在初始治疗时应联合用药，具体使用哪一种抗生素依据当地或本单位抗生素敏感性情况、药物副作用、患者过去 2 周内用药情况等因素综合考虑，尽量不选择已使用过的抗生素，治疗中要尽可能增加对不同病原体覆盖的用药方案。

3. 病毒性肺炎　如有抑制病毒复制的药物应尽早使用，如流感病毒使用神经氨酸酶抑制剂，可缩短病程，降低死亡率。

（二）氧疗和机械通气

适用于治疗严重低氧血症通过吸氧不能改善者。对不需要立即插管的低氧血症或呼吸窘迫患者，可试用 NIV（无创通气），对需要插管的患者，延长 NIV 时间会增加不良结局。

（三）俯卧位通气

俯卧位通气是中、重度急性呼吸窘迫综合征（ARDS）患者重要的治疗措施之一，应用于重症肺炎患者，可有效改善患者氧合，降低病死率。

（四）抗炎药物

给予抗炎药物如西维来司他钠、乌司他丁及白介素受体抑制剂等可改善炎症风暴。

（五）前列腺素雾化吸入

低剂量的前列腺素雾化吸入，可使正常肺泡区的血管舒张，改善肺内通气 / 血流比值失调，改善肺内分流和肺动脉高压，而不会引起心输出量的变化。

（六）免疫调节

通过增强多形核白细胞的肺内趋化，以及其对细菌病原体的杀菌活性，调节免疫反应。

（七）重组活化蛋白 C（rhAPC）

对于死亡危险性高的患者（APACHE Ⅱ ≥ 25 分、感染导致多器官功能衰竭、感染性休克或感染导致的急性呼吸窘迫综合征），推荐使用。

第三节　慢性阻塞性肺疾病急性加重

慢性阻塞性肺疾病急性加重(acute exacerbations of chronic obstructive pulmonary disease, AECOPD)是慢性阻塞性肺疾病在短期内出现持续恶化,呼吸症状加重,变化超过正常的每日变异率,需改变慢性阻塞性肺疾病(chronic obstructive pulmonary disease, COPD)常规用药的急性发作。

慢性阻塞性肺疾病急性加重期可归属于中医学的"肺胀"范畴,其危重者可归于"暴喘""喘脱"。肺胀最早由《黄帝内经》提出,《灵枢·经脉》记载"肺手太阴之脉……是动则病肺胀满膨膨而喘咳",提出其临床表现为咳嗽、气喘、胸胁胀满;汉代张仲景《金匮要略·肺痿肺痈咳嗽上气病脉证治》指出本病的主症为"咳而上气,此为肺胀,其人喘,目如脱状",书中所记载治疗肺胀之越婢加半夏汤、小青龙加石膏汤等方至今仍被临床沿用。《金匮要略·痰饮咳嗽病脉证并治》中对支饮"咳逆倚息,短气不得卧,其形如肿"的描述亦与"肺胀"症状相类似。后世医家对本病主症进行了补充,《圣济总录·肺胀》记载"肺胀者,手太阴经是动病也,邪客于肺,肺气先受之,其证气胀满,膨膨而喘咳,缺盆中痛,甚则交两手而瞀,是为肺胀也"。《寿世保元·痰喘》言"肺胀喘满,膈高气急,两胁煽动,陷下作坑,两鼻窍张,闷乱嗽渴,声嘎不鸣,痰涎壅塞",详细描写了肺胀发病时出现喘息、咳嗽咳痰、胸闷、呼吸困难等症状。《诸病源候论·咳嗽病诸候·咳逆上气候》指出:"邪伏则气静,邪动则气奔上,烦闷欲绝",明确了肺胀病具有分期,其中"邪动则气奔上"反映了急性加重期的特点。《症因脉治·喘症论》云"肺胀之因,内有郁结,先伤肺气,外复感邪,肺气不得发泄,则肺胀作矣",可见古代医家对肺胀的认识已经较为深刻。

一、中医病机

正虚复感外邪、肺气壅塞不通是慢性阻塞性肺疾病急性加重的基本病机。

《诸病源候论·咳嗽病诸候·咳嗽短气候》认为:"肺主气,候皮毛。气虚为微寒客皮毛,入伤于肺,则不足,成咳嗽……不得宣发,故令咳而短气也。"肺外合皮毛,外邪侵犯人体先犯肺卫,若肺气不足,卫外不固,则外邪累犯,肺失宣降,发为咳嗽、喘病等。巢元方《诸病源候论·咳嗽病诸候·咳逆短气候》认为肺胀的病机是"肺虚为微寒所伤,则咳嗽,嗽则气还于肺间,则肺胀,肺胀则气逆,而肺本虚,气为不足,复为邪所乘,壅痞不能宣畅,故咳逆短气也",正不胜邪而病益重、肺愈虚、邪愈深,肺失宣降,邪气壅痞,清气难入、浊气难出,气血津液输布失司,化生内邪,见胸部胀满,憋闷如塞,喘息短气,其病迁延难愈,最终演化成肺胀。"肺为主气之枢,脾为生气之源",肺病日久,子盗母气,肺气虚耗,脾运失健,导致肺脾两虚,内生痰浊。《类证治裁·喘症论治》提出"肺为气之主,肾为气之根,肺主出气,肾主纳气,阴阳相交,呼吸乃和",肺不主气,肃降失司,母病及子,损伤肾气,导致肾气摄纳不深,出现呼吸表浅、气短喘促等症状。心与肺同居胸中,肺朝百脉,助心行血,肺病日久,治节失职,心营不畅,心血瘀阻,致喘悸不宁。心阳根于命门真火,如肾气亏耗,元阳衰微,可导致心阳不振,进一步发展为心肾阳衰,导致喘脱危候。故肺胀初起在肺,久及脾肾,终及于心。

朱震亨《丹溪心法·咳嗽》篇有言,"肺胀而嗽,或左或右不得眠,此痰夹瘀血碍气而病",肺胀的疾病演变过程伴随着多种病理产物的产生。肺主一身之气,朝百脉,通调水道,维持脏腑的气机升降,若肺病则易致水液与血内停,为痰为瘀。《素问·经脉别论》所述:"饮入于胃,游溢精气,上输于脾;脾气散精,上归于肺;通调水道,下输膀胱。"肺为脾之子,为肾之母,肺、脾、肾共同完成体内水液的代谢;若脾肾为肺病所累,或脾肾本脏既亏,脾(阳)气虚衰,升降失调,水停不运,凝而为饮;肾(阳)气不足,肾失摄纳,元阳虚弱,水失蒸腾,留而为饮;水饮阻碍气机,气郁化火,炼液成痰,痰气交阻,导致肺气壅滞。《本草纲目拾遗·火部》中认为烟草"久服则肺焦",长期吸烟,烟草熏蒸肺叶,久则肺焦,肺气不宣,肺中津液受熏灼,炼而为痰,壅塞气道。《读医随笔》云"气虚不足以推血,则血必有瘀",气虚不能推动血行,痰饮阻滞脉络,导致瘀血的产生,痰瘀胶阻,化为伏邪。气、痰、瘀之间相互影响,导致肺胀反复发作,迁延不愈,日久势重。

本病病理性质多属标实本虚,但有偏实、偏虚的不同,且多以标实为急。外感诱发时则偏于邪实,平时偏于本虚。早期由肺及脾、肾,多属气虚、气阴两虚;晚期以肺、肾、心为主,气虚及阳,或阴阳两虚,纯阴虚者罕见。病程中由于肺虚卫外不固,尤易感受外邪而诱发或加重病情。若痰浊壅盛,或痰热内扰,闭阻气道,蒙蔽神窍,则可发生烦躁、嗜睡,甚则昏迷等危象。

二、发病机制

感染和吸入性暴露等协同作用,增加 COPD 患者肺组织病变过程。黏液过度分泌和纤毛功能障碍是 COPD 首发的生理学异常。不可逆的气流受限是 COPD 的典型生理特点。气体交换障碍发生在进展期,其原因是通气血流比例失调,特点为低氧血症伴或不伴高碳酸血症。COPD 的病理生理不局限在肺部,还包括全身性效应,COPD 的肺外表现包括系统性炎症和骨骼肌萎缩,这些全身性效应进一步限制了 COPD 的患者活动的能力,使预后更差。

(一)感染

呼吸道感染是导致 AECOPD 的最常见病因。呼吸道感染与吸入性暴露(吸烟等)协同作用,增加肺组织病变。

(二)炎症

由吸入性暴露所触发的气道及肺泡炎症反应,急性加重期炎性细胞能够释放多种细胞因子和炎症介质,重要的有白三烯 -4、IL-8 和 TNF-α。

(三)氧化应激

在吸烟者和 COPD 患者的肺内、呼出冷凝液和尿中检测出大量不同种类的氧化应激标志物,通过多种途径促进 COPD 的发病。

三、临床表现

(一)症状

突然发作或加重的咳嗽咳痰,胸闷气短,喘促,甚则呼吸困难,张口抬肩,鼻翼煽动,不能平卧,口唇发绀;呼吸症状早期仅于活动时出现,后逐渐加重,于日常活动甚至休息时发生呼吸困难,常伴有消瘦、纳差、心烦等。

(二)体征

胸部过度膨隆,前后径增大,膈运动受限;叩诊呈过清音,心浊音界缩小或不易叩出;听诊心音遥远,呼吸音普遍减弱,呼气延长;并发肺部感染时,两肺干湿啰音明显。晚期病人呼吸困难加重,常采取身体前倾位,呼吸时常呈缩唇呼气,口唇发绀,有肺动脉高压、右心室肥厚,甚至右心衰竭体征。

四、辅助检查

(一)肺功能

是判断气流受限的客观指标,患者最大通气量降低,第 1 秒时间肺活量降低,存在不完全可逆性气流受限,即使用支气管舒张剂后第一秒用力呼气容积/用力肺活量(FEV$_1$/FVC)<70%。急性发作时不建议进行该项检查。

（二）脉氧和动脉血分析

在吸入室内空气条件下,PaO$_2$<60mmHg 或 SaO$_2$<90%,伴或不伴 PaCO$_2$>50mmHg 提示发生呼吸衰竭。

（三）胸部影像学检查

发病早期胸片可无异常,后出现肺纹理增多、紊乱等非特异性改变;发生肺气肿时 X 线检查可见肺容积增大,肺野透亮度增强,肋骨走向变平,肋间隙增宽,横膈活动度减弱,位置低平,心影缩小,常呈垂直位。CT 检查可见慢性阻塞性肺疾病小气道病变、肺气肿及并发症的表现。影像学对于与其他肺部疾病(如气胸、肺大疱、肺炎、肺结核、肺间质纤维化等)鉴别具有很高的价值。

（四）心电图

慢性阻塞性肺疾病合并慢性肺动脉高压或慢性肺心病心电图可表现为: 额面平均电轴 ≥ +90°;V$_1$ 导联 R/S ≥ 1 ; 重度顺钟向转位(V$_5$ 导联 R/S ≤ 1);RV$_1$+SV$_5$ ≥ 1.05mV;aVR 导联 R/S 或 R/Q ≥ 1 ;V$_1$~V$_3$ 导联呈 QS、Qr 或 qr(酷似心肌梗死,应注意鉴别); 肺型 P 波。

（五）实验室检查

慢性阻塞性肺疾病合并细菌感染时,外周血白细胞增高、核左移;血液生化检查有助于确定引起 AECOPD 的其他因素,如电解质紊乱、糖尿病危象等,也可以发现合并存在的代谢性酸碱失衡。

（六）痰培养及细菌药物敏感试验

痰培养可以查出病原菌,应根据痰培养及细菌药物敏感试验结果选择抗生素。

五、诊断及评估

根据肺功能将 COPD 分为 4 级(表 19-3)。

表 19-3　COPD 气流受限严重程度的肺功能分级

COPD 气流受限严重程度分级及其肺功能特征(吸入支气管舒张剂后)	
肺功能分级	肺功能特征
GOLD 1 级(轻度)	FEV$_1$/FVC<70%,FEV$_1$ 占预计值百分比 ≥ 80%
GOLD 2 级(中度)	FEV$_1$/FVC<70%,50% ≤ FEV$_1$ 占预计值百分比<80%
GOLD 3 级(重度)	FEV$_1$/FVC<70%,30% ≤ FEV$_1$ 占预计值百分比<50%
GOLD 4 级(极重度)	FEV$_1$/FVC<70%,FEV$_1$ 占预计值百分比<30%

六、辨证要点

（一）辨轻重缓急

本病一般病程较长,时轻时重,常猝然发作;发展到极期,肺肾俱虚,可进一步导致心阳衰惫,甚至出现暴喘、喘脱等危重局面,故辨证时当先审轻重缓急,若患者出现喘息上气,胸闷如窒,喘息鼻煽,摇身撷肚,张口抬肩,甚则神昏,脉浮大急促无根者,为疾病危候。

（二）辨标本虚实

该病的本质是标实本虚,急性发作时偏于标实,缓解期偏于本虚。标实为气滞、水饮、痰浊、瘀血,早期痰浊为主,渐而痰瘀并重,并可兼见气滞、水饮错杂为患。后期痰瘀壅盛,正气虚衰,本虚与标实并重。

（三）辨脏腑阴阳

该病的早期以气虚或气阴两虚为主,病位在肺、脾、肾,后期气虚及阳,或阴阳两虚,以肺、肾、心为主。

七、中医治疗

肺胀为虚实错杂的病证,其治疗原则为扶正祛邪。急性发作期病机多为本虚标实,实为外感六淫、痰浊水饮、瘀血气滞;虚为气虚、阴虚、阳虚。方药均应"观其脉症,知犯何逆,随证治之",初期病情轻者以祛邪为主,根据病邪的不同,分别选用逐饮利水,宣肺化痰,利气降逆,调气行血等法,佐以益气固表;极期病情重者正气欲脱,则应扶正固脱,救阴回阳,结合中西医治疗方法综合救治。

（一）初期轻证

1. 外寒内饮

临床表现:受凉后出现头痛、身痛,发热畏寒,咳嗽,气急,喉中痰声辘辘,痰色白清稀,胸闷气憋,舌质淡,苔薄白,脉滑、脉浮紧或弦紧。

治法:解表散寒,温肺化饮。

代表方:小青龙汤加减。

喘息者上方加葶苈子、射干;大便溏去白芍,加炒白术、炮参;下肢肿者加猪苓、泽泻;痰白黏稠难咳,呼吸困难,胸中满闷,唇甲发绀者,此寒饮迫肺,用射干麻黄汤;喘满心烦,口干,苔黄白相间,方中加石膏、豆豉、山栀子;喘息,面白汗出,四肢不温,乏力倦怠,气短难续,舌淡胖,脉沉弱者,此上盛下虚,用苏子降气汤。

2. 风热犯肺

临床表现:发热,恶风或恶热,头痛、肢体酸痛,咳嗽咽痛,气急,痰黄质黏,舌质红,苔薄白或黄,脉滑或脉浮数。

治法:疏风泄热,宣肺平喘。

代表方:银翘散合麻杏石甘汤加减。

面胀红,气粗声高,痰黄黏稠难咳者,加桑叶、菊花、桑白皮、黄芩、瓜蒌;咳吐痰血者,此为热伤肺络,用桔梗汤合千金苇茎汤;发于炎夏,喘则汗出,身倦疲惫,尿短黄赤者为暑热伤肺,治以白虎加人参汤合六一散;痰黏难咳,胸闷且痛者,加葶苈子、旋覆花;喘而痰多,苔白腻,脉弦滑,为痰浊内盛,加苏子、莱菔子、白芥子;痰少而黏或无痰,气短难续,虚烦盗汗,舌红少津者,加沙参、麦冬、五味子;喘满,大便秘结者,加瓜蒌仁、大黄、枳实。

（二）初期重证

1. 痰浊壅肺

临床表现:咳嗽喘息,咳唾痰涎,量多色灰白,胸胁膨满,气短,不得平卧,心胸憋闷,舌淡,苔白腻,脉弦滑。

治法:通阳泄浊,豁痰开结。

代表方:瓜蒌薤白半夏汤合三子养亲汤加减。

咳嗽不止者,加枇杷叶、浙贝母、百部;胸满腹胀,喘息声高者加青皮、牵牛子(白丑);痰黄或结成痰块,心烦,面赤口干者加黄芩、山栀子、桑白皮;舌根部苔厚腻者,为食滞,加焦三仙。

2. 痰热闭肺

临床表现:喘促气急,胸膈满闷,张口抬肩,不能平卧,吐黄黏痰,或发热,或痰中带血,大便秘结,口干欲饮,舌质红,舌苔黄,脉滑数。

治法:清热化痰,宣肺平喘。

代表方:定喘汤合清气化痰丸加减。

喘促不宁,痰涎壅滞,大便秘结不通者,用宣白承气汤;痰胶黏不易咳出,加鱼腥草、贝母、海蛤粉;痰鸣喘息,不能平卧者,加射干、葶苈子;口干舌燥者,加天花粉、知母、麦冬;喘促心烦,夜不能寐者,加竹茹、石菖蒲、枳壳。

(三) 危重期

1. 水气凌心

临床表现:喘促气急,痰涎上涌,不得平卧,动则喘咳更甚,心悸气短,烦躁不安,尿少肢肿,形寒肢冷,颜面灰白,口唇发绀,舌淡胖,边有齿痕,舌苔白,脉沉滑数。

治法:温阳利水。

代表方:瓜蒌薤白半夏汤合苓桂术甘汤加减。

心中悸动不宁,加龙骨,牡蛎;血瘀甚,发绀明显者,加桃仁、红花以活血化瘀;心悸喘满,水肿势盛,一身悉肿,心悸喘满,倚息不得卧,咳吐白色泡沫痰,用真武汤温阳利水,加沉香、牵牛子、椒目、葶苈子以行气逐水;若心阳虚衰,汗出肢冷,面唇发绀,喘不得卧者,加服黑锡丹;化热者加黄芩。

2. 痰热蒙窍

临床表现:咳逆喘促,神志恍惚,烦躁不安,狂言躁动、撮空理线,表情淡漠,嗜睡,昏迷,舌质暗红,苔白腻或黄腻,脉细滑数。

治法:清热涤痰开窍。

代表方:涤痰汤加减。

神志异常甚至突然昏迷者,急用局方至宝丹、安宫牛黄丸、紫雪丹之类,不能张口者以冰盐水擦牙,昏迷者以鼻饲或直肠给药;痰热郁滞较重,大便不通者,加三化汤(厚朴、枳实、大黄、羌活);痰多黄稠难咳者,加竹沥、生姜汁、天竺黄清化痰壅。

3. 阳气暴脱

临床表现:咳逆喘促,喘剧欲绝,心悸烦躁,发绀明显,汗出如油,四肢厥冷。舌淡,苔薄或厚浊,脉微欲绝。

治法:益气回阳固脱。

代表方:参附龙牡救逆汤。

八、西医治疗

(一) 氧疗

发生低氧血症者可经鼻导管或通过文丘里(Venturi)面罩低流量吸氧,目标为血氧浓度达到88%~92%。

(二) 支气管舒张剂

首选短效支气管舒张剂,β_2受体激动剂,用或不联用胆碱能受体拮抗剂、茶碱类药物。

(三) 糖皮质激素

一般推荐泼尼松40mg/d,5~7日,延长疗程不能增加其有效性,反而会导致副作用风险增加。

(四) 抗感染

当患者呼吸困难加重,咳嗽伴痰量增加、有脓性痰时,应根据患者所在地常见病原菌类型及痰培养结果积极选用抗生素治疗。长期运用抗生素及糖皮质激素者密切关注是否合并深部真菌感染。

（五）维持体液平衡

纠正酸碱失衡和电解质紊乱,注意营养支持。

（六）机械通气

中度至重度呼吸困难,伴中至重度酸中毒(pH<7.35),呼吸频率>25 次/min 时可采用正压无创通气,若积极采取药物及无创通气仍不能改善呼吸衰竭时,可采用有创通气进行序贯治疗。

（七）预防血栓

（八）及时识别与治疗伴随疾病

（李 雁 毛峥嵘 李 刚）

复习思考题

1. 简述 ARDS 的中医病因病机。

2. 简述 ARDS 的病理生理及诊断标准。

3. 简述重症肺炎需与哪些疾病鉴别,如何鉴别?

4. 简述重症肺炎的中西医结合诊治思路。

5. 简述肺胀的中医病机。

6. 简述 AECOPD 的中医与西医治疗方法。

第二十章

消 化 系 统

学习目标

1. 掌握急性消化道出血、急性胃肠损伤、急性胰腺炎、急性肝衰竭的定义、辨证要点、发病机制及诊断。
2. 熟悉急性消化道出血、急性胃肠损伤、急性胰腺炎、急性肝衰竭中医病机及中西医治疗。
3. 了解急性消化道出血、急性胃肠损伤、急性胰腺炎、急性肝衰竭的辅助检查。

第一节 消化道出血

急性消化道出血是指食管到肛门之间的消化道发生的出血,以十二指肠悬韧带为界可分为上消化道出血和下消化道出血。消化道急性大出血主要表现为呕血、黑便或血便,及血容量减少引起的急性周围循环衰竭的征象,死亡率可达 10% 以上,60 岁以上患者出血死亡率高于中青年人。

急性消化道出血属于中医学"血证"的范畴,临床多表现为"吐血"和"便血"。《黄帝内经》最早记载了呕血,便血的名称,并对其病因、病机和辨证有了较为详细的论述。《素问·阴阳别论》言:"结阴者,便血一升,再结二升。"认为便血、呕血的病因病机主要是饮食失节,劳累过度、七情内伤及外感六淫致胃肠积热、肝郁化火,湿热下注和邪留五脏。明代张介宾《景岳全书·杂证谟·血证》对便血,呕血的辨证论治做了一个比较客观,全面的总结,"血动之由,惟火惟气耳,故察火者,但察其有火无火,察气者,但察其气虚气实,知此四者而得其所以,则治血之法无余义矣"。清代唐宗海《血证论》是论述血证的专书,对各种血证的病因病机、辨证论治均有精辟论述,提出的止血、消瘀、宁血、补虚的"治血四法",是通治血证之大纲。这些论点,对指导临床实践皆具有重要意义。

一、中医病机

急性消化道出血的病因较多,主要为外邪所迫、饮食不节、情志过极、劳倦内伤等。

(一)邪热燥邪

侵犯脏腑,入营血损伤血络,迫血妄行,血溢脉外而出血,若在上邪热犯于胃者,可见吐血;若在下邪热犯于肠道,与肠中湿毒夹杂为患,则见便血。

(二)饮食辛热、饮酒过多

导致湿热内蕴,阳明热盛,热灼胃络,血溢胃中,随胃气上逆,则见吐血;随粪便而下,或热郁肠道,灼伤肠络,则见便血。

（三）情志过极

则气机逆乱,迫血妄行,溢于脉外,而成血证。若郁怒伤肝,气郁化火,横逆犯胃,损伤胃络,则吐血、便血。若思虑伤脾,脾不统血,还可发吐血、便血等。

（四）劳倦纵欲太过或久病体虚

导致心、脾、肾气阴不足,血不循经而致出血。气虚不能摄血,或阴虚火旺,迫血妄行,以致血液外溢而吐血、便血。

急性消化道出血病机可分为虚、实两大类。虚证主要是气虚不能摄血和阴虚火旺灼伤血络,血溢脉外而出血;实证主要是气火亢盛,血热妄行而致出血。

二、发病机制

急性消化道出血的发病机制可因消化道本身的炎症、机械性损伤、血管病变、肿瘤等因素所引起,也可因邻近器官的病变和全身性疾病累及消化道所致。

（一）机械损伤

异物对食管的损伤、药物片剂对曲张静脉的擦伤,剧烈呕吐引起食管贲门黏膜撕裂等。

（二）胃酸或其他化学因素的作用

摄入的酸碱腐蚀剂,酸碱性药物等。

（三）黏膜保护和修复功能的减退

非甾体抗炎药,类固醇激素,感染、应激等可使消化道黏膜的保护和修复功能受破坏。

（四）血管破坏

炎症、溃疡、恶性肿瘤等可破坏动静脉血管,引起出血。

（五）局部或全身凝血功能障碍

胃液的酸性环境不利于血小板聚集和血凝块形成,抗凝药物、全身性的出血性疾病或凝血障碍疾病则易引起消化道和身体其他部位的出血。

（六）肝硬化门静脉高压食管 - 胃底静脉曲张

门静脉压力升高是曲张静脉形成的基础,几乎所有的肝硬化患者均不可避免地出现门静脉高压,静脉曲张一旦形成,就会由小变大,引起出血。

三、临床表现

（一）症状

呕血与黑便是上急性消化道出血的特征性表现。出血部位在幽门以下者可只表现为黑便,在幽门以上者常兼有呕血;若出血量较大、失血较快,出血不止可致失血性休克,临床可出现头昏、黑蒙、晕厥、心悸、口渴、出冷汗等一系列组织灌注不足表现;伴有贫血、低热、氮质血症等。

（二）体征

患者由于出血在肠道内蓄积,可刺激肠蠕动增加,引起肠鸣音亢进表现等;重症可出现失血性休克体征:皮肤灰白,全身湿冷,血压下降,心率加快等急性周围循环衰竭的征象。

四、辅助检查

（一）大便常规

粪便隐血试验阳性。

（二）内镜

多在出血后 24~48 小时内进行，可同时进行内镜止血治疗。内镜诊断正确率高达 80%~94%，并可根据出血表现区分活动性出血或近期出血。

（三）X 线钡餐检查

钡餐检查可以发现十二指肠降部以下肠段的病变如溃疡、憩室、息肉，肿瘤等，主要适用于患者有胃镜检查禁忌证或不愿进行胃镜检查者。

（四）选择性血管造影

适用于急诊内镜检查未能发现病变的活动性出血患者，选择腹腔动脉，肠系膜动脉或门静脉造影，显示出血的部位，从而确定病变出血部位，并可针对性进行栓塞介入治疗。

五、诊断及评估

（一）出血量的估计及活动性出血的判断

成人每日消化道出血 ≥5ml 大便隐血试验出现阳性，每日出血量超过 50ml 可出现黑便。胃内积血超过 250ml 可引起呕血。一次出血量不超过 400ml 时，一般不引起全身症状。出血量超过 400ml，可出现全身症状，如头昏、心悸、乏力等。短期内出血超过 1 000ml，可出现周围循环衰竭表现。患者血压下降明显，心率加快，提示进入休克状态，属严重大量出血，需积极抢救。

（二）临床上出现下列情况应考虑继续出血或再出血

临床上出现反复呕血或黑便次数增多应考虑继续出血或再出血。一般来说，一次出血后 48 小时以上未再出血，再出血的可能性小。而过去有多次大出血史，本次出血量大，24 小时内反复大量出血，出血原因为食管-胃底静脉曲张出血者，再出血的可能性较大。由于肠道内积血需经数日（一般约 3 日）才能排尽，故不能以黑便作为继续出血的指标。

六、辨证要点

（一）辨病证的不同

中医将急性消化道出血分为"吐血"和"便血"两类，吐血经呕吐而出，血色多为咖啡色或紫暗色，也可为鲜红色，夹有食物残渣，常有胃病史，多为上消化道出血，当下消化道出血出现血量明显增大或出血速度增快时，亦会出现吐血；便血为大便色鲜红、暗红或紫暗，甚至黑如柏油样，次数增多，上下消化道出血时均有便血的可能。

（二）辨脏腑病变之异

同为吐血或便血，有病在胃、肠及病在肝、胰之别。

（三）辨证候之虚实

一般病初多实，久病多虚；由胃火炽盛所致者属实，由脾气亏虚、气虚不摄甚至阳气虚衰所致者属虚。若出血量大或久病迁延，实证可向虚证转化。其转化时间不定，急性大出血可在数分钟至数小时内发生由实转虚的变化。

七、中医治疗

治火、治气、治血三个原则。一曰治火，实则清热泻火，虚则滋阴降火；二曰治气，实则清气降气，虚则补气益气；三曰治血，根据各种证候的病因病机进行辨证论治，适当选用凉血止血、收敛止血或活血止血（血证四法：止血、消瘀、宁血、补血）。

根据急危重具有"邪气未去，正气已衰"的病机学特点，以"实虚辨证"为纲，并予"祛邪与扶正"立法，即"二证二法"为治则治法。

（一）吐血

1. 火盛气逆

临床表现：起病急,吐血量多,血色红或紫暗,常夹有食物残渣;伴脘腹胀闷,嘈杂不适,甚则作痛,口臭便秘,大便色黑;或伴口苦胁痛,心烦易怒,寐少梦多。舌质红,苔黄腻,脉弦滑数。

治法：清火降逆,凉血止血。

代表方：泻心汤、龙胆泻肝汤合十灰散加减。

若胃气上逆而见恶心呕吐者,加代赭石、竹茹、旋覆花;热伤胃阴而表现为口渴、舌红而干、脉象细数者,加麦冬、石斛、天花粉;若胁痛甚者,加郁金、制香附;血热妄行,吐血量多,加水牛角、赤芍;若阴虚火旺者,可酌加白薇、地骨皮等清虚火;临床上根据偏于胃火与偏于肝火辨证施治。

2. 气虚血溢

临床表现：起病缓,病程较长,吐血缠绵不止,时轻时重,血色暗淡,伴神疲乏力,心悸气短,面色苍白。舌质淡,苔薄或微腻,脉细弱。

治法：健脾益气摄血。

代表方：归脾汤加减。

若气损伤阳,脾胃虚寒,症见肤冷、畏寒、便溏者,可加柏叶炭、干姜。

（二）便血

1. 热壅血溢

临床表现：便血色红黏稠,势急量多,伴大便不畅或稀溏,或伴腹痛、肛门灼热;或便色如柏油,或稀或稠,常有饮食伤胃史,伴胃脘疼痛,口干。舌质红,苔黄腻,脉滑数。

治法：清化湿热,凉血止血。

代表方：地榆散、泻心汤合槐角丸加减。

地榆散清化湿热之力较强;泻心汤可清胃泻火;槐角丸则兼能理气活血。偏于热灼胃火可用泻心汤合十灰散加减;可根据临床需要酌情选用或合用。

2. 脾胃两虚

临床表现：起病缓,便血量少,血色淡红或紫暗不稠,或色黑,伴倦怠食少,面色萎黄,心悸少寐;或伴脘腹隐痛,素喜热饮,面色不华,便溏。舌淡,苔微腻或薄或少津,脉细。

治法：益气摄血。

代表方：归脾汤加减。

若中气下陷,神疲气短、肛坠,加柴胡、升麻、黄芪;若虚寒者加炮附子、地黄、灶心土,或用黄土汤加味;若阳虚较甚,畏寒肢冷者,黄土汤去黄芩、地黄,加鹿角霜、炮姜、艾叶。

（三）吐血、便血

多属危重症,若出血量多,易致气随血脱;若出现面色苍白、汗出肢冷、脉微欲绝等症,亟当用人参甘草汤或独参汤等益气固脱,中医注射剂可选用生脉注射液、参附注射液。

（四）针灸及其他中医特色治疗

1. 普通毫针治疗　主穴：足三里、中脘、胃俞、内关。胃热炽盛加肝俞、内庭、行间;脾不统血加关元、气海、隐白;气随血脱加关元、命门、百会。

2. 穴位敷贴　气随血脱证：神阙、涌泉。

八、西医治疗

（一）一般急救处理

1. 大出血应予卧床,禁食,保持呼吸道通畅、吸氧、避免窒息;建立通畅的静脉通道。

2. 加强监护,严密观察心率、脉搏、血压等生命体征;评估出血量及病情严重程度。

3. 简明扼要采集病史和查体,并做血常规检查,查血型,必要时配血,查肝肾及凝血功能,年长者查心电图。对出血量、出血部位、出血严重性及可能的病因做出判断,以采取相应的急救措施。

（二）液体复苏

根据失血量在短时间内补入足量液体,以纠正循环血容量的不足。

（三）药物止血

1. 抑制胃酸药物。

2. 减少胃肠道血流 通过减少内脏血流减少出血。

（四）内镜治疗

1. 内镜下金属钛夹止血。

2. 局部注射法用于出血病灶及周边黏膜。

3. 电凝、激光、微波止血均需特殊的设备,用于一般内科治疗无效的患者。

（五）介入治疗

急诊内镜检查未能发现病变者,选择腹腔动脉、肠系膜动脉或门静脉造影,显示出血的部位,进行栓塞介入治疗。

（六）外科止血

诊断明确但药物和介入治疗无效者,或诊断不明确、但无禁忌证者,可考虑手术探查病因。

第二节　急性胃肠功能损伤

急性胃肠损伤(acute gastrointestinal injury,AGI)是指由于重症患者急性疾病本身导致的胃肠道功能障碍。本病不是独立的疾病,而是多器官功能障碍综合征(multiple organ dysfunction syndrome,MODS)的一部分,包括急性胃黏膜病变(应激性溃疡)、麻痹性肠梗阻、腹腔内高压(intra-abdominal hypertension,IAH)、腹腔间隔室综合征(abdominal compartment syndrome,ACS)等。

中医学并无急性胃肠损伤病名,根据欧洲重症监护医学会 AGI 的概念,结合临床症状,符合中医学"痞满""血证"和"泄泻"等疾病的范畴。篇幅所限,考虑临床所见 AGI 以麻痹性肠梗阻、IAH 为主,符合"痞满"表现为多,且此型中医治疗有其独特优势,故本节仅介绍以"痞满"为诊断的 AGI。

痞满作为一个独立的病证首次出现在《黄帝内经》,被称为痞、满、痞塞、痞膈。其病因为"食饮不节、起居不时者,阴受之……入五脏则膜满闭塞"(《素问·太阴阳明论》)。病机方面,有因寒致痞;有气机失调逆乱致痞,并云"腹满膜胀……过在足太阴、阳明"(《素问·五脏生成》),将痞责之于脾胃。治疗上提出消导之法,如《素问·阴阳应象大论》云:"中满者,泻之于内。"至《伤寒论》,对痞的症状做了较为详细的表述:"脉浮而紧……则作痞,按之自濡。"病因病机方面,认为痞证有外感内伤之分:外感之痞每因误治传变;内伤之痞多由脾胃不充或痰食水饮等造成。并创立五泻心汤、桂枝生姜枳实汤、人参汤、半夏加茯苓汤等方治疗。隋代巢元方在《诸病源候论·痞噎病诸候》中提出"八痞""诸痞"之名,论其病因有风邪外入,忧恚气积,坠堕内损;其病机有营卫不和,阴阳隔绝,血气壅塞,不得宣通;其病腹内结气胀满,时时壮热是也。还说"……若毒而满者,毒气乘心,烦懊者死"。说明腹胀可累及心而致病情恶化。唐代孙思邈《千金要方》中所载之方药,如槟榔散、温脾丸、消食丸、白术散等,可用以治痞。至金元时期,李杲倡脾胃内伤理论,用药主张消补兼施、苦泄辛散,创枳实消痞丸、橘皮枳术丸、和中丸等方。朱震亨指出痞与胀满之别,"与胀满有轻重之分,痞则自觉痞闷,而外无胀急之形"。治疗上认为"同湿治,惟宜上下分消其气"。明代张景岳创立痞满病名,谓"痞者,痞塞不开之谓。满者,胀满不行之谓"。并以虚实辨治痞病,指出"凡有邪有滞而痞者,实痞也;无物无滞而痞者,虚痞也;有胀有痛而满者,实满也;无胀无痛而满者,虚满也。实痞实满者,可散可消;虚痞虚满者,非大加温补不可"。清代对本病的认识更趋完备,沈金鳌《杂病源流犀烛》指出痞满的治疗,虚则补其气,实则消食、豁痰、除湿、清热、消导,但不可用峻剂,对临床很有指导意义。

一、中医病机

AGI 的病因错综复杂,变化多端,常见为外感六淫、饮食不节、情志损伤、误下体衰、体虚久病等。外感六淫,营卫失和,气机不畅;饥饱无度,饮食化积,气滞不行,酿生痰湿;或饮酒煎煿,进食生冷,损伤脾胃,水谷不化,积湿生痰,阻遏气机;忧思郁怒,肝气郁滞,横逆犯胃,浊气不降;误下伤正,或病久体虚,脾胃虚弱,运化无力,饮食不消,滞于中焦,进而导致脾胃纳运失职,升降失司,中焦气机壅滞,发为痞满。正如《素问·阴阳应象大论》所云之"浊气在上,则生䐜胀"。

痞满病位在脾胃、大、小肠,与肝关系密切。其主要病理因素为外邪、积滞、痰湿,在此基础上气机郁滞,血行不畅,导致瘀血,或久病入络,气滞血瘀,诸般因素,既可独立出现,又可相兼为患。

痞满初期,多为实证,或因外邪入里,或因食滞内停,或因痰湿中阻,或因肝气犯胃,而见脘腹胀满,甚则胀痛,纳呆呕恶,大便秘结,或兼见恶寒发热,或兼见嗳腐吞酸,或兼见身重倦怠,或兼见心烦易怒。实痞日久,正气渐耗,甚则损阴戕阳,从而产生虚实、寒热错杂之证,兼见神疲乏力、少气懒言,四肢不温等气(阳)虚之证,或饥不欲食,大便秘结等胃阴虚之证。

痞满的预后与病邪性质、病位浅深有关。一般而论,实痞易治,虚痞难疗。痞满治不及时,可因气血不畅,而见脘腹疼痛;或热伤血络,出现吐血、黑便;或痰热蕴肺,肺失宣肃,而见咳嗽气急;或脾失转输,水湿壅滞,或久病伤肾,气化失司,而见肢体水肿,小便不利;或湿热熏蒸,胆汁泛溢,而见身目黄染;若失治误治,病邪深入,戕伤正气,甚则发为脏竭,因此必须及时救治。

二、发病机制

AGI 可以是胃肠道本身疾患所致,如各种原因导致的腹膜炎、机械性胃肠道梗阻、胃肠道血管缺血性疾病、腹部手术、创伤、药物因素等;也可为周围脏器或全身性疾病所致,如感染、非腹部创伤或手术、心肺复苏术后、内环境紊乱等。由于缺血缺氧、内毒素、炎症介质释放等,导致肠壁水肿充血,肠管扩张,肠屏障受损,运动抑制,肠黏膜的正常分泌和吸收功能被抑制,出现 AGI。

(一)胃肠道黏膜屏障损伤

1. 化学屏障及机械屏障损伤 胃肠道黏膜缺血缺氧,能量摄入不足,导致绒毛萎缩,分泌减少。缺氧引发毒性的活性氧代谢物增加,损伤核酸、蛋白质、脂质等,对肠道绒毛的微循环结构产生损害;或大量炎症介质释放,形成"瀑布样"反应,导致肠黏膜损伤。

2. 生物屏障及免疫屏障的损伤 胃肠道黏膜损伤或治疗干扰可引起肠道菌群紊乱,细菌易位进入血液循环。长期禁食或肠外营养时,肠道内分泌性免疫球蛋白 A 含量下降,胃肠道相关的淋巴组织内辅助性 T 淋巴细胞产生的细胞因子减少,增加感染机会。

(二) 消化吸收及胃肠动力障碍

AGI 时,肠黏膜结构改变,肠系膜血流减少,肠壁水肿,胃肠激素如胃泌素(GAS)、胃动素(MTL)、胆囊收缩素(CCK)、血管活性肠肽(VIP)、P 物质等分泌紊乱,菌群失调等,使胃肠动力系统处于抑制状态。消化吸收障碍可引起腹泻、腹胀、呕吐等,肠道动力障碍可引起 ACS。因此不能耐受肠内营养,进而导致严重营养不良、吸入性肺炎、脓毒症、内毒素血症甚至 MODS。

三、临床表现

(一) 症状

脘腹胀满或胀痛,恶心呕吐,嗳腐吞酸,大便秘结,或泻下秽臭,甚则腹胀如鼓,腹皮绷急,气息喘促,大便不通,或伴斑疹隐隐,或烦躁神昏,或心慌心悸,或目睛皮肤黄染,或小便不利,甚则四肢厥冷、手撒口开。同时可伴原发病表现。

(二) 体征

腹部膨隆,部分患者有压痛,甚至反跳痛,叩诊鼓音,肠鸣音减弱或消失。

四、辅助检查

(一) 腹内压(intra-abdominal pressure,IAP)测定

目前常用间接膀胱压测定法。IAH 分级: Ⅰ级,IAP 12~15mmHg; Ⅱ级,IAP 16~20mmHg; Ⅲ级,IAP 21~25mmHg; Ⅳ级,IAP>25mmHg。

(二) 肠管直径测量

通过 X 线或 CT 测量肠管直径,结肠直径>6cm,或盲肠直径>9cm,或小肠直径>3cm,即可诊断为肠管扩张。

(三) 超声评估胃肠功能

通过腹部超声可以观察胃壁厚度及蠕动情况、胃内容物排空情况、幽门开放情况等,从而帮助临床选择并建立肠内营养途径,评估胃肠功能、营养耐受性及误吸风险,还可以评价肠道血供。

此外,还有一些临床并未常规开展的评价胃肠功能的方法,如通过检测血中二胺氧化酶、D- 乳酸、瓜氨酸、肠脂肪酸结合蛋白等水平反映肠黏膜屏障通透性;通过检测细菌易位情况、血浆内毒素含量反映机械屏障功能;通过检测 GAS、MTL、P 物质、VIP、CCK 等胃肠激素,或通过放射性核素显像、超声、胃肠电图、胃肠测压反映胃肠运动功能;通过 D- 木糖试验、脂肪平衡试验等反映肠消化吸收功能。

五、诊断及评估

采用 2012 年欧洲重症医学协会腹部疾病工作组发布的 AGI 共识。将 AGI 分为四级:

Ⅰ级(存在胃肠功能障碍和衰竭的危险因素):胃肠道功能部分受损,具有暂时性和自限性的特点。如腹部术后恶心、呕吐及肠鸣音消失。

Ⅱ级(胃肠功能障碍):胃肠道不具备完整的消化吸收功能,但未影响患者一般状况。如胃轻瘫伴大量胃潴留或反流、下消化道麻痹、腹泻、IAH Ⅰ级、胃内容物或粪便中可见出血、食物不耐受。

Ⅲ级(胃肠功能衰竭):给予干预处理后,胃肠功能仍不能恢复,整体状况没有改善。如食物持续不耐受、大量胃潴留、持续胃肠道麻痹、肠管扩张、IAH 进展至 Ⅱ级、腹腔灌注压

（APP）下降（＜60mmHg）。

Ⅳ级（胃肠功能衰竭伴有远隔器官功能障碍）：AGI逐步进展，MODS和休克进行性恶化，随时有生命危险。如肠道缺血坏死、导致失血性休克的胃肠道出血、急性结肠假性梗阻综合征（Ogilvie综合征）、ACS。

六、辨证要点

（一）首当分清虚实

实者起病较急，病程多短，腹胀明显，甚则腹皮绷急，餐后加重，腹痛拒按，大便秘结，或心烦易怒，或嗳腐吞酸，或纳呆呕恶，脉多有力；虚者起病较缓，病程多长，脘腹痞满，时轻时重，与进食关系不明显，腹痛喜按，或纳呆便溏，或更衣不畅，神疲乏力，脉细无力。

（二）实证当分清气、血、痰、食

因肝郁气滞者，多见心烦易怒，两胁胀痛，口苦脉弦；因食滞胃肠者，多见嗳腐吞酸，恶心呕吐，矢气秽臭，舌苔厚腻；因痰湿中阻者，多见纳呆呕恶，身重困倦，苔腻脉滑；因瘀血内停者，多见腹痛如刺，舌质紫暗或有瘀点，舌底脉络迂曲，脉涩。

（三）虚证当分气、血、阴、阳

气虚多伴纳呆便溏，神疲乏力，少气懒言，发展至阳虚可见喜温喜按，畏寒肢冷，舌淡胖苔薄白，脉细弱；血虚多伴头晕心悸，面色萎黄，舌淡白，脉虚细，阴虚多伴饥不欲食，口燥咽干，大便秘结，舌红少苔，脉细数。

七、中医治疗

AGI病位在脾胃及大小肠，胃、肠属于中医"六腑"范畴，六腑的正常功能是"传化物而不藏"，以通为用。以通下之法消除胃肠内的燥屎、实热、痰积、瘀血，恢复胃肠的正常通降功能。要注意的是，通下之法不能局限于大黄或承气汤，从治则而言，有泄热通下、逐水通下、祛湿通下、消积通下、活血通下、温阳通下、益气通下等，要善于辨证，循证用药，因势利导，使气机恢复通降为要。

（一）中医内治

1. 气机阻滞

临床表现：上腹胀痛、呕恶呃逆，嗳气，甚则反酸反胃，舌淡红苔薄白或薄黄，脉弦。

治法：理气和胃。

代表方：枳实导滞丸、四磨饮子等加减。

常用枳实、厚朴、木香、大腹皮、槟榔、佛手、砂仁等。若气郁明显，情志不舒，酌加柴胡、郁金、香附等；郁而化火，口苦而干，加黄连、黄芩；呕恶明显，舌苔薄腻，加姜半夏、姜竹茹等；嗳气甚者，加旋覆花、代赭石、沉香等。

2. 阳明腑实

临床表现：腹胀如鼓，腹皮绷急，呕吐臭秽，便结不通，舌红苔黄或黄腻，脉弦或弦滑。

治法：通腑泄热。

代表方：大承气汤加减。

常用生大黄、芒硝、枳实、枳壳、厚朴等。若肠中燥屎积滞不甚，可去芒硝；兼有食积，可加莱菔子；腹中夯闷，可加赤芍。注意中病即止，勿伤正气。

3. 湿浊内阻

临床表现：脘腹痞满，呕恶厌食，嗳气呃逆，或泄泻不爽，腹中满痛，舌淡苔腻，脉弦滑。

治法：燥湿导滞，健脾助运。

代表方：平胃散、左金丸、加味香连丸等加减。

常用姜半夏、苍术、厚朴、枳壳、陈皮、木香、黄连、吴茱萸、豆蔻等。若湿郁化热，口苦苔黄，改用黄连温胆汤；兼有食积，嗳腐吞酸，加神曲、鸡内金、莱菔子等；泻下秽臭，肛门灼热，可加葛根、黄芩、马齿苋等；呕恶明显，加姜竹茹、生姜、旋覆花等。

4. 气滞血瘀

临床表现：腹胀纳呆，腹痛如刺，嗳气泛酸，舌淡紫暗，舌底脉络迂曲，脉弦细。

治法：行气活血。

代表方：桃红四物汤、桃核承气汤等加减。

常用桃仁、枳壳、莪术、延胡索、当归、川芎、大腹皮、丹参、生白芍、赤芍等。若气滞明显，腹胀较甚，可加厚朴、大腹皮、苏梗等；大便秘结，可加枳实、莱菔子、大黄等；兼有脾虚，可加党参、白术、砂仁等；反酸嘈杂，可加左金丸、海螵蛸等。

5. 脾虚胃弱

临床表现：面色㿠白，神疲乏力，不欲饮食，脘腹胀满，时轻时重，或便溏失禁，舌淡苔白，脉沉弱。

治法：益气健脾、和胃助运。

代表方：参苓白术散加减。

常用党参、茯苓、生白术、木香、砂仁、豆蔻、枳壳等。若夹有痰湿，脘痞胸闷，舌苔厚腻，可加制半夏、陈皮、苍术等，或改用香砂六君子汤；若胀满较重，加厚朴、大腹皮等；四肢不温，便溏泄泻，加制附子、干姜，或合用理中丸；纳呆厌食，加神曲、山楂、谷麦芽等。

（二）中医外治法

1. 针灸治疗　主穴取天枢、中脘、气海、关元，足三里，上巨虚等穴位。伴有恶心呕吐者配内关；伴胁肋不舒者配期门、太冲；每隔 5 分钟行针一次，留针 30 分钟，每日 1 次，3 次为 1 疗程。

2. 中药灌肠　大承气汤或大黄粉高位保留灌肠，每日 1 次。

3. 穴位敷贴　芒硝粉 250g，布包，敷于脐部；每日 2 次，每次 60 分钟。

4. 穴位注射　新斯的明 1 支分双侧足三里穴位注射，每日 1 次。机械性肠梗阻禁用。

八、西医治疗

（一）积极控制原发病，维持内环境稳定

积极治疗导致 AGI 的原发病是基础。注意维持水电解质及酸碱平衡，如：及时纠正低钾血症和高钾血症、低钙血症和高钙血症；纠正代谢性酸中毒等。

（二）促进胃肠动力

1. 胃潴留过多　可静脉注射甲氧氯普胺；减少镇静镇痛药物使用；单次测量胃潴留量超过 100ml 时暂停胃内营养，超过 24 小时仍不能改善时，应考虑空肠内营养。

2. 下消化道麻痹（麻痹性肠梗阻）、肠扩张　尽可能停用抑制胃肠运动的药物；胃肠减压、肛管排气；多潘立酮、甲氧氯普胺、莫沙必利等促胃肠动力；乳果糖、硫酸镁、甘露醇等药物导泻；清洁灌肠或药物灌肠等促排便；盲肠直径>10cm 且 24 小时内病情无改善者，可静脉使用新斯的明；盲肠直径>10cm 且经 24~48 小时的保守治疗病情无改善者，可使用结肠镜行非手术减压，之后观察 48~72 小时，若盲肠直径>12cm 者，可行手术治疗。

3. IAH/ACS　监测腹内压；除参考上条麻痹性肠梗阻的治疗措施外，对于有明显腹腔积液的患者，可经皮穿刺置管引流；尽量避免出现液体正平衡，必要时可使用利尿剂或肾脏替代治疗；ACS 明显时应进行开腹减压。

（三）合理应用影响胃肠功能的药物

如儿茶酚胺类药物、镇静镇痛药物、钙通道阻滞剂、抗胆碱药等均可影响胃肠动力；溶栓、抗凝和抗血小板药物、非甾体抗炎药、糖皮质激素等易致胃肠道急性出血；长期应用广谱抗生素可影响肠道正常菌群。临床应注意严格掌握适应证，及时停药，注意观察不良反应发生情况并及时作出处理。

（四）规范实施肠内营养

包括早期积极开展肠内营养、合理选用肠内营养制剂，制定并及时调整喂养目标、密切监测肠内营养并发症并及时处理。

（五）调节肠道菌群

调整机体的免疫功能和营养不良状态；合理应用益生菌、益生元和合生素等微生态制剂。

第三节　急性胰腺炎

急性胰腺炎（acute pancreatitis，AP）是多种病因导致胰腺组织自身消化所致的胰腺水肿、出血及坏死等炎症性损伤。临床以急性上腹痛及血淀粉酶或脂肪酶升高为特点。急性胰腺炎的年发生率为(4.9~73.4)/10万不等。多数患者病情轻，预后好；少数患者可伴发多器官功能障碍及胰腺局部并发症，死亡率高。

中医学认为胰腺归属于脾。《难经·四十二难》言"脾重二斤三两，扁广三寸，长五寸，有散膏半斤，主裹血，温五脏，主藏意"，这里所说的"散膏半斤"后人认为就是现代医学的胰腺。《素问·太阴阳明论》言"脾与胃以膜相连"，《类经图翼》言"形如镰刀，与胃同膜而附其上之左"，《医林改错》记载"脾中有一管，体象玲珑，易于出水，故名珑管"等论述与现代解剖学胰腺位于胃之左后方相符合。对于胰腺炎认识散见于诸多古代医书，如《灵枢·厥病》记载"厥心痛，腹胀胸满，心尤痛甚，胃心痛也……痛如以锥针刺其心，心痛甚者，脾心痛也"；《灵枢·邪气脏腑病形》记载"胃病者，腹䐜胀，胃脘当心而痛"；《素问·五常政大论》记载"少阳司天，火气下临，肺气上从……心痛，胃脘痛，厥逆，膈不通，其主暴速"；《伤寒论·辨太阳病脉证并治》记载"太阳病，脉浮而动数……医反下之……心下因硬，则为结胸，大陷胸汤主之"，"从心下至少腹，硬满而痛不可近者，大陷胸汤主之"；《素问·六元正纪大论》记载"木郁之发……民病胃脘当心而痛，上支两胁，膈咽不通，食饮不下，甚则耳鸣眩转，目不识人，善暴僵仆"等中医经典。故轻症可归于"胃脘痛""腹痛""脾心痛""阳明腑实"等，重症归于"结胸""厥心痛""厥脱"等范畴。

一、中医病机

本病为素体脾虚，诸多病因导致中焦气机郁滞，不通则痛，脾胃虚弱，升降失司，清浊不分，湿热瘀毒等阻于中焦故急性起病。

（一）外感六淫

寒暑湿热之邪侵入中焦，脾胃运化失司，邪滞于内，气机阻滞，不通则痛。如《素问·举痛论》说"寒气客于肠胃之间，膜原之下，血不得散，小络急引故痛"，"热气留于小肠，肠中痛，瘅热焦渴，则坚干不得出，故痛而闭不通矣"。寒热之邪内阻、气机阻滞，脾胃升降失调，清浊不分，上逆越膈侵犯心肺；若寒邪不解，郁而化热，或湿热壅滞于中，或湿热内聚肝胆，凝聚成石，阻塞胆腑气机，气机逆乱，不通则痛。

（二）饮食不节

暴饮暴食，胃纳过盛，伤及脾胃，食滞内停；或恣食肥甘厚腻辛辣之品，损伤脾胃，内生湿热，蓄结肠胃；或误食不洁，过食生冷，遏阻脾阳，阻碍气机，脾运不及，胃气不降；嗜饮烈酒，湿热积于胃脘，气机郁滞，胃失和降。如《素问·痹论》言"饮食自倍，肠胃乃伤"。

（三）情志失调

思为脾之志，过思不决，脾气郁结，胃气不降，气机失调，脾胃升降失司；情志怫郁，恼怒伤肝，木失条达，横逆克土，气血郁滞，脾胃不和；悲忧过度，耗伤肺气，子盗母气，肺脾两伤，气机逆乱。

（四）其他

久病、体虚之人，脾胃气弱，气血生化乏源，推动无力，血流迟滞，致血瘀停着；腹部手术、跌仆损伤导致气滞血瘀，脉络瘀阻；素体脾胃虚弱，健运失权，寒湿内生，阻碍中焦气机运行；蛔虫钻入胆道，肝气闭郁，胆气不行，脾土失疏，脘腹剧痛。

故本病病因为外感六淫、情志失调、饮食失节、素体虚弱、胆石、虫积、创伤等。病性属本虚标实，标实为食积、湿热、酒毒、气滞、血瘀、热毒，本虚为脾虚。"脾虚"是发病的内因，"腑气不通"为基本病机，"湿瘀毒内蕴"为本病复杂多变、危重难治的关键病机。病位主要在脾，与肝、胆、胃密切相关，并涉及心、肺、肾、脑、肠等。

二、发病机制

（一）病因

1. 常见病因　胆石症、酒精和高脂血症，约占 70%；

2. 其他病因　包括自身免疫性疾病、先天性、医源性、感染性、代谢性、坏死性、梗阻性、中毒性、创伤性、血管源性等，约占 10%；

3. 特发性　指经各项检查仍不能确定病因者。

（二）发病机制

本病的发病机制尚未完全阐明，目前大多数认同胰腺自身消化的理论，主要为各种病因导致其腺泡内酶原激活，发生胰腺自身消化的连锁反应，胰腺导管内通透性增加，使活性胰酶渗入胰腺组织加重胰腺炎症。

三、临床表现

（一）症状

1. 腹胀、腹痛　95% 的患者有腹胀、腹痛，多呈突然发作，与饱餐和酗酒有关。腹痛为持续性刀割样或束带样，多位于中左上腹或全腹，部分腹痛向背部放射。极少数可无腹痛，表现为明显腹胀。

2. 发热　多为中度发热，少数为高热，一般持续 3~5 日。如发热不退或逐日升高，尤其是持续 2~3 周以上者，要警惕胰腺脓肿可能。

3. 恶心、呕吐　多数患者有恶心、呕吐。酒精性胰腺炎呕吐常于腹痛时出现，胆源性胰腺炎呕吐常于腹痛后出现。呕吐物为胃内容物，重者可混有胆汁、血液。呕吐后无舒适感。

4. 黄疸　病情较轻时可无黄疸。下列情况可引起黄疸：①胆道感染、胆石症引起胆总管梗阻；②肿大的胰头、胰腺脓肿、胰腺假囊肿等压迫胆总管；③合并肝脏损害。

（二）体征

常为腹胀、腹痛伴肠鸣音减弱。轻者有上腹部或全腹部轻压痛，重者可出现腹肌紧张、压痛、反跳痛等腹膜刺激三联征。10%~20% 的患者可在上腹部扪及块状物，多在起病 4 周以后。大多数有持续 24~96 小时的假性肠梗阻表现。少数重症患者可出现皮下青紫,在两肋部者称为 Grey-Turner 征,在脐部者称为 Cullen 征。部分可出现胸闷,气促,意识障碍,胸腹水。

(三)并发症

1. 局部并发症 ①急性胰周液体积聚;②急性坏死物积聚;③胰腺假性囊肿;④包裹性坏死。

2. 全身并发症 ①低血压及休克;②消化道出血;③细菌及真菌感染;④代谢异常;⑤多器官功能衰竭:心、肾、呼吸、血液;⑥胰性脑病;⑦腹腔内高压。

四、辅助检查

(一)实验室检查

1. 淀粉酶 血淀粉酶在发病 2 小时开始升高,24 小时达高峰,可持续 4~5 日。尿淀粉酶在急性胰腺炎发作 24 小时后开始上升,其下降缓慢,可持续 1~2 周。急性胰腺炎起病 6 小时后,血淀粉酶>500U/L 或 12 小时后尿淀粉酶>1 000U/L 可作为参考。淀粉酶高低与病情无确切关联,但值愈高,诊断的符合率越高。

2. 其他 白细胞及中性粒细胞计数升高;血尿素氮升高,白蛋白降低,血钙降低,血糖升高等。动脉血气分析可反映酸碱平衡、电解质紊乱及休克情况。

(二)影像学检查

1. CT 是诊断急性胰腺炎的标准方法,可以确定有无胰腺炎、胰腺病变程度、局部并发症及胸腹腔积液。改良的 CT 严重指数评分常用于炎症反应及坏死程度的判断(表 20-1)。

表 20-1 CT 严重指数评分(MCTSI)

特征		评分
胰腺炎症反应	胰腺形态正常	0
	胰腺和 / 或胰周炎性改变	2
	单发或多个积液区或胰周脂肪坏死	4
胰腺坏死	无坏死	0
	坏死<30%	2
	坏死>30%	4
胰腺外并发症	胸腹腔积液,脾、门静脉血栓,胃流出道梗阻等	2
评分≥4 分为中度重症胰腺炎或重症胰腺炎		

2. 超声 轻型急性胰腺炎可见胰腺弥漫性、均匀地增大、外形饱满,界限模糊,内部回声减弱,但比较均匀,也可见胰腺局部肿大。重症胰腺炎时,胰腺实质肿胀,失去正常形态,内部回声不规则,表现为回声减弱或增强,或出现无回声区。超声还可以判断有无胆道结石和胰腺水肿、坏死。

3. 其他 MRI 对于胰腺炎的诊断价值并不优于 CT,可通过胆胰管造影(MRCP)判断有无胆胰管梗阻。超声内镜对于鉴别诊断恶性肿瘤和癌前病变有重要意义。逆行性胰胆管造影术主要用于胆胰管梗阻的治疗。

五、诊断及评估

(一)诊断标准

具有下述 3 项的 2 项即可诊断:

1. 急性、持续中上腹痛。

2. 血淀粉酶或脂肪酶大于正常值上限 3 倍。

3. 急性胰腺炎的典型影像学改变。

(二) 严重程度分级

按有无器官衰竭和并发症将病情严重程度分为 3 级:

1. 轻症急性胰腺炎(MAP):不伴有器官功能衰竭或局部及全身并发症,占急性胰腺炎的 80%~85%,通常在 1~2 周内恢复,病死率极低。

2. 中度重症急性胰腺炎(MSAP):伴有短暂(≤48 小时)的器官功能衰竭或局部并发症或全身并发症,病死率低(<5%);

3. 重症急性胰腺炎(SAP):伴有持续(>48 小时)的器官功能衰竭,占急性胰腺炎的 5%~10%,病死率 36%~50%。

六、辨证要点

(一) 辨病期

本病可分为初期、进展期和恢复期,初期和进展期称为急性期。初期多为食积、气滞,正盛邪轻;进展期为湿、瘀、毒兼夹,正盛邪实,或湿、瘀、毒之邪上迫于肺、伤及血络、浊邪犯脑,成气血逆乱之危症;恢复期正虚邪恋,耗阴伤阳,气血不足,阴阳失调,虚实夹杂。

(二) 辨病因

包括虚实两端,实主要有:食积、酒毒、气滞、血瘀、湿热、热毒、胆石等;虚主要有:气虚、阴虚。

(三) 辨虚实

急性期以邪实为主,辨气滞、湿热、腑实、瘀毒;恢复期以虚实夹杂为主。

七、中医治疗

本病的基本病机是"腑气不通",病机转变的关键为"湿瘀毒内蕴",故治疗以"通里攻下"为基本法则。根据"急则治标,缓则治本"的原则,治疗当以补脾益胃为本,兼以清湿热,通腑气,调气机,行气血为标。

(一) 急性期

1. 肝郁气滞

临床表现:脘腹胀痛,腹胀得矢气则舒,善太息,恶心或呕吐,嗳气,大便不畅,舌淡红,苔薄白或薄黄,脉弦紧或弦数。

治法:疏肝解郁,理气通腑。

代表方:柴胡疏肝散加减。

因胆道蛔虫病引起者加乌梅、苦楝根皮;痛甚加青皮、佛手、延胡索;大便干结者加大黄、芒硝。

2. 肝胆湿热

临床表现:脘腹胀痛,大便黏滞不通,胸闷不舒,发热,烦渴引饮,小便短黄,身目发黄,舌质红,苔黄腻或薄黄,脉弦数。

治法:清热化湿,利胆通腑。

代表方:茵陈蒿汤合龙胆泻肝汤加减。

黄疸热重者加蒲公英、败酱草、紫花地丁;大便黏滞不爽者加滑石、薏苡仁。

3. 腑实热结

临床表现:腹满硬痛拒按,大便干结不通,日晡潮热,胸脘痞塞,呕吐,口臭,小便短赤,舌质红,苔黄厚腻或燥,脉洪大或滑数。

治法:清热通腑,内泻热结。

代表方:大柴胡汤合大承气汤加减。

呕吐重者加紫苏梗、竹茹。

4. 瘀毒互结

临床表现:腹部刺痛拒按,痛处不移,大便燥结不通,躁扰不宁,皮肤青紫有瘀斑,发热,小便短涩,舌质红或有瘀斑,脉弦数或涩。

治法:清热泻火,祛瘀通腑。

代表方:泻心汤或大黄牡丹汤合膈下逐瘀汤加减。

便血或呕血者加三七粉、茜草根;瘀重者加三棱、莪术。

5. 内闭外脱

临床表现:意识模糊不清,大便不通,肢冷抽搐,呼吸喘促,大汗出,小便量少甚或无尿,舌质干绛,苔灰黑而燥,脉微欲绝。

治法:通腑逐瘀,回阳救逆。

代表方:小承气汤合四逆汤加减。

大便不通者加芒硝;汗多亡阳者加煅龙骨、煅牡蛎。

(二)恢复期

1. 肝郁脾虚

临床表现:胁腹胀满,便溏,纳呆,恶心,善太息,舌苔薄白或白腻,脉弦缓。

治法:疏肝健脾,和胃化湿。

代表方:柴芍六君子汤加减。

食积者加焦三仙、莱菔子;腹胀明显者加莱菔子、木香。

2. 气阴两虚

临床表现:少气懒言,胃脘嘈杂,神疲,口燥咽干,饥不欲食,大便干结,舌淡红少苔或无苔,脉细弱。

治法:益气生津,养阴和胃。

代表方:生脉散或益胃汤加减。

口渴明显者加玄参、天花粉。

(三)其他疗法

1. 中成药 肝气不舒可用柴胡舒肝丸(疏肝理气,消胀止痛);肝胆湿热可选用龙胆泻肝丸(清肝胆、利湿热)、消炎利胆片(清热、祛湿、利胆)、胆石通胶囊(清热利湿、利胆排石)、大黄利胆胶囊(清热利湿、解毒退黄)、茵栀黄颗粒(清热解毒、利湿退黄)。

2. 外治疗法 ①灌肠治疗:生大黄 30g,加水 200ml 煮沸后,文火煎 5 分钟,过滤去渣冷却至 38~40℃后灌肠,插管深度为 30~35cm,保留 1~2 小时,2 次 /d。②腹部外敷:将芒硝 500~1 000g 研磨成粉末状,置于外敷袋中,将外敷袋平铺均匀置于中上腹部,当芒硝出现结晶变硬后更换,更换 2~4 次 /d。

3. 针灸治疗 常用穴有足三里、下巨虚、内关、胆俞、脾俞、胃俞、中脘等,一般采用强刺激。临床可酌情选取公孙、天枢、章门、内庭、阳陵泉、血海、膈俞、太冲、膻中等穴,以增强疗效。

八、西医治疗

急性胰腺炎治疗的两大任务：寻找并祛除病因；控制炎症。

（一）一般治疗

严密监测生命指征及症状体征，吸氧，禁食水，行胃肠减压。

（二）器官支持

1. 液体复苏　以5~10ml/(kg·h)的速度采用晶体液补液，有酸中毒时补充碳酸氢钠。重症患者胰腺大量渗液，蛋白丢失，注意补充白蛋白。

2. 呼吸　轻症予鼻导管、面罩吸氧，维持血氧饱和度>95%。出现肺损伤，呼吸窘迫时应给予机械通气。

3. 肠道功能维护　导泻和口服抗生素。

4. 血液净化　出现急性肾功能不全、炎症反应重，可使用血液净化纠正肾功能，清除炎症介质。

（三）营养支持

血流动力学基本稳定后，应尽早（发病48小时内）进行肠内营养支持。对于营养低风险患者，预计1周仍不能进行肠内营养或者肠内营养不能达标才适当增加肠外营养。

（四）减少胰液分泌

1. 禁食及胃肠减压。

2. H_2受体拮抗剂及质子泵抑制剂。

3. 生长抑素及其类似物　外源性补充生长抑素或其类似物奥曲肽可抑制胰液分泌，有助于控制胰腺及全身炎症反应。轻症在起病初期予以生长抑素250μg/h或奥曲肽25μg/h，持续静脉滴注3日。对于重症患者，宜在起病后48小时内予以生长抑素500μg/h或奥曲肽50μg/h，3~4日后减量为250μg/h或25μg/h，疗程4~5日。

（五）镇痛

常用盐酸布桂嗪、哌替啶肌内注射，一般不用吗啡和胆碱能受体抑制剂。

（六）预防和抗感染

预防胰腺感染：①导泻及口服抗生素；②尽早恢复肠内营养；③当胰腺坏死>30%时，可预防性给予抗生素，有助于减少坏死胰腺继发感染。疑诊或确诊胰腺感染时，应选择针对革兰阴性杆菌和厌氧菌、能透过血胰屏障的抗生素，如碳青霉烯类、第三代头孢菌素或喹诺酮＋抗厌氧菌类，疗程7~14日。

（七）内镜及手术

内镜下奥狄（Oddi）括约肌切开术，外科手术。

第四节　急性肝功能衰竭

急性肝功能衰竭简称急性肝衰竭（acute liver failure，ALF）。肝衰竭是指由于病毒感染、用药不当及接触、食入有毒食物，放射性损伤等多种因素引起的急性严重肝脏损害，导致合成、解毒、代谢和生物转化功能严重障碍或失代偿，出现以黄疸、凝血功能障碍、肝肾综合征、肝性脑病、腹水等为主要表现的一组临床综合征。急性肝衰竭是指急性起病，无基础肝病史，2周内出现Ⅱ度及以上肝性脑病的肝衰竭。

急性肝衰竭属于现代西医学命名，根据其有黄疸的症状，而且多伴神识昏蒙的证候，中医学中可以把急性肝衰竭归属于"黄疸"的"急黄""瘟黄"及"厥证"的"肝厥"范畴。《金匮要略·黄疸病脉证并治》有黄疸、谷疸、酒疸、女痨疸和黑疸之分,称为五疸,并提出"诸病黄家,但利其小便"的治疗原则,其首创的茵陈蒿汤、茵陈五苓散、栀子大黄汤等治疗黄疸的名方沿用至今。隋代巢元方《诸病源候论》谓:"因为热毒所加,故卒然发黄,心满气喘,命在顷刻,故云急黄也。"清代沈金鳌《沈氏尊生书》记载:"天行疫疠以至发黄者,俗谓之瘟黄,杀人最急。"清代叶桂《临证指南医案》指出:"阳黄之作,湿从火化,瘀热在里,胆热液泄,与胃之浊气并存,上不得越,下不得泄,熏蒸遏郁……身目俱黄,溺色为之赤变,黄如橘子色。"清代张璐《张氏医通》记载:"诸黄虽多湿热,然经脉久病,不无瘀血阻滞也。"从以上论述可知,历代医家多将本病病因归纳为湿热致病,后期部分医家则开始认识到血瘀在本病发生发展过程中所起的作用,为现代医家对病因病机的认识开启了一条重要思路。

一、中医病机

急黄由多种疾患引起,病因复杂,既有外感,又有内伤。外因为感受湿热疫毒之邪,诱发因素有饮食不节或不洁、嗜酒过度、喜怒忧惊过度等,导致体内湿热相搏,瘀热胶结,肝失疏泄、胆汁外溢,致而为病。

急黄的发病部位主要在肝胆,但与心脾肾三焦相关。外感湿热疫毒,从口鼻而入,毒入于里,郁而不达,深入膜原,内阻中焦,脾胃运化失司,湿热交阻于肝胆,不能泄越,肝失疏泄,胆失通降,胆汁内瘀,弥漫三焦,充斥表里而发黄。或药食不当,平素饮食不洁,或嗜食肥甘厚味,损伤脾胃,运化失司,湿浊内生,郁而发热,湿热熏蒸肝胆而发黄。或滥用药物,服药过量,伤脾伐肝,肝失疏泄,而成本病。或素体阳盛,脾胃有热或肝火偏旺,复感湿热之邪,或内生湿浊,化火化毒,火毒内攻,郁结肝胆,内陷心包,扰动营血,发为急黄。

本病的基本病机是湿热内蕴,肝胆失疏,脾胃不健,气滞血瘀,脉络失和。本病多为湿热邪毒蕴结肝脾所致,故阳黄与急黄多见,阴黄少见。阳黄起病急,病程短,黄色鲜明如橘色,伴有湿热证候。阴黄起病缓,病程长,黄色晦暗如烟熏,伴有寒湿诸候。急黄为湿热夹时邪疫毒,热入营血,内陷心包所致。在证候上,急黄与一般阳黄不同,急黄起病急骤,黄疸迅速加深,其色如金,并现壮热神昏,吐血衄血等危重证候,预后较差。

急黄病势暴急凶险,初期以邪实为主,集中在"毒、热、湿、瘀"等几方面;若不能及时阻断本病的恶变,那么病情快速转归为正气亏虚,虚实夹杂,将导致肝阳暴脱或病情焦灼其他脏腑而危及生命。

二、发病机制

肝脏在急性损伤的情况下,出现肝功能失代偿,表现为腹水、肝性脑病、凝血功能障碍和高胆红素血症。患者肝功能障碍,合成各类非特异性抗感染蛋白能力下降,导致感染风险增加,如肠道菌群移位造成的自发性细菌性腹膜炎、泌尿道感染(UTI)、肺炎、皮肤和软组织感染等,使患者血液循环中的病原相关模式分子(PAMPs)大量存在;另外损伤坏死的肝细胞也会释放大量的损伤相关模式分子(DAMPs)进入血液循环。体内固有免疫细胞的模式识别受体会特异识别PAMPs,释放大量的细胞因子如IL-6、IL-8、IL-10、IFN-γ 等,产生细胞因子风暴,导致全身性炎症反应综合征(SIRS)。

三、临床表现

(一)症状

病势多急,极度乏力,并有明显厌食、腹胀、恶心、呕吐等症状。2 周内身、目、小便黄染进行性加深,大便甚至陶土色。皮肤散在瘀点瘀斑。危重者甚至昏迷,躁动或安静,双上肢扑翼样活动等。

(二)体征

出现肝性脑病者表现为躁动、烦躁、嗜睡、昏睡或昏迷,双上肢扑翼样震颤,全身皮肤巩膜黄染,出血点或瘀斑,腹胀。应检查患者精神状态,评估是否存在肝性脑病并确定程度分级,并注意是否存在慢性肝病的体征如蜘蛛痣等。

四、辅助检查

(一)实验室检查

血清丙氨酸氨基转移酶、谷氨酸氨基转移酶升高,胆红素呈进行性升高,血清总胆红素(TBil)大于 10 倍正常值上限(ULN)或每日上升 $\geq 17.1\mu mol$;并可出现胆酶分离现象;凝血功能提示国际标准化比值和凝血酶原时间显著延长。

1. 当血清胆红素明显上升而转氨酶下降,是所谓的胆酶分离现象,对诊断及预后有重要意义。

2. 血清胆固醇与胆固醇脂　正常血清胆固醇浓度为 2.83~6.00mmol/L,若低于 2.60mmol/L,则提示预后不良。暴发性肝功能衰竭时,胆固醇脂也常明显下降。

3. 血清胆碱酯酶活力　包括乙酰胆碱酯酶和丁酰胆碱酯酶。后者在肝细胞内合成,暴发性肝功能衰竭时此酶活动常明显下降。

4. 凝血功能检查　当凝血酶原时间(PT)延长,凝血酶原活动度(PTA)低于 40%,或国际标准化比值(INR) ≥ 1.5,则可初步诊断为肝功能衰竭。

(二)超声

可见肝脏缩小,内部回声增粗、分布不均匀,可见到成片状的低回声,可见腹水、胸腔积液存在。

(三)病理

肝细胞呈一次性坏死,可呈大块或亚大块坏死,或桥接坏死,伴存活肝细胞严重变性,肝窦网状支架塌陷或部分塌陷。

五、诊断及评估

诊断急性肝衰竭的临床诊断需要依据病史、临床表现和辅助检查等综合分析而确定。

1. 急性肝衰竭　急性起病,2 周内出现 Ⅱ 度及以上肝性脑病(按 Ⅳ 度分类法划分)并有以下表现者。

(1)极度乏力,并有明显厌食、腹胀、恶心、呕吐等严重消化道症状。

(2)短期内黄疸进行性加深。

(3)出血倾向明显,PTA $\leq 40\%$,且排除其他原因。

(4)肝脏进行性缩小。

2. 亚急性肝衰竭　起病较急,15 日 ~26 周出现以下表现者。

(1)极度乏力,有明显的消化道症状。

(2)黄疸迅速加深,血清总胆红素大于正常值上限 10 倍或每日上升 $\geq 17.1\mu mol/L$。

(3)凝血酶原时间明显延长,PTA $\leq 40\%$ 并排除其他原因者。

六、辨证要点

（一）辨急黄、阳黄、阴黄。

急黄身黄如金，伴热毒炽盛，或神志异常，或动血，或正虚邪实等危重症，起病急骤，变化迅速。阳黄黄色鲜明如橘色，常伴口干、发热、小便短赤、大便秘结、舌苔黄腻、脉弦数等热证、实证的表现，起病速，病程短，若治疗及时，一般预后良好。阴黄黄色晦暗或黧黑，常伴纳少、脘腹胀满、大便不实、神疲形寒、口淡不渴、舌淡苔白腻、脉濡滑或沉迟等虚证、寒证及血瘀证的表现，起病缓，病程长，病情多缠绵，不易速愈。

（二）辨阳黄湿热偏胜。

由于感受湿与热邪的程度、素体阴阳偏胜之不同，临床中阳黄有湿与热孰轻孰重之分：阳黄热重于湿者，见身目俱黄，黄色鲜明，伴发热口渴，小便短少黄赤，便秘，苔黄腻，脉滑数等象；湿重于热者，黄色不及前者鲜明，常伴身热不扬，头身困重，胸脘痞闷，恶心呕吐，口黏，便溏，苔白腻，脉滑偏缓之象。

（三）辨阴黄虚实不同。

阴黄寒湿阻遏、肝郁血瘀多为实证，或虚实夹杂；脾虚血亏为虚证。具体而言：面黄晦暗，伴脘腹痞闷、畏寒神疲、苔白腻多属阴黄寒湿证；色黄晦暗，面色黧黑，舌质紫暗有瘀斑，多属阴黄血瘀证；目黄、身黄而色淡，伴心悸气短，纳呆便溏，舌淡苔薄等为阴黄虚证。

七、中医治疗

解毒凉血利湿是治疗肝衰竭的重要法则。湿热疫毒是主要病因，血分瘀热是重要病机，湿热瘀毒互结，熏蒸肝胆，弥漫三焦，阻遏气血，则皮肤黄染深重。"瘀热以行，身必发黄"，瘀热愈甚，毒邪愈烈，致使病情急转直下。解毒、凉血、利湿是本病的重要治则。截断逆挽是抢救肝衰竭成功的关键手段。肝衰竭病情凶险，传变极快。清热解毒是截断的关键，通腑是截断的转机，凉血化瘀是截断的要点。"逆流挽舟法"则强调先安未受邪之地，根据病情及早采用滋肝、健脾、温阳、补肾等法，有助于截断病势。顾护脾胃是提高肝衰竭疗效的基本方法。急性肝衰竭的基本病因病机是"本虚标实"。脾胃是后天之本，气血生化之源，大量临床经验表明，脾胃运化功能是否正常与患者预后密切相关。

（一）肝郁气滞

临床表现：右胁肋部胀满不适，恶心呕吐，厌食，乏力，舌质淡红，苔薄白，脉弦。

治法：疏肝解郁，行气止痛。

代表方：柴胡疏肝散或逍遥散加减。

若胁痛甚，可加青皮、郁金、木香、延胡索、川楝子；若气郁化火，症见胁肋掣痛，口干口苦，烦躁易怒，溲黄便秘，舌红苔黄，脉弦数者，可加金铃子散，或选用加味逍遥散、龙胆泻肝汤；若兼见胃失和降，恶心呕吐者，可加半夏、旋覆花等；若气滞兼见血瘀者，可加郁金、牡丹皮、赤芍、当归尾、延胡索、青皮等。

（二）湿热壅盛

临床表现：身目黄染，逐渐加深，高热烦渴，呕吐频作，腹胀胁痛，烦躁不安，大便秘结或胶结不爽，小便深黄，舌质红，苔黄腻，脉弦数。

治法：清热解毒，利湿退黄。

代表方：茵陈蒿汤、黄连解毒汤、五味消毒饮加减。

若胁痛较甚，可加柴胡、郁金、川楝子、延胡索；若热毒内盛，心烦懊侬，可加龙胆；若恶心呕吐，可加橘皮、竹茹、半夏；若胸腹痞胀，呕恶纳差等症较著，可加苍术、厚朴、半夏等。

（三）热毒内陷

临床表现：身黄如金，高热烦躁，甚则谵语昏迷，尿少尿闭，皮肤发斑，便血，舌质红绛，舌苔秽浊，脉弦数。

治法：清热解毒，凉血开窍。

代表方：千金犀角散加减。

若神昏谵语，可配服安宫牛黄丸、至宝丹；若动风抽搐者，加用钩藤、石决明，另服羚羊角粉或紫雪丹；若衄血、便血、肌肤瘀斑重者，可加地榆炭、侧柏叶炭、紫草、茜根炭；若腹大有水，小便短少不利，可加马鞭草、木通、白茅根、车前草、大腹皮、猪苓、泽泻；大便不通、腹满烦痛者，乃热毒炽盛所致，可加大黄、芒硝、枳实、木香、槟榔。

（四）脾肾阳虚

临床表现：身目黄染、色黄晦暗，畏寒肢冷，或少腹腰膝冷痛，神疲，纳差，舌质淡胖，或舌边有齿痕，舌苔腻或滑、舌苔白或稍黄，脉沉迟或弱。

治法：健脾温阳，化湿解毒。

代表方：茵陈四逆汤、附子理苓汤、济生肾气丸加减。

若脘腹胀满，胸闷、呕恶显著，可加苍术、厚朴、半夏、陈皮等；若心悸不宁，脉细而弱者，加何首乌、酸枣仁等。

（五）肝肾阴虚

临床表现：身目晦暗发黄或黄黑如烟熏，头晕目涩，腰膝酸软，口干，口渴，舌红少津，脉细数。

治法：滋补肝肾，健脾化湿。

代表方：一贯煎、六味地黄丸加减。

若低热、口干、舌绛少津，加石斛、玄参、芦根等；若兼有潮热、烦躁，加地骨皮、白薇、栀子。

八、西医治疗

治疗原则强调：早期诊断、早期治疗，采取相应的病因治疗和综合治疗措施，并积极防治各种并发症。肝衰竭诊断明确后，应动态评估病情、加强监护和治疗。

（一）一般支持治疗

卧床休息，监测生命体征，肠内营养，补充白蛋白或新鲜血浆，监测血气分析、纠正水电解质及酸碱平衡紊乱。

（二）对因治疗

去除诱因。酒精性肝炎患者应强制戒酒。对乙肝病毒的脱氧核糖核酸（HBV-DNA）阳性的肝衰竭患者，不论其检测出的 HBV-DNA 载量高低，建议立即使用核苷（酸）类药物抗病毒治疗。因药物肝毒性所致急性肝衰竭，应停用所有可疑的药物。

（三）对症治疗

应用抗炎护肝药物改善肝功能；应用肠道微生态调节剂，以减少肠道细菌易位或内毒素血症；非病毒感染性肝衰竭，可考虑肾上腺皮质激素治疗；肝病合并感染患者可考虑胸腺肽 α1 单独或联合乌司他丁治疗。

（四）并发症综合治疗

1. 脑水肿　有颅内压升高者，可予甘露醇或者高渗盐水治疗与袢利尿剂交替使用；应用人血白蛋白，特别是肝硬化白蛋白偏低的患者，提高胶体渗透压，可能有助于降低颅内压，减轻脑水肿症状；对于存在难以控制的颅内高压，可考虑应用轻度低温疗法和吲哚美辛，后者只能用于大脑高血流灌注的情况下。

2. 肝性脑病　去除诱因,调整蛋白质摄入及营养支持,乳果糖或拉克替醇口服或高位灌肠,可酸化肠道,促进氨的排出,减少肠源性毒素吸收。视患者情况酌情选择精氨酸、门冬氨酸鸟氨酸等降氨药物。3 期以上的肝性脑病患者建议气管插管。抽搐患者可酌情使用半衰期短的苯妥英钠或苯二氮䓬类镇静药物,不推荐预防用药。必要时可行人工肝支持治疗。

3. 感染　推荐常规进行血液和体液的病原学检测,一旦出现感染征象,应首先根据经验选择抗感染药物,并及时根据病原学检测及药敏试验结果调整用药。

4. 出血　常规推荐预防性使用 H_2 受体阻滞剂或质子泵抑制剂。对 DIC 患者,可给予血液制品补充凝血因子,血小板显著减少者可输注血小板,对有纤溶亢进证据者可应用氨甲环酸或氨甲苯酸等抗纤溶药物。在明确维生素 K_1 缺乏后可短期使用维生素 K_1(5~10mg)。

(五)经积极内科综合治疗后患者症状及指标无明显改善,可行人工肝治疗,必要时可行肝移植手术。

(李　兰　江荣林　王　昱　龙坤兰)

复习思考题

1. 简述急性消化道出血的中医病机及诊治思路。
2. 简述急性消化道出血诊断标准及急救措施。
3. 简述 AGI 的辨证分型要点及代表方。
4. 简述 AGI 的分级标准。
5. 简述急性胰腺炎的辨证分型及主方。
6. 简述急性胰腺炎的西医诊断标准。
7. 简述急黄的中医病机及诊治思路。
8. 简述急性肝衰竭的诊断标准。

第二十一章

急性肾损伤

✎ **学习目标**

1. 掌握急性肾损伤的定义、中医病机、发病机制及诊断。
2. 熟悉急性肾损伤的辨证要点及中西医治疗。
3. 了解急性肾损伤的辅助检查。

急性肾损伤(acute kidney injury,AKI)是指多种原因引起突然发生的肾脏功能减退,溶质清除能力及肾小球滤过率急剧地持续下降,导致水电解质和酸碱平衡紊乱及氮质代谢产物在血液蓄积的一组临床综合征。急性肾损伤的病因包括肾前性、肾性、肾后性三种类型。

根据急性肾损伤的临床特征,其属于中医中"癃闭""关格""水肿""溺毒"等疾病范畴。《证治汇补》中讲:"既关且格,必小便不通,旦夕之间,陡增呕恶……最为危候。"与 AKI 首发恶心呕吐的消化系统症状类似。《景岳全书》中论"小水不通是为癃闭……泛及中焦为呕,再及上焦则为喘",与 AKI 进一步发展导致急性心力衰竭后出现呼吸困难症状相仿。《重订广温热论》中记载:"溺毒入血,血毒攻心,甚或因毒上脑,其症极危",可能与尿毒症高毒素诱发脑组织代谢障碍、肠道菌群失调等相关。

一、中医病机

急性肾损伤的病因复杂,概括起来可分外因(六淫、疫毒、外伤、中毒等)和内因(热毒、瘀血、痰浊等)。本病病位在肾,涉及肺、脾、三焦、膀胱,为本虚标实之证。病机关键为肾脏亏虚为本,水瘀互结,浊毒内盛,不能排出体外为标,有时兼夹外邪。初期主要为火热、湿毒、瘀浊之邪壅滞三焦,水道不利,以实热居多。后期以脏腑虚损为主。有研究显示,急性肾损伤本虚的证候要素以气虚所占比例最大,其次依次为阳虚、阴虚、血虚。标实证候要素以湿热所占比例最大,其次依次为血瘀、痰热、湿浊、水湿、气滞、热毒、火毒、风动。因此,湿、热、瘀、毒等病理因素贯穿于 AKI 发生发展的整个过程。而湿热之邪阻滞经络,血行不畅,致瘀血阻络,瘀血内阻又反过来阻遏水湿,毒壅血凝,肾络瘀阻,肾脏气化不利,功能失调,则少尿、尿闭,久则肺肾俱损,气化失职无度而成尿闭,最终出现脏器衰竭。

二、发病机制

现代医学有关 AKI 病理生理学研究认为,不同原因引起的急性肾损伤,其发病机制不尽相同。肾前性 AKI 肾血管及血流动力学的改变是急性肾损伤肾小球滤过率降低和少尿的主要机制。当全身血压低于 80mmHg 时,肾脏血液灌流量即明显减少,并有肾小动脉的收缩,肾灌注压降低,肾脏缺血,导致肾小球滤过率降低。

肾缺血、缺氧及肾中毒时,肾脏细胞代谢受影响,使 ATP 生成不足,Na^+-K^+-ATP 酶活性减弱,细胞内水钠潴留,细胞发生水肿。当肾细胞水肿,特别是肾毛细血管内皮细胞肿胀,可使血管管腔变窄,血流阻力增加,肾血流量减少。肾后性 AKI 主要是梗阻反流使近端小管压力增高,当超过肾小球压力时,入球微动脉阻力增加,肾小球滤过率下降。

急性肾损伤持续发展出现肾小管细胞损伤,导致肾小球滤过率持续降低和少尿,甚至无尿。肾小管细胞损伤主要包括坏死性损伤(肾小管破裂性损伤、肾毒性损伤)和凋亡性损伤。其发生机制主要为①肾血流动力学改变学说,在失血性休克或血容量严重不足时,由于神经和体液调节作用,使血液重新分布,肾动脉收缩,肾血流明显减少,肾灌注降低和肾小球入球小动脉明显收缩,造成肾皮质缺血和急性肾小管坏死(ATN)的发生;②肾缺血-再灌注损伤学说,肾组织从急性缺血到恢复血供,细胞内钙负荷增加和大量氧自由基的产生会加重细胞的损伤。

三、临床表现

(一)症状

急性起病,主要多见小便短赤或闭塞不通,喘促痰多,胸脘痞闷,恶心欲吐,或吐痰涎,口渴不欲饮,口苦口黏,或有溺臭,大便秘结,不发热或者低热,神志模糊,水肿,甚至出现四肢搐搦、神昏烦躁等症状。

(二)体征

有的患者查体可见腿部、踝部或眼睛周围浮肿,呼吸急促、口中可闻及尿味,观其舌象,舌质红,苔灰白或者黄腻、厚浊,脉滑数。

四、辅助检查

血液检查:血常规中,可出现红细胞计数和血红蛋白含量下降,合并感染可出现白细胞升高;肾功能中尿素氮和血肌酐进行性上升,肾小球滤过率(GFR)下降。在 AKI 时血清钾及镁可逐渐增高,而血清钙及钠往往偏低。

尿液检查:尿比重降低,可见红细胞、蛋白、尿病理管型。根据尿液检查可有助于分析导致 AKI 的病因。

影像学检查:泌尿系超声、磁共振或放射性核素显像等有助于了解 AKI 的病因。

五、诊断及评估

根据原发病因,肾功能进行性减退,结合相应临床表现和实验室检查可作出诊断。目前比较接受的为 ADQI(Acute Dialysis Quality Initiative)小组提出的 RIFLE 分级诊断标准,将 AKI/ARF 分为 3 个严重程度级别:危险(risk)、损伤(injury)、衰竭(failure)和 2 个预后级别:肾功能丧失(lost),终末期肾病(end stage renal disease,ESRD)。RIFLE 标准是目前诊断AKI/ARF 最常用的标准之一。具体分级诊断标准如下:

(一)肾损害危险期

第 1 级,危险阶段(risk),肌酐上升至或超过原来的 1.5 倍或 GFR 下降>25%,尿量<0.5ml/(kg·h),时间>6 小时。

(二)肾损伤期

第 2 级,损伤阶段(injury),肌酐上升至或超过原来的 2 倍或 GFR 下降>50%,尿量<0.5ml/(kg·h),时间>12 小时。

(三)肾衰竭期

第 3 级,衰竭阶段(failure),肌酐上升至或超过原来的 3 倍或 GFR 下降>75%,尿量<0.3ml/（kg·h），时间>24 小时；或 Scr≥4mg/dl，急性增加 ≥0.5mg/dl 或无尿>12 小时。

（四）肾功能丧失期

第 4 级，丧失阶段（loss），持续肾衰竭>4 周。

（五）终末期肾病（ESRD）

第 5 级，终末期肾脏病，持续肾衰竭>3 个月。

前 3 期是急性病变期，后 2 期是病变结局期。上述不同级别判定 AKI 的标准由宽至严，由敏感度高到特异性高，有助于对 AKI 严重程度的评估和疗效的评价。

六、辨证要点

首先应当辨别虚实，病邪的性质，所侵害的部位和途径，邪正双方力量的对比及损伤的程度，迅速判断正虚与邪实孰轻孰重。由于该病发病急骤，来势迅猛，变化迅速，易生变证，故在变化过程中以热证、实证居多，后期可以伤及气血。

七、中医治疗

根据中医学整体观念、辨证救治理论为指导，应用中医标本理论"急则治标、缓则治本"是治疗急性肾损伤的基本原则。少尿期是本病治疗的关键，也是治疗的重点和难点。祛邪扶正是治疗急性肾损伤的重要方法。根据急性肾损伤的病机特点，初期主要为火热、湿毒、瘀浊之邪壅滞三焦，水道不利，以实证居多。治疗重在通腑泻实，利湿解毒，活血化瘀，宣通三焦等法；后期兼见正气虚损。宜分气血阴阳及脏腑亏虚而补之。肾主二阴，司膀胱开合，治疗过程中尤其应注意时刻顾护肾气。

（一）腑实热结

临床表现：腹胀满，少腹急结，大小便闭，恶心呕吐，发热烦躁，舌红苔黄腻，脉弦有力。

治法：通腑攻下，化湿泄浊。

代表方：大承气汤或大柴胡汤加减。

恶心呕吐甚者，加竹茹；高热惊厥者，加服安宫牛黄丸；还可用保留灌肠法加强通腑降浊解毒的作用。

（二）湿浊弥漫

临床表现：全身水肿，喘促气急，纳呆呕恶，脘腹痞闷，小便不畅或尿闭，舌淡红苔浊腻，脉沉缓。

治法：宣畅三焦，化气利水

代表方：麻黄杏仁薏苡甘草汤、三仁汤加减。

胸脘痞闷者，加小陷胸汤；水气凌心者，加己椒苈黄丸；尿少或小便不通，合用滋肾通关丸；皮肤瘙痒，加土茯苓、地肤子、白鲜皮。

（三）瘀血内结

临床表现：尿少呈淡红色或酱油色，发热烦躁，身体疼痛，皮肤青紫斑，或见尿血、衄血、便血，舌暗红或有瘀点，脉细涩。

治法：活血化瘀，利水解毒。

代表方：血府逐瘀汤或桃核承气汤加减。

瘀毒重者，加水蛭、牡丹皮、青皮、水牛角；出现呕血、便血、鼻衄或皮肤紫斑者，可用犀角地黄汤加三七粉（冲服），以及仙鹤草、槐花、地榆、白及等。

（四）脾肾两虚

临床表现：小便短少，甚至尿闭，面色晦滞，神疲乏力，水肿腰以下为主，纳差，腹胀，泛恶呕吐,大便溏薄,舌淡体胖,边有齿印,苔白腻,脉沉细。

治法:温补脾肾,化湿降浊。

代表方:温脾汤、吴茱萸汤加减。

若水肿较甚者,合五苓散并用;小便不通,可合用滋肾通关丸;气虚甚,症见气短声弱者,加黄芪。

（五）阴虚风动

临床表现:小便短少,呕恶频作,头晕头痛,面部潮红,烦躁不安,腰膝酸软,肢体抽搐,或手足蠕动,舌红少苔或卷缩,苔黄腻,脉弦细。

治法:滋补肝肾,平肝息风。

代表方:杞菊地黄丸、羚角钩藤汤加减。

烦渴较甚者,加知母、玉竹、石斛;如痰多者,加胆南星、竹沥;便秘者,加制大黄、败酱草、六月雪;阴虚阳亢,肝火偏旺者,加栀子、黄芩。

（六）心肾虚衰

临床表现:无尿或少尿,全身水肿,面灰唇暗,神志昏蒙,循衣摸床,心悸,口臭尿臭,四肢厥冷,舌淡胖,苔白腻,脉沉细欲绝。

治法:温阳益气,豁痰开窍。

代表方:参附龙牡救逆汤、涤痰汤加减。

如昏迷不醒者,可用醒脑静注射液静脉滴注;狂躁痉厥,可服紫雪丹;心阳欲脱者,急用参附汤。

八、西医治疗

第1级/危险期:以分析、化解危险因素为重点,采用祛除病因、监测每日出入量和身体质量变化,评估血容量,维持电解质、酸碱平衡等方法。第2级/损伤期:以减低靶器官受损程度、预防再次损伤为防治重点,实施特色专科护理(导管、皮肤、心理及三级体液管理等),及早发现各种感染,提供营养支持。第3级/衰竭期:因患者存在肾功能完全或部分恢复可能性,加之病情复杂及临床表现的多样性和不稳定性,故不能按照慢性肾衰竭的透析指征,而应尽早开始预防性透析,目的不仅仅是替代肾功能,而是维护机体内稳态,为多器官功能的恢复创造条件。

（一）AKI 的替代治疗:肾脏替代治疗（renal replacement therapy,RRT）

包括腹膜透析（peritoneal dialysis,PD）、间歇性肾脏替代治疗（inter mitten renal replacement therapy,IRRT）和连续性肾脏替代治疗（continuous renal replacement therapy,CRRT）,以及新兴的"混合"模式——持续低效每日透析（sustained low efficiency daily dialysis,SLEDD）,是目前 AKI 的主要治疗手段。

其中 CRRT 可连续、缓慢地对水和溶质进行清除,提高血流动力学的稳定性,并提供更多的营养支持,尤其适合血流动力学不稳定的患者,同时对脓毒症患者炎症介质的清除也显示出了良好的疗效。而 ICU 中 AKI 最主要的诱发因素为感染性休克,故 CRRT 在 ICU 应用极为普遍。PD 较少用于危重 AKI 的治疗,但其方法简单、安全、经济,无须特别设备,同时其无须抗凝、无血流动力学影响,有较好耐受性,在基层医院或地区及发生灾难性事件大量患者需要治疗时,仍是治疗 AKI 的一种常用方法。尤其适用于儿童的肾脏替代治疗。

1. 肾替代治疗的时机 对于急性肾损伤患者提倡早期肾脏替代治疗可显著改善患者的生存率;但肾脏替代治疗时机目前尚无统一的标准,且并非所有 AKI 患者透析越早其预后越好。目前公认的急诊透析指征包括容量过度负荷、高钾血症、代谢性酸中毒、明显的尿毒症症状和体征及进展的氮质血症。

2. 肾替代治疗的剂量 AKI 患者的存活率与透析剂量有一定的关系,CRRT 随着透析剂量的增加,其存活率均有增加的趋势;大多数研究结果支持大剂量 CRRT 治疗 AKI,目前认为,对于重症患者,推荐超滤率 ≥35ml/(kg·h)似乎能取得较好的效果。

(二) AKI 的非替代治疗

AKI 少尿期的治疗原则是快速识别和纠正其可逆因素。首先应重视原发病的治疗,如控制感染、止血、补充血容量等。避免接触肾毒性药物,根据肾功能调节用药剂量,预防二次打击及再次损伤,防止发生多器官功能障碍综合征(MODS)。

1. 维持水、电解质平衡 足量补充液体对肾前性和造影剂所致肾损伤的防治作用已获肯定。对 AKI 少尿期,在纠正了原有的体液缺失后,应严格"量出为入",控制钠、水摄入。每日给液体量为前一日的尿量加上显性失水量(呕吐、大便和引流量等)和不显性失水量约400ml。同时应纠正代谢性酸中毒及电解质紊乱,血钾>5.5mmol/L,应及时给予缓慢静脉注射 10% 葡萄糖酸钙 10~20ml,以钙离子对抗钾离子对心脏的毒性作用。静脉注射 5% 碳酸氢钠 100ml,50% 葡萄糖加上普通胰岛素缓慢静脉注射,促进钾离子进入细胞内而降低血钾浓度,此方法起效快但作用时间短。如血钾>6.5mmol/L,有紧急透析指征。

2. 利尿剂 呋塞米(速尿)作为高效的袢利尿剂常用于急性肾损伤少尿期的治疗,能抑制管球反馈,且能扩张肾血管,降低髓袢升支代谢,冲刷肾小管,减轻肾小管阻塞,降低肾小管中血红蛋白、肌红蛋白浓度。呋塞米的使用剂量应逐步增加,使用后尿量不增加时,应停止使用。

3. 维持营养支持 应给予高糖、低蛋白、高维生素的饮食。鼓励通过胃肠道补充,透析时应适当补充蛋白质,以提供足够的能量。

4. 预防感染及其对症处理 根据 AKI 发生的不同病因给予抗炎、抗凝、解痉、降压等治疗,控制感染是减缓 AKI 发展的重要措施。

5. 肾小血扩张剂等应用。

(赵文辉)

复习思考题

1. 简述急性肾损伤的中医辨证救治分型、治法及其方药。

2. 如何理解急性肾损伤的诊断标准?

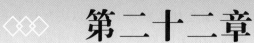

第二十二章
神 经 系 统

笔记栏
ER-22-1

PPT 课件

学习目标

1. 掌握癫痫持续状态、重型颅脑损伤的定义、辨证要点、发病机制及诊断。
2. 熟悉癫痫持续状态、重型颅脑损伤的中医病机及中西医治疗。
3. 了解癫痫持续状态、重型颅脑损伤的辅助检查。

第一节 癫痫持续状态

癫痫是一组由于脑部神经元异常放电所引起的突然、短暂、反复发生的中枢神经系统功能异常的慢性疾病和综合征。临床上可表现为运动、感觉、意识、自主神经等不同的功能障碍，或兼而有之。癫痫持续状态是指癫痫持续发作之间意识尚未完全恢复又频繁再发，或癫痫发作持续 30 分钟以上未自行停止。如果患者出现全面强直阵挛性发作持续 5 分钟以上即有可能发生神经元损伤，对于该类患者若发作持续时间超过 5 分钟就该考虑癫痫持续状态的诊断，并须用抗癫痫药物紧急处理。

癫痫属于中医"痫病"范畴，历代中医文献对于癫痫的论述最早见于《素问·奇病论》曰："人生而有病癫疾者……病名为胎病，此得之在母腹中时，其母有所大惊，气上而不下，精气并居，故令子发为癫疾也。"不仅提出"胎病""癫疾"的病名，还指出此病与先天因素有关。《灵枢·癫狂》中认识到本病发生常有先兆症状，其主要表现为肢体的僵直发作。宋金元时期，严用和《济生方》首次对本病进行了临床分类，以患者发作时呼叫的声音不同，将癫痫分为五种类型：马(心)痫、羊(脾)痫、鸡(肝)痫、猪(肾)痫、牛(肺)痫，以五音合五畜，并与五脏、五行理论结合，提出"五痫"分类。张从正认为，本病常由肝经热盛引起。朱震亨《丹溪心法·痫》则强调痰迷孔窍引发本病。陈言《三因极一病证方论·癫痫叙论》指出痫病是由于多种因素导致脏气不平，阴阳失调，神乱而发病。明代王肯堂始将癫、狂、痫详细分辨。王肯堂言："痫病发则昏不知人，眩仆倒地，不省高下，甚而瘛疭抽掣，目上视，或口眼㖞斜，或口作六畜之声。"中医历代前贤对于本病的治疗都非常强调分清标本虚实。主张在发作时治标为主，可采取涤痰、息风、镇惊、化瘀等手段，根据不同病情，随症选用。

西医学诊断的癫痫，无论原发性或某些继发性癫痫均可参照本节进行辨证论治。

一、中医病机

痫病的发生，大多由于七情失调，先天因素，脑部外伤，饮食不节，劳累过度，或患他病后，造成脏腑失调，痰浊阻滞，气机逆乱，风阳内动所致，而尤以痰邪作祟最为重要，《医学纲目》

言"癫痫者,痰邪逆上也"即是此意。痫之为病,病理因素总以痰为主,每由风、火触动,痰瘀内阻,蒙蔽清窍而发病。以心脑神机失用为本,风、火、痰、瘀致病为标。其中痰浊内阻,脏气不平,阴阳偏胜,神机受累,元神失控是病机的关键所在。

(一) 情志失调

突受大惊大恐,气机逆乱,痰浊随气上逆,蒙闭心窍;或因肝肾阴亏,阴不敛阳,肝阳亢盛,化热生风,风火夹痰,上蒙清窍,元神失控,发为痫病。

(二) 禀赋不足

痫病之始于幼年者,与先天因素有密切关系,所谓"病从胎气而得之"。前人多责之于"在母腹中时,其母有所大惊"所致。若妊娠母体突然惊恐,一则导致气机逆乱,脏腑功能失调;一则导致精伤而肾亏,所谓"恐则精却",使母体精气耗伤,影响胎儿正常发育,出生后易发痫病。

(三) 饮食不节

过食醇酒肥甘,损伤脾胃,脾失健运,聚湿生痰,痰浊内盛;或气郁化火,火邪炼津成痰,积痰内伏。一遇诱因,痰浊或随气逆,或随火上炎,或随风动,蒙蔽心神清窍,发为痫病。故有"无痰不作痫"之说。

(四) 脑络瘀阻

由于跌仆撞击,或出生时难产,脑络受伤。"脑为元神之府""人之记性皆在脑中"。外伤之后,则神志逆乱,昏不知人,气血瘀阻,则络脉不和,肢体抽搐,遂发痫病。

综上所述,痫病病位在脑,与心、肝、脾、肾脏腑关系密切。其病因病机可概括为风、火、气、痰、瘀蒙蔽心窍,壅塞经络,气机逆乱,元神失控而发病。若痫病久治不愈,必致脏腑愈虚,痰浊愈结愈深。痰浊不除,则痫病反复发作,乃成痼疾。

二、发病机制

癫痫的发病机制非常复杂,至今尚未能完全了解其全部机制,但发病的一些重要环节已被探知。

(一) 痫性放电的起始

神经元异常放电是癫痫发病的电生理基础。正常情况下,神经元自发产生有节律性的电活动,但频率较低。致病灶神经元的膜电位与正常神经元不同,在每次动作电位之后出现阵发性去极化漂移,同时产生高幅高频的棘波放电。神经元异常放电可能是由于各种病因导致离子通道蛋白和神经递质或调质异常,出现离子通道结构和功能改变,进而引起离子异常跨膜运动所致。

(二) 痫性放电的传播

异常高频放电反复通过突触联系和强直后的易化作用诱发周边及远处的神经元同步放电,从而引起异常电位的连续传播。异常放电局限于大脑皮质的某一区时,表现为部分性发作;若异常放电在局部反馈回路中长期传导,表现为部分性持续状态;若异常放电通过电场效应和传导通路,向同侧其他区域甚至一侧半球扩散,表现为 Jackson 发作;若异常放电不仅波及同侧半球同时扩散到对侧大脑半球,表现为继发性全面性发作;若异常放电的起始部分在丘脑和上脑干,仅扩及脑干网状结构上行激活系统时,表现为失神发作;若异常放电广泛投射至两侧大脑皮质并使网状脊髓束受到抑制时则表现为全身强直——阵挛性发作。

(三) 痫性放电的终止

目前机制尚未完全明了,可能机制为脑部各层结构的主动抑制作用,即癫痫发作时,癫痫灶内产生巨大突触后电位,后者激活负反馈机制,使细胞膜长时间处于过度去极化状态,从而抑制异常放电扩散,同时减少癫痫灶的传入性冲动,促使发作终止。

三、临床表现

癫痫典型发作时表现为突然昏倒,不省人事,两目上视,四肢抽搐,口吐涎沫,或有异常叫声等,或仅有突然发呆,两目瞪视,呼之不应,或头部下垂,肢软无力,面色苍白等。局限性发作可见多种形式,如口、眼、手等局部抽搐而无突然昏倒,或凝视,或语言障碍,或无意识动作等。

四、辅助检查

(一)脑电图(EEG)

EEG 是诊断癫痫最重要的辅助检查方法。癫痫脑电图的典型表现为棘波、尖波、棘 - 慢波或尖 - 慢复合波。不同类型的癫痫,脑电图上的表现也不同,EEG 有助于明确癫痫的诊断及分型。局灶痫样放电多提示部分性发作;广泛性痫样放电则多为全面性发作。

(二)神经影像学检查

包括 CT 和 MRI,可确定脑结构异常或病变,对癫痫及癫痫综合征诊断和分类颇有帮助,有时可做出病因诊断,如颅内肿瘤、灰质异位等。MRI 较敏感,特别是冠状位和海马体积测量能较好地显示海马病变。功能影像学检查如单光子发射断层扫描(可能发现致痫灶的糖代谢变化)、正电子发射断层扫描(可发现致痫灶的血流变化)等,能从不同的角度反映脑局部代谢变化,辅助癫痫灶的定位。

(三)血液及脑脊液检查

昏迷时间较长而有抽搐的患者需做血糖、脑脊液检查,以与糖尿病或脑部炎症等疾病引起者相鉴别。

五、诊断及评估

癫痫是多种病因所致的疾病,其诊断需遵循三步原则:首先明确发作性症状是否为痫性发作;其次判断是哪种类型的癫痫或癫痫综合征;最后明确发作的病因是什么。癫痫的诊断依据为详细和精确的病史、临床特点、仔细的体格检查,结合脑电图等辅助检查。对于癫痫持续状态,临床医生根据患者发作的临床表现及临床经验常可做出准确的诊断,及时完善脑电图、脑部影像学检查如头颅 CT 及理化检查,以明确诊断。

六、辨证要点

(一)辨病情之轻重

一是病发时间之长短,一般持续时间长则病重,短则病轻;二是发作间隔时间之久暂,即间隔时间久则病轻,短则病重。

(二)辨证候之虚实

痫病之风痰闭阻,痰火扰神属实;而心脾两虚,肝肾阴虚属虚。发作期多实,或实中夹虚,休止期多虚,或虚中夹实。阳痫发作多实,阴痫发作多虚。

七、中医治疗

痫病临床表现复杂,治疗方面宜分标本虚实,轻重缓急。发作期以开窍醒神为主,恢复休止期以祛邪补虚为主。临证时,前者宜以豁痰息风,开窍定痫为主;后者宜以健脾化痰,补益肝肾,养心安神为主。痫病处于发作期,病情严重,发作不缓者,除积极抢救密切注意病情变化外,必要时应予中西医结合治疗。

（一）发作期

1. 阳痫

临床表现：突然昏仆，不省人事，牙关紧闭，面色潮红、紫红转为青紫或苍白，口唇发绀，两目上视，四肢抽搐，口吐涎沫，或喉中痰鸣，或怪叫，苏醒如常人，舌质红，苔多白腻，或黄腻。

治法：急以开窍醒神，继以泄热涤痰息风。

代表方：黄连解毒汤合定痫丸加减。

若热甚者加清开灵注射液，或灌服安宫牛黄丸以清热醒脑开窍，或灌服紫雪丹清热镇静。兼大便秘结者予生大黄、芒硝、枳实、厚朴等。

2. 阴痫

临床表现：发痫时面色暗晦萎黄，手足清冷，双眼半开半阖而神志昏愦，僵卧拘急，或颤动，抽搐时发，口吐涎沫，一般口不啼叫，或声音微小，舌质淡，苔白而厚腻，脉沉细或沉迟。

治法：温阳除痰，顺气定痫。

代表方：五生饮合二陈汤加减。

若痫病重症，持续不省人事，频频抽搐，偏阳衰者，伴面色苍白，汗出肢冷，鼻鼾息微，脉微欲绝者，予参附注射液静推或静脉滴注；偏阴竭者，伴面红身热，躁动不安，息粗痰鸣，呕吐频频者，予清开灵或生脉注射液静脉滴注；抽搐甚者，予紫雪丹；喉中痰鸣者，灌服鲜竹沥。

（二）休止期

1. 脾虚痰盛

临床表现：平素倦怠乏力，胸闷，眩晕，纳差，便溏，舌质淡，苔白腻，脉濡滑，或弦细滑。

治法：健脾化痰。

代表方：六君子汤加减。

若痰多加制南星、瓜蒌；呕者加竹茹、旋覆花；便溏者加薏苡仁、白扁豆、神曲。如精神不振，久而不复，当大补精血，益气养神，宜常服河车丸。

2. 肝火痰热

临床表现：平日情绪急躁，心烦失眠，咳痰不爽，口苦口干，便秘尿黄。舌质红，苔黄，或黄腻，脉弦滑数。

治法：清肝泻火，化痰宁心。

代表方：龙胆泻肝汤合涤痰汤加减。

若痰火壅盛，大便秘结者，加大黄、芒硝以祛痰泻火通腑；彻夜难寐者，加柏子仁、酸枣仁宁心定志。

3. 肝肾阴虚

临床表现：痫病频发之后，神思恍惚，面色晦暗，头晕目眩，舌质红，苔薄白，或薄黄少津，脉细数，或弦数。

治法：滋养肝肾。

代表方：大补元煎加减。

若心中烦热者加竹叶、灯心草清热除烦；大便干燥者加肉苁蓉、火麻仁润肠通便。在休止期，投以滋养肝肾之品，既能息风，又能柔筋，对防止痫病的频发具有一定的作用。

以上三种证候，临床上可互相转化。一方面，五志之火是痫病主要的诱发因素，心肝之火可以动痰，火与痰合则痰热内生，痰热耗气日久，必致中气虚乏，痰浊愈盛即成脾虚痰盛之证；痰热灼阴也可出现肝肾阴虚之证。另一方面，以痫久必伤五脏，若病程长、发作频者，由肝肾阴精不足，虚火炼液生痰，可在阴虚的基础上出现肝火痰热证；脾虚痰盛者，如遇情志之火所激，也可使痰浊化热而见肝火痰热的证候。

上述各证痫病,均可在辨证基础上加入全蝎、蜈蚣、僵蚕等虫类药物,以息风、解痉、定痫,可提高疗效。有外伤病史而发痫病,或痫病日久不愈而频发者,常可见瘀血之证,如痛、头晕、胸前痞闷刺痛、气短,舌质暗或舌边有瘀点、瘀斑,脉沉弦。治疗当重视活血化瘀,并酌加顺气化痰,疏肝清火之品,如用通窍活血汤加减。反复失神小发作,面色苍白,神疲乏力,纳差便溏,可服归脾汤,补益心脾,益气生血。因本病反复发作,易成痼疾,治当顾其本,休止期长者,可配制丸剂,便于长期服用,以图根治。

另外,癫痫可使用针灸进行辅助治疗,发作期选用水沟穴、百会穴、内关穴、神门穴、太冲穴等进行操作,休止期选用心俞穴、神阙穴、气海穴、足三里穴、丰隆穴、太溪穴、三阴交穴等进行灸疗。

病案分析

高某,男7岁。1988年11月1日初诊。

2年前因脑震荡愈后遗癫痫症,每周发作2~3次,发作时两目上吊,口吐涎沫,四肢抽搐,有时发出尖叫声,即而昏迷不知人事,待3~5分钟后自解醒后如常人。经多方治疗,疗效不明显。2年来一直靠服西药维持。诊见形体消瘦,面色发青,心烦急躁,夜寐不安,大便干结如球状,舌红苔黄且干,脉弦滑数。

辨证:肝经郁热,脉络受阻。

治法:活血化瘀,清泻肝热。

方药:蝉衣6g,僵蚕10g,片姜黄6g,大黄2g,柴胡6g,川楝子6g,丹参10g,赤芍10g,焦三仙各10g,水红花子10g,7剂。忌食肥甘厚腻辛辣食物。

二诊:服药后未发作,大便日2次较稀,余症减轻。仍服用苯妥英钠,舌红且干,脉滑数。

方以升降散合温胆汤加减:蝉衣6g,僵蚕10g,片姜黄6g,大黄1g,竹茹6g,炒枳壳6g,南星6g,钩藤6g,槟榔10g,焦三仙各10g,7剂。

三诊:服药期间仅小发作一次,夜寐尚安。前方加减,蝉衣6g,僵蚕10g,片姜黄6g,大黄2g,钩藤6g,使君子10g,焦麦芽10g,7剂。

四诊:病情稳定,西药已停,未发作,无其他不适。药用:青礞石10g,半夏10g,竹茹6g,钩藤10g,蝉衣6g,僵蚕10g,郁金10g,赤芍10g,槟榔10g,焦三仙各10g,大黄1g,每周3剂,连服1个月以巩固疗效。

饮食当慎,防其复发。1989年4月24日追访未再复发。

按:癫痫,又称为"痫证"。该患儿头部血络受阻,瘀血停滞,心神失调,心窍不通,致元神受损,神志昏乱而发为痫。血瘀则气滞,肝脉不舒,则四肢抽搐,滞剧痰壅,可见口吐涎沫;频发则耗伤正气,形体消瘦;血瘀不行,气机不畅,津液不布,肠失润泽,故大便干结;心烦急躁,夜寐不安,面色青,舌红脉滑数,为肝经郁热之象。用升降散调畅气机:取柴胡、川楝子助蝉衣透散清泻肝经之热,赤芍、丹参助姜黄散郁活血通络,焦三仙、槟榔消食导滞,又能防其升降太过而损伤胃气,待肝经之郁热渐清后,又合温胆汤加减而调之,以巩固疗效。

八、西医治疗

癫痫持续状态的治疗目的为:保持稳定的生命体征和进行心肺功能支持;终止呈持续

状态的癫痫发作,减少癫痫发作对脑部神经元的损害;处理并尽可能根除病因及诱因;处理并发症。

长时间的癫痫持续状态会导致不可逆的脑损伤,持续时间越长,发作越难以控制。因此针对癫痫持续状态的患者应尽可能早地终止发作,研究显示,发作后 30 分钟内进行治疗,预后较好。

(一)治疗措施

1. 保持呼吸通畅。

2. 监测心率、血压、体温等体征,及时对症处理。

3. 处理诱发因素。

4. 维持水、电解质和酸碱平衡,防止酸中毒。

5. 防止脑水肿或其他潜在并发症。

6. 终止癫痫发作。

(二)用药

1. 地西泮(安定) 是首选药物,具有起效迅速,作用时间短的优势。

2. 苯妥英钠 苯妥英钠较安定起效慢,作用时间持久。如用药过程中出现低血压或心律不齐则应减慢静脉滴注速度或停药。

3. 10% 水合氯醛 适用于肝功能不全或不宜使用苯巴比妥类药物者。

经上述处理,发作控制后,可给予苯巴比妥钠 0.1~0.2g 肌内注射,每 8~12 小时 1 次维持控制。同时鼻饲或口服卡马西平或苯妥英钠等抗癫痫药。待口服药物达到稳态血药浓度(2~3 日)逐渐停苯巴比妥。

第二节 重型颅脑损伤

颅脑损伤(craniocerebral injury)指外界暴力直接或者间接作用于头部,导致患者头部产生颅内的或者颅骨的损伤,即产生颅脑损伤;其病情的轻重取决于致伤的因素和损伤的性质,即暴力的作用方式,力量的大小、速度、次数,以及作用于不同部位、结构和组织的受损程度。重型颅脑损伤是指广泛颅骨骨折、广泛脑挫裂伤、脑干损伤和颅内血肿,并出现深昏迷(GCS 评分 3~8 分),伤后昏迷超过 6 小时,或在伤后 24 小时内意识恶化再次昏迷 6 小时以上者。由于伤及了中枢神经系统,其死亡率和致残率均高。

古代中医虽无与颅脑损伤相匹配的病名,但由于颅脑损伤都由于跌仆、撞击、坠堕等外力引起的病证,常归属于中医学"跌仆损伤""脑震伤""脑髓震荡"范围,也有学者把它归为"外伤性脑病"范畴,西医学的脑挫裂伤、脑震荡、颅内血肿、脑干损伤等疾病均可参照本节内容辨证论治。

古人认为脑精神明,与人的精神、意识、思维、记忆、情感、感觉、知觉、运动等功能活动密切相关。《本草纲目》记载:"脑为元神之府。"《本草备要》曰:"人之记性,皆在脑中,小儿善忘者,脑未满也,老人健忘者,脑渐空也。"《医学衷中参西录》亦指出:"人之脑髓空者……甚或猝然昏厥,知觉运动俱废,因脑髓之质,原为神经之本源也。"另外,早在《灵枢·邪气脏腑病形》篇便有"有所堕坠,恶血留内"。《仙授理伤续断秘方》曰:"凡脑骨伤碎,在头骨上,则可治;在太阳穴,乃是命处,断然不可治矣。"又如《医宗金鉴》言:"若跌仆损伤,或掀肿,或血出,或青紫坚硬,头疼耳鸣,青痕满面,憎寒恶冷,心中发热,大便干燥",属病情轻;"凡有跌打损伤未破者,不拘左右,宜紫肿硬,瘀血凝聚疼痛,或昏迷目闭,身软而不能起,声气短少,语言不出,心中忙乱,睡卧喘促,饮食少进者",属病情中;"误从高处坠下,后山骨伤太重,筋翻气促,痰响如拽锯之声,垂头目闭,有喘声者,此风热所乘,至危之证,不能治也,遗尿者必亡",则属病情危重。记载了古人将瘀血作为颅脑损伤的主要病理因素,以及对颅脑外伤的诊治方法及预后辨析方法。

一、中医病机

重型颅脑损伤往往起病突然,多由于跌仆、暴力、撞击、坠堕等外力猝然起事,直接或间接伤及头颅,损伤颅内脉络,气血逆乱,或血溢脉外,气随血脱;或离经之血,瘀结脑络,闭阻脑窍;或痰瘀互结,蒙蔽清窍,神机失用,意识昏蒙,久则脏腑虚损,变生诸证。

重型颅脑损伤病期有急性期、恢复期之别,病理性质有虚实夹杂之分。急性期瘀血内阻,严重者蓄瘀攻心,内扰神明,致使脑络不通,气机逆乱,出现昏厥、肢体强痉等血瘀气闭之证;若瘀血化热,或肝风内动则神昏而有高热、抽搐;若为开放性损伤,血溢脉外,则表现为气血双脱的危象。恢复期由于迁延日久,血瘀内蓄,气滞血瘀,出现神疲倦怠、半身不遂、口角歪斜、言语不利之症;气机阻滞,水液输布不利,聚湿生痰,痰浊蒙蔽清窍则出现神情恍惚、手舞足蹈、哭骂喊叫之症;痰湿困脾,运化无能,生化乏源,心主血脉,心脾两虚则气血不能外荣,而出现面色萎黄、怔忡惊悸、肌肉瘦削、失眠健忘之症;肝肾不足,水不涵木,水火不济,导致心肝火旺,心肾不交,或肾阳虚弱,火不归原,出现耳鸣健忘、舌喑不语、肢体痿软无力等症。综上,病理因素有瘀、痰、风,虚实相互兼夹。其病位主在脑,涉及心、脾、肝、肾。

二、发病机制

重型颅脑损伤包括原发性脑损伤和继发性脑损伤,原发性脑损伤主要是直接暴力造成的神经组织和脑血管的损伤,表现为神经纤维的断裂和传出功能障碍,不同类型的神经细胞功能障碍,甚至细胞的死亡。继发性脑损伤包括挥鞭样损伤、传递性损伤、胸部挤压伤等三种类型,间接导致脑缺血、脑血肿、脑肿胀、脑水肿、颅内压升高等病理生理学变化。颅脑外包裹着坚硬的颅骨,脑肿胀后颅内没有空间,颅内压升高,脑组织移位甚至形成脑疝,压迫脑干呼吸循环中枢,严重者导致死亡。

三、临床表现

(一)症状
起病多急,多在遭受外力冲击后即出现一过性或持续昏厥,或昏沉嗜睡,头痛脑鸣,或七窍出血,或伴高热躁烦,呕吐,气息不匀,息粗或微,肢体乏力,或瘫软,或抽搐,或震颤,或强直,二便失禁。恢复期可有意识昏蒙不复,或复而意识低下,沉默痴呆,语言謇涩,肢体失用痿废,或伴见痫、颤、搐、搦等。

(二)体征
受击处可见出血、瘀斑瘀紫,或触及骨折,意识昏蒙,呼之不应,双侧目睛不等大,震颤或凝视,肢体拘急或痿废瘫软。

四、辅助检查

(一)头颅 CT
头颅 CT 是颅脑损伤最首选的检查方法,可以如实地反映损伤的病理及范围,还可以动态观察病变的发展和转归,对一些特殊性脑损伤、迟发性病变及预后的判断有重要意义。但 CT 也存在一些难以避免的缺点,例如,对等密度病变的识别比较困难;对脑干内的或体积较小的病损显示较差；对位于颅底的或颅顶的病变易漏诊。

(二) 头颅 MRI

磁共振成像技术弥补了头颅 CT 的不足，提高了病变的检出率，尤其是在等密度的硬膜下出血、轻度脑挫伤、小灶性出血及位于颅底、颅顶和后颅窝的薄层出血等疾病上有一定优势。

(三) 腰椎穿刺

可测定颅内压，作脑脊液动力学检查；了解脑脊液的生化改变及细胞数，判断是否存在颅内感染等。

(四) 脑电图

可明确颅脑损伤后是否存在癫痫发作等，或用于后期脑损伤患者的鉴定，较少用于急诊诊断。

五、诊断及评估

(一) 诊断

结合第 4 版《重型颅脑损伤救治指南》，西医诊断标准需满足：

1. 有明显头部外伤史。

2. 伤后昏迷超过 6 小时，或在伤后 24 小时内意识恶化再次昏迷 6 小时以上者，格拉斯哥昏迷量表（GCS）评分为 3~8 分，并伴有体温、呼吸、血压、脉搏有明显改变或伴休克。

3. 有明显神经系统阳性体征。

4. 影像学可见广泛颅骨骨折、广泛脑挫裂伤、颅内血肿、脑干损伤，甚至脑疝。

(二) 评估

重型颅脑损伤因外伤暴力所致神机失用，预后与遭受外力的强度，颅脑损伤的范围、部位，是否得到及时救治等因素密切相关，如《伤科补要》云："囟门骨破髓出者，不治。若内膜不穿，髓不出者，可治。"古人认为内膜不穿、髓不出者可治，说明一般情况下闭合性颅骨骨折，较开放性颅脑损伤，预后较好。若颅脑受损程度轻，范围小，虽有神昏但治疗及时，则后遗症较轻，预后较好；若颅脑损伤程度重，范围大，未得到及时救治，或短暂清醒又昏迷，则病情危重，预后差，病死率高。

六、辨证要点

(一) 首辨病期及虚实

急性期为发病 2 周以内者，多虚实夹杂以实证为主，以瘀、痰、热等病理因素阻闭清窍为主，瘀血内阻，蓄瘀攻心，内扰神明，脑络不通，气机逆乱，出现昏厥等血瘀气闭之证；也有外伤直接导致七窍流血，气随血脱，元气衰败之症；恢复期由于迁延日久，或失于调治，病程往往大于 2 周，多为因实致虚，虚实夹杂，乃痰气交阻，热瘀互结，损伤正气，脾胃虚弱，运化无能，生化乏源，症见言謇语涩，肢体不仁，痿弱不用；肝肾不足，阴虚火扰，虚风内动，症见肢体震颤麻木，足难任地等症。

(二) 次辨闭证与脱证

若为开放性颅脑损伤，或伴有颅内出血量大，气随血脱，则见肢体瘫软，手撒肢冷，周身湿冷之脱证；闭证多因气、痰、瘀内闭脑窍，症见神昏、牙关紧闭、口噤不开、肢体痉强，属实证。闭证又分为阳闭、阴闭之分，阳闭为痰瘀热闭清窍，症见神昏，面赤身热，气粗口臭，躁扰不宁，舌苔黄腻，脉象弦滑而数；阴闭为痰气瘀内闭清窍，症见面白唇暗，静卧不烦，四肢不温，痰涎壅盛，舌苔白腻，脉象沉滑或缓。

(三) 再辨病之顺逆

若颅脑损伤经及时救治后，患者由昏迷转醒，醒能应答，肢体活动转佳，为病情向愈，为顺,预后良好;若昏迷不醒,或醒后再次昏迷,高热难退,脏腑衰竭,为病情加重,为逆,预后不良。

七、中医治疗

(一) 急性期

1. 瘀阻脑窍

临床表现:神志昏蒙,牙关紧闭,肢体强痉,抽搐,呕吐,或四肢痿软,或胡言乱语,或清醒后头痛剧烈、痛处固定如针刺,或伴头面部或全身多处青紫瘀肿,舌淡或紫暗,脉弦或涩。

治法:活血祛瘀,化痰开窍。

代表方:通窍活血汤加减。

若平素肝肾不足者加山萸肉、杜仲、桑寄生;伤后语言迟钝者加胆南星、菖蒲、郁金、天竺黄;胸闷胸痛者加瓜蒌、薤白、三七;肢体不利并疼痛者加鸡血藤、威灵仙、姜黄。

2. 痰蒙热结

临床表现:神志昏蒙,牙关紧闭,肢体强痉或躁扰不宁,发热甚至高热,气粗,喉中痰鸣,面色红赤,大便秘结不通,舌苔厚、黄燥或黄腻,舌质红,脉弦滑数或弦数有力。

治法:清热豁痰,开窍醒神。

代表方:安宫牛黄丸加减。

身热重者,配白虎汤加强清热之效;喉中痰鸣,黏稠色黄者,配清金化痰汤、千金苇茎汤加强清肺化痰之功;热结便秘,腑气不通者配大承气汤;若风痰浊伏于脑窍,癫痫时作者,法当祛风涤痰开窍,可配定痫丸。

3. 元气败脱

临床表现:神识昏愦,或七窍流血,肢体瘫软,手撒肢冷,周身湿冷,二便失禁,舌痿,舌质淡,苔薄,脉沉缓微。

治法:益气回阳固脱。

代表方:参附汤合当归四逆汤加减。

此属危候,当速救为要,可使用参附注射液静脉给药回阳固脱;若经救治后转危为安,但神昧不清者,加丹参、远志、菖蒲开窍醒神;肢体浮肿者,加茯苓、路路通、楮实子、泽泻、万年青根等利水消肿。

(二) 恢复期

1. 气虚血瘀

临床表现:神昏或清醒后眩晕、乏力、神疲倦怠、半身不遂、口角歪斜、言语不利、肢体麻木,舌淡紫或有瘀斑,苔薄白,脉细涩。

治法:益气活血,化瘀通络。

代表方:补阳还五汤加减。

脾胃虚弱而见乏力食少,加党参、白术补气健脾;半身不遂,肢体颤摇者,加防风、秦艽、络石藤以祛风通络;咽中痰滞,或咳吐痰涎,舌腻者,加制陈皮、半夏、天竺黄以祛痰化浊;若舌强语謇加石菖蒲、郁金、远志以开窍祛痰;偏寒者,加熟附子以温阳散寒。

2. 痰蒙神窍

临床表现:神情恍惚,手舞足蹈,哭骂喊叫;或清醒但见眩晕、头痛、沉重如裹,胸脘满闷、纳少、恶心、身倦肢重、口舌喎斜或短胖、舌强语謇、言语不利、口角流涎,可伴肢体麻木、四肢僵直、不言不食,甚至出现失明、失声、失聪,或抽搐、口吐涎沫,舌淡胖,舌苔厚腻,脉弦滑或涩。

治法：涤痰开窍。

代表方：涤痰汤加减。

若神昏不醒者，可灌服苏合香丸，口噤不开者，可用乌梅肉擦牙启齿；躁乱不宁者，加磁石、青礞石、石决明；抽搐者，加钩藤、僵蚕、羚羊角粉；痰郁化火，加龙胆、黄芩、七叶一枝花等；大便秘结如胶难下者，加芒硝、生大黄等。

3. 心脾两虚

临床表现：神疲倦怠，或昏愦，或眩晕，面色萎黄，怔忡惊悸，心神不安，语音低怯，唇甲无华，舌淡，脉细弱。

治法：健脾养心，调畅气机。

代表方：归脾汤加减。

兼纳少神疲，便溏，脉象无力，可合用补中益气汤；腹泻或便溏，腹胀纳呆，舌淡胖、边有齿痕，当归宜炒用，加薏苡仁、白扁豆、泽泻以健脾利湿；兼形寒肢冷，腹中隐痛，脉沉，加桂枝、干姜温中助阳；血虚甚者，面色白，唇舌色淡，加阿胶、紫河车粉以填精补血；心悸怔忡，少寐健忘，加柏子仁、合欢皮、夜交藤养心安神。

4. 肝肾亏虚

临床表现：昏迷或清醒后眩晕耳鸣、视物模糊、健忘少寐，可伴舌暗不语、智能减退、肢体痿软无力、足难任地、肢体强直震颤或癫痫，舌干红苔少，脉弦细。

治法：滋补肝肾，填精补髓。

代表方：地黄饮子加减。

痰火偏盛者，去附、桂，酌加川贝母、竹沥、胆南星、天竺黄等以清化痰热；兼有气虚者，酌加黄芪、人参以益气。

（三）中医外治法

可根据患者情况，选择下面一种或多种疗法进行康复治疗。

1. 针刺疗法

主穴：水沟、内关、三阴交、厉兑。

配穴：曲池、外关、环跳、阳陵泉、足三里、涌泉、解溪。

随症加减：意识障碍实证者加十二井穴（点刺出血），意识障碍虚证者加关元、气海、神阙；呛咳、吞咽障碍者加风池、翳风、完骨；语言不利者加上廉泉、金津、玉液；手指握固者加合谷；足内翻者加丘墟透照海；尿失禁、尿潴留者加中极、曲骨、关元；睡眠倒错者加上星、四神聪、三阴交、神门。

2. 耳压疗法

选穴：心、脑干、神门、皮质下、交感、耳尖。

随症加减穴：左侧手足不便者，加肺、大肠；右侧手足不便者，加脾；痰多者，加气管、内分泌、耳背脾；头晕头痛者，加晕点、垂前。

3. 灸法

选穴：百会、关元、气海、足三里、神阙、涌泉、曲池。

操作方法：温和灸，隔盐（姜）灸，灸盒灸。

4. 推拿

（1）四肢部：上肢从大椎穴至手指方向，用揉、滚、捏、拿的方法，重点刺激极泉、曲池、手三里、外关、合谷等；下肢从腰部至足趾连拍6次，并按、点、揉重要穴位，如冲门、血海、足三里、三阴交、太冲、解溪等。

（2）项背部　患者俯卧,沿脊柱两侧,用掌根揉法、滚法由上至下,重点在厥阴俞、膏肓、心俞、肝俞、肾俞等穴位。其后用大鱼际揉法沿督脉从大椎揉至尾骨末端,偏阴虚者自上至下,偏阳虚者自下而上。

八、西医治疗

由于重型颅脑损伤病情危重,病死率高,需积极采取综合手段抢救治疗,对重型颅脑损伤处理原则是降低颅内压,控制脑水肿,维持生命机能,防止继发性脑损害,适当应用神经营养药物,对症处理,防治并发症。有手术指征者及时转外科手术治疗。

（一）去骨瓣减压

通过外科手段切除一部分颅骨来缓解颅内压升高是重型颅脑损伤急救的关键,但由于脑组织非常脆弱,术后需注意保护去骨瓣之后的脑组织,避免造成二次损伤。

（二）亚低温治疗

将体温控制在33~35℃的亚低温治疗能降低颅内压,改善脑灌注,研究显示亚低温疗法能使重型颅脑损伤神经功能(GCS)评分在5~7分的患者获益,由于全身性亚低温有导致凝血障碍和免疫功能抑制等风险,深度低温甚至有额外的心律失常和死亡风险,亦希望能研究出对脑组织局部降温的方法,使患者获益。目前亚低温持续的时间一般在3~15日不等,以3~5日较为多见。

（三）高渗性治疗

甘露醇是临床常用的静脉用高渗性药物,可通过降低血液黏滞度,改善微循环的血流,从而收缩软脑膜微小动脉,导致脑血流容积降低来降低颅内压力,成为颅内高压和脑疝综合征的常规治疗手段,0.25~1g/kg标准剂量能够有效控制颅内压力,但应避免血压过低并关注肾功能变化。

（四）脑脊液引流

重型颅脑损伤患者脑室外引流(external ventricular drainage,EVD)系统具有监测颅内压和引流脑脊液的功效,即处于关闭状态的EVD可用于监测颅内压(ICP),处于开放状态的EVD能引流脑脊液,是一项降低颅内压的潜在治疗。对于GCS评分<6的患者,可考虑伤后12小时内进行脑脊液引流,以降低颅内压。

（五）通气治疗

气道保护和呼吸支持能避免重型颅脑损伤患者出现误吸、呼吸驱动力及功能障碍等问题,对未发生脑疝的重型颅脑损伤患者,可将维持动脉血二氧化碳分压($PaCO_2$)在35~45mmHg作为通气目标;脑疝发生时,可能需要进行短暂的过度通气作为紧急的救治措施,但应避免长时间过度通气($PaCO_2 \leqslant 25mmHg$),以免发生脑缺血。

（六）镇痛剂和镇静剂

镇痛镇静可以减少患者不必要的活动、咳嗽和插管后的紧张情绪,预防癫痫发作,控制颅内高压,降低新陈代谢和耗氧量,具有神经保护作用,另外镇痛镇静药物也可能提高局部脑血流量和代谢需求的耦合,用更低的脑血流量来满足更高的脑氧供应,并抑制氧自由基介导的脂质过氧化作用。但药物的副作用包括低血压、心输出量减少、增加肺内分流,可能会导致脑灌注压的反常降低,抵消了颅内压降低的益处。

（七）营养支持

重型颅脑损伤本身导致患者基础代谢上升,研究显示早期营养支持可以降低死亡率,因此推荐在患者伤后至少第5日,最多第7日达到基本能量替代需求,另外经空肠营养可用于降低呼吸机相关肺炎的发生率。

（八）感染预防

重型颅脑损伤因为患者误吸、气道自洁能力的下降和临床有创操作等会增加患者的感染风险，其中以呼吸机相关性肺炎最为多见，中心静脉相关性菌血症、尿路感染和皮肤软组织感染亦较常见；对接受颅内压监测的患者，中枢神经系统感染发生率高达27%。因此，推荐早期气管切开可减少机械通气天数，但尚无证据表明早期气管切开可以降低死亡率或院内肺炎发生率；但预防性使用抗生素并不能显著降低肺部感染发生率，不常规推荐预防性使用抗生素。

（九）深静脉血栓预防

由于颅脑损伤后的继发性高凝状态、长时间卧床和局灶性运动功能障碍，患者有发生深静脉血栓的高危风险。推荐应用低分子量肝素（low molecular weight heparin，LMWH）或低剂量普通肝素和机械预防或弹力袜的联合措施预防深静脉血栓形成。虽然这可能增加颅内出血的风险，但如果脑损伤已稳定，且药物预防的获益超过颅内出血的风险，可考虑进行药物预防。

（十）癫痫预防

颅脑损伤可引起急性症状性癫痫发作，亦称创伤后癫痫发作（posttraumatic seizure，PTS），重型颅脑损伤患者发生癫痫比例高达12%，应常规给予抗癫痫药预防PTS的发生，尤其推荐苯妥英钠用于降低早发型PTS（伤后7日内）癫痫发病率，当前左乙拉西坦被广泛应用于各种原因引起的癫痫，但目前仍需要更多的研究来证实其益处和危害。

（文爱珍　周　江）

复习思考题

1. 简述癫痫持续状态的中医病机。
2. 简述癫痫持续状态的辨证要点。
3. 重型颅脑损伤的定义及诊断思路是什么？
4. 如何为重型颅脑损伤患者制定最佳的中西结合治疗方案？

第二十三章

凝血系统

> **学习目标**
>
> 1. 掌握出血性疾病、急性血栓性疾病的定义、辨证要点、发病机制及诊断。
> 2. 熟悉出血性疾病、急性血栓性疾病的中医病机及中西医治疗。
> 3. 了解出血性疾病、急性血栓性疾病的辅助检查。

第一节 出血性疾病概论

因先天性或遗传性及获得性因素导致血管、血小板、凝血、抗凝及纤维蛋白溶解等止血机制的缺陷或异常而引起的以自发性或轻度损伤后过度出血为特征的疾病,称为出血性疾病,属中医"血证"范畴。凡血液不循常道,或上溢于口鼻诸窍,或下泄于前后二阴,或渗出于肌肤,所形成的一类出血性疾患,统称为血证。血证根据出血部位的不同而有相应的名称:血从齿龈、舌、鼻、眼、耳、肌肤而出者分别称齿衄、舌衄、鼻衄、眼衄、耳衄、肌衄(或紫斑、葡萄疫),统称为衄血。血从肺或气管而来,随咳嗽从口而出者为咯血;血从胃或食管而来,从口中吐出者为吐血或呕血;血从肛门而下者为便血或圊血、清血;血从尿道出者为尿血或溲血、溺血;如口、鼻、眼、耳、皮肤出血和咯血、呕血、便血、尿血并现者为大衄。

一、中医病机

各种原因导致出血,共同的病机可以归结为火盛气逆、迫血妄行,或气虚不摄、血溢脉外两大类。

由火盛气逆所致者属于实证,如:外感风热燥火,湿热内蕴,肝郁化火等均属实火。由阴虚火旺或气虚不摄所致者,则属于虚证。虚证之中,又有气虚、气损及阳和阳气亏虚之别。久病入络,血脉瘀阻,血不循经而致者,为虚实夹杂。实证和虚证虽有不同的病因病机,但在疾病发展变化的过程中,可以相互转化,一般是实证向虚证转化的为多。如开始为火盛气逆,迫血妄行,但在反复出血之后,则会导致阴血亏损,虚火内生;或因出血过多,血去气伤,以致气虚阳衰,气不摄血。

二、发病机制

(一)凝血系统功能异常

1. 遗传性血浆凝血因子缺乏 如凝血因子Ⅷ,或Ⅸ或Ⅺ缺乏的血友病。

2. 获得性血浆凝血因子减少 维生素 K 缺乏；肝功能严重障碍使凝血因子合成减少；DIC 时广泛微血栓形成消耗大量凝血因子。

（二）抗凝系统和纤溶系统功能异常

1. 抗凝血酶Ⅲ减少或缺乏。

2. 蛋白 C 和蛋白 S 缺乏。

3. 纤溶功能亢进。

（三）血管、血细胞的异常

1. 血管内皮细胞损伤或结构损伤。

2. 血小板减少或功能降低。

3. 白细胞异常，如急性白血病。

4. 红细胞大量破坏。

三、临床表现

（一）鼻衄

血自鼻道外溢而非因外伤所致。

（二）齿衄

血自齿龈或齿缝外溢，且排除外伤所致。

（三）咯血

血色鲜红或夹泡沫，或痰血相兼，痰中带血。

（四）吐血

血色多为咖啡色，或紫暗色，或暗红色，也可为鲜红色。吐血前多有恶心、胃脘不适、头晕等症。

（五）便血

大便色鲜红、暗红或紫暗，甚至黑如柏油样，次数增多。

（六）尿血

尿中混有血液或夹有血丝，排尿时多无疼痛、涩滞感。

（七）紫斑

肌肤出现青紫斑点，小如针尖，大者融合成片，压之不退色。紫斑好发于四肢，尤以下肢为著，常反复发作。

四、辅助检查

（一）检验

血常规、尿常规、便常规、凝血常规、肝功能、肾功能。

（二）检查

内镜、彩超及 CT。

五、诊断及评估

（一）鼻衄

1. 血自鼻道外溢，且排除外伤、倒经所致者，即可诊断为鼻衄。

2. 实验室检查 如血常规、出凝血时间等。

（二）齿衄

1. 血自齿龈或齿缝外溢，且排除外伤所致者，即可诊断齿衄。

笔记栏

2. 实验室检查 如血常规、出凝血时间等。

（三）咯血

1. 病史 多有慢性咳嗽、痰喘、肺痨等病史。

2. 血色鲜红或夹泡沫，或痰血相兼，痰中带血。

3. 实验室检查 如白细胞及分类、血沉、痰培养细菌、痰液抗酸杆菌涂片及脱落细胞，以及胸部 X 线检查，支气管镜检或造影、胸部 CT 等。

（四）吐血

1. 病史 有胃痛、胁痛、黄疸、积聚等病史。

2. 血色多为咖啡色，或紫暗色，或大便色黑如漆，或呈暗红色，也可为鲜红色，且吐血前多有恶心、胃脘不适、头晕等症。

3. 实验室检查 呕吐物及大便潜血试验阳性。纤维胃镜、彩超等检查有助于诊断。

（五）便血

1. 病史 有胃痛、胁痛、黄疸、积聚等病史。

2. 大便色鲜红、暗红或紫暗，甚至黑如柏油样，次数增多。

3. 实验室检查 如大便潜血试验阳性。

（六）尿血

1. 病史 多有腰痛等病史。

2. 尿中混有血液或夹有血丝，排尿时多无疼痛、涩滞感。

3. 实验室检查 小便在显微镜下可见红细胞。

（七）紫斑

1. 肌肤出现青紫斑点，小如针尖，大者融合成片，压之不退色。紫斑好发于四肢，尤以下肢为甚，常反复发作。重者可伴有鼻衄、齿衄、尿血、便血及崩漏。

2. 实验室检查 血、尿常规，大便潜血试验，血小板计数，出凝血时间，血管收缩时间，凝血酶原时间，毛细血管脆性试验及骨髓穿刺，有助于诊断。

六、辨证要点

出血辨证首先要分辨其寒热虚实，其次辨其病位。

（一）辨寒热虚实

1. 实热证 其病因可为外邪入里化热，或肝气郁结化热，或脾胃湿热内生，表现为出血势急，量多，色红，伴有发热、口干，大便干，尿黄等。

2. 虚热证 多为久病阴虚内热所致，临床表现为出血量少，色红或淡红，可伴潮热，盗汗，口干等症。虚证主要是气虚证，是脾胃气虚、气不摄血所致，表现为出血多势缓，血量或多或少，血色暗红或色红中夹紫暗色块，病势缠绵，多伴乏力、纳差等证候，若病情进一步发展，气损及阳则表现为虚寒证。

（二）辨病位

1. 咯血病位在肺，有肺热壅盛、肝火上犯之分。

2. 呕血病位在胃肠，有胃火上冲、肝火犯胃之异。

3. 便血病位在大肠，可分为湿热下注、脾不统血。

七、中医治疗

出血急症可予口服三七粉、云南白药，同时加服保险子，如出血量大，生命体征不稳定可急予灌服独参汤或静脉滴注生脉注射液、参附注射液以防发生脱证。

（一）辨证论治

1. 胃火炽盛

临床表现：呕血或便血,烦渴喜冷饮,口臭,口唇红绛,牙周肿痛,脘腹灼热,小便黄短,大便秘结,舌红,苔黄厚,脉滑数。

治法：清胃泻火,凉血止血。

代表方：泻心汤合十灰散,或清心凉膈散加减。

若胃气上逆,见恶心呕吐者,加代赭石、竹茹、旋覆花;热伤胃阴,见口渴、舌红而干,脉象细数者,加麦冬、石斛、天花粉;肝火犯胃者见口苦胁痛,心烦易怒者,可用龙胆泻肝汤,可加用龙胆、栀子炭、白茅根、青黛等。

2. 血热妄行

临床表现：烦热躁扰,昏狂,谵妄,斑疹透露,色紫或黑,吐衄,便血,尿血,舌质深绛或紫,脉细数。

治法：清热解毒,凉血止血。

代表方：犀角地黄汤合十灰散,或黄连解毒汤合十灰散加减。

若热毒炽盛、发热,出血广泛者,加生石膏、龙胆、紫草或冲服紫雪丹;热壅胃肠,气血郁滞,症见腹痛、便血者,加甘草、地榆、槐花;邪热阻滞经络,关节肿痛者,加秦艽、木瓜、桑枝。

3. 阴虚火旺

临床表现：出血,咽干口燥,烘热汗出,小便短赤,心烦易怒,舌质红绛。

治法：滋阴清热止血。

代表方：滋水清肝饮或茜根散加减。

若阴虚较甚者,加玄参、龟板、女贞子、墨旱莲等养阴清热止血;虚火较甚潮热者,加地骨皮、白薇、秦艽清退虚热;肾阴亏虚而虚火不甚,症见腰膝酸软,头晕乏力,手足心热,舌红少苔脉细数者,用六味地黄丸,加茜根草、大蓟、槐花、紫草凉血止血,化瘀消斑。

4. 气不摄血

临床表现：吐血、便血、皮肤出现紫斑点,伴有神疲乏力,心悸气短,面色苍白,舌质淡,脉细弱。

治法：补益心脾,摄血止血。

代表方：归脾汤加减。

若气损及阳,脾胃虚寒,症见肤冷、畏寒、便溏者,治宜温经摄血,改用柏叶汤,以侧柏叶止血,艾叶、炮姜炭温经止血;若中气下陷,神疲气短,肛坠者,加柴胡、升麻、黄芪益气升陷;若肾气不足而见腰膝酸软者,加山茱萸、菟丝子、续断补益肾气。

5. 湿热蕴结

临床表现：出血,身倦乏力,纳呆呕恶,溲赤便秘,舌红,苔黄腻,脉弦滑。

治法：清热化湿,凉血止血。

代表方：地榆散合赤小豆当归散加减。

若便血日久,湿热未尽而营阴已亏,应清热除湿与补益阴血双管齐下,虚实兼顾,扶正祛邪,可选用清脏汤或脏连丸。

（二）针灸治疗

1. 鼻衄

主症：一侧或双侧鼻腔出血。

肺经郁热：鼻血点滴而出,鼻咽干燥,发热,咳嗽,舌红,苔薄,脉数。

胃火炽盛：鼻血量多,齿龈红肿,甚至出血,烦渴引饮,便秘尿赤,舌红,苔黄,脉滑数。

肝火上炎：鼻血量多，面红目赤，口苦咽干，烦躁不安，胸胁胀满，舌红，苔黄，脉弦数。

治则：清热降火，凉血止血。

处方：取督脉、手太阴经、手阳明经和局部穴位为主。

主穴：孔最、上星、迎香、印堂、合谷。

配穴：肺经郁热配尺泽、鱼际；胃火炽盛配内庭；肝火上炎配行间。

操作：上星、印堂均可用三棱针点刺出血；余穴常规刺，泻法。

方义：迎香、印堂为局部取穴，可调和气血，清热凉血止血；上星属督脉，位于头额，泻诸阳之热，清鼻窍之火，凉血止血；孔最为手太阴肺经的郄穴，肃肺清热，凉血止血；合谷是手阳明大肠经的原穴，调和气血，清泻阳明邪热。

2. 咯血

主症：咳嗽痰中带血，或咯血量多，呼吸气急。

肺热伤络：发热喘咳，咳痰带血，或咳出大量血痰，舌红，苔薄黄，脉数。

肝火伤络：因愤怒而咯血，面红目赤，口苦咽干，咳逆胁痛，舌红，苔黄，脉弦数。

治则：清热宁肺，凉血止血。

处方：取手太阴经穴为主。

主穴：孔最、尺泽、鱼际、中府。

配穴：肺热伤络配大椎、少商；肝火伤络配行间、太溪。

操作：尺泽、鱼际、大椎、少商点刺出血。中府向外侧斜刺，余穴常规刺，泻法。

方义：孔最是肺经郄穴，是治疗咯血的经验效穴；尺泽是肺经合穴，鱼际是肺经荥穴，中府是肺之募穴，三穴合用，可清泻肺经热邪，凉血止血。

3. 吐血

主症：呕吐鲜血，或呕血褐色，或混有食物残渣，或并发黑便。

胃热伤络：多在嗜食辛燥厚味或大量饮酒后吐血，色或鲜或暗，舌红，苔黄腻，脉滑数。

肝火伤络：多因愤怒后吐血，色红量多，心烦胁痛，舌红，苔黄，脉弦数。

治则：凉血止血，和胃止呕。

处方：取胃经募穴，下合穴及胃经郄穴为主。

主穴：中脘、足三里、梁丘、内关。

配穴：胃热伤络配内庭；肝火伤络配行间。

操作：内庭、行间点刺出血，余穴位常规刺，泻法。

方义：中脘是胃经募穴，足三里是胃经的下合穴，梁丘是胃经的郄穴，三穴合用，可和胃降逆，清热凉血；内关是八脉交会穴，通阴维脉，可宽胸降气，和胃止呕。

4. 便血

主症：排便下血，血量多少不一，血色鲜红或暗红。

大肠湿热：先血后便，血色鲜红，肛门灼热疼痛，舌红，苔黄腻，脉数。

脾不统血：先便后血，血色暗红或黑，或血与便相混杂，面色不华，神倦乏力，舌淡，脉弱。

治则：清热利湿，化瘀止血。

处方：取大肠的背俞穴、下合穴及督脉，足太阳经穴为主。

主穴：大肠俞、上巨虚、长强、承山。

配穴：大肠湿热配阴陵泉；脾不统血配脾俞、血海。

操作：长强穴沿骶骨内壁进针 1~1.5 寸，注意不要刺穿直肠。余穴常规刺。

方义：本病病位在大肠，故取大肠的背俞穴大肠俞、下合穴上巨虚，以调肠止血，不论寒热虚实皆可用之;督脉过后阴,长强属督脉,为局部取穴,是治疗肠风下血的经验效穴;承山是足太阳膀胱经穴,其经别入肛中,可疏导肠道气机,清热利湿,化瘀止血。

5. 尿血

主症:肉眼或显微镜检查发现尿中混血或血块。

湿热下注:小便热赤,或频或涩,舌红,苔黄腻,脉滑数。

心火亢盛:心烦口渴,口舌生疮,舌尖红,少苔,脉数。

阴虚火旺:头晕耳鸣,腰膝酸软,潮热盗汗,舌红,少苔,脉细数。

治则:清热利湿,凉血止血。

处方:取膀胱的背俞穴、募穴为主。

主穴:中极、膀胱俞、肾俞、阴陵泉、血海、三阴交。

配穴:湿热下注配曲骨;心火亢盛配大陵、神门;阴虚火旺配太溪、照海。操作:毫针常规刺,泻法或平补平泻法。

方义:本病病位在膀胱与肾,故取膀胱的背俞穴膀胱俞,膀胱的募穴中极,肾的背俞穴肾俞,以疏利膀胱气机,通调水道;阴陵泉、三阴交清热利湿,血海凉血止血。

(三) 耳针

针对出血的脏腑、五官,取相应的部位,加肾上腺等穴,每次取 2~3 穴,留针 10~20 分钟,每日 1 次。

八、西医治疗

密切监测生命体征,根据患者实验室检查及临床表现,评估患者失血程度,预防失血性休克,并给予相应的病因及对症治疗。

(一) 支持治疗

患者应卧床,活动性出血期间暂禁食,及时清除血迹、血块,消除患者恐惧心理;立即建立静脉通道,进行补液治疗。

(二) 监测出血征象

动态观察咯血、呕血、黑便或便血的变化,监测意识状态、脉搏、呼吸、心电图、血压、肢体温度,皮肤和甲床色泽、静脉充盈情况、尿量、中心静脉压、血氧饱和度。定期复查红细胞计数、血红蛋白、血细胞比容等。

(三) 止血和输血

根据理化检查结果,输注相应的血液制品,如红细胞悬液、血小板、冷沉淀、人纤维蛋白原等。

(四) 控制原发病

(五) 分病治疗

1. 咯血的止血

(1)药物止血

1)垂体后叶素:可收缩小动脉,减少肺内血流,降低肺循环压力使出血部位血管收缩而止血,该药物作用快,止血效果好,为大咯血患者首选药物。但有高血压、冠心病者和妊娠妇女禁用。大咯血时用垂体后叶素 10~20U 加入 5% 葡萄糖 500ml 内缓慢静脉滴注,或用垂体后叶素 10~20U 静脉注射,每 6~8 小时注射 1 次。在用药时要注意观察血压、脉搏变化及有无严重不良反应。

2)普鲁卡因:该药能降低肺循环压力且有镇静作用,对普鲁卡因过敏者禁用。适用于不能用垂体后叶素者。普鲁卡因皮试阴性者,用普鲁卡因 60~80mg 加入 25% 或 10% 葡萄糖注射液 20ml 缓慢静脉注射,10~15 分钟注射完,可 6~8 小时后重复使用;亦可用 160mg 普鲁卡因加入 5% 葡萄糖注射液 500ml 缓慢静脉滴注。如无禁忌亦可与垂体后叶素交替应用。

3)其他止血药物:蛇毒血凝酶、卡络磺钠注射液、抗纤溶药物、鱼精蛋白锌等。

(2)外科手术治疗:内科治疗无效的大咯血患者,如出血部位明确而又能耐受胸外手术的患者,可考虑手术治疗。如一次咯血 500ml 以上且频繁咯血、有窒息危险者,可行紧急手术治疗。

(3)支气管内填塞、支气管动脉栓塞法:如有条件可采用此种方法止血,大咯血患者入院 24 小时内可做纤维支气管镜检查,局部灌洗找出出血部位后,用导管气囊做填塞止血,24 小时放气后数小时不再出血者,即可拔除。如仍不能止血或难以明确出血点,可血管介入下寻找出血血管,并根据患者病情、纤维支气管镜所见及介入手术情况决定是否行支气管动脉栓塞术。

2. 呕血的止血

(1)局部药物止血

1)去甲肾上腺素:该药可使胃内血管收缩而起止血作用,对出血糜烂性胃炎及胃十二指肠溃疡所致出血用去甲肾上腺素生理盐水口服或经胃管注入,每次 100~200ml,30~60min/ 次,可重复 3~4 次。因可致内脏血流量减少,老年人慎用。

2)孟氏液:为碱式硫酸铁,它与血液作用后在创面形成一种棕黑色的膜,具有强烈收敛作用,达到止血作用。常采用 5%~10% 的浓度,一次注入 30~50ml。

3)凝血酶:使纤维蛋白原变为纤维蛋白而起局部止血作用,用量根据出血多少而定。轻中度者 2 000U,2~4 小时 1 次;重度 10 000~20 000U,1~2 小时 1 次。均以生理盐水配置成 10~100U/L。此外,用药同时应给予 H_2 受体拮抗剂或质子泵抑制剂等抑酸剂,因为低 pH 环境可使凝血酶失活而影响疗效。

(2)全身药物止血

1)抑酸剂:目的是营造良好止血环境。目前采用能使人体胃内 pH 达到 6.0 以上的质子泵抑制剂奥美拉唑治疗得到了很好的疗效,方法是以 8mg/h 的速度连续静脉滴注或 40mg 每 12 小时注射 1 次,一般 3~5 日为一个疗程。

2)生长抑素及其类似物:生长抑素为肽类激素,能收缩内脏血管,使门静脉主干血流减少,降低门静脉压,主要用于食管 - 胃底静脉曲张出血。其类似物有生长激素释放抑制激素,用法为 250μg 静脉注射,继以 250μg/h 持续滴注 24~48 小时。奥曲肽注射液推荐剂量为首剂 100μg 静脉注射,继以 25~50μg/h 持续静脉滴注。

3)垂体加压素:用于食管 - 胃底静脉曲张破裂大出血,可以强烈收缩内脏血管,减少门静脉血流量,降低门静脉压。多主张用 0.2U/min 持续静脉滴注,视治疗反应,可逐渐增加剂量至 0.4U/min。因垂体加压素可收缩冠状动脉致心绞痛,甚至心肌梗死,可同时静脉滴注硝酸甘油扩张冠状动脉。

4)纠正出、凝血机制障碍的药物:注射用巴曲酶,该药是从巴西蝮蛇毒液中提取的蛇酶制剂,具有类凝血激酶的作用,可活化凝血因子和刺激血小板凝集,具有凝血和止血的双重作用。常规剂量为 1~2kU,每日 2 次,一般静脉注射用于急性出血,如血中严重缺乏纤维蛋白、血小板等成分,则应补充后应用。对肝硬化食管静脉曲张者,可适量补充维生素 K 和维生素 C。

(3)三腔两囊管压迫止血:仅适用于食管 - 胃底静脉曲张出血,置管时间以不超过 48 小时为宜,每 12~24 小时放气 1 次,以免引起食管壁压迫坏死等并发症。由于患者痛苦大,并发症多,停用后早期再出血率高,目前已不作为首选止血措施。其应用宜限于药物不能控制出血时作为暂时止血用。

(4)内镜检查：不仅可发现出血病灶，且可在内镜下局部止血。根据病变部位的不同，可选择内镜直视下注射硬化剂或用皮圈套扎病变血管。并发症可有胸骨后疼痛、局部溃疡或出血、瘢痕狭窄等。

九、预防与调护

（一）一般护理

保持患者安静，少动，心理辅导以减轻恐惧心理，密切观察生命体征变化。咯血及呕血者注意保持气道通畅，严防气道阻塞而窒息，咯血不畅而有呼吸困难者可采用头低脚高位及头偏向一侧。饮食不宜辛辣，禁烟酒，保持室内空气清新、流通。

（二）辨证护理

实热证室温宜凉爽，或空调房，少衣被，宜清凉、易消化饮食，保持大便通畅，虚热证亦宜清凉饮食，可食用梨汁、藕汁等具有清热生津之品；气虚及虚寒证室温宜温暖，多加衣被以保暖。

（三）按病护理

呕血者早期量多宜禁食，病情缓解或量少可适当进流质凉饮食，保持大便通畅；咯血者宜适当止咳，保持呼吸道通畅，进流质易消化饮食；便血保持大便通畅，不宜久蹲，宽衣宽带以减轻腹压，多食富含纤维素的饮食。

第二节　血栓性疾病概论

急性血栓性疾病是临床常见的一大类急症，属于急性非创伤性血管急症的范围，按照累及的血管系统可分为动脉系统血栓栓塞症和静脉系统血栓栓塞症（venous thromboembolism，VTE），本节仅介绍静脉系统血栓栓塞症。静脉系统血栓栓塞症包括肺血栓栓塞和深静脉血栓。肺血栓栓塞症（pulmonary thromboembolism，PTE）是由来自静脉系统或右心的血栓阻塞肺动脉或其分支所致，以肺循环和呼吸功能障碍为主要病理生理特征和临床表现，急性肺栓塞是全球第三大常见的心血管病死因，仅次于冠心病和卒中，其年发病率为(39~115)人/10万人。新近流行病学资料显示，高危急性肺栓塞患者30日病死率达22%。深静脉血栓（deep venous thromboembolism，DVT）是引起PTE的主要血栓来源，DVT多发生于下肢或骨盆深静脉，脱落后随血液循环进入肺动脉及其分支，PTE常为DVT的合并症。

血栓性疾病属于中医学"血瘀证"的范畴。其中，肺血栓栓塞症属中医学"厥证""咳嗽""咯血""胸痹心痛""喘证"等范畴，深静脉血栓属中医学"肿胀""瘀证""血瘤""筋瘤""恶脉""瘀血流注""脉痹"等范畴。

一、中医病机

血栓性疾病的病因为气虚、气滞、寒凝、热阻等病因所致血行不畅，塞遏于经脉之内，引起相应组织脏腑病变的过程，其基本的病机为血脉瘀滞。《素问·举痛论》指出："经脉流行不止，环周不休。寒气入经而稽迟，泣而不行。客于脉外则血少，客于脉中则气不通，故卒然而痛。"由于先天因素或后天外感、内伤等因素，如先天禀赋不足、体质异常，或年迈体虚，或久病失养，又罹患风、寒、湿、热等外邪侵袭；饮食失节、情志失调、劳逸失度、起居无常等，最终导致脏腑、脉络、气血津液等功能异常，或邪实，或正虚，尤其以气机失调或正气不足而气化能力下降为发病根源，引起痰湿闭阻、血脉瘀阻等。瘀血或着于局部脉络、脏器，或随气血流窜,进而引起局部或全身的不荣与不通,发生器质性损害,形成血栓性疾病。

肺血栓栓塞症多表现为虚实夹杂,或以实证为主,或以虚证为主,但其发病与痰浊、瘀血等有形之邪密切相关,多因瘀血阻滞肺络,肺主气司呼吸功能失职,血行不利,痰浊内闭而发为本病。

深静脉血栓形成多由筋脉受损,或过食膏粱,或气机郁滞,或荣卫不和,或外邪入侵,致使气血正常运行受阻,局部筋脉络道凝滞,痰瘀内蕴而成。《素问·痹论》中指出"痹……在于脉则血凝而不流"。血气凝涩,故血凝而不流。

关于深静脉血栓及肺栓塞的相关性,《素问·痹论》中阐述到"脉痹不已,复感于邪,内舍于心"。心主血脉,在体合脉,脉痹不已,兼之外感邪气,瘀血内舍于心,发为胸痹。

二、发病机制

血栓性疾病是常见的多因素疾病,是基因、环境和生活行为等危险因素相互作用而出现的。DVT 的主要原因是静脉壁损伤、血流缓慢和血液高凝状态,其危险因素包括原发性因素和继发性因素(表 23-1)。DVT 多见于大手术或严重创伤后、长期卧床、肢体制动、肿瘤等患者。血栓脱落可导致急性肺动脉管腔阻塞,肺循环阻力增加,肺动脉压力增高,直接影响肺循环功能,进而引起体循环血流动力学和呼吸功能障碍。

血流动力学改变:急性肺栓塞可导致肺血管床面积不同程度减少,肺循环阻力增加,肺动脉压升高;血栓素 A_2 等物质释放可诱发血管收缩。

右心功能改变:肺血管阻力增加导致右心室压力和容量增加、右心室扩张,使室壁张力增加、肌纤维拉伸,通过 Frank-Starling 机制(心力衰竭中代偿机制)影响右心室收缩性,使右心室收缩时间延长。神经体液激活引起右心室变力和变时效应。

心室间相互作用:右心室收缩时间延长,室间隔在左心室舒张早期突向左侧,右束支传导阻滞可加重心室间不同步,致左心室舒张早期充盈受损,加之右心功能不全导致左心回心血量减少,使心输出量降低,造成体循环低血压和血流动力学不稳定。

呼吸功能改变:心输出量降低引起混合静脉血氧饱和度降低;阻塞血管和非阻塞血管毛细血管床的通气血流比例失调,导致低氧血症。由于右心房与左心房之间压差倒转,约 1/3 的患者超声可检测到经卵圆孔的右向左分流,引起严重的低氧血症,并增加反常栓塞和卒中的风险。

表 23-1　DVT 的危险因素

分类	危险因素
原发性	抗凝血酶缺乏、先天性异常纤维蛋白原血症、高同型半胱氨酸血症、抗心磷脂抗体阳性、纤溶酶原激活物抑制剂过多、凝血因子异常、蛋白 C 缺乏、活化蛋白 C 抵抗、蛋白 S 缺乏、纤溶酶原缺乏
继发性	髂静脉压迫综合征、损伤/骨折、脑卒中、瘫痪或长期卧床、高龄、中心静脉留置导管、下肢静脉功能不全、吸烟、妊娠/产后、克罗恩病、肾病综合征、血液高凝状态(红细胞增多症、Waldenstrom 巨球蛋白血症、骨髓增生异常综合征)、血小板异常、手术与制动、长期使用雌激素、恶性肿瘤、化疗患者、肥胖、心肺功能衰竭、长时间乘坐交通工具、口服避孕药、狼疮抗凝物阳性、人工血管或血管腔内移植物、VTE 病史、重症感染

三、临床表现

(一)症状

DVT 多表现为患肢肿胀、疼痛,或沉重麻木,皮色苍白或发绀。

肺动脉栓塞患者临床症状大多无特异性,在临床上不能仅仅以呼吸困难、胸痛、咯血"三联征"作为诊断标准。肺动脉栓塞是以持续性胸痛、气喘为主要表现的内脏痹证类疾病,轻者仅感胸闷、短气、咳嗽,经休息症状可很快缓解,重者胸胁闷痛,呼吸困难,喘不得卧,甚至唇青肢厥,脉微欲绝,昏不知人。

(二) 体征

DVT 多表现为患肢肿胀,局部压痛,皮温可增高,皮肤颜色正常或稍红,肿胀明显影响动脉供血时,足背及胫后动脉搏动减弱或消失。

若出现肺栓塞,可出现呼吸频率增快、肺细湿啰音、哮鸣音等,缺氧严重者可出现发绀,心脏查体可在肺动脉瓣区闻及第 2 心音亢进或分裂,三尖瓣区可闻及收缩期杂音,甚至可出现肝脏增大、肝颈静脉反流征和下肢水肿等右心衰竭体征。

四、辅助检查

(一) 动脉血气分析

血气分析指标对诊断肺栓塞无特异性。可表现为低氧血症、低碳酸血症、肺泡-动脉血氧梯度 $[P(A-a)O_2]$ 增大及呼吸性碱中毒。检测时应以患者就诊时卧位、未吸氧、首次动脉血气分析的测量值为准。

(二) 血浆 D- 二聚体

急性血栓形成时,可引起血浆 D- 二聚体水平升高。血浆 D- 二聚体的阴性预测价值很高,水平正常多可排除急性肺栓塞和 DVT。

(三) 心电图

表现无特异性。急性肺栓塞可表现为胸前导联 V_1~V_4 及肢体导联 Ⅱ、Ⅲ、aVF 的 ST 段压低和 T 波倒置,V_1 呈 QR 型,SⅠQⅢTⅢ,不完全性或完全性右束支传导阻滞。

(四) 超声心动图

在提示诊断、预后评估及除外其他心血管疾病方面有重要价值。超声心动图可提供急性肺栓塞的直接和间接征象。直接征象为发现肺动脉近端或右心腔血栓,间接征象多是右心负荷过重表现,如右心室壁局部运动幅度下降,右心室和 / 或右心房扩大,三尖瓣反流速度增快及室间隔左移,肺动脉干增宽等。彩色多普勒超声检查是 DVT 诊断的首选方法,敏感性、准确性均较高,适用于筛查和监测。

(五) 胸部 X 线片

胸片缺乏特异性,但有助于排除其他原因导致的呼吸困难和胸痛。X 线片可出现肺缺血征象,如肺纹理稀疏、纤细,肺动脉段突出或瘤样扩张,右下肺动脉干增宽或伴截断征,右心室扩大征。

(六) CT 肺动脉造影

CT 肺动脉造影是诊断急性肺栓塞的重要无创检查技术,敏感度为 83%,特异度为78%~100%。直接征象为肺动脉内低密度充盈缺损,部分或完全包围在不透光的血流之内的"轨道征",或者呈完全充盈缺损,远端血管不显影。CT 静脉造影可用于下肢主干静脉或下腔静脉血栓的诊断,准确性高。

(七) 放射性核素肺通气灌注扫描

典型征象是与通气显像不匹配的肺段分布灌注缺损。

(八) 磁共振血管造影

磁共振肺动脉造影可直接显示肺动脉栓子及急性肺栓塞所致的低灌注区,同时可评价患者的右心功能。磁共振静脉造影则能准确显示髂、股、腘静脉血栓,但不能很好地显示小腿静脉血栓。

（九）血管造影

血管造影是诊断急性肺栓塞和 DVT 的"金标准"，直接征象有血管内造影剂充盈缺损，伴或不伴"轨道征"的血流阻断；间接征象有造影剂流动缓慢，局部低灌注，静脉回流延迟。缺点是有创、造影剂过敏、肾毒性及造影剂本身对血管壁的损伤等。

五、诊断及评估

（一）急性肺栓塞诊断及评估

推荐对怀疑急性肺栓塞的患者采取"三步走"策略，首先进行临床可能性评估，然后进行初始危险分层，最后逐级选择检查手段明确诊断。

临床可能性评估：常用的临床评估标准有加拿大 Wells 评分（表 23-2）和修正的 Geneva 评分（表 23-3）。

表 23-2　急性肺栓塞临床可能性评估的 Wells 评分标准

项目	原始版（分）	简化版（分）
既往肺栓塞或 DVT 病史	1.5	1
心率 ≥ 100 次 /min	1.5	1
过去 4 周内有手术或制动史	1.5	1
咯血	1	1
肿瘤活动期	1	1
DVT 临床表现	3	1
其他鉴别诊断的可能性低于肺栓塞	3	1

注：三分类法（简化版不推荐三分类法）中总分 0~1 分为低度可能，2~6 分为中度可能，≥7 为高度可能；二分类法中，对于原始版评分标准而言 0~4 分为可能性小，≥5 分为可能，对于简化版评分标准而言 0~1 分为可能性小，≥2 分为可能。

表 23-3　急性肺栓塞临床可能性评估的 Geneva 评分标准

项目	原始版（分）	简化版（分）
既往肺栓塞或 DVT 病史	3	1
75~94 次 /min（心率）	3	1
≥ 95 次 /min（心率）	5	2
过去 1 个月内手术史或骨折史	2	1
咯血	2	1
肿瘤活动期	2	1
单侧下肢痛	3	1
下肢深静脉触痛和单侧肿胀	4	1
年龄 >65 岁	1	1

注：三分类法中，对于原始版评分标准而言总分 0~3 分为低度可能，4~10 分为中度可能，≥11 分为高度可能，对于简化版评分标准而言总分 0~1 分为低度可能，2~4 分为中度可能，≥5 分为高度可能；二分类法中，对于原始版评分标准而言 0~5 分为可能性小、≥6 分为可能，对于简化版评分标准而言 0~2 分为可能性小、≥3 分为可能。

初始危险分层：对可疑急性肺栓塞患者，以是否存在休克或持续低血压，对其严重程度进行初始危险分层：高危、非高危两组，并分别按照各自诊断流程进行检查治疗（图 23-1、图 23-2），一旦确诊，应迅速启动再灌注治疗。非高危患者，需再进行有效临床预后风险评分，采用肺栓塞严重指数（pulmonary embolism severity index，PESI），或其简化版本（sPESI）（表 23-4），以区分中危、低危。

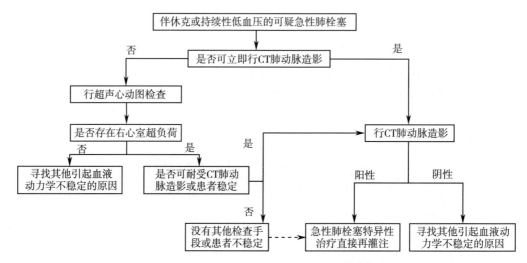

图 23-1　可疑高危急性肺栓塞患者的诊断流程

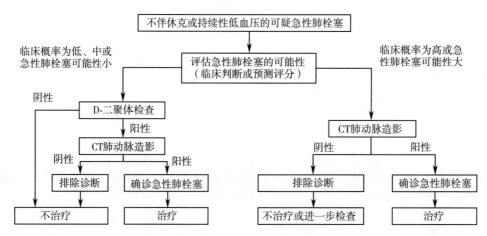

图 23-2　可疑非高危急性肺栓塞患者的诊断流程

表 23-4　肺栓塞严重指数（PESI）及其简化版本（sPESI）的评分标准

项目	原始版本（分）	简化版本（分）
年龄	以年龄为分数	1（若年龄＞80 岁）
男性	10	0
肿瘤	30	1
慢性心力衰竭	10	1
慢性肺部疾病	10	1
脉搏≥110 次 /min	20	1
收缩压＜100mmHg	30	1
呼吸频率＞30 次 /min	20	0

续表

项目	原始版本(分)	简化版本(分)
体温<36℃	20	0
精神状态改变	60	0
动脉血氧饱和度<90%	20	1

注:原始版本中,总分≤65分为Ⅰ级,66~85分为Ⅱ级,86~105分为Ⅲ级,106~125分为Ⅳ级,>125分为Ⅴ级;危险度分层:原始版本Ⅰ~Ⅱ级或简化版本评分0分为低危,原始版本Ⅲ~Ⅳ为中危,原始版本Ⅴ级为高危;简化版本评分≥1分即为中危或高危。简化版本中存在慢性心力衰竭和/或慢性肺部疾病评分为1分。

(二)深静脉血栓诊断及评估

下肢深静脉血栓形成的诊断,可依据DVT诊断的临床特征评分(表23-5),其诊断流程见图23-3。

表23-5　预测下肢深静脉血栓形成的临床模型(Wells评分)

病史及临床表现	评分
肿瘤	1
瘫痪或近期下肢石膏固定	1
近期卧床>3日或近12周内大手术	1
沿深静脉走行的局部压痛	1
全下肢水肿	1
与健侧相比,小腿肿胀长周径大于3cm	1
既往有下肢深静脉血栓形成病史	1
凹陷性水肿(症状侧下肢)	1
有浅静脉的侧支循环(非静脉曲张)	1
类似或与下肢深静脉血栓形成相似的诊断	−2

注:临床可能性,低度≤0分;中度1~2分;高度≥3分。若双侧下肢均有症状,以症状严重的一侧为准。

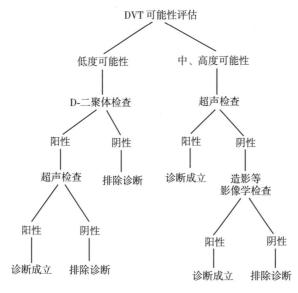

图23-3　深静脉血栓形成(DVT)诊断流程

六、辨证要点

(一)辨病性

肺栓塞属"本虚标实"。本虚为肺之气血阴阳不足,标实为痰浊、瘀血、寒凝、气滞。标实者,胸部痛,固定不移,入夜更甚,口唇发绀,舌质紫暗,脉沉涩,多属血瘀;胸闷如窒而痛,气短口苦,痰多而黏,形体偏胖,舌质红,苔黄腻,脉滑数,多属痰浊。本虚者,时作时休,动则气促,心悸自汗,舌质淡,苔薄白,脉濡弱,多属气虚。

(二)辨病情轻重

突发呼吸困难、面色青紫或面色苍白,汗出者,病情危重;胸痛持续时间短暂,瞬息即逝者多轻;胸痛持续时间长伴呼吸困难、气短、脉微细者重;若胸痛持续数小时甚至数日不休者常为重症或危候。

(三)辨病程急慢

深静脉血栓者,可根据不同时期所表现出的邪正盛衰的状态,急性期多为湿热瘀阻、正邪相争剧烈,以实为主。缓解期则湿热病邪十去七八,正气耗伤,正虚难以推动津血运行,以虚为主。

七、中医治疗

肺栓塞者,应先治其标,后治其本,先从祛邪入手,然后再予扶正,必要时根据虚实标本的主次,兼顾同治。标实者,根据血瘀、寒凝、痰浊而活血化瘀,辛温通阳,泄浊豁痰,尤其重视活血通脉治法;本虚宜补,补气温阳,尤其重视补益肺气,活络通脉。深静脉血栓形成者,急性期以泻实为主,清湿热,行气滞,通瘀血;缓解期以补虚为主,益气养血以行血滞,兼以化瘀通络、清利湿邪。

(一)阴寒凝结

临床表现:胸痛彻背,喘不得卧,呼吸困难,气短,遇寒痛剧,得暖痛减,舌淡,苔薄白,脉弦紧。

治法:辛温散寒,温振肺阳。

代表方:枳实薤白桂枝汤加减。

若阴寒极盛之胸痛重症,当用温通散寒之法,予乌头赤石脂丸加荜茇、高良姜、细辛等。也可选用苏合香丸等中成药。

(二)瘀阻脉络

临床表现:胸部疼痛,固定不移,入夜更甚,气短、胸闷,口唇发绀,舌质紫暗,脉沉涩。

治法:活血化瘀,通络止痛。

代表方:血府逐瘀汤加减。

瘀血痹阻重症,胸痛剧烈,可加乳香、没药、降香、丹参等;若寒凝血瘀或阳虚血瘀者,伴畏寒肢冷,脉沉细或沉迟,可加桂枝(或肉桂)、细辛、高良姜、薤白、人参、附子等;若气虚血瘀者,当益气活血,用人参养荣汤合桃红四物汤加减,重用人参、黄芪等益气祛瘀之品。也可选用复方丹参片、速效救心丸等中成药。

(三)痰热壅塞

临床表现:胸闷如窒而痛,气短口苦,痰多而黏,形体偏胖,舌质红,苔黄腻,脉滑数。

治法:清化热痰,宣通脉络。

代表方:桑白皮汤合黄连温胆汤加减。

若痰浊郁而化热者,加郁金。痰浊与瘀血往往同时并见,因此通阳豁痰合活血化瘀法亦经常用。

（四）肺气亏虚

临床表现：胸痛隐隐，时作时休，动则气促，心悸自汗，舌质淡，苔薄白，脉濡弱。

治法：补益肺气，活络通脉。

代表方：补肺汤合丹参饮加减。

兼有气滞血瘀者，加用川芎、郁金；兼见痰浊之象者可合用茯苓、白术、白豆蔻。

（五）湿热蕴阻，气滞血瘀

临床表现：患肢肿胀，皮色苍白或发绀，扪之灼热，腿胯部或小腿部疼痛，固定不移，发热，舌质紫暗或略红，舌有瘀斑，苔腻，脉数。

治法：理气活血，清热利湿。

代表方：桃红四物汤合萆薢渗湿汤加减。

（六）气虚血瘀，湿邪阻络

临床表现：患肢肿胀久不消退，沉重麻木，皮色发紫，或皮色苍白，青筋露出，按之不硬，无明显凹陷，舌淡有齿痕，苔薄白，脉沉涩。

治法：益气化瘀，利湿通络。

代表方：补阳还五汤合五皮饮加减。

八、西医治疗

（一）肺血栓栓塞症

肺栓塞的治疗策略是基于危险度分层的治疗（图 23-4）。

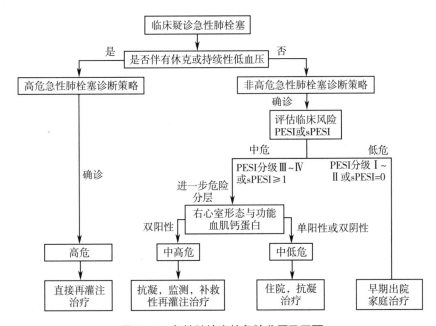

图 23-4　急性肺栓塞的危险分层及干预

1. 血流动力学和呼吸支持　合并右心衰竭患者需进行支持治疗，必要时可使用升压药物，包括去甲肾上腺素、多巴酚丁胺、多巴胺、肾上腺素；血管扩张剂可降低肺动脉压力和肺血管阻力，但可能导致体循环血压进一步降低；吸入一氧化氮可能改善血流动力学状态和气体交换；低氧血症在吸氧后可好转；机械通气时应给予较低的潮气量以保持吸气末平台压力 $<30cmH_2O$。

2. 抗凝 ①肠道外抗凝剂:可用普通肝素、低分子量肝素、磺达肝癸钠。②口服抗凝药:应尽早给予口服抗凝药,最好与肠道外抗凝剂同日。常用维生素 K 拮抗剂包括华法林、硝苄丙酮香豆素、苯丙香豆素、苯茚二酮等。非维生素 K 依赖的新型口服抗凝药包括达比加群、利伐沙班、阿哌沙班、依度沙班。

3. 再灌注治疗

(1)溶栓治疗:溶栓治疗可迅速溶解血栓,恢复肺组织灌注,逆转右心衰竭,增加肺毛细血管血容量,降低病死率和复发率。临床常用的溶栓药物:尿激酶和阿替普酶(rt-PA)及瑞替普酶(r-PA)。溶栓治疗要严格掌握绝对禁忌证和相对禁忌证及溶栓时间窗,急性肺栓塞发病 48 小时内开始溶栓治疗效果最好,对于有症状的患者在 6~14 日内溶栓治疗仍有一定作用。

(2)外科血栓清除术:对于高危急性肺栓塞和选择性的中高危急性肺栓塞患者,尤其是溶栓禁忌或失败的患者,可以考虑外科血栓清除术。

(3)经皮导管介入治疗:经皮导管介入治疗可去除肺动脉及主要分支内的血栓,促进右心室功能恢复,改善症状和存活率,适用于溶栓绝对禁忌证的患者。

4. 静脉滤器 不推荐急性肺栓塞患者常规置入下腔静脉滤器。在有抗凝药物绝对禁忌证及接受足够强度抗凝治疗后仍复发的急性肺栓塞患者,可选择静脉滤器置入。

5. 早期出院和家庭治疗 应筛选不良事件风险低的急性肺栓塞患者早期出院和行院外治疗。PESI 是迄今最有效的多风险预测模型。

(二)下肢深静脉血栓形成

1. 抗凝 抗凝是基本治疗,可抑制血栓蔓延、利于血栓自溶和管腔再通,降低肺栓塞发生率和病死率。常用药物有普通肝素、低分子量肝素(如那曲肝素等)、维生素 K 拮抗剂(如华法林)和新型口服抗凝剂,新型口服抗凝剂包括直接凝血酶抑制剂(如阿加曲班)、Xa 因子抑制剂(如利伐沙班)。

2. 溶栓治疗 ①溶栓药物:尿激酶,对急性期的治疗具有起效快、效果好、过敏反应少的特点,常见的不良反应是出血。此外还可以用重组链激酶、重组组织型纤溶酶原激活剂、新型溶栓药物包括瑞替普酶(r-PA)、替奈普酶(TNK)等。②降纤药物:常用巴曲酶,是单一组分降纤制剂,通过降低血中纤维蛋白原的水平、抑制血栓的形成,治疗 DVT 的安全性高。

3. 手术取栓 是清除血栓的有效治疗方法,可迅速解除静脉梗阻。可在 DSA 引导下导管取出血栓。

4. 经皮机械性血栓清除术 主要是采用旋转涡轮或流体动力的原理打碎或抽吸血栓,从而达到迅速清除或减少血栓负荷、解除静脉阻塞的作用。

5. 下腔静脉滤器 首选可回收或临时滤器,待发生 PTE 的风险过后取出滤器。

6. 压力治疗 血栓清除后,患肢可使用间歇加压充气治疗或弹力袜,以预防血栓复发。

（吴秋成　李桂伟）

复习思考题

1. 简述出血性疾病的中医病因病机。
2. 简述出血性疾病的发病机制。
3. 简述血栓性疾病常用的实验室检查方法。
4. 简述血栓性疾病的中医辨证论治。

◆◇◆ 第二十四章 ◆◇◆

内分泌系统

📖 **学习目标**

1. 掌握糖尿病酮症酸中毒及高渗昏迷、甲状腺危象、肾上腺危象的定义、中医病机、发病机制及诊断。

2. 熟悉糖尿病酮症酸中毒及高渗昏迷、甲状腺危象、肾上腺危象的辨证要点及中西医治疗。

3. 了解糖尿病酮症酸中毒及高渗昏迷、甲状腺危象、肾上腺危象的辅助检查。

第一节　糖尿病酮症酸中毒及高渗昏迷

糖尿病酮症酸中毒（diabetic ketoacidosis，DKA）是糖尿病患者在各种诱因下，由于体内胰岛素缺乏和升糖激素绝对或相对增多而引起的机体葡萄糖、脂肪、蛋白质的严重代谢紊乱，出现以高血糖、高酮血症、代谢性酸中毒为主要病变的临床综合征。

DKA 在中医学无具体对应病名，该病在消渴病基础上发生，根据其发病原因和临床表现归属消渴病范畴。现代医家认为 DKA 是消渴病阴津极度耗损而出现的危重证候，本病由于燥热入血，气血两虚，血滞浊留三者为患，从而形成"正虚邪滞 - 正虚"的恶性循环。若失于治疗，终至厥逆而亡，根据临床表现归属于中医学"糖毒秽浊""消渴致损""神昏""口臭""尸夺""厥证"（消渴厥）等范畴。

糖尿病高渗性非酮症昏迷（hyperosmolar non-ketotic diabetic coma，HNDC）是高血糖引起的血浆渗透压增高，以严重脱水和进行性意识障碍为特征的临床综合征。HNDC 亦无对应的中医病名，根据病因病机可将其归属于"消渴""昏愦"范畴。

两者皆属于消渴病危急并发症，"消渴"的病名首见于《素问·奇病论》"此人必数食甘美而多肥也，肥者令人内热……转为消渴"，认为阴虚无以制阳，燥动热生为发病之根本。《临床指南医案·三消》谓"三消一症，虽有上、中、下之分，其实不越阴亏阳亢，津涸热淫而已"。

一、中医病机

中医认为，"消渴"主要是由于禀赋不足、五脏柔弱、饮食不节、积热伤津，或情志失调、郁热伤阴，或房劳过度、肾精亏耗，或过服温燥、耗液伤阴所致。以阴虚为本，燥热为标。消渴病患者因外感风寒、风热、暑湿、暑温，或消渴病失治、误治，或中断药物治疗和其他疾病等均可导致 DKA、HNDC 的发生。

DKA 的病位主要在肝肾。中医学认为消渴病的病机主要是阴虚热盛,即阴津亏损,燥热内感。病理性质为正虚邪实,或虚实夹杂,阴虚为病之本,燥热为病之标,阴虚生热燥热伤津,二者往往互为因果,久之阴损及阳,可见气阴两伤或阴阳俱虚。糖尿病气虚、阴虚、阳虚等病理变化,导致了瘀血、痰湿、浊毒等病理产物的形成,而这些病理产物又是糖尿病发展的动因。若糖尿病患者饮食不节、情志失调、劳欲过度、感受时邪或遇创伤、分娩,或治疗不当等,病情发展为至极燥热,煎熬脏腑,水至竭而火益烈,火益烈而水愈干,水谷精微代谢紊乱,脏腑功能严重失调,瘀湿毒邪肆虐迅猛,在阴津亏损的基础上,或致上焦津枯,或致中焦燥火炼液成痰,秽浊燔烁,肠燥腑实,升降失司,浊气上逆,病位由肺传胃,或直中胃腑而发生DKA。DKA 的病机主要在于邪毒内陷,邪实过盛,正气损伤,正不敌邪,气阴两伤,使阳脱阴竭,血气逆乱。此时体内酮体等湿热病邪弥漫于肺胃气分,患者阴虚燥热至极,肺胃水津亏虚,心神昏冒,继而血脉不充,循环衰竭,营卫阴阳离决,瘀浊毒邪肆虐,发为休克之厥,故毒蕴血分是本病的主要病理环节。DKA 以阴津极度耗损,气阴大伤为本,以浊毒、燥热、血滞、气郁为标,病势凶险,若施治及时得当,可转危为安,若误治失治,易出现阴竭阳脱,阴阳离决的危象。

HNDC 的中医病位以肺、脾胃、心、肝为主。主要责之外感、饮食、过劳和情志诸因。本病是在老年消渴患者阴津亏耗,燥热偏盛的基础上,或因消渴病日久,脏腑愈损,气阴愈耗,卫外功能薄弱,进而感受外邪,化热伤阴,从阳化热,内陷心包,闭阻清窍,耗伤肺津;或因食肥甘醇酒,损伤脾胃,而致脾虚湿盛,复因饮食不节,脾运不健,而湿浊中阻;或因过劳,失治误治,耗竭阴津,邪火炽盛,热灼成痰,痰热内蕴而痰壅气阻;或精神刺激,引动肝阳,化风上扰神明;或津伤血少,血脉空虚,血行艰涩,痹阻脑络,元神失用;或热毒内淫,邪陷心包,神明被扰,或油腻甜食,生痰生湿,蒙蔽清窍而导致昏愦。

二、发病机制

DKA 的发病机制是指当胰岛素相对或绝对缺乏的同时,胰岛素拮抗激素浓度升高,加重代谢紊乱,使原有生成酮体的通路持续激活,造成酮体在体内积聚,当酮体生成速度明显高于其组织利用速度和肾脏排泄速度时,血酮体增高,出现酮血症和酮尿,即为酮症。随着病情的发展,会发生糖尿病酮症酸中毒,进而发生糖尿病酮症酸中毒昏迷,严重者发生死亡(图 24-1)。

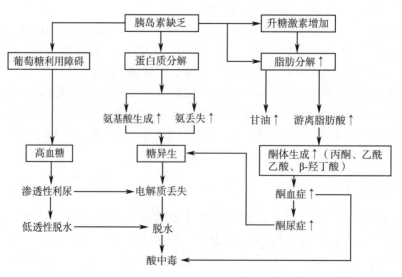

图 24-1　DKA 的发病机制图

HNDC 的基本病因与 DKA 相同,仍是胰岛素绝对或相对不足。在各种诱因作用下,患者体内抗胰岛素激素明显升高,胰岛素的不足造成更加严重的高血糖和糖尿,引起渗透性利尿,导致水及电解质从肾脏大量丢失。HNDC 患者高血糖、脱水及血浆渗透压升高的程度多明显高于 DKA(图 24-2)。

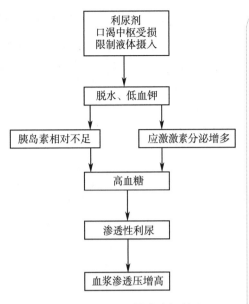

图 24-2 HNDC 的发病机制图

三、临床表现

临床上的患者多为老年人,半数患者已知有消渴病,DKA 的主要表现为消渴病症状如多饮、多食、多尿、体重下降及全身乏力加重等表现。其中脾胃症状有纳呆、恶心、呕吐、腹痛等,亡阴症状如皮肤干燥、眼球下陷,尿量减少,重者有脉细数、气急,口中有甜味,头晕、萎靡甚者嗜睡、昏迷或出现亡阳症状。HNDC 既往可无消渴病病史。前驱期表现为消渴病的症状加重,伴反应迟钝,表情淡漠等,如得不到及时救治,可进一步发展为神经系统症状如偏瘫、失语、抽搐、急性卒中等,且有脱水严重如皮肤干裂、血容量不足、血压下降,甚则休克等症状。

四、辅助检查

(一)血糖

血糖升高,一般为 16.7~33.3mmol/L,HNDC 血糖多超过 33.3mmol/L(600mg/dl)。

(二)血酮与尿酮

DKA 血酮、尿酮升高;HNDC 尿酮多阴性或弱阳性。

(三)电解质

患者总体钠、钾、氯离子丢失,不少患者还有钙离子、镁离子和磷离子的丢失。

(四)血尿素氮和肌酐

常显著升高,反映严重脱水和肾功能不全。

(五)酸碱平衡

半数 DKA 患者有代谢性酸中毒,表现为阴离子间隙扩大。HNDC 一般无明显酸中毒。

(六)血浆渗透压

显著升高,血浆渗透压大于 330mmol/L 是 HNDC 的重要指标和诊断依据。DKA 血浆渗透压轻度上升。

(七)其他

两者皆可以出现白细胞及中性粒细胞比例升高。不少患者尿常规、血及尿培养、胸部 X 线检查和心电图可有改变。

五、诊断及评估

早期诊断是决定治疗成败的关键,临床上对于原因不明的恶心呕吐、酸中毒、失水、休克、昏迷的患者,尤其是呼吸有酮味(烂苹果味)、血压低而尿量多者,不论有无糖尿病病史,均应考虑糖尿病酮症酸中毒及高渗昏迷的可能性。立即查末梢血糖、血酮、尿糖、尿酮,同时抽血查血糖、血酮、β-羟丁酸、尿素氮、肌酐、电解质、血气分析等以肯定或排除本病(表24-1)。

表24-1 糖尿病酮症酸中毒及高渗昏迷的诊断

疾病	起病	病史、症状	服药史	体征	实验室检查
酮症酸中毒	1~24小时	口渴、多尿、恶心呕吐、食欲减退、腹痛	部分患者有中断胰岛素治疗、胰岛素用量不足	轻度脱水、酸中毒呼吸、呼吸有酮味	血糖>16.7mmol/L 尿糖阳性 尿酮阳性 pH和CO_2结合力均下降
高渗性昏迷	1~14日	多为老年人,有缺水和感染史,40%可无糖尿病病史,有限制进水、呕吐腹泻	有服用利尿药、激素等	明显脱水、血压低或休克,可有病理反射和癫痫	血糖>33.3mmol/L 尿糖阳性 尿酮(±) 血浆渗透压>330mmol/L

六、辨证要点

糖尿病酮症酸中毒(DKA)及高渗昏迷(HNDC)在辨证要点及治疗原则基本相同。在治疗上要审证求因,标本兼顾。DKA抓住热瘀浊毒这些标实因素,"急者治其标",兼顾阴虚,治以清热解毒、凉血、养阴生津、降逆化浊。HNDC应以救阴护阳、清营开窍为主。

(一)分清脏腑

两者发病前期病在肺脾,若表现为阴津不足,当注意养护脾肺之阴;若表现为燥热伤及肺胃,热盛者,当清肺泻胃;病情进展恶化及心肾,常表现为邪陷心包,热入血分,治当芳香开窍,清热凉营;邪毒日久,病及肝肾,真阴耗竭,邪入肝经,阴虚动风,甚则出现亡阴亡阳之危候,此时当救阴回阳固脱。

(二)分清虚实

两者在审因辨证过程中要把握虚实的变化,病之始表现为气阴两虚,其标为燥热之实,继而为瘀、毒、浊,日久伤及真阴真阳,故其病理过程是由虚至实,虚实夹杂,日久阴阳俱虚的过程,在治疗过程中要始终注意养护阴津。

(三)中西互渗

在临床上仅以中医辨证治疗是不够的,必须结合西医的基础治疗,在治疗过程中,中西互渗,才能达到理想的治疗效果。

七、中医治疗

(一)DKA的中医证型

1. 燥火伤肺

临床表现:烦渴引饮,渴饮无度,随饮随消,四肢倦怠,纳食泛恶,舌暗红,苔薄黄或黄腻,脉细数或滑数。

治法:清泄肺胃,生津止渴。

代表方:白虎汤合玉女煎加减,或竹叶石膏汤合黄连解毒汤加减。

若烦渴、饥饿感明显加天花粉;视物不清可加青葙子、枸杞子、决明子、谷精草、女贞子、菊花;血糖不降加苍术、玄参;尿糖不降加黄芪、山药。

2. 浊毒中阻

临床表现:口燥咽干,烦渴引饮,皮肤干燥,精神萎靡,嗜睡,胸闷纳呆,恶心呕吐,口有秽臭,时有少腹疼痛如绞,大便秘结,舌红苔黄燥,脉沉细而数。

治法：清热化痰，健脾利湿。

代表方：黄连温胆汤加减。

若以中焦湿热为甚者，常以该方佐清热利湿化浊之品如茯苓、薏苡仁、车前子；若伴腹痛泄泻者加砂仁；伴头晕、心悸者加麦冬、五味子、天麻；伴发热、咳嗽、胸闷喘憋者加知母、瓜蒌、杏仁、生石膏；若腹满便秘者，用增液承气汤合清胃汤加减，以清热导滞。

3. 浊毒闭窍

临床表现：口干微渴，心烦不寐，烦躁不安，或嗜睡，甚则昏迷不醒，呼吸深快，食欲不振，口臭呕吐，小便短赤，舌暗红而绛，苔黄腻而燥，脉细数。

治法：芳香开窍，清营解毒。

代表方：安宫牛黄丸合紫雪丹加减，或清营汤加减、菖蒲郁金汤加减。

有饮食停滞者，加入炒麦芽、炒神曲，消食导滞；有胸闷者，加全瓜蒌化痰宽胸；腹胀明显者加厚朴。

4. 邪毒内陷

临床表现：高热，躁扰发狂，或见有吐血、衄血、便血、尿血，或见神昏，或见抽搐，舌质深绛，脉虚数，或细促。

治法：滋阴清热，凉血息风。

代表方：偏血热邪入营分方用犀角地黄汤加减。

肝阴不足，肝风内动方用羚羊角钩藤汤；阴虚内热加生地黄、麦冬、天花粉；高热者加水牛角。

5. 阴脱阳亡

临床表现：高热，汗多而黏，渴喜冷饮，口干唇焦，肌肤干瘪，或面色苍白，自汗不止，四肢厥逆，呼吸低微，舌暗淡无津，脉微细欲绝。

治法：益气回阴，回阳固脱。

代表方：四逆汤合生脉饮、参附汤加减。

若属燥热炽盛，内逆心包，内闭外脱者，加服安宫牛黄丸或至宝丹。

（二）HNDC 的中医证型

1. 肺燥津枯

临床表现：烦渴引饮，渴欲冷饮，口干燥，皮肤干瘪，小便频数量多，大便秘结，舌红少津苔黄，脉细数。

治法：清肺润燥，生津止渴。

代表方：白虎汤合消渴方加减。

气虚汗多者加人参；大便秘结者加增液承气汤；口渴者加石斛、玄参。

2. 痰浊中阻

临床表现：倦怠嗜睡，恶心呕吐，脘痞纳呆，口甜口臭，烦渴思饮，四肢重着，头昏如蒙，舌红苔黄腻，脉滑数。

治法：芳香化浊，和胃降逆。

代表方：温胆汤合藿香正气散加减。

恶心呕吐甚者加竹茹、砂仁；头昏、嗜睡者加佩兰、石菖蒲；舌苔厚腻，大便秘结者加大黄。

3. 热入心包

临床表现：神识昏蒙，或有谵语，甚则昏迷，痰壅气粗，或见手足抽搐，四肢厥冷，舌绛少苔或苔黄燥，脉细数。

治法：清热凉营，豁痰开窍。

代表方：清营汤加减。

若烦忧不安，舌干少苔，手足瘛疭，脉虚数，可予大定风珠加减；若昏睡而痰鸣，脉滑者，予加天竺黄、胆南星、钩藤、竹沥、菖蒲等，以除痰开窍；若谵语而阳明腑实，宜择三承气汤急下存阴；若邪陷心包，闭阻清窍，选用紫雪丹、至宝丹、安宫牛黄丸等。

4. 阴虚风动

临床表现：手足震颤、蠕动，肢体抽搐，或口噤不开，躁动不安，或神志昏迷，大便秘结，舌红绛无苔，脉弦数。

治法：清热镇惊，平肝息风。

代表方：羚角钩藤汤和黄连阿胶汤加减。

躁动不安者加龙骨、牡蛎；痰热盛者加天竺黄、竹沥。

5. 阴脱阳亡

临床表现：面色苍白，目闭口开，大汗不止，手撒肢冷，甚至二便自遗，脉微欲绝。

治法：益气养阴，回阳固脱。

代表方：生脉饮合参附汤加减。

若脉微欲竭可加附子 10~15g 以回阳救逆；若烦热炽盛内陷心包，内闭外脱者可酌情应用安宫牛黄丸或至宝丹以清热开窍。

另外，对糖尿病高渗性昏迷并发动静脉血栓时可静脉滴注丹参注射液；并发脑血管意外，可静脉滴注醒脑静注射液。

八、西医治疗

糖尿病酮症酸中毒与高渗昏迷的治疗原则都以降低血糖，减少酮体；纠正胰岛素抵抗及缺乏，恢复机体对葡萄糖的正常利用，抑制脂肪酸过度的释放；纠正水与电解质酸碱平衡失调，恢复受累器官的功能状态为准则。

（一）补液

应先快后慢，第 1 个小时输注生理盐水，速度为 15~20ml/（kg·h）（一般成人 1.0~1.5L），但由于 HNDC 失水更为严重，在补液方面应注意 24 小时补液量需达到 6 000~10 000ml。要在第 1 个 24 小时内补足预先估计的液体丢失量。

（二）胰岛素

1. 采用连续胰岛素静脉输注 0.1U/（kg·h）（即 50kg 患者每小时予 5U）。对于重症患者，可采用首剂静脉注射胰岛素 0.1U/kg（即 50kg 患者直接静推 5U），随后以 0.1U/（kg·h）速度持续输注，保持血糖每小时下降 2.8~4.2mmol/L。

2. 若第 1 个小时内血糖下降不足 10%，或有条件监测血酮时，血酮下降速度<0.5mmol/h，且脱水已基本纠正，则增加胰岛素剂量 1U/h。

3. 当 DKA 患者血糖降至 11.1mmol/L 时，应减少胰岛素输入量至 0.02~0.05U/（kg·h）（即调为之前 1/2 至 1/5），并开始给予 5% 葡萄糖液，使血糖维持在 8.3~11.1mmol/L，同时持续进行胰岛素滴注直至 DKA 缓解。

（三）纠正电解质紊乱

1. 在开始胰岛素及补液治疗后，若患者的尿量正常，血钾<5.2mmol/L 即应静脉补钾，一般在每升输入溶液中加氯化钾 1.5~3.0g，以维持血钾水平在 4~5mmol/L 之间。

2. 若治疗前已有低钾血症，尿量 ≥40ml/h 时，在补液和胰岛素治疗同时必须补钾。

3. 若发现血钾<3.3mmol/L，应优先进行补钾治疗，当血钾升至 3.3mmol/L 时，再开始胰

岛素治疗,以免发生致死性心律失常、心搏骤停和呼吸肌麻痹。

（四）纠正酸中毒

目前明确认为 DKA 治疗时补碱并非必要及有益。因为 DKA 的基础是酮酸生成过多,通过胰岛素治疗后抑制酮体的产生,促进酮体的氧化,且酮体氧化后可产生碳酸氢盐,DKA 时的酸中毒自然会被纠正。鉴于严重的酸中毒可能引起的不良后果,建议 pH<6.9 的成年患者进行补碱治疗。

九、预防与调护

中医药辨证论治的同时,西医治疗及生活调护亦不可放松,包括以下几方面:

（一）轻症尽可能停用双胍类口服降糖药,可酌情改用或增加磺脲类口服降糖药或 α-糖苷酶抑制剂,必要时加用小剂量中效胰岛素睡前使用。重症停用口服降糖药暂改胰岛素治疗。

（二）加强饮食指导。治疗期间饮食要定时定量,忌油腻食品,做到低脂少油,鼓励患者多饮水。

（三）注意休息,减少劳作。加强复诊,观测血糖、尿酮体及其他情况,病情变化及时处理。防治诱发因素,处理并发症。

第二节　甲状腺危象

甲状腺危象又称甲亢危象,是在原有甲亢基础上,不同诱因促进导致甲亢病情急剧恶化的综合征。常见的诱因有感染、创伤、精神应激、不适当停用碘剂药物和重大手术等。诊断主要依靠临床表现,临床高度疑似本症及有危象前兆者应按本症处理。

甲亢属于中医学"瘿病""瘿瘤""瘿气"范畴,而甲亢危象属瘿病发展到严重阶段的危重症范围,类似于中医"脱证""厥证"等范畴。瘿病病名首见于《诸病源候论·瘿瘤等病诸候·瘿候》并指出情志内伤及水土因素是瘿病的主要病因。《三因极一病证方论·瘿瘤证治》根据瘿病局部证候的不同,将其分为石瘿、肉瘿、筋瘿、血瘿和气瘿 5 类。《外科正宗·上部疽毒门·瘿瘤论》认为瘿瘤的主要病理是气、痰、瘀壅结,提出"行散气血""行痰顺气""活血消坚"的治法。上述观点对指导甲亢及甲亢危象的临床治疗具有重要意义。

一、中医病机

瘿病的病因主要有情志内伤、饮食失宜及水土因素,且与个人体质密切相关。病位以肝为主,涉及心、脾、肾。基本病机是气滞痰凝壅结颈前,日久引起血脉瘀阻,以致气、痰、瘀三种病理因素合而为患。病理性质有虚实之分,初起多实,病久则由实致虚,尤以阴虚、气虚为主,以致成为虚实夹杂之证。临床常见肝郁气滞、肝火内动、肝火乘胃、肝强脾弱、肝肾阴精亏损等病理变化。

若情志突变,肝阳暴亢或五志郁极化火,或劳倦过度,耗血伤阴,阴火内生,或外感六淫,热毒炽盛,或心火亢盛,心神被扰,可出现高热、大汗、烦躁、心悸、怔忡。肝气横逆脾土则见呕恶,热扰心包则神昏。随着病情进展,阴竭阳脱,心气衰竭,而见神志淡漠或昏不知人,心悸喘促或气息微弱,冷汗淋漓,四肢厥冷等症状,为瘿病之危候,须立即救治,但大多预后不良。

二、发病机制

甲亢危象确切的发病机制和病理生理学机制尚未完全阐明,其发病机制可能与循环中大量甲状腺激素释放、肾上腺素能活性增加、甲状腺激素在肝中清除降低,以及细胞因子水平升高和免疫功能失调相关。

三、临床表现

(一)症状

病势急,高热,神昏谵语或昏愦不语,烦躁不安或神志淡漠,抽搐,面部潮红,大汗出,气促,心悸怔忡,呕恶,泄泻。随着热势进一步加重,进展为气短息微、四肢厥冷、脉微欲绝。

(二)体征

典型甲亢危象患者高热,心动过速,伴心律不齐,听诊可闻及第一心音亢进或奔马律,动脉血压下降,触诊扪及弥漫性甲状腺肿大,质地中等,无压痛,甲状腺上、下极可触及震颤,闻及血管杂音;淡漠型甲状腺危象患者多低热,木僵,神经反射减弱,心率减慢,脉压缩小,甲状腺常仅轻度肿大。

四、辅助检查

(一)甲状腺激素测定

仅能证实甲状腺功能亢进的存在,即血清总三碘甲腺原氨酸(TT_3)、总甲状腺素(TT_4)、游离 T_3(FT_3)、游离 T_4(FT_4)水平升高,而促甲状腺激素(TSH)水平降低或几乎测不到,但在严重应急状态下,出现血清 T_4 和 T_3 水平降低与临床表现不一致的现象。抗甲状腺球蛋白抗体(TGAb)、抗甲状腺过氧化酶抗体(TPOAb)阳性对明确诊断、指导治疗及判断预后具有临床意义。

(二)非特异性实验室检查

存在感染时血常规示白细胞及中性粒细胞计数增高。血钠、血钾、血氯降低。转氨酶、乳酸脱氢酶、碱性磷酸酶和胆红素可升高,肾功能异常。

(三)心电图

窦性心动过速,心率多在 160 次/min 以上,常伴快速性心律失常、房性期前收缩、心房扑动、心房颤动及心肌缺血表现。

五、诊断及评估

甲亢危象的诊断主要依赖于临床诊断。

(一)典型甲亢危象

高热(>39℃),心动过速(>160 次/min),极度乏力,心悸,大汗淋漓,气短,烦躁,食欲减退,恶心呕吐,腹泻,甚至谵妄、昏迷。

(二)淡漠型甲亢危象

神志淡漠、迟钝、嗜睡,甚至呈木僵状态,体质虚弱、无力、消瘦甚或恶液质,体温中度升高,出汗不多,心率增快不明显,脉压差减小。

六、辨证要点

(一)辨病势缓急

观察患者神志状态及症状严重程度,病势急者首先给予急救措施。

（二）辨证候虚实

瘿病以气、痰、瘀壅结颈前为主要病机，病初起、急性期一般属于实证，病程日久因实致虚，常出现阴虚、气虚病变，其中以心、肝阴虚尤为多见，演变为虚实夹杂。

（三）辨在气在血

颈前肿块光滑柔软，属气郁痰阻，病在气分；久病肿块质地较硬，表面不光滑，高低不平，属痰结血瘀，病在血分。

（四）辨火旺与阴伤

偏于肝火旺盛者兼见烦热、自汗出，性情急躁易怒，眼球突出，肢体颤动，口干口苦，舌红苔黄，脉数；阴虚火旺者兼见心神不宁，心烦少寐，双目干涩，头晕目眩，潮热盗汗，倦怠乏力，舌红少苔，脉弦细数。

七、中医治疗

首辨病情缓急，神昏谵语、痰蒙心神者首选清热解毒、豁痰开窍法；阳气暴脱、脉微欲绝者首选回阳固脱法以进行急救。其次辨病邪性质，以理气化痰、消瘿散结为基本治则，病在血分者应适当配合活血化瘀；病在气分者重在理气化痰。痰、瘀化火，肝火亢盛及火热伤阴者，宜配合清肝泻火、滋阴降火。

（一）肝阳暴张，心火亢盛

临床表现：高热、寒颤、大汗出，怒目圆睁，烦躁，心悸怔忡，眩晕头痛，小便短赤，大便燥结，舌质红，苔黄，脉洪数。

治法：泻火解毒，清心平肝。

代表方：清瘟败毒饮或犀角地黄汤加减。

肝火亢盛，烦躁易怒，脉弦数者，可加龙胆、夏枯草。肝风妄动，肢体颤动者，加石决明、钩藤、白蒺藜、牡蛎；兼见胃热内盛者，加生石膏。

针灸主穴：曲池、合谷、少商、太冲、风池、大椎。若突眼显著，加天柱、睛明、攒竹；失眠加胆俞、心俞；心悸怔忡，加内关、神门。

（二）热毒炽盛，痰蒙心窍

临床表现：高热烦躁，神昏谵语，心慌胸闷，喉间痰鸣，时有呕恶，或有黄疸，小便黄赤，大便干燥或热结旁流，舌质绛红，苔黄腻，脉弦数有力。

治法：清热解毒，豁痰开窍。

代表方：牛黄清心丸加减。

结块较硬及有结节者，加黄药子、三棱、莪术、丹参；胸闷不舒加郁金、香附；烦热加夏枯草、牡丹皮、玄参；纳差、便溏，加白术、茯苓、淮山药。可予醒脑静注射液、清开灵注射液静脉滴注。

针灸主穴：合谷、太冲、内庭、丰隆、阴陵泉。烦躁失眠者加神门、阴郄；便秘加支沟、足三里；心悸加内关、神门、安眠。

（三）阴竭阳脱，心气衰竭

临床表现：神志淡漠，面色苍白，四肢厥冷，冷汗淋漓；或汗出如油，面色潮红，息微唇绀，舌淡或舌红少津，脉细微欲绝。

治法：回阳救阴，益气固脱。

代表方：生脉散、参附汤、四逆汤加味。

大便稀溏，甚则失禁，加白术、薏苡仁、淮山药、麦芽；耳鸣、腰酸膝软，加龟板、桑寄生、牛膝、菟丝子；正气伤耗、精血不足者，加黄芪、山茱萸、熟地黄、枸杞子、制首乌。可予安宫牛黄丸口服或鼻饲，参附注射液、生脉注射液静脉滴注。

针灸主穴：百会、神阙、足三里、关元、气海、三阴交。昏迷厥脱者,强刺激水沟、涌泉、内关；便溏、呕吐者,加内关、公孙、脾俞、天枢；多汗配阴郄。

八、西医治疗

（一）去除诱因,防治并发症

（二）抑制甲状腺激素合成与释放

1. 抗甲状腺药物　丙硫氧嘧啶可减少周围组织 T_4 转化为 T_3,是首选药物。

2. 无机碘溶液　在抗甲状腺药物治疗 1 小时后开始使用,静脉或口服,以阻断甲状腺激素分泌,危象控制后即停用。临床常用的有复方碘溶液口服或碘化钠溶液静脉滴注。

3. 抗交感神经药物　可减轻周围组织对儿茶酚胺的作用,常用的有普萘洛尔,其还抑制 T_4 向 T_3 转化。使用时需密切注意心率、血压变化。

4. 糖皮质激素　甲亢危象患者糖皮质激素需要量增加,对有高热或休克者应加用糖皮质激素。此外,其还可抑制甲状腺激素释放,抑制 T_4 转换为 T_3。可用氢化可的松静脉滴注或静脉注射地塞米松。

（三）其他

1. 降温　可采用物理降温,严重者可用人工冬眠。

2. 支持和对症处理　吸氧,补充能量,纠正水、电解质紊乱及心力衰竭等。

3. 经上述治疗效果不显著者,可考虑血浆置换及腹膜透析。

第三节　肾上腺危象

肾上腺危象(adrenal crisis)亦称急性肾上腺皮质功能减退症(acute adrenocortical hypofunction)或艾迪生危象(Addisonian crisis),是指由各种原因导致肾上腺皮质激素分泌不足或缺失而引起的一系列临床症状。病因多由于肾上腺皮质严重破坏致肾上腺皮质激素绝对不足,或慢性肾上腺皮质功能减低,患者在某种应激情况下肾上腺皮质激素相对不足所致。主要临床表现为高热、胃肠功能紊乱、循环虚脱、神志淡漠、萎靡或躁动不安、谵妄,甚至昏迷,诊治稍失时机将耽误患者生命。

肾上腺危象类似于中医学"虚劳""脱证"范畴。《素问》所言"精气夺则虚"可视为虚劳总结。《金匮要略·血痹虚劳病脉证并治》首提虚劳之名,分阴虚、阳虚、阴阳两虚。元气耗伤或大病之后,气、血、阴、阳亏损之极,以致脏腑失调,气血逆乱,易成"脱证"。《诸病源候论·虚劳病诸候》比较系统地论述了虚劳的各种病因及临床表现。金元时期,对虚劳的理论及临床认识有了更大的发展,李杲长于甘温补中,朱震亨强调滋补肝肾。明代张介宾根据"阴损及阳,阳损及阴"理论提出"阴中求阳,阳中求阴"治则。《医宗必读》强调脾、肾在虚劳中的重要性。虚劳有气、血、阴、阳、脏腑之分,治法虽有各异,然总则皆为补易。《难经·十四难》提出治疗大法,如"损其肺者益其气,损其心者调其荣卫,损其脾者调其饮食"。上述治法为后世治疗该病提供了治疗纲领。

一、中医病机

脾肾阳虚为本症发生的根本,平素需温肾健脾。肾为先天之本,肾阳为一身元阳,脾脏需要依靠肾阳的温煦才能正常运行。脾为后天之本,脾运化水谷精微以充养全身,肾所藏之精虽禀受于先天,但须不断继养于后天。肾主水,与脾运化水湿的功能配合以维持体内水液代谢的平衡。脾肾久病,耗气伤阳,以致肾阳虚衰不能温养脾阳,或脾阳久虚不能充养肾阳,则最终导致脾肾阳气俱虚。脾肾阳气虚衰则全身脏腑无以温养充实,气血无以滋生,故形寒肢冷,面色苍白,舌淡胖,苔白滑,脉沉微为阳虚阴盛的表现。本证发展可致水湿泛滥、阳气衰竭,或全身脏腑功能严重紊乱、气机停滞、气血津液耗伤的"虚劳""脱证"。故治疗该病当以温肾健脾为要,使脾阳得以温煦,肾阳得以充养,气血得以生化。

二、发病机制

肾上腺皮质激素是维持人的生命活动所必需的。正常人在严重应激情况下皮质醇分泌增加 10 倍于基础水平,但慢性肾上腺皮质功能减低、肾上腺皮质破坏的患者则不仅没有相应的增加,反而是肾上腺皮质激素严重不足。当盐类皮质激素不足时,肾小管回吸收 Na^+ 不足,失水、失 Na^+、K^+、H^+ 潴留;而糖皮质激素不足除糖原异生减弱致低血糖外,也有与盐皮质激素对水盐相同的作用,由于失 Na^+、失水引起血容量减少,血压下降以致虚脱和休克,引起肾上腺危象。

肾上腺危象的常见病因有:

(一)急性肾上腺皮质出血、坏死

1. 最常见的病因是感染。严重感染脓毒症合并全身和双侧肾上腺出血,如流行性脑脊髓膜炎合并的 Waterhause-Friderichsen 综合征、流行性出血热合并肾上腺出血等。

2. 全身性出血性疾病合并肾上腺出血,如血小板减少性紫癜、DIC、白血病等。

3. 癌瘤的肾上腺转移破坏。

4. 外伤引起肾上腺出血或双侧肾上腺静脉血栓形成,以及抗凝药物治疗引起的肾上腺出血等。

(二)肾上腺手术

肾上腺双侧全部切除,或一侧全切、另一侧 90% 以上次全切除后,或单侧肿瘤切除而对侧已萎缩者,如术前准备不周、术后治疗不当或激素补给不足、停药过早等均可发生本症。

(三)肾上腺皮质功能不全

原发和继发性慢性肾上腺皮质功能不全患者,在下列情况下可发生肾上腺危象:

1. 原发性慢性肾上腺皮质功能减退症(Addison 病)患者和肾上腺次全切除术后患者,在感染、劳累、外伤、手术、分娩、呕吐、腹泻和饥饿等应激情况下可致肾上腺危象。

2. 长期激素替代治疗患者突然减停激素。

3. 垂体功能减低患者如席汉综合征在未补充激素情况下给予甲状腺素或胰岛素时也可能诱发肾上腺危象。

(四)肾上腺皮质激素使用不当

长期大剂量肾上腺皮质激素治疗过程中,由于患者垂体、肾上腺皮质已受重度抑制而呈萎缩,如骤然停药或减量过速,可引起本病。

三、临床表现

肾上腺危象的发病可呈急性型,即可因皮质激素缺乏或严重应激而骤然发病;也可以呈亚急性型,主要是由于部分皮质激素分泌不足或轻型应激所造成,临床上发病相对缓慢,但疾病晚期也可以表现为严重的急性型。

(一)肾上腺皮质功能减退病因

1. 原发性肾上腺皮质功能减退

(1)肾上腺皮质自身免疫性疾病。

（2）肾上腺结核，是仅次于自身免疫性的原发性肾上腺皮质功能减退的病因，一些患者常合并肺结核。

（3）肿瘤。

（4）真菌感染。

（5）先天性肾上腺皮质增生。

（6）急性肾上腺皮质出血、坏死、血栓形成。

2. 继发性肾上腺皮质功能减退

（1）重症患者应激导致的肾上腺皮质继发损伤，激素分泌相对不足，或肾上腺皮质功能处于持续抑制状态。

（2）长期大量肾上腺皮质激素治疗，垂体 - 肾上腺皮质轴受重度反馈抑制而呈萎缩，如激素骤然停药或减量过速，或发生了感染、创伤等应激时极易出现肾上腺危象。

（3）肾上腺双侧全部切除或一侧全切者，或单侧肿瘤切除而对侧已萎缩者，如术前准备不周、术后治疗不当或激素补给不足、停用过早（常需至少 9 个月或 1 年以上）等均可发生危象。

（4）垂体或颅脑损伤、感染、手术或照射（肿瘤治疗）。

（5）药物类：可能导致肾上腺皮质功能衰竭的药物有酮康唑、甲地孕酮（剂量>160mg/d）、甲羟孕酮、氨鲁米特、邻氯苯对氯苯二氯乙烷、甲吡酮、依托咪酯，和大剂量的氟康唑（剂量>400mg）等。近年来，陆续见到一些抗结核药物利福平诱发危象的报道，此药为一种强的肝微粒酶的诱导剂，它促进皮质醇氧化转变为 6β- 羟基皮质醇，使血皮质醇的半衰期缩短。因此有人提出在开始给予慢性肾上腺皮质功能减退者以利福平治疗时应适当增加激素剂量，以预防危象的发生。此外苯巴比妥钠和苯妥英钠也可使血皮质醇的半衰期缩短。

肾上腺皮质功能减退者在各种应激状态下，如感冒、过劳、大汗、创伤、手术、分娩、变态反应或骤停皮质激素类治疗等均可出现急性肾上腺危象。

（二）肾上腺危象表现

1. 循环系统　心率快，可达 160 次 /min 以上，心律失常，脉搏细弱，全身皮肤湿冷、四肢末梢发绀，血压下降，虚脱，休克。

2. 消化系统　食欲缺乏甚至厌食，恶心、呕吐，腹痛、腹泻、腹胀。部分病例的消化道症状特别明显，出现严重腹痛、腹肌紧张、反跳痛，酷似外科急腹症。

3. 神经系统　极度孱弱，萎靡不振，烦躁不安、谵妄，逐渐出现淡漠、嗜睡、神志模糊，严重者乃至昏迷。有低血糖者常有出汗、震颤、视力模糊、复视，严重者精神失常、抽搐。

4. 泌尿系统　因循环衰竭、血压下降，导致肾功能减退，血中尿素氮增高，出现少尿、无尿等。

5. 全身症状　极度乏力，严重脱水（细胞外液容量丧失约 1/5），绝大多数有高热，亦可有体温低于正常者。最具特征性者为全身皮肤色素沉着加深，尤以暴露处、摩擦处、掌纹、乳晕、瘢痕等处为明显，黏膜色素沉着见于齿龈、舌部、颊黏膜等处，系垂体促肾上腺皮质激素（ACTH）、黑素细胞刺激素（MSH）分泌增多所致。

（三）肾上腺切除后发生本症的两种类型

1. 糖皮质激素缺乏型　一般出现于停止补充可的松治疗 1~2 日后，有厌食、腹胀、恶心、呕吐、精神萎靡、疲乏嗜睡、肌肉僵硬、血压下降等表现，严重者可有虚脱、休克、高热等危象；

2. 盐皮质激素缺乏型　由于术后补钠或摄入不足，加以厌食、恶心、呕吐、失水、失钠，常于症状发生 5~6 日出现疲乏软弱、四肢无力、肌肉抽搐，血压、体重、血钠、血容量下降而发生本症。

四、辅助检查

本病的实验室检查特点是三低(低血糖、低血钠、低皮质醇)、两高(高血钾、高尿素氮)和外周血嗜酸性粒细胞增高(常 $>0.05 \times 10^9$/L,可高达 0.3×10^9/L,此与非肾上腺病引起的休克时常 $<0.05 \times 10^9$/L 者不同,应除外合并寄生虫病及过敏性休克)。最具诊断价值者为 ACTH 兴奋试验,肾上腺皮质功能减退症患者示储备功能低下,而非本症患者,经 ACTH 兴奋后血、尿皮质类固醇明显上升。

五、诊断及评估

肾上腺危象的诊断不难,关键在于能否想到本症的可能性和是否对本症有足够的认识。在临床急诊工作中,若患者有导致肾上腺危象的上述原因与诱因,又出现下列情况之一时应考虑到危象的可能。①不能解释的频繁呕吐、腹泻或腹痛;②发热、白细胞增高但用抗生素治疗无效;③顽固性休克;④顽固性低血钠(血钠/血钾 <30);⑤反复低血糖发作;⑥不能解释的神经精神症状;⑦精神萎靡、明显乏力、虚脱或衰弱,且出现迅速加深的皮肤色素沉着。简言之,凡有慢性肾上腺皮质功能减退、皮质醇合成不足的患者,一旦遇有感染、外伤或手术等应激情况时,出现明显的消化道症状、神志改变和循环衰竭即可诊断为危象。

由于大多数肾上腺危象患者表现有恶心、呕吐、脱水、低血压、休克和意识障碍、昏迷,必须与其他病因的昏迷鉴别,如糖尿病酮症酸中毒昏迷、高血糖高渗状态、急性中毒及急性脑卒中等,此类患者血糖高或正常,嗜酸性粒细胞数不增加,而本症表现为血糖低,嗜酸性粒细胞增加等可资鉴别。

由于本病患者常有显著的消化道症状,因此也必须和常见的急腹症鉴别,如胃肠穿孔、急性胆囊炎、重型急性胰腺炎、肠梗阻等,若患者同时有血钾高、嗜酸性粒细胞增加和血、尿皮质醇减低,则提示有肾上腺危象的可能。仔细询问病史在鉴别诊断中是关键。

六、辨证要点

该病病情凶险,应该早诊断,早治疗,防患于未然,罹患肾病综合征、肾小球肾炎、肾上腺皮质疾病等病时,多以糖皮质激素或免疫抑制剂治疗,长期服用糖皮质激素可反馈性抑制肾上腺皮质功能。在激素撤减过程易发生肾上腺危象,在发生上呼吸道感染、腹泻、皮肤感染时可诱发危象的发生,故此类患者平时一定要防感染。病患一旦出现气血津液脱失,往往出现晕厥、虚脱的证候,失血补血,本为常理,但有形之血,难以速生,值此生死存亡之际,给予补血药物,非但难解燃眉之急,反会贻误病机,危及生命,气为无形之质,易补易固,故当投以补元气之药,如人参等,速培元气。临证常取参附汤回阳、益气、固脱。方中人参甘温大补元气,附子大辛大热,温壮元阳,二药相配,共奏回阳固脱之功。现代研究表明,参附汤具有兴奋垂体 - 肾上腺皮质功能的作用,常用于元气大亏、阳气暴脱的危急重症。

七、中医治疗

对于虚劳的治疗,根据"虚则补之""损者益之"理论,当以补益为主,证候虽多,但总不离乎五脏、气、血、阴、阳。故以脏腑为纲,气血阴阳为目,分类证治。

(一)肾阳虚衰

临床表现:神志淡漠,极度乏力,畏寒肢冷,下利清谷,五更泄泻,舌淡胖,边有齿痕,脉沉细无力。

治法:温化肾阳。

代表方：右归饮加减。

若兼五心烦热，骨蒸潮热等阴虚症状，可加墨旱莲、女贞子、知母等。

（二）脾肾阳虚

临床表现：腹泻肠鸣，大便溏薄，神疲乏力，面色微黄，舌淡，苔白，脉沉弱。

治法：温补脾肾。

代表方：附子理中丸合肾气丸加减。

寒气凝滞，腹中冷痛者，加高良姜、吴茱萸、丁香温中散寒，理气止痛；阳虚湿冷，腹泻著者，加肉豆蔻、补骨脂温脾止泻。

（三）肝肾阴虚

临床表现：视物不明，眩晕耳鸣，烦躁不安，面色潮红，舌红苔薄，脉细数。

治法：滋养肝肾。

代表方：一贯煎加减。

若风阳内动，筋惕肉瞤者，加石决明、野菊花、钩藤；肝火亢盛者，加龙胆、栀子、黄芩；精关不固，遗精者，加牡蛎、金樱子、芡实固肾涩精。

（四）气血两虚

临床表现：面色不华，心悸怔忡，夜寐不宁，大汗淋漓，甚则血脉不充，心气不均，心脏鼓动无力，舌淡，脉细结代。

治法：补气养血。

代表方：八珍汤加减。

气短懒言，中气下陷者，加升麻、柴胡；心悸较重者，加磁石、龙骨；畏寒肢冷者，加附子、肉桂；自汗较多者，加以滋阴养血之黄精、何首乌。

八、西医治疗

（一）补充皮质激素

即刻静脉注射氢化可的松注射液或注射用氢化可的松琥珀酸钠 100mg，使血皮质醇浓度达到正常人在发生严重应激时的水平。继以氢化可的松 100~200mg 溶于 5% 葡萄糖氯化钠注射液 500ml 中静脉滴注 2~4 小时，此后依病情每 4~8 小时继续静脉滴注 100mg，因氢化可的松在血浆中半减期为 90 分钟，故应持续静脉滴注。第 1 个 24 小时内氢化可的松用量可达 300~500mg。若静脉滴注地塞米松或甲泼尼龙，应同时肌内注射去氧皮质酮 2mg。危象控制后可逐渐减少，第 2 日用第 1 日的 2/3 量，第 3 日用第 1 日的 1/2 量。为了避免静脉滴注液中断后激素不能及时补充，可在静脉滴注的同时，肌内注射醋酸可的松（需在体内转化为氢化可的松才起作用）100mg，以后每 12 小时 1 次，病情好转后，应迅速减量，约每日减量 50%。当病情稳定能进食时，糖皮质激素改为口服，每 6 小时口服氢化可的松 200mg 或醋酸可的松 25mg，约半月减至维持量。一般情况下，醋酸可的松 25~75mg/d 或泼尼松 5~10mg/d 即可。上午用全量的 2/3，下午用 1/3。如仍有低钠血症或收缩压不能回升至 100mmHg，可考虑加用盐皮质激素如 9α- 氟氢可的松 0.05~0.2mg/d 口服，或肌内注射醋酸去氧皮质酮 1~3mg，每日 1~2 次。

（二）纠正水和电解质紊乱

典型的危象患者液化损失量约达细胞外液的 1/5。根据尿量、尿比重、血压、红细胞比容、心肺功能状况补充血容量，一般第 1 个 24 小时补液量在 2 500~3 000ml 以上，以 5% 葡萄糖盐水为主，有显著低血糖时另加 10%~50% 葡萄糖液。若治疗前有高钾血症，当脱水和休克纠正，尿量增多，补充糖皮质激素和葡萄糖后，一般都能降至正常，在输入第 3L 液体时，

笔记栏

可酌情补钾 20~40mmol。

（三）抗休克

如血压在 80mmHg 以下伴休克症状者经补液及激素治疗仍不能纠正循环衰竭时，应及早给予血管活性药物。

（四）去除诱因与病因治疗

包括原发病与抗感染治疗等。

（五）对症治疗

包括给氧，使用各种镇静、止惊剂，但禁用吗啡、巴比妥类药物。

（邓海霞 黄 烨 岳黎明）

复习思考题

1. 简述糖尿病酮症酸中毒及高渗昏迷的中医病机及诊治思路。
2. 简述糖尿病酮症酸中毒及高渗昏迷的病理生理及诊断标准。
3. 简述甲亢危象的中医病机。
4. 简述甲亢危象的辨证要点。
5. 简述肾上腺危象的辨证分型。

第二十五章

重症呼吸道传染病概论

学习目标

1. 掌握重症呼吸道传染病的定义、辨证要点、西医认识及诊断。
2. 熟悉重症呼吸道传染病的中医病机及中西医治疗。
3. 了解重症呼吸道传染病中西医预防措施。

重症呼吸道传染病（communicable diseases）是由各种病原体如流感病毒、A 组 β 型溶血性链球菌、白喉杆菌、支原体、冠状病毒等感染人体和动物体后所引起的一组具有传染性的疾病。进入 21 世纪以来，严重急性呼吸综合征、禽流感、新型冠状病毒感染等严重急性呼吸道传染病的传播、流行，极大地威胁了我国广大人民群众的健康。

呼吸道传染病属于中医"疫病""温病"范畴，中医药在几千年与传染病的不断斗争中形成了独特的理论体系，积累了丰富的临床经验。疫病，历代皆有，《礼记》《周礼》《山海经》中即有疫病的记载，如"季春行夏令，则民多疾疫""仲夏行秋令，民殃于疫"。秦始皇四年十月，天下疫。《后汉书·顺帝本纪》曰："疫病为灾。"古时各代，常有疫病之灾，并非罕事。《素问·刺法论》就有"五疫之至，皆相染易，无问大小，病状相似……"的传染病描述。汉代张仲景《伤寒杂病论》自序中道"余宗族素多，向余二百，建安纪年以来，犹未十稔，其死亡者，三分有二，伤寒十居其七……"可见当时传染病流行甚广，死亡率极高。《伤寒论》依据脉证辨证，对包括呼吸道传染病在内的疾病用六经理论进行归纳和分析证候，辨识疾病的性质与转归，综合应用汗、吐、下、清之法，尤其是麻杏石甘汤、白虎汤、承气汤等至今为临床救治呼吸道传染病所习用。

刘完素在其《素问玄机原病式》中提出"六气皆从火化"，创新温热病病机理论，并创立了"辛凉解表""急下存阴"的治疗大法，为后世温病学派的建立及"表里双解"法治疗外感温热病奠定了基础。明末吴有性《温疫论》首次提出了"温疫之为病，非风、非寒、非暑、非湿，乃天地间别有一种异气所感"，明确指出瘟疫致病乃疠气（戾气）所为，其"疠气"致病之学说可谓开世界传染病学之先河。他提出致病途径从"口鼻而入"，是指出传染病传播途径为消化道和呼吸道的先驱，指出"本气充满，邪不易入，本气适逢亏欠，呼吸之间外邪因而乘之"，强调正气强弱对是否发病有重要影响。吴有性重视下法在瘟疫治疗中的作用，在"逐邪为第一要义"的思想指导下，强调"勿拘于下不厌迟"之说，主张"急证急攻"，特别指出"夫疫者胃家事也，盖疫邪传胃十常八九。既传入胃，必从下解，疫邪不能自出，必借大肠之气传送而下，而疫方愈。"

清代林珮琴《类证治裁》载"时行感冒，寒热往来……"首次提出了"时行感冒"。杨璿《伤寒瘟疫条辨》认为瘟疫为"邪热内攻，凡见表证，皆里证郁结浮越于外也"，认为温病有表证无表邪，表证是由里证郁结浮越于外所致，并进一步指出了"温病其邪在里，由血分而发出气分,下不厌早",提出尽早使用下法,使邪去正安。至清代叶桂,著有《温热论》,首创卫、气、营、血辨证,重视辨舌、验齿,重视辨证用药和后期扶正;清代薛雪著有《湿热条辨》,重视湿热,充斥三焦,提出湿热并重及湿热伤阴、湿热阳虚;清代吴瑭,经历多次温病流行,潜心研究,撰有名著《温病条辨》,重视三焦辨证,重视清热养阴;清代王士雄,经历了多次温热、霍乱、疫病的流行,著有《温热经纬》,尤其对于霍乱颇有见地,分霍乱为寒证、热证。

国医大师朱良春教授对包括传染病在内的外感热病,提出打破温病卫、气、营、血之传变规律,在温病初起即可表里双解。温邪在气分如不从外解,必致里结阳明,邪热蕴结,最易化燥伤阴,所以应及早使用下法,不拘泥于先表后里、温病三禁,主张"先发制病,发于机先",认为"通下岂止夺实,更重在存阴保津,既能泄无形之邪热,又能除有形之秽滞,一举数得,诚治本之道也"。国医大师晁恩祥教授认为传染病当"急则治标""急症当祛邪,邪祛正自安"。

肺为华盖,其位置最高;肺为娇脏,肺叶娇嫩,不耐寒热,易被邪侵;肺上通喉咙,外合皮毛,开窍于鼻,在液为涕。肺系受病,常表现为发热、无汗或汗出、鼻塞、流涕、咽喉痛、咳嗽,甚至腹泻等症状,符合现代医学呼吸道传染病的临床表现。20世纪以来,呼吸道传染疾病对人类健康构成了极大威胁,人群普遍易感,疾病均可顺传、逆传,重症、危重症均损及肺之化源。外邪入侵,瘟毒上受,湿困表里,肺胃同病,湿蕴化热耗气伤津,或是平素正虚气羸,极易邪毒内陷,一旦延误失治,令各脏腑功能受损,甚则阳亡阴竭。

思政元素

中医抗疫的成功,是悠久的历史的沉淀

习近平总书记指出:过去,中华民族几千年都是靠中医药治病救人。特别是经过抗击新冠疫情、非典等重大传染病之后,我们对中医药的作用有了更深的认识。从西汉至今,中华民族经历了300余次疫病等重大疾病的挑战,中医药发挥了极其重要的抗疫作用,形成了中医治疗传染病的辨证论治体系,产生了《伤寒杂病论》《瘟疫论》等中医经典著作。在中华民族源远流长的文明中,中医药一次次战胜疫病的肆虐。

一、中医病机

中医学认为本病多因正气不足,卫外功能低下而感受时行毒邪发病。若毒邪暴戾,壮实者触之亦可发病。病邪从口鼻、皮毛而入,先犯肺卫,致使卫外失司,肺气失宣,经过顺利者,邪从外解而向愈,否则,毒邪化热入里,可致邪热壅肺,或内陷心包、引动肝风等。时行毒邪多有兼夹,由于所兼有异,所以临床有风、热、寒、暑、湿等不同类型,且疫疠之气多具有湿、热性质。而肺主表,受邪而寒热身痛;肺主气、司呼吸,因疫毒之邪郁闭肺气而致干咳、呼吸困难、气促胸闷、喘息憋气。疫毒之邪严重耗伤气阴而致极度乏力。在病变过程中,虚实变化尤为迅速与突出。其基本病机有以下几方面。

(一)疫毒壅肺

疫毒之邪从口鼻而入犯肺,正邪交争于肺表,见发热身痛表证;疫毒壅肺,肺失宣降,故高热、汗出不解、干咳、喘憋。正邪交争,热邪深入,易见湿热郁肺,并可发展至气营同病,部分患者可见邪入心包。疫毒壅肺,邪热炽盛,高热持续不退,则病情严重,易发生变证。另外,湿遏热阻,肺卫之邪可逆传心包。热陷心包重者可出现内闭外脱。

（二）肺气郁闭

本病所感疫疬之气具有湿热性质,邪从口鼻而入,湿热病邪犯肺,使肺气郁闭,肺失宣肃,出现咳嗽、胸闷、喘憋。湿热之邪蕴结成痰,痰瘀闭阻于肺,肺络郁闭,失于宣降,则喘憋、呼吸困难,严重者化源欲绝,危及生命。同时,湿热蕴肺,肺失宣降,可进一步出现三焦通调不利、湿浊阻于脾胃、肺热移肠或湿热迫肠及湿热上蒙清窍等病变。

（三）湿痰瘀阻

疫毒之邪犯肺,肺气闭郁,气不布津,则津变为湿,湿蕴为痰;气不行则血不行而为瘀,故形成湿痰瘀阻于肺,肺络不展,表现为咳嗽、痰多或痰中有血丝等,严重者患者呼吸困难、憋气、喘息明显,舌绛红或绛紫,口唇紫暗。湿痰阻肺日久可发展为肺痹,或犯心脉,或停滞于胸胁,或阻于三焦,而出现相应症状。日久可耗伤肝肾气血,损伤筋骨。

（四）气阴亏虚

疫毒之邪耗气伤阴,肺之气阴亏虚在发病之初就可出现,临床可见乏力、倦怠、懒言、口干、自汗等症,且气阴损伤越早出现,病情越重。病程早中期以肺气闭郁为主,中后期则以气阴亏虚为主。随着病程进展,肺之气阴进一步损伤,则肺病及心、气病及血,肺病及肾、肾不纳气,可见不同程度心悸心慌、喘憋欲脱,严重者可致心阳暴脱。

二、发病机制

重症呼吸道传染病包括以下基本特征:

（一）病原体

传染病大多有特异的病原体。空气中含有大量细菌,建筑物内每立方米有 400~900 个微生物,其中大部分为非致病菌或真菌。人们休息时平均呼吸通气量每分钟为 6L 时,平均每分钟吸入 8 个微生物,大约 10 000 个微生物 /d,所以说呼吸道有大量细菌存在。当宿主免疫防御机制受到干扰或损害时,宿主发生感染,能引起发病的寄生菌,称为条件致病菌或机会致病菌。病毒也是一种机会性感染的病原体,许多免疫功能下降者可发生巨细胞病毒、单纯疱疹病毒及水痘 - 带状疱疹病毒等的持续感染。

（二）传染性

大多数传染病都是由感染而获得,并可以传播给他人;就个体而言,除病原体侵袭力、致病性的强弱之外,宿主是否存在,传播媒介是否具备,机体内外条件是否适当等,是决定传染病能否续发的重要条件。

（三）流行性

传染病可以在人群中散发,也可连续传播造成不同程度的流行,短时间内(数日内)集中发生多数病例称暴发。流行范围超越国界,甚而超越洲界的强大流行,称为大流行。

（四）死亡率高。

三、临床表现

（一）病程发展的阶段性

大多数传染病病程的发展,都有明显的阶段性,常见分期:

1. 潜伏期（incubation period） 自感染至发病之间的这段时间。

2. 前驱期（prodromal period） 从潜伏期末到出现特殊症状之间。

3. 发病期（period of apparent manifestation） 传染病的特有症状和体征在此期内逐渐出现,由轻到重,然后逐步缓解。

4. 恢复期（convalescent period） 在此期内症状和体征逐步消失。

（二）发热及热型

传染病患者的发热是通过巨噬细胞及中性粒细胞产生的介质，即内生性致热原而引起。许多传染病各有其特殊的发热规律的热程和热型。

（三）临床症状

咽干、咽痛、咳嗽、咳痰，伴有乏力、胸闷、气喘、脘痞、便溏或腹泻等症状。

（四）皮疹（rash eruption）

是由于病原体或其毒素造成的损害或过敏，使毛细血管扩张、渗出或出血所致。皮疹常见于各种病毒、立克次体或细菌性传染病，对辅助诊断有重要意义。

四、辅助检查

（一）血常规

血常规的变化也是多数呼吸道传染病的特征，如新型冠状病毒感染发病早期患者外周血白细胞总数正常或下降，可见淋巴细胞减少，多数患者 C 反应蛋白和血沉升高。

（二）病原学分离与证实

直接镜检、病原菌培养及分离、抗原或抗体检查、基因检测技术（PCR 技术及宏基因测序技术）。

（三）影像学

胸部 CT 或胸部 X 线检查。

五、诊断及评估

（一）接触史

1. 与发病者有密切接触史，或属受传染的群体发病者之一，或有明确传染他人的证据。

2. 发病前曾到过或居住于报告有呼吸道传染病患者并出现继发感染疫情的区域。

（二）临床表现

起病多以发热为首发症状，体温一般>38℃，偶有畏寒；可伴有头痛、关节酸痛、肌肉酸痛、乏力、腹泻；可有咳嗽，多为干咳、少痰；可有胸闷，严重者出现呼吸加速，气促，或明显呼吸窘迫。

（三）影像表现

肺部有不同程度的片状、斑片状浸润性阴影或呈网状改变，部分患者病情进展迅速，呈大片状阴影；常为多叶或双侧改变，肺部阴影与症状、体征可不一致。若检查结果阴性，3~5日后应予复查。

（四）有相关病原学结果

六、辨证要点

（一）首辨表里

表里辨证主要是把疫病的病变部位、病程阶段及病机特点，分为表与里两个方面加以区别。疫邪见症，千变万化，然总不出表里二者。表里辨证是辨病位与病势浅深的纲领。疫邪自外侵袭人体，首犯皮毛肌肤，病位与病势均轻浅，证属表；再犯内在脏腑，病位与病势均深重，证属里。

（二）再辨卫气营血

卫气营血代表了疫病发展过程中的几个主要阶段，卫分证属表，气分证、营分证、血分证都属里。气分证、营分证、血分证病位虽均在里，但病情轻重、病位浅深尚有区别，其中气分证较轻浅，营分证较深重，而血分证更为深重。因此，卫气营血证候的病情是从浅至深，从轻到重的演变过程。由于感受病邪不同及对脏腑损害不同等因素,临床上出现不同的证候表现,卫、气、营、血每一个病程阶段均可出现数个不同的证型。

(三) 结合三焦辨证

吴鞠通在《温病条辨》中说:"《伤寒论》六经,由表入里,由浅及深,须横看;本论论三焦,由上及下,亦由浅入深,须竖看。"又指出:"凡病温者,始于上焦,在手太阴。""肺病逆传则为心包,上焦病不治,则传中焦,胃与脾也;中焦病不治,即传下焦,肝与肾也。始上焦,终下焦。"三焦辨证理论既与卫气营血辨证理论有密切的联系,又补充了卫气营血辨证理论的不足,对下焦证及湿热病的辨治尤其深入。

(四) 辨本虚标实

气血阴阳是脏腑功能活动的基础,而它们的生成与运行又有赖于脏腑的功能活动。因此,脏腑发生病变,可以影响到气血阴阳的变化;而气血阴阳的病变,也必然要影响到脏腑的功能;标实以风、寒、湿、热、瘀为主要邪气性质。

七、中医治疗

疫病是由感染外邪引起,病程发展演变具有阶段性,邪正消长变化明显,因此,对疫病的治疗要通过审证求因,审因论治。由寒邪引起的伤寒,由温邪引起的疫病,具有表里、卫气营血和三焦病机演变过程,且呈现阶段性和动态性,故应根据不同病变阶段、证候类型及其发展变化趋势而确立相应的治疗方法。疫病病机演变过程,实际上是邪正相互斗争的过程,体现出邪正消长关系,在拟定其治疗方法时,应权衡邪气与正气盛衰情况,合理使用祛邪与扶正的方法,务使邪去而正安。此外,还要注意本证与兼证关系,以及患者体质属性等而确定相应的治法。

而温疫类温病起病尤为急骤,传变尤为迅速,常同时犯及多个部位、多个层次,而表现为卫气营血分证交叠出现,有时难以截然划分病变阶段。而近年来流行的严重呼吸道传染病多以湿疫为主,也为本节内容治疗的论述重点。

(一) 卫气同病

临床表现:发热恶寒,无汗或有汗,头痛项强,肢体酸痛,口渴唇焦,恶心呕吐,腹胀便结,或见精神不振、嗜睡,或烦躁不安,舌边尖红,苔微黄或黄燥,脉浮数或滑数。

治法:表里双解,清热化湿。

代表方:三仁汤合麻杏石甘汤加减。

表证明显者,加荆芥、青蒿;湿重者,加厚朴、佩兰;热重者,加黄芩、栀子;有痰者,加全瓜蒌、川贝母;便干者,加大黄;痰中带血者,加桑叶、仙鹤草。

(二) 气营同病

临床表现:高热恶热,入夜尤甚,烦躁,面色晦滞,汗出不畅,口渴不欲饮,尿黄,咳嗽,舌红绛,苔黄腻,脉弦数。

治法:清营泄热,宣肺化湿。

代表方:清营汤合麻杏石甘汤加减。

气短乏力重者,加西洋参;恶心呕吐者,加制半夏;便秘者,加全瓜蒌、生大黄;便溏不爽者,加槟榔、木香。

(三) 湿毒闭肺

临床表现:高热减退,呼吸困难,憋气胸闷,或胸痛,喘息气促,咳嗽痰滞,或痰中带血,气短乏力,烦躁,纳差,脘腹胀满,胸脘痞闷,口唇紫暗,舌红或暗红,苔黄腻,脉滑缓。

治法:清热解毒,化湿开闭。

代表方:麻杏石甘汤合菖蒲郁金汤加减。

气短疲乏喘重者,加西洋参、山茱萸;脘腹胀满,纳差,苔腻,加厚朴、麦芽;口唇发绀,加三七、益母草。

（四）逆传心包

临床表现:神昏,或清或昧,身热,喉间痰鸣,呼吸喘促,喘憋重,面色发绀,血氧饱和度下降,舌绛紫,苔厚腻,脉滑。

治法:化湿豁痰开窍。

代表方:菖蒲郁金汤送服安宫牛黄丸加减。

高热,加水牛角、羚羊角粉;肢冷如冰者,加桂枝、干姜;喉间痰鸣者,加用猴枣散。

（五）湿热阻滞

临床表现:低热,身热不扬,头身重痛,无汗或汗出不畅,口干不欲饮,干咳少痰,胁痛腹胀,胸脘痞闷,便秘或溏泄臭秽,或有小便黄少、水肿,舌红,苔厚腻或色黄。

治法:苦辛通降,化湿清热。

代表方:王氏连朴饮加减。

便秘者,加全瓜蒌、生大黄;咳嗽者,加紫菀、款冬花;肝功能受损,转氨酶升高,加柴胡、五味子;小便黄少、水肿,加墨旱莲、穿心莲。

（六）痰瘀阻络

临床表现:胸闷,短气,或胸疼,动则气喘,疲乏无力,口干,或有咳嗽,舌质暗,苔腻。

治法:通络活血,宽胸畅肺。

代表方:旋覆花汤加减。

疲乏无力、气短气喘较重者,加西洋参、黄芪;舌下有瘀点,舌质暗,加川芎、三七粉;舌苔厚腻,加浙贝母。

（七）正气欲脱

临床表现:目眶凹陷,指螺皱瘪,面色㿠白,呼吸短促,声嘶,疲软无力,心烦,口渴引饮,尿少或尿闭,舌质干红,脉细数;或恶寒蜷卧,精神萎靡,呼吸微弱,语声低怯,汗出身凉,四肢厥冷,舌质淡白,脉沉细,甚则细微欲绝。

治法:亡阴须益气养阴,生津救逆;亡阳则益气固脱,回阳救逆。

代表方:亡阴者,生脉散或大定风珠加减。

如疲软无力明显,酌加西洋参益气护阴;声嘶加诃子固肾开音;呕吐甚者,增入竹沥、竹茹、半夏;腹泻明显,加入乌梅;呼吸急促加鹅管石;尿少尿闭为阴液大伤,忌用淡渗,当用生地黄、玄参滋补阴液。

代表方:亡阳者,通脉四逆汤或参附汤。

兼有面赤烦躁为虚阳上浮,可仿白通汤之意,加葱白以驱阴通阳;下利不止,面赤,干呕烦躁,厥逆无脉为阴盛格阳,仿白通加猪胆汁之意,以咸寒苦降之品反佐于温阳药中,防其格拒热药;腹痛甚者,加白芍和阴、缓急止痛;大汗不止者,增山萸肉;呕吐剧烈者,加生姜;下利,四肢厥逆,脉微欲绝,病势危重者,重用干姜;下利而忽自止,肢厥怕冷,脉微,属阴液内竭,宜四逆汤,重用人参益阴回阳救逆。

（八）气阴两亏

临床表现:低热,或入夜体温升高,汗出,干咳,口干,气短乏力,食少,或有脱发,舌红少苔,脉弦细。

治法:清涤余邪,益气养阴。

代表方:沙参麦冬汤加减。

五心烦热,舌质暗,加牡丹皮、鳖甲;纳差食少,加焦三仙;心烦失眠,加炒酸枣仁、远志。

（九）肝郁脾虚

临床表现：焦虑不安，心烦失眠，气短乏力，倦怠懒言，纳差食少，胸闷腹满，或有便稀便溏，舌质暗，边有齿痕，苔白或白腻。

治法：健脾除湿。

代表方：加味逍遥丸加减。

大便溏泄重者，加党参、车前子；胸闷腹满甚者，加枳实、厚朴；焦虑不安者，加香附、合欢皮。

重症呼吸道传染病为临床急危重症，治疗上应争分夺秒，可以依据中医理论，对现有中成药和注射剂进行辨证用药。退热类药：口服药有柴芩清宁胶囊、连花清瘟颗粒等，注射液有醒脑静注射液、痰热清注射液。清热解毒类药：适用于早期，普通患者，或重病患者和疑似病例可选用，如疏风解毒胶囊、清瘟解毒丸、金花清感颗粒、葛根芩连片等。活血化瘀类药：丹参注射液，丹参滴丸。扶正类药：适用于重病患者或有呼吸功能障碍者可选用或恢复期，如生脉饮口服液、人参固本口服液、归脾合剂等，注射剂如参麦注射液等可选用。

八、急救治疗

（一）治疗原则

传染病的治疗不仅是要治愈患者，还在于控制传染源，防止进一步传播和扩散。因此，对传染病要坚持综合治疗的原则，即治疗、护理与隔离、消毒并重，对症治疗与特效治疗并重。

（二）治疗方法

1. 一般及支持治疗　是指非针对病原而对机体采取的具有支持与保护性的治疗。

（1）隔离：根据传染病传染性的强弱、传播途径的不同和传染期的长短，采取相应隔离措施并做好消毒工作。

（2）护理：病室保持安静清洁，空气流通新鲜，使患者保持良好的休息状态。对病危患者应注意观察生命体征和病情变化，注意防止各种并发症。

（3）支持疗法：根据病情给予流质、半流质富含营养易消化软食或静脉输液等，保持足够的热量、液体量、电解质、维生素及酸碱平衡。

（4）心理治疗：医护人员良好的工作作风、服务态度和同情心，有助于提高患者战胜疾病的信心和加快机体的康复。

2. 病原治疗　针对不同的病原体给以相应病原治疗，既能杀灭消除病原体，更快地控制病情和彻底治愈患者，又可以控制传染源，防止传染病继续传播和扩散。

（1）抗菌药物：对细菌、螺旋体、立克次体等感染可选用有效抗生素，最好根据病原培养及药敏试验结果选药。危重患者则需联合用药并采取静脉途径给药以提高疗效。病毒感染性疾病如无继发细菌感染则不宜选用抗菌药物。

（2）抗病毒药：对病毒感染性疾病，如新型冠状病毒感染、流行性感冒、流行性乙型脑炎等均可早期或适时应用抗病毒治疗以缩短病程、促进康复、改善生活质量。

（3）化学制剂：喹诺酮类药物对各种革兰阴性菌、厌氧菌、支原体、衣原体有较强的杀菌作用。

（4）抗毒素：针对细菌毒素致病的疾病需应用抗毒素治疗。常用于治疗白喉、破伤风、肉毒杆菌食物中毒等传染病。

3. 器官功能支持

ARDS：积极给予氧疗，如无创呼吸机或高流量治疗失败，尽早气管插管有创呼吸机呼吸支持,甚至静脉-静脉体外膜肺氧合(VV-ECMO)支持;肺保护性通气策略参照第十九章第一节。

脓毒症:参照第十七章第二节及第十八章第一节相关内容。

九、预防与预后调理

(一)预防

1. 中医预防

中医学历来注重预防。《素问》记载的"不治已病治未病,不治已乱治未乱","正气存内,邪不可干",以及"邪之所凑,其气必虚"的指导思想,至今仍然是重要的。因而中医重视扶正固本,强调机体锻炼,适应四时气候、天时变化,注意劳逸结合,讲求个人卫生,开窗通风、改善居室环境,注意养生之道,提倡情志舒畅,这些都与现代医学的要求是一致的。中医历代积累的一些预防经验可以借鉴:吴有性在《温疫论》认为邪从"口鼻而入",还提出"其年疫气盛行,所患重者,最能传染,即童辈皆知为其疫"。明代对疫病的防控已提出"无论父母,兄弟妻子,俱一切避匿不相见"的告诫。

药物预防是中医传统用于预防温病的方法之一,历次流行性感冒也不乏有人服用中药预防。一般预防首当避其毒气,不去接触传染源,注意隔离防护。对于来自疫区、有接触史,如医护人员、患者家属及亲属,或疑似者可以考虑服预防药。根据传染病患者病情轻重及所处疾病阶段,可使用"八段锦序贯疗法",循序渐进锻炼达到强身健体、气血流畅的效果,从而提升人体正气增强自身抗毒的能力。生活中还可以在饮食方面加以注意,可以吃些蔬菜、野菜,如败酱草、马齿苋、鱼腥草、大蒜等。"恬惔虚无,精神内守",中医学十分注意七情调理,人有怒、喜、忧、思、悲、恐、惊,广大群众及传染病患者,都应有一个良好的心态及平和的心理。中医学历来认为"恬惔虚无,真气从之,精神内守,病安从来",说的就是人要心态平和,注意精神调理,切忌烦急,勿惶恐不安。面对疾病,要有信心;相信科学、理智对待。

在一般情况下,不需要预用药物防病,但在疫病严重流行时,则应酌情使用,以保护未病人群。古代用药物防病方法很多,有口服、佩戴、烟熏、粉身或悬挂等。常用方剂有太乙流金散、岁旦屠苏酒、辟温病粉身散、治温令不相染方、朱蜜丸等。现代所用预防药物与当时流行病种的治疗药物基本一致,大多具有清热解毒作用,如金银花、连翘、大青叶、板蓝根、黄连、黄芩、蒲公英、野菊花、贯众、紫草、千里光、鱼腥草、土茯苓、蚤休、山豆根、大蒜等。可根据具体情况,单味或复合使用,对某些常见疫病有一定预防效果。如用连翘、金银花或贯众等预防风温、感冒等。此外,还有不少流传于民间的简便易行的有效方法,均可据情使用。

2. 西医预防

(1)隔离:一般并不要求绝对将疫病患者与普通患者实行隔离,而只对那些严重感染疾患的患者进行单独或分区收治。隔离是将感染病患者放在适当环境中,和普通病人和健康人相互隔离,并认真做好消毒工作,这对控制感染病的传播和防止医院内感染十分重要。不同病种的患者最好分室收治;密切接触患者时,应穿隔离衣裤,戴口罩,接触不同病种应更换隔离衣;接触患者或患者污染物或倒便器后必须洗手消毒;患者的用品、食具、便器、排泄物、呕吐物等,均必须消毒;病区或病室每日用紫外线消毒1~2次,或用0.2%漂白粉澄清液或0.1%氯己定或1%过氧乙酸(0.16g/m³)作喷雾消毒。

(2)消毒:根据各种疫病的感染和传播过程,可分为以下三种。①初始消毒:即预防性消毒,对有可能被病原微生物污染的环境、物品、人体等进行的消毒,爱国卫生运动的开展,都属于初始消毒,对防止交叉感染或感染病的传播都有重要意义。②随时消毒:指消毒直接在患者或带菌者的周围进行。达到随时杀灭或消除由传染源排出的病原微生物的目的。包括患者住院时卫生处理,如淋浴、更衣;住院期间,排泄物及污染物的无害化处理,病室环境的消毒,定时开门窗通风换气,墙壁及地面的喷雾消毒和湿式清扫,控制流动人员、不留家属陪床等;对医护人员的防护,包括进入病室应穿隔离衣,戴帽子和口罩,接触患者和污染物品后,应用流水、肥皂洗手或消毒液浸泡后流水洗手。③终末消毒:终末消毒是指患者出院或死亡后对隔离室的消毒。目的在于杀灭或消除遗留下来的病原体,防止感染的播散蔓延。

（二）调理

对于大病之后,邪热已除或余邪未尽,而正气尚未回复,除嘱患者注意休息及饮食调理外,中医药还可以应用养阴、益气之品,如应用麦冬、沙参、玉竹、黄精、荷叶、芦根、枇杷叶等。若脾胃不适、纳差者,可应用焦三仙(焦山楂、焦神曲、焦麦芽)、砂仁、陈皮等理气消食。同时,应早期进行康复运动、理疗、针灸等康复锻炼及治疗。

（方邦江）

复习思考题

1. 简述重症呼吸道传染病的中医治疗。
2. 简述重症呼吸道传染病的中医预防。

第二十六章

创 伤 概 论

学习目标

1. 掌握创伤的定义、病机和创伤的早期评估和处理。
2. 熟悉创伤的辨证要点、中西医治疗及多发伤的救治。
3. 了解创伤救治体系构建。

创伤是指物理、化学和生物等各种致伤因素作用于机体,造成组织结构完整性损害或功能障碍。全球每年死于各种意外伤害约 350 万~500 万人,受伤及致残人数约为死亡人数的 100~500 倍,是 45 岁以下青壮年死亡的首位原因。我国每年死于各类创伤的总人数约 70 万,在近 5 年城乡居民主要死因中,创伤一直稳居前 5 位。我国每年因创伤而就医约 6 200 万人次,因创伤而发生的直接医疗费用达 650 亿元人民币。

严重创伤患者有三个死亡高峰。第一个出现在伤后数分钟,约占死亡人数的 50%,这部分患者在现有医疗技术条件下难以救治;第二个出现在伤后 1~3 小时,约占死亡人数的 30%,大多数死于创伤失血性休克;第三个出现在伤后数日或数周,约占死亡人数的 20%,死亡原因主要是创伤后脓毒症等并发症。创伤发生后 1 小时内,若能得到有效、及时的救治,既能有效降低早期死亡率,还能降低创伤后并发症的发生率,因而被称为创伤救治"黄金 1 小时"。随着创伤救治体系的完善与救治水平的提高,有证据提示第二、三个死亡高峰已经明显下降,甚至有些地区已呈现单峰分布。

近 10 年来,我国创伤救治得到了快速发展,但与发达国家还存在一定的差距。一是我国创伤救治体系还不完善,创伤中心分级救治尚未形成规模。二是院内创伤救治模式相对落后。传统救治模式多为"院前急救 - 急诊科急救 - 多个专科会诊 - 转至相应的专科治疗或手术 -ICU- 专科病房"。这种模式与严重多发伤需要多学科团队综合救治的理念是不匹配的。我国一直在探索适合我国国情,整合创伤救治所需资源,建立将院前急救、院内急诊室复苏与救治、急诊手术、创伤病房集中收治(重症监护病房与普通病房)及后期康复治疗有机整合的一体化综合救治模式。目前已经形成的较为成熟的模式包括以急诊医学科为主导、多科紧密协作的多发伤一体化救治模式;专职创伤外科为主导的综合型专业化的大型创伤救治中心。三是创伤救治医疗团队的建设。在传统模式中,创伤患者多由各外科专业轮转或者专职的急诊大外科医生诊治,由于受到专业的限制及没有接受过正规的创伤救治高级培训,导致难以胜任现代创伤急救的任务。因此普及高级创伤支持和中国创伤救治培训(CTCT)非常必要。长远来看,需要组建创伤专科医生团队,进行专业化培养。

中医学的创伤医学有着悠久的历史。商代的甲骨文中就有骨折病名和描绘小腿、肘、手等部损伤的记载。《周礼》便有了对创伤骨折进行内外用药和包扎固定治疗的记载。马王堆汉墓出土的《五十二病方》记录用酒或用有消毒作用的药物煮水处理伤口，同时期的文献还描写了股骨骨折、小腿骨折和肱骨骨折，指出肱骨再次骨折不易愈合。东汉郑玄注本的《礼记》对创伤进行分类诊断，把骨折和一般软组织分为伤、创、折、断四大症。

晋代葛洪对创伤外科有很大贡献。他曾提出应用竹帘式夹板固定骨折。他描述了股动脉、肱动脉外伤出血和颅脑损伤，强调这种损伤的危险性。他主张用有抗感染作用的中药如大青叶和葱白煮水或用盐水处理伤口。他描述的整复下颌关节脱位的方法至今还为临床所应用。隋代巢元方所编纂的《诸病源候论》一书中有关创伤外科的记述颇多。例如，书中指出开放性骨折感染化脓可因中风、着水、异物存留、死骨和包扎不严等引起，提出与现代清创术原则相似的手术疗法。《诸病源候论·金疮病诸候·金疮肠断候》中还介绍了肠吻合术，其缝合方法与现代外科中的连续缝合或"8"字形缝合法基本一致。

唐代太医署内设按摩科负责治疗骨折，强调正确复位治疗骨折的重要性。孙思邈总结补骨髓、长肌肉、坚筋骨的药物，为内服药物治疗骨折奠定基础。蔺道人对骨折的治疗进行了系统总结，著《仙授理伤续断秘方》，提出整复、局部外固定、练功和内外用药的骨折治疗四原则，治疗中还贯穿着辨证论治的思想。

宋代张果作了骨折的切开复位手术，并发现切除大块死骨的胫骨还能再生骨骼。同时期，《夷坚志》记载当时一位医生用同种异体骨移植于颌骨缺损取得成功。危亦林介绍了悬吊法整复髋关节脱位和垂直悬吊法整复脊椎屈曲型骨折，并主张用类似现代腰围一样的夹板固定脊椎骨折于过伸位。

明朝大外科学家陈实功对颈部创伤所致之气管创伤采用缝合法；对不易包扎的胸部疮疡，创用了"多头带"固定法。清朝曾出版了许多学术水平相当高的外科专著，如《外科大成》《外科证治全生集》《疡医大全》《疡科心得集》等，著名的外科专家有祁坤、陈士铎、王维德、顾世澄等。

一、中医病机

创伤可分为气血、脏腑的单纯损伤，也可与皮肉、筋骨之外伤同时合并存在。如薛己所言"肢体损于外，则气血伤于内，荣卫有所不贯，脏腑由之不和"。因此，外有所伤，亦可内连其脏。如皮伤则内动肺，肉伤则内动脾，筋伤则内动肝，骨伤则内动肾。由于人体是一个统一整体，脏腑损伤往往互相连累，如脾胃损伤，易致后天失养，而"百病由生"，其他脏腑也会发生病变。根据内伤病因的致病特点，可分为外在因素与内在因素两方面。

（一）外在因素

外在因素是指从外界作用于人体的伤病因素。内伤的产生与外力作用的性质、特点密切相关。外力的大小、方式、时间、速度等可造成不同的损伤。同时外力作用有明显的或不明显的，直接的或间接的，一时性的或持续性的。常见跌仆、坠堕、压轧、殴打、负重、闪挫、扭伤和肌肉紧张收缩等损伤。

（二）内在因素

内在因素是指从内部影响于人体的伤病因素。如体质强弱、生理特点、病理因素、职业工种与内伤的发生均有一定的关系。内伤的发生，外因固然重要，但同一外因在不同的情况下可引起不同的内伤，体质强壮者伤轻，体质虚弱者则伤重；如胸部外伤由于骨骼的保护，内脏不易损伤，而腹部外伤由于腹腔脏器无骨骼保护，则易受损伤等。

损伤的病因比较复杂，往往是内外因素综合的结果。因此，必须正确理解内因与外因这一辩证关系，才能认识内在疾患的发生与发展规律，更好地掌握内伤的辨证论治方法。

二、创伤救治体系的构建

创伤救治体系的建立能够改善创伤救治效果。目前,欧美等发达国家已形成了较为成熟的创伤救治体系,创伤中心合理布局,创伤患者分级救治。在美国,创伤中心分为四个级别,Ⅰ~Ⅳ级。其中Ⅰ级为最高级别的创伤中心,Ⅳ级创伤中心的主要任务是提供高级创伤生命支持、稳定和转运患者,Ⅱ级与Ⅲ级创伤中心介于两者之间。我国创伤救治体系发展较晚。作为世界上最大的发展中国家,人口众多、各地区经济水平发展不均衡,需要建立符合中国国情的严重创伤规范化救治体系。十余年来,中国的创伤救治工作取得长足进展,2016年成立了中国创伤救治联盟;2018年国家卫生和计划生育委员会办公厅在《关于进一步提升创伤救治能力的通知》中明确提出创新急诊急救服务模式,进一步推动建立区域性创伤救治体系;2019年国家卫生健康委员会组织制定了《国家创伤医学中心设置标准》及《国家创伤区域医疗中心设置标准》。目前中国区域性创伤救治体系的核心是以当地一家大型三级医院为创伤救治中心,以区域内的5~6家二级医院为创伤救治点(分中心),形成闭环式区域性创伤分检、转运救治流程,并根据患者伤情以最短的时间将患者转运至相应医院。

三、创伤早期评估与处理

处理严重创伤患者时,救命为第一要务。早期评估包括了以评价有无立即威胁生命的紧急情况为目的的初期评估,以明确诊断和治疗决策为目的的二次评估。

(一) 初期评估包括了A气道通畅与颈椎保护;B通气与氧合评估;C循环评估(控制出血和复苏);D残疾与神经功能评估;E暴露、环境控制(保温)。同时,评估是否需要床旁摄片(胸片、骨盆片),扩展创伤超声重点评估法(eFAST)及胃管、导尿管的留置。

(二) 创伤伤员的二次评估是对伤员的全面评估,是在致命性缺氧、休克、大出血等得到初步控制后准确判断伤员的损伤部位、类型和严重程度的程序。二次评估决定伤员的确定性诊疗决策。主要包括病史采集、体格检查、辅助检查。

1. 病史采集　询问病史遵循"AMPLE"法则。A:过敏史(allergies),如有无对药物或食物过敏;M:询问长期或目前使用的药物(medications);P:既往史及怀孕(past illness/pregnancy);L:上一餐何时进食(last meal)和食物内容;E:之前发生何事或处于何环境(events/environments),以及受伤机制。

2. 体格检查　为了避免漏诊,建议体检采用CRASHPLAN顺序法。即依序检查C(cardiac,心脏)、R(respiration,胸部及呼吸系统)、A(abdomen,腹部脏器)、S(spine,脊柱脊髓)、H(head,颅脑)、P(pelvis,骨盆)、L(limb,四肢)、A(arteries,动脉)、N(nerves,神经)。

3. 辅助检查　经过病史采集与全面体格检查指导是否需要和允许做进一步的辅助检查,包括了实验室检查和必要的影像学检查。

四、创伤评分系统

创伤评分用于对损伤严重程度的描述。根据指标类型的不同,分为生理学评分、解剖学评分及综合评分等。其中生理学评分包括修正创伤评分(revised trauma score,RTS)、创伤指数(trauma index,TI)等;解剖学评分包括简明损伤分级(abbreviated injury scale,AIS)、损伤严重评分(injury severity score,ISS)等。AIS目前是世界公认的损伤严重程度评判的"金标准",其将全身分为9个部位,每个部位的损伤按其严重程度分别定为1~6分。ISS主要是对多发伤严重程度进行评定,其计算方式是把身体划分为6个区域,依据AIS定级标准计算

6 个损伤部位中损伤最严重 3 个部位的 AIS 分值的平方和。根据 ISS 评分,将 ISS<16 分定为轻伤,ISS≥16 为严重创伤。综合评分包括了创伤和损伤严重程度评分(trauma and injury severity score,TRISS)等。TRISS 通过对 ISS、RTS、年龄及创伤类型建立回归函数,并计算创伤患者的存活概率。

五、辨证要点

人体遭受外力作用而发生损伤后,由于气血、营卫、皮肉筋骨、经络、脏腑及精津受影响而产生病理变化,因而出现一系列临床症状,这些临床表现对于诊断创伤的性质、类型、程度及了解创伤的发生、发展过程与预后都有重要价值。

(一) 全身症状

轻微的创伤一般无全身症状。创伤由于气滞血瘀,经络阻滞,脏腑不和,往往有神疲纳呆,夜寐不安,便秘,形羸消瘦,舌紫暗或有瘀斑,脉浮数或弦紧,舌质红,苔黄厚腻。若气逆血蕴于肺脏,则胸胁满闷,咳喘少气;若亡血过多,则口渴烦躁,小便短少;若瘀血攻心,则昏愦不知人事。严重的创伤还可出现面色苍白,肢体厥冷,汗出如油,冷汗战栗,呼吸低微,尿量减少,血压下降,脉芤或微细甚至消失,烦躁不安或神志淡漠等厥逆现象。

(二) 局部症状

1. 一般症状

(1)疼痛:是创伤临床最常见等症状之一。伤患处因络脉受损,气机凝滞,阻塞经络,不通则痛。由于损伤等病因病机不同,故出现不同程度不同部位的疼痛。气滞着,痛无定处,忽聚忽散,范围较广,无明显压痛点;血瘀者,痛有定处,范围局限,有明显的压痛点;伤在胸胁者,除局部压痛、胸胁胀痛、牵掣作痛外,常伴有咳嗽 / 呼吸不畅;伤在腹部,除脘腹胀痛、刺痛外,常有呕血、吐血、食欲改变、大便秘结;伤在腰背部,则可见腰背部疼痛,以及下肢放射性疼痛等;伤在头颅,则可见头痛、晕厥、烦躁、失眠、神志昏迷等症。

(2)肿胀青紫:“气伤痛,形伤肿”,“凡肿者血作”。损伤后,因经脉受伤,营血离经,阻塞络道,瘀滞于肌肤腠理,故出现肿胀。若血行之道不得宣通,“离经之血”较多,透过撕裂的肌膜与深筋膜,溢于皮下,一时不能消散,则成青紫瘀斑。损伤后瘀血留内,若阻于营卫则郁而生热,久则热盛肉腐而为脓;若积于胸胁则为痞满胀闷;若结于脏腑则为癥瘕积聚。若瘀血流注四肢关节,或留于胸腹腰背,则形成结块。由于肿胀青紫的病机不同,其临床表现也不尽相同。气虚者,青肿不消;气滞血瘀者,肿暗不消;血虚内热者,焮肿胀痛瘀血作脓;气血两虚者,肿不消,青不退。临床时应细辨。

(3)功能障碍:由于损伤后气血阻滞引起剧烈疼痛,肌肉反射性痉挛及组织器官的损害,可引起肢体、躯干或组织器官发生不同程度的功能障碍。伤在手臂则活动受限;伤在下肢则步履无力或行动困难;伤在腰背则俯仰阻抑;伤在关节则屈伸不利;伤在颅脑则神明失守;伤在胸胁则心悸气急;伤在肚腹则脘腹痞满胀闷。若组织器官仅仅功能紊乱,无器质性损伤,功能障碍可以逐渐恢复;若组织器官有形态上的破坏与器质性损伤,功能障碍则难以完全恢复。

2. 特殊症状 创伤除了一般症状外,尚有特殊临床表现,必辨别清楚,以助诊断。

(1)气血损伤:气血损伤可分为伤气、伤血两类,它们的表现各有不同。

伤气:有气滞、气闭、气逆、气虚、气脱之不同。气滞则疼痛,闷胀;气闭则昏迷不醒,神志失常;气逆则喘咳,呃逆,呕吐,呕血;气虚则头晕目眩,少气懒言,疲倦乏力,自汗;气脱则晕厥,四肢冰冷,口唇发绀。

伤血:有瘀血、血热、血虚、亡血、血脱之不同。血瘀则肿胀青紫,疼痛拒按;血热则心烦、烦躁、口干不喜饮、身热;血虚则面色苍白,唇色淡白,头晕眼花,心悸失眠,手足发麻;亡血则吐血、呕血、衄血、便血、尿血;血脱则面色㿠白,四肢冰冷,汗出如油,神志不清。

(2)经络损伤:不同经络的损伤有不同的临床表现。例如,肾经、膀胱经损伤,可表现为腰背、臀部及下肢疼痛,或小便功能障碍;胸为肺之分野,肝经由下而上胁肋,肺经、肝经损伤,可表现为胸满气促,咳嗽牵掣,胁肋胀痛等。

(3)脏腑损伤:脏腑是维持人体生命活动的主要器官。不同的脏腑有不同的功能,不同的脏腑损伤,有不同的特殊症状。例如,颅骨骨折可出现眼周或乳突部迟发性瘀斑,鼻孔出血或外耳道出血,脑脊液外漏等;硬膜外血肿常有中间清醒期;脑震荡可表现短时间失去知觉,并伴有呕吐、头痛和近事遗忘;脑干损伤可出现生命体征紊乱,去大脑强直;多根多处的肋骨骨折可见反常呼吸;胸部创伤导致气胸、血胸时,常出现气逆、喘促、咯血、呼吸困难、发绀、呼吸音低微、休克等。腹腔内脏破裂时,空腔脏器破裂表现为持续性疼痛、触痛、反跳痛、腹肌紧张等腹膜炎症状;实质脏器破裂,表现以内出血为主,可有进行性贫血,固定性压痛,反跳痛与腹肌紧张,严重者甚至休克。

创伤出现特殊症状,对于定性、定位诊断十分有助,尤其是内脏损伤,多属急重症,及时定位、定性诊断更显得重要,因此必须熟悉和掌握。

六、中医治疗

《正体类要》陆序说:"肢体损于外,则气血伤于内,荣卫有所不贯,脏腑由之不和。"说明损伤局部与整体的关系。《杂病源流犀烛·跌扑闪挫源流》指出:"跌扑闪挫,卒然身受,由外及内,气血俱伤病也。""必气为之震;震则激,激则壅,壅则气之周流一身者,忽因所壅,而凝聚一处,是气失其所以为气矣。气运乎血,血本随气以周流,气凝则血亦凝矣。气凝在何处,则血亦凝在何处矣。夫至气滞血瘀,则作肿作痛,诸变百出。虽受跌受闪挫者,为一身之皮肉筋骨,而气既滞,血既瘀,其损伤之患,必由外侵内,而经络脏腑并与俱伤。""故跌扑闪挫,方书谓之伤科,俗谓之内伤。其言内而不言外者,明乎伤在外而病必及内。其治之之法,亦必于经络脏腑间求之,而为之行气,为之行血,不得徒从外涂抹之已也。"说明,皮肉筋骨的损伤可伤及气血,引起脏腑经络功能紊乱,出现各种创伤内证。

(一)创伤出血

1. 血虚

临床表现:面色苍白,头晕眼花,心悸气短,少气懒言,舌质淡白,脉微细数或芤。

治法:益气补血。

代表方:四物汤加减。

若兼气虚,应加黄芪、党参、白术等药物补气以生血;若兼阴虚,则应加阿胶、龟板、鳖甲等药物滋阴以养血。

2. 血脱

临床表现:血压下降,烦躁喘促,四肢厥冷,唇甲发绀,汗出如珠,尿量减少,表情淡漠,继而意识模糊、昏迷,目合口张,手撒遗尿,舌质淡白,脉微欲绝,是为危候。

治法:补血与止血并用。

代表方:独参汤、参附汤或当归补血汤等。

此为大出血之危候,常需输血输液,以补充血容量。并选用仙鹤草、大蓟、小蓟、白及、茜根、槐花、地榆、白茅根、棕榈炭、灶心土、艾叶、京墨汁等止血药。

创伤出血后,瘀血常可停留脏腑之间,若瘀积于头部用颅内消瘀汤,瘀积于胸胁用血府逐瘀汤,瘀积于膈下用膈下逐瘀汤,瘀积于少腹用少腹逐瘀汤,并酌加三七、蒲黄、藕节、当归尾、红花、苏木、王不留行、刘寄奴等祛瘀止血药。

(二)创伤疼痛

1. 气滞痛

临床表现:胀痛,痛多走窜,弥漫,或痛无定处,甚至不能俯仰转侧,睡卧时翻身困难,咳嗽、呼吸、大便等屏气时,常引起疼痛加剧。

治法:理气止痛。

代表方:复原通气散加减。

若痛在胸胁部者可加用金铃子散加独圣散;若痛在胸腹腰部者,可用柴胡疏肝散。

2. 瘀血痛

临床表现:疼痛固定于患处,刺痛、拒按,局部多有青紫瘀斑或瘀血肿块,面色暗黧,肌肤甲错,舌质紫暗或有瘀点瘀斑,脉细而涩。

治法:活血祛瘀止痛。

代表方:四物止痛汤、和营止痛汤、定痛和血汤,并可外敷双柏散等。

若症状较严重者,加丹参、牛膝、鸡血藤或蜈蚣、地龙、全蝎等虫类药。

3. 夹风寒湿痛

临床表现:常有伤后居住湿地或受风寒病史,起病缓慢,病程较长,常反复发作。局部酸痛重着,固定不移,屈伸不利或肌肤麻木不仁,遇阴雨天发作或加重,喜热畏冷,得热痛减,舌苔白腻。

治法:祛风散寒除湿,佐以活血化瘀。

代表方:羌活胜湿汤、蠲痹汤或独活寄生汤加减,并施针灸按摩。

若寒邪甚,加附子、桂枝、干姜;若肌肤不仁,加海桐皮、豨莶草;若小便不利、肢体浮肿,加泽泻、车前子。

4. 邪毒痛

临床表现:起病较急,多在伤后3~5日出现,局部疼痛逐渐增剧,多为跳痛、持续痛,并可见高热、恶寒、倦怠,病变部红肿、皮肤焮热,舌质红、苔黄,脉滑数。

治法:清热解毒,活血止痛。

代表方:五味消毒饮合桃仁四物汤加减。

(三)伤后发热

1. 瘀血热

临床表现:一般在伤后24小时后出现,体温常在38~39℃,无恶寒,午后或夜晚发热,或自觉身体某些部位发热,口燥咽干,但不多饮,肢体或躯干有固定痛处或肿块,面色萎黄或晦暗,并有心烦、夜寐不宁、不思饮食、口苦等证候,舌质青紫或有瘀点、瘀斑,苔白厚或黄腻,脉多弦数、浮数或滑数。

治法:活血化瘀。

代表方:血府逐瘀汤、犀角地黄汤、桃仁承气汤或丹栀逍遥散等。

若发热较甚者,可加秦艽、白薇、牡丹皮;肢体肿痛者,可加丹参、郁金、延胡索。

2. 邪毒热

临床表现:高热,神昏谵语,夜间尤甚,烦躁不安,夜卧不宁或出现斑疹,舌质红绛或紫暗,脉细数或滑数。

治法:清营凉血。

代表方:犀角地黄汤合化斑汤或用安宫牛黄丸。

3. 血虚热

临床表现:一般有出血过多的病史,常有头晕目眩、视物模糊,或时有眼发黑,或眼前冒金花,头闷痛、肢体麻木,喜热畏寒、得热则减,日晡发热,倦怠喜卧,面色无华,脉虚细或芤。

治法:补气养血。

代表方:加味四物汤、当归补血汤或归脾汤加减。

若血虚较甚者,加枸杞子、制首乌;发热较甚者,可加银柴胡、白薇;若血虚阳浮,精髓亏耗而发热者,可滋阴潜阳,用大补阴丸;若伤后血虚兼有遍身作痒搔抓不停之症,此乃血虚不能营养肌肤,血虚生风所致,治宜养血祛风,用四物汤加何首乌、蝉蜕、防风等。

(四)创伤昏厥

1. 气闭昏厥

临床表现:伤后即出现暂时昏迷,但其时一般不长,约在半小时以内可以苏醒,醒后常有头晕头痛,恶心呕吐诸证,但无再昏厥。

治法:通闭开窍。

代表方:苏合香丸或舒气丸。

若兼有痰热,症见喉中痰鸣、痰壅气塞者,可加胆南星、贝母、橘红、竹沥。

2. 瘀滞昏厥

临床表现:若元神受损或神明受扰后,可出现头痛呕吐,肢体瘫痪,烦躁扰动,神昏谵语或昏迷不醒,有些患者偶可清醒,但片刻后可再昏迷,甚则呼吸浅促,二便失禁,瞳孔散大,舌质红绛,或有瘀点,苔黄腻,脉弦涩。若瘀血乘肺,急者在伤后数小时,慢者在伤后1周可出现神志不清,昏睡、昏迷,发热,二便失禁,偏瘫,瞳孔大小不等,呼吸促,脉弦数等。

治法:逐瘀开窍。

代表方:黎洞丸加减。

3. 血虚昏厥

临床表现:伤后失血过多,又未能及时补充,亡阴血脱,阴阳离决,表现为神志呆滞,突然昏厥,面色爪甲苍白,目陷口张,四肢厥冷,倦卧气微,二便失禁,舌淡唇干,脉细微。

治法:补气固脱回阳。

代表方:急用独参汤灌服,继服人参养荣汤或参附汤合生脉散加当归、黄芪、牡蛎等。

若自汗肤冷、呼吸微弱者,加附子、干姜;若口干少津者,加麦冬、玉竹、沙参;心悸少寐者,加龙眼肉、酸枣仁。也可用人参注射液、生脉注射液静脉推注或滴注。对于急性失血过多者,应及时止血,并采取输血措施,缓解后继用人参养荣汤。

(五)创伤喘咳

1. 瘀阻气道

临床表现:咳嗽频频,气闭气憋,疼痛固定,咳嗽时痛苦异常,常咳出血痰,不能平卧。

治法:降气平喘,活血祛瘀。

代表方:苏子降气汤合失笑散加减。

若瘀积胁下,木侮金,一般胸胁部有外伤史,局部隐隐作痛,咳嗽引痛。治宜活血祛瘀,行气止痛,用三棱和伤汤加减。

2. 痰瘀化火

临床表现:多见于各种严重损伤、久病卧床或胸肺损伤后复感外邪,表现为发热、恶寒,咳嗽、气促,痰黄黏稠,不易咳出,尿黄,苔黄舌红,脉数。

治法:下气止咳,清金化痰。

代表方:清气化痰丸加减。

3. 血虚发喘

临床表现:多见于出血过多、气血虚弱患者,表现为面色㿠白,气息短促,唇口发绀,呼吸困难,舌淡,脉细弱。

治法:益气补血。

代表方:二味参苏饮加味。

神昧不清者,加丹参、远志、菖蒲;浮肿者,加茯苓、炙蟾皮、万年青根。

七、多发伤救治

(一) 定义

机体在单一机械致伤因素作用下,同时或相继遭受 ≥2 个解剖部位的损伤,其中 1 处损伤即使单独存在也可危及生命或肢体。国际上 2014 年提出新的多发伤柏林定义:≥2 个 AIS 不同解剖分区中存在 AIS ≥3 分的严重损伤,合并以下病理参数变化 1 个以上,收缩压 ≤90mmHg,格拉斯哥昏迷评分(GCS)≤8 分,碱剩余 ≤-6,国际标准化比值 ≥1.4 或活化部分凝血活酶时间 ≥40 秒,年龄 ≥70 岁。多发伤需要与复合伤的定义相鉴别,后者是指两种或两种以上致伤因素同时或短时间内相继作用于人体所造成的损伤。

(二) 多发伤的特点

多发伤往往具有如下特点:损伤机制复杂;伤情重、变化快;生理紊乱严重;诊断困难、易漏诊误诊;处理顺序与原则的矛盾,例如创伤性脑疝合并内脏大出血,脱水治疗与抗休克治疗的矛盾;并发症多等。

(三) 救治要点

1. 多发伤的救治按照高级创伤生命支持(ATLS)对伤员进行评估及反复评估,且当出现新的症状体征或病情发生变化时,需要对伤员进行重新评估(即再次按照初始评估的 ABCDE 顺序进行评估)。

2. 损伤控制复苏(damage control resuscitation,DCR)是在损伤控制外科(damage control surgery,DCS)基础上发展而来。现已成为严重创伤患者救治的标准操作,挽救了大量创伤患者的生命。DCR 的核心包括了允许性低血压、止血性复苏及损伤控制手术。其目的是阻断并纠正“致死性三联征”——低体温、酸中毒、凝血功能障碍。允许性低血压是指在输血或外科操作彻底止血前,维持相对较低的收缩压(SBP ≤90mmHg),但是,对于合并有颅脑损伤的患者,应使 SBP 维持在 100~110mmHg 或平均动脉压 80~90mmHg。止血性复苏是指针对凝血功能障碍,推荐使用 1:1:1 或 1:2:1 的浓缩红细胞、新鲜冰冻血浆及血小板进行复苏。另外还包括了氨甲环酸、纤维蛋白原的使用。损伤控制手术是指在严重多发伤救治时实施分期手术,初始简单手术、复苏,然后确定性手术。

3. 多数严重多发伤患者需要进入创伤重症监护病房进行诊治,在复苏稳定后需要伤情系统排查,脏器功能维护,再次确定性手术,营养支持,深静脉血栓的预防,感染的防治及并发症的防治。

4. 多发伤流程图可参考图 26-1

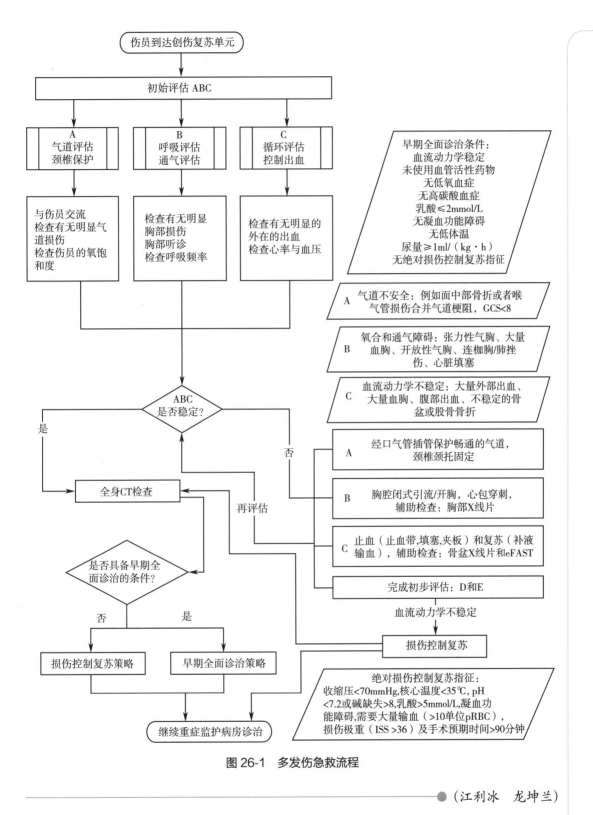

图 26-1 多发伤急救流程

（江利冰 龙坤兰）

复习思考题

1. 简述创伤早期评估方法。
2. 简述创伤发热的辨证救治。

PPT 课件

◆◆◆ 第二十七章 ◆◆◆

中 毒 概 论

> **📎 学习目标**
>
> 1. 掌握中毒的中医病机、发病机制及诊断标准。
> 2. 熟悉中毒的中西医治疗。
> 3. 了解中毒的辅助检查。

急性中毒是指有害毒物经人体食管、气管、皮毛肌腠或血脉侵入人体,致使气血阴阳失和,津液水津输布失司,脏腑功能受损,甚则危及生命的急性病症。由于病因不同,侵犯脏腑不同,中毒的个体不同,表现病象不同,预后差异较大。本病归属于中医"中毒"范畴。中毒最早记载于《金匮要略·禽兽鱼虫禁忌并治》和《金匮要略·果实菜谷禁忌并治》两篇,而后《诸病源候论》《圣济总录》等详细阐述中毒病机、分类、救治措施及有效方药。

一、中医病机

急性中毒的原因有误食有毒食物、误用药物、虫兽毒蛇所伤,以及吸入秽浊之气等。

毒邪壅盛,毒物经人体食管、气道、皮肤、血脉侵入人体,损伤人体正气,致脏腑功能失调,卫外不及,气血失调,津液、水津输布功能受阻,甚则损伤脏器,毒入于心,心失所养,神明逆乱;毒入于肺,肺失宣肃,肺气上逆;毒入于肝,疏泄无权,藏血失职,调血失司,气化受阻;毒入于脾,中气败伤,脾郁胃逆;毒入于肾,伤及真元,肾失开阖;毒入于脑,上扰神明,闭塞窍络,终至阴阳离决。病位可因中毒的原因、途径而不同,多见于肺胃,累及心脑、肝肾等。病性初起多为实证,后期转为虚证或虚实夹杂证。

二、发病机制

(一)局部腐蚀、刺激作用

强酸、强碱和酚类等化学物质可吸收组织中的水分,并与蛋白质或脂肪结合,使细胞变性、坏死,常发生于眼、呼吸道、口腔、胃肠道黏膜和皮肤。

(二)缺氧

镇静安眠药、海洛因、乙醚等通过毒物抑制或麻痹呼吸中枢;有毒刺激性气体吸入后可引起喉头水肿、支气管痉挛或肺水肿而影响肺通气和换气功能;窒息性毒物如氰化物、硫化氢、一氧化碳、亚硝酸盐等毒物通过不同途径阻碍氧的吸收、转运和利用。以上均可造成机体缺氧。

(三)麻醉作用

脑组织和细胞膜脂类含量高,而有机溶剂和吸入性麻醉剂具有较强的亲脂性,故能通过血脑屏障进入脑内,抑制脑功能。

笔记栏

（四）抑制酶的活力

很多毒物或其代谢产物可通过抑制酶的活力而对人体产生毒性。如：有机磷杀虫药抑制胆碱酯酶，氰化物抑制细胞色素氧化酶，重金属抑制含巯基的酶等。

（五）干扰细胞或细胞器的生理功能

四氯化碳在体内经酶催化而形成三氯甲烷自由基，自由基作用于肝细胞膜中不饱和脂肪酸，产生脂质过氧化，使内质网、线粒体变性，造成肝细胞坏死。酚类可使线粒体内氧化磷酸化作用解偶联，妨碍三磷酸腺苷的形成和储存。

（六）受体竞争

如阿托品过量时通过竞争性阻断毒蕈碱受体产生毒性作用。

（七）影响新陈代谢功能

毒鼠钠盐中毒在体内竞争性抑制维生素 K 的活性，从而抑制凝血酶的合成。

三、临床表现

中毒后临床表现分类：

（一）局部刺激表现

表现为接触部位皮肤及黏膜灼伤、急性咽喉炎、急性气管 - 支气管炎等。常见于强酸、强碱、甲醛、苯酚、甲酚皂溶液（来苏儿）等腐蚀性毒物接触。

（二）神经系统表现

表现为头痛、头晕、失眠、乏力、情绪不稳、注意力不集中、记忆力减退、感觉异常、运动障碍、肌肉收缩功能障碍，严重者可出现中毒性脑水肿、谵妄综合征，部分毒物中毒可见迟发性脑病的临床表现。常见于有机磷农药、苯二氮䓬类、一氧化碳、氰化物、砷、铊、沙蚕毒素类农药、新型胆碱抑制农药、肉毒毒素、蛇毒、河豚毒素、乌头碱等中毒。

（三）呼吸系统表现

表现为刺激性咳嗽、咳痰、胸闷、气短、呼吸困难，严重者可见肺水肿，部分中毒可表现为迟发性阻塞性细支气管炎。常见于各种酸类、氮氧化物、氨、氯及其化合物、金属化合物、刺激性气体及杀鼠药安妥、磷化锌、某些有机磷农药等中毒。

（四）消化系统表现

表现为呕吐、腹痛、腹泻、黄疸等急性中毒性胃炎，贲门黏膜撕裂症，急性中毒性肝病。常见于强酸、强碱、水杨酸盐、非甾体类抗炎剂、鱼胆、某些毒蕈、四氯化碳、三氯甲烷等中毒。

（五）泌尿系统表现

表现为少尿、无尿、尿频、尿急、尿痛等。常见于有机汞、棉酚、杀虫脒等中毒。

（六）血液系统表现

皮肤出现瘀斑、皮肤黏膜发绀、鼻出血、齿龈出血、白细胞减少、急性粒细胞缺乏等。常见于氮芥、亚硝酸盐、磺胺类、氯丙嗪、硫氧嘧啶等中毒。

（七）心血管系统表现

表现为胸闷、心悸、气短、脉搏细速、血压下降、皮肤湿冷及各种心律失常。常见于洋地黄、夹竹桃、乌头、蟾蜍、有机溶剂等中毒。

另外，还可出现骨骼系统中毒表现、电解质紊乱及酸碱失衡。

四、辅助检查

（一）毒物检测

采集毒物剩余样本或呕吐物、血液、尿液等。

（二）特异性血液生化检测

如亚硝酸盐中毒的高铁血红蛋白测定,有机磷中毒的血胆碱酯酶测定,一氧化碳中毒的碳氧血红蛋白测定等。

（三）常规检查

1. 尿液检查

（1）肉眼血尿:见于影响凝血功能的毒物中毒。

（2）蓝色尿:见于含亚甲蓝的药物中毒。

（3）绿色尿:见于麝香草酚中毒。

（4）橘黄色尿:见于氨基比林等中毒。

（5）灰色尿:见于酚或甲酚中毒。

（6）结晶尿:见于扑痫酮、磺胺等中毒。

（7）镜下血尿或蛋白尿:见于升汞、生鱼胆等肾损害性毒物中毒。

2. 血液检查

（1）外观:褐色,高铁血红蛋白生成性毒物中毒;粉红色,溶血性毒物中毒。

（2）生化检查:肝功能异常,见于四氯化碳、乙酰氨基酚、重金属等中毒;肾功能异常,见于肾损害性毒物中毒,如氨基糖苷类抗生素、蛇毒、生鱼胆、重金属等中毒;低钾血症,见于可溶性钡盐、排钾利尿药、氨茶碱等中毒。

（3）凝血功能检查:多见于抗凝血类灭鼠药、蛇毒、毒蕈等中毒。

（4）动脉血气:低氧血症,见于刺激性、窒息性毒物等中毒;酸中毒,见于水杨酸类、甲醇等中毒。

五、诊断及评估

（一）符合下面第 1 项,同时兼有第 2~5 项中的其中一项即可诊断。

1. 有毒物接触史。

2. 有中毒的临床表现。

3. 有中毒的相关体征。

4. 与中毒相应的阳性实验室检查结果。

5. 毒物鉴定结果阳性。

（二）毒物接触史不明时要综合分析临床表现特点,为急性中毒的诊断和排除寻找依据。以下情况要考虑急性中毒。

1. 不明原因突然出现恶心、呕吐、头昏,随后出现惊厥、抽搐、呼吸困难、发绀、昏迷、休克,甚至呼吸、心搏骤停等一项或多项表现者。

2. 不明原因的多部位出血。

3. 难以解释的精神、意识改变,尤其精神、心理疾患患者,突然出现意识障碍。

4. 在相同地域或时间内有相似临床表现的群体发病。

5. 不明原因的代谢性酸中毒。

6. 既往体健,发病突然,存在全身反应 - 临床缓解 - 靶脏器损害的三期特征,用常规疾病难以解释。

7. 原因不明的贫血、白细胞减少、血小板减少、周围神经麻痹、肝病、肾病患者也要考虑到中毒的可能性。

8. 通常疾病难以解释的皮肤黏膜、呼出气体及其他排泄物出现特殊改变(颜色、气味),要考虑毒物摄入可能。

9. 不明原因死亡。

六、中医治疗

早期排毒和解毒是急性中毒的主要治法。属邪毒内盛,充斥营血,弥漫三焦,病势凶猛的急危重症,治疗重点在于早期解毒和排毒,常用的方法有涌吐、泻下、利尿、解毒。急性期若有昏迷、休克等急危重症时,配合脱证和闭证的常规治疗。

在常规解毒排毒基础上进行辨证救治。对于促进机体功能恢复,解除残余毒性作用有帮助。针对湿热邪毒内壅,分别采用祛湿、健脾、和胃、利尿、豁痰、开窍、凉血、清热、扶正等治法。胃肠类型治宜祛湿利水、健脾和胃;神经类型治宜化痰开窍;溶血类型治宜凉血解毒、清热祛湿;肠坏死型治宜清营凉血解毒、扶正祛邪。

总之,治疗本病主要在于增加排毒效能,减少毒物的毒性作用。根据"其高者,因而越之""在下者,引而截之""毒邪宜去不宜留"为原则,确立祛邪和扶正两大治疗大法。邪毒炽盛,患者正气尚足,耐于攻伐,宜祛邪外出;中毒致气阴两脱,阴阳欲绝者急当扶正固脱。

（一）毒蕴脾胃

临床表现:脘腹胀痛,恶心呕吐,腹泻或便秘,舌质深红,苔黄腻,脉弦数。

治法:中和解毒,健脾和胃。

代表方:甘草泻心汤加减。

若毒盛者,加绿豆、鸡蛋清;纳呆不适者,加麦冬、砂仁;便秘者,加酒大黄、郁李仁、当归;腹泻者,加莲子肉、扁豆、生山药、桔梗;胃阴不足者,改用叶氏养胃汤。

（二）毒聚肝胆

临床表现:两胁胀痛,恶心,呕吐苦水,头目眩晕,甚则黄疸,抽搐,舌质红,苔黄微黑,脉弦数。

治法:清利肝胆,驱邪解毒。

代表方:龙胆泻肝汤加减。

毒聚不散者,加土茯苓、黑豆、绿豆;黄疸者,加茵陈、姜黄;抽搐者,加麦冬、生牡蛎、生龟甲、玄参、天竺黄。

（三）毒犯肺肾

临床表现:咳嗽气急,不能平卧,小便短赤,或水肿,甚则尿闭,尿血,舌质红,苔薄白,脉沉缓。

治法:清宣降浊,驱邪解毒。

代表方:陈氏四虎饮加减。

肾阳不足者,加附子、肉桂、干姜、淫羊藿;小便不利者,加威灵仙、地肤子、木通,或加滋肾通关丸。

（四）毒陷心脑

临床表现:神昏谵语,项背强直,角弓反张,舌质红绛,无苔,脉数急,或雀啄,或屋漏。

治法:清毒醒脑。

代表方:玳瑁郁金汤送服玉枢丹

高热、神昏较重者,加服安宫牛黄丸、紫雪丹、至宝丹以清心开窍。

七、西医治疗

（一）立即停止与毒物的接触。

（二）紧急复苏和对症支持治疗。

（三）清除体内尚未吸收的毒物：①催吐；②洗胃；③导泻；④灌肠。

（四）促进已吸收毒物排出：①利尿；②供氧；③血液净化。

（五）使用特殊解毒药。

（陈分乔）

复习思考题

1. 简述中毒的中医辨证论治。

2. 简述中毒的西医治疗。

第四篇

技 术 篇

第二十八章

针 灸 疗 法

学习目标

1. 掌握针灸疗法在急危重症救治领域的处方原则。
2. 熟悉针灸疗法治疗常见急症的目的。
3. 了解不同疾病的选穴。

一、概述

针灸治疗急症,在我国已有两千多年历史,是古代急救医学中的重要组成部分。《黄帝内经》记载了针灸主治的急症多达 20 余种。《史记·扁鹊仓公列传》记载,扁鹊过虢,虢太子死。扁鹊曰:臣能生之,若太子病所谓尸蹶也。乃使弟子子阳厉针砥石,以取外三阳五会,有间,太子苏。《灵枢·厥病》曰:"厥心痛,痛如以锥针刺其心……取之然谷,太溪。"《伤寒杂病论》中专论外感热病和内伤杂病,除用白虎汤、承气汤治疗外,还记载有人工呼吸和针灸等方法,如"阳明病,下血谵语者,此为热入血室也……刺期门","下利,手足厥冷,无脉者,灸之"。我国现存最早针灸专著《针灸甲乙经》云:"身热狂走,谵语见鬼,瘛疭,身柱主之。"《肘后备急方》认为除用药外,用针灸治疗急症简便易行,"卒中邪鬼……灸鼻下(承浆)、人中"。唐代孙思邈《备急千金要方》中记载不少急症救治,除汗、吐、下、清、温等外,也重视对针灸的应用。如"凡卒心痛,汗出,刺大敦出血立已"。从上述记载中知,在两千多年前,古人就已对急症(昏迷、晕厥、休克等)施以针灸治疗,且取得一定疗效。

针灸具有抗休克、抗炎、抗过敏、提高免疫力、镇痛等作用。针灸疗法是抢救急症,特别是急重症的首选方法,急危重症治疗应该分清主次,酌情使用。但是在抢救现场,作为应急手段,或是为争取时间,或是对症处理,尽快解除患者的痛苦,针灸疗法完全可以胜任救急作用。临床应用表明:在各种急重症的救治中,抓住时机,及时应用针灸疗法,可以为进一步治疗赢得时间,有时还能协同药物作用,减少副作用。针灸治疗急症独具特效,常有"急则用针,缓则用药"之言。针刺镇痛是针灸治疗的一大特色,简单有效且副作用小,可减少麻醉药物的使用,可以缓解头痛、颈痛、腰痛、膝关节痛等常见痛症。对于昏迷患者,针刺疗法可以改善患者的总有效率、基本痊愈率、促醒率、格拉斯哥昏迷量表评分等,有效促醒颅脑损伤植物状态患者,改善意识水平。对于休克患者,针刺疗法对轻、中度休克有一定的疗效,升高轻、中度休克患者的收缩压和舒张压,增大脉压,使患者神志好转,尿量增加。针刺还可以改善便秘、腹泻症状且未增加不良反应发生率,减轻手术创伤带来的炎症反应,缓解恶心呕吐症状。

虽然针刺、灸法等疗法适应证广,是较为安全的治疗措施,但也有相对禁忌的情况及注意事项,不能因为急诊患者对治疗的需求较为迫切,而忽略这些方面的筛查。如针刺后患者因过敏史不详、情绪不稳定、体质差异等原因出现晕针、过敏、疼痛、发热等,耳穴贴压后导致眩晕等,此类事件虽不致有生命危险,但仍会对患者的健康造成威胁,应引起重视。

二、针灸疗法在急危重症中的处方原则

(一) 行气通经止痛

基于中医学的"不通则痛""通则不痛",针灸以通止痛。针灸常用选穴有阿是穴、循经穴位、某些特定穴、经验穴等。

(二) 行气调气止血

根据《寿世保元》指出的"气者,血之帅也,气行则血行,气止则血止"理论,针对气滞、气虚、血热、血瘀所致各种出血,实泻虚补。

(三) 镇惊息风止痉

基于《素问·至真要大论》"诸风掉眩,皆属于肝""诸暴强直,皆属于风"理论,重在养阴柔肝、息风止痉。适用于阴阳失调、水不涵木、阳化风动或肝郁气遏失于疏泄,或外感风邪、高热不解引动内风出现的筋脉拘挛、抽搐等症。

(四) 醒脑开窍促醒

主要用于风、火、痰闭阻经脉,蒙蔽清窍或肝阳上亢,气机逆乱致神昏、谵语、厥逆等症,多以毫针泻法,三棱针点刺放血。

(五) 培元固本回阳

"损者益之""劳者温之",以益气养血、温阳固本之法,适用于精气急损,元阳衰微,生命危笃之中风脱证,大汗、大泻、大失血等病症,多以毫针补法,或大炷艾灸。

(六) 通里攻下导滞

《素问·阴阳应象大论》中曰:"中满者,泻之于内。"《素问·厥论》指出:"盛则泻之。"以通腑导滞、泄热解毒,主治阳明腑实,湿热内阻,肠胃积滞之急性胃肠炎、急性胰腺炎、痢疾、胆道蛔虫等。

(七) 清热泻火解毒

对于火热毒邪上攻清窍、蕴积于肌表、脏腑,气血壅滞所致病症,一般以毫针刺,泻法,必要时三棱针刺血。

(八) 清热利湿通淋

对于肝胆湿热、脾胃湿热、膀胱下焦湿热等,针灸以调肺、肾、膀胱、三焦,清热利湿通淋。

(九) 疏风解表宣肺

基于《素问·阴阳应象大论》"其在皮者,汗而发之",以针灸开泄腠理解表,主要用于外邪袭表所致疾病,发汗宣肺祛邪定喘。

三、针灸疗法在急危重症中的应用

(一) 晕厥

治则:苏厥开窍。

主穴:水沟、百会、内关、合谷。

方义:水沟、百会两穴为醒脑开窍之要穴,内关是心包经之络穴,醒神宁心。此三穴合用苏厥开窍,相得益彰。合谷为手阳明大肠经的原穴,具有理气活血之功,配合以上三穴,理气加强醒脑开窍之功。

随证配穴:气厥实证配太冲、行间,虚证配足三里、气海,血厥实证配行间、涌泉,虚证配关元、膈俞,痰厥配中脘、丰隆,寒厥配灸神阙、关元,热厥配大椎、中冲,牙关紧闭配下关、合

谷、颊车。

操作：实证只针不灸，泻法；虚证针灸并用，重灸，补法强刺激泻法，百会可点刺出血，再开"四关"（合谷向后溪透刺，太冲向涌泉透刺），或同时针刺"五心穴"（即百会、双劳宫、双涌泉）；虚证、寒证针灸并用，重灸，补法，神阙、关元可用隔盐灸，或重灸"五心穴"。

附：其他疗法

1. 指针 紧急情况下用拇指重掐水沟、合谷、内关穴，以患者出现疼痛反应并苏醒为度。

2. 三棱针 实证昏厥取大椎、百会、太阳、委中、十宣，点刺出血。

（二）脱证

治则：回阳固脱。

主穴：百会、神阙、关元。

方义：督脉为阳脉之海，百会为督脉要穴，能益气升阳固脱。关元为任脉和足三阴经交会穴，可扶助元阳。神阙为生命之根蒂，真气所系，以回阳固脱。

随证配穴：神志昏迷配中冲、涌泉，肢冷脉微配关元、神阙、百会，俱灸。

操作：毫针刺，用补法，并灸。百会穴艾条灸，关元穴大炷艾灸或艾条灸，神阙穴隔盐艾灸。

（三）高热

治则：泻火退热。

主穴：大椎、曲池、合谷、外关。

方义：大椎为诸阳之会，能宣一身阳热之气。曲池为手阳明经合穴，清泻阳明实热。合谷宣肺解表，清阳明实热，缓急止痛。外关属络穴，八脉交会穴，通阳维脉。诸穴相伍，宣达三焦气机，疏散风热。

随证配穴：风寒配风池、风门，风热配尺泽、少商，气分热盛配内庭、支沟、十二井，热入营血配曲泽、委中、中冲，神昏谵语配水沟、素髎、十宣，肌肤丹痧配血海、委中、膈俞。

操作：只针不灸，泻法。毫针常规刺，泻法，留针 30~60 分钟；或三棱针点刺出血。

附：其他疗法

1. 耳尖放血 耳尖用三棱针点刺出血。

2. 刮痧 用刮痧板蘸清水或石蜡油，刮脊柱两侧和背俞穴，刮至皮肤红紫色为度。

（四）抽搐

治则：息风止痉。

主穴：大椎、风门、陶道、风池。

方义：热极生风，督脉为阳脉之海，主治热病，选用督脉穴位大椎、陶道清热散热，风门、风池疏风清热。

随证配穴：出现双眼上翻、紧咬牙关等可加合谷，出现神昏、肢冷、脉弱等脱证表现可灸神阙、关元、气海。

操作：只针不灸，实证用泻法，虚证平补平泻。热极生风者用强刺激、泻法，中冲可点刺出血；风府、风门不可深刺，以免刺伤脊髓和肺尖；虚风内动者中等刺激，平补平泻。抽搐频繁者每日治疗 2~3 次。

附：其他疗法

1. 耳针 肝、肾、皮质下、神门、脑干，毫针强刺激，或埋针数小时。

2. 穴位注射 合谷、阳陵泉、太冲、曲池等，选用 2~3 穴，用地龙注射液 0.5~1ml。

（五）急性痛证

1. 急性头痛

治则：祛风通络。

主穴：百会、太阳、风池、合谷。

方义：风为百病之长，"高巅之上，惟风可达"。外感头痛多以风邪为主，百会位于颠顶，太阳散风通络，两穴相配，通络止痛；风池为足少阳与阳维脉交会穴，功长祛风止痛；合谷通经止痛。

随证配穴：前头痛配印堂，偏头痛配外关，后头痛配天柱，头顶痛配四神聪，风热配曲池，风寒配头维、阴陵泉。

操作：风池穴应严格注意针刺的方向和深浅，防止伤及延髓；气滞血瘀、肝阳上亢可在阿是穴点刺出血。每日治疗 1~2 次，每次留针 30 分钟至 1 小时。

2. 卒心痛

治则：通阳行气，活血止痛。

主穴：内关、膻中、心俞。

方义：内关为心包经之络穴，又为八脉交会穴之一，通于阴维脉，善治心、胸疾患。膻中属任脉，为心包募穴，又为八会穴之一，"气会膻中"，有调气、理气、宣通心气之效，气行则血行，故对心血瘀阻有较好疗效。心俞为心之背俞穴，善治心病，亦为从阳引阴之法，诸穴相伍，标本兼顾。

随证配穴：动则心痛、畏寒等阳气亏虚表现明显加神阙、气海、关元、足三里。

操作：毫针刺，用平补平泻法，背俞穴向脊柱斜刺；余穴以"气至病所"手法使针感上传至前胸。也可用艾条灸或艾炷灸。

附：其他疗法

耳针：选穴心、小肠、交感、神门、内分泌；每次选 3~5 穴，毫针刺，中等刺激强度，每次留针 60 分钟。

3. 胆绞痛

治则：疏肝利胆，行气止痛。

主穴：胆俞、肝俞、日月、期门、阳陵泉、胆囊穴。

方义：胆俞配日月，肝俞配期门为俞募配穴，每次选用一组，选取右侧，以疏调肝胆气机而止痛；阳陵泉为足少阳之合穴，以利胆腑；胆囊穴为治疗胆腑疾病经验穴。

随证配穴：呕吐配内关、足三里，黄疸配至阳，发热配曲池、大椎。

操作：日月沿肋间隙由内向外斜刺；胆俞向下或朝脊柱方向斜刺，勿深刺，以免刺伤内脏；肝俞、胆俞可用大艾炷灸至皮肤灼热；余穴宜强刺激，久留针（可根据病情留针 1~2 小时），间歇行针以保持较强的针感。每日 2 次。

附：其他疗法

耳针：选穴肝、胰、胆、交感、神门、耳迷根；毫针刺，强刺激，持续捻针，每次留针 30~60 分钟；剧痛缓解后再行耳穴压丸法，两耳交替进行。

4. 肾绞痛

治则：清利湿热，通淋止痛。

主穴：肾俞、三焦俞、关元、阴陵泉、三阴交。

方义：肾俞、三焦俞位于肾区，又为足太阳膀胱经穴，配关元疏利膀胱气机；远取三阴交、阴陵泉以清利湿热，通淋止痛。

随证配穴：血尿配血海、太冲，湿热重配委阳、合谷。

操作：毫针刺，用泻法。

附：**其他疗法**

耳针：选穴肾、输尿管、交感、皮质下、三焦；毫针刺，持续捻转 3~5 分钟，每次留针 20~30 分钟，每日 1 次。

5. 寒积腹痛（胃痛）

治则：温中散寒。

主穴：中脘、天枢、足三里。

方义：中脘乃腑之会，胃之募，升清降浊，调理胃肠，配足三里健运脾胃；灸神阙温暖下元以消寒积。

随证配穴：呃逆配巨阙、关元，腹泻配天枢。

操作：实证针刺为主，用泻法；虚证针灸并用，用补法。

6. 经行腹痛（痛经）

治则：调经止痛

主穴：关元、三阴交、足三里、子宫。

方义：关元为女子蓄血之处，三阴交为足三阴经交会穴，疏肝、健脾、益肾，调理胞宫，通经止痛；足三里补养脾胃气血；子宫调经止带，理气和血。

随证配穴：实证配太冲、地机，虚证配血海、膈俞。

操作：发作期宜用泻法，发作间期宜根据虚实而相应的补虚泻实。

附：**其他疗法**

耳针：腹、内生殖器、肾、神门；毫针刺，持续捻转 3~5 分钟，每次留针 20~30 分钟，每日 1 次。

（六）急性胃出血

治则：清热止血。

主穴：膈俞、胃俞、公孙、内关、足三里。

方义：膈俞为血之会穴，取之理血宁血；公孙通冲脉，冲为血海，配内关和胃止呕，统血止血；胃俞配足三里降逆和胃止呕。

随证配穴：胃热配内庭，肝火配行间，久病体虚配关元、气海及灸隐白。

操作：毫针刺，用泻法。每日 1~2 次，每次留针 30 分钟。

（七）咯血

治则：清肺泻火，和络止血。

主穴：孔最。

方义：孔最为太阴肺经之郄穴，能清泻肺热，凉血止血。

随证配穴：热证针刺合谷、曲池、太渊、肺俞、十宣等穴，痰湿盛者配膻中、丰隆，阴盛火旺配太溪、劳宫，肝火犯肺配太冲、阳陵泉，肺肾气虚配脾俞、足三里。

操作：每日针 1 次，平补平泻，可留针 10~20 分钟。

（八）急性食物中毒

治则：调和脾胃，结合其他手段解毒排毒。

主穴：足三里、内关、中脘。

方义：足三里为胃经合穴，主治内腑，调和脾胃，和胃降逆；内关为八脉交会穴，调理心、胃肠功能；中脘属任脉，胃之募穴，健脾和胃，制酸止痛。

随证配穴：胃痛明显者配公孙、梁丘、天枢。

操作：毫针刺，强刺激，留针 30 分钟，时时捻转。

四、针灸疗法治疗急症的注意事项

（一）针灸疗法主要针对症状进行治疗，可以在没有明确诊断前使用，但需要注意，症状缓解并不等于病症治愈。诊断不明确时需要进行相关检查以尽早明确诊断，不可因症状缓解忽视诊断与诊疗方案的确立与执行。

（二）治疗前，应迅速了解患者既往史、过敏史和针刺等疗法治疗史，是否有治疗相关不良反应。对于孕妇、晕针或既往对针刺疗法有不良反应的患者，应避免使用相关疗法。

（三）急救时患者应去枕平卧、注意保暖、保持气道通畅，有条件的地方立即给氧；医生应动作迅速、沉着冷静、不慌不乱；应嘱咐患者家属加强护理，防止发生意外。

（四）患者抽搐发作时，不可过度用力对抗抽搐肢体，以防伤及患者，并且小心将软毛巾等塞入患者口中，以防咬舌。患者在抽搐时针刺或针刺中出现抽搐，特别要注意防止断针、滞针、弯针等现象发生。

（五）注意鉴别诊断。胃痛须注意与肝胆疾患、胰腺炎、心肌梗死等鉴别。急腹症（如胰腺炎、腹膜炎、肠梗阻、肠穿孔等）引起的腹痛需特别注意。

（李桂伟）

复习思考题

1. 简述针灸疗法在急危重症中的处方原则。
2. 简述针灸疗法治疗急症的注意事项。

ER-29-1

PPT 课件

◇◇◇ **第二十九章** ◇◇◇

中药直肠滴入

✎ **学习目标**

1. 掌握中药直肠滴入的治疗方法。
2. 熟悉中药直肠滴入的治疗特点。
3. 了解中药直肠滴入的概念及作用机制。

一、概述

中药直肠给药是临床常用的外治法之一,主要包括中药煎剂保留灌肠、直肠点滴及中药栓剂或原药肛塞等方法。中药直肠给药属于中医学外治法中导法的范畴,早在汉晋时代就用于临床。《伤寒论》中即有用蜜煎方、土瓜根方、大猪胆汁灌肠治疗便秘的记载。《伤寒论》中云:"大猪胆汁一枚,泻汁,和少许法醋,以灌谷道内,如一食顷,当大便出宿食恶物,甚效。"中药直肠滴入是将输液器的针头改导尿管,将备好的药液倒入滴瓶,借以滴入结肠,达到治疗疾病的目的。

二、作用机制

中医学认为,肺与大肠相表里,肺朝百脉,散布宗气,药物经肠吸收后,通过肺输布到五脏六腑、四肢百骸,起到扶正祛邪、调整气机、平衡阴阳等作用。大肠为传导之官,在病理状态下,通下可消除积滞、排泄热毒、引邪下行、利导行水,从而起到治疗作用。西医学研究表明,药物进入直肠后,可直接被肠黏膜吸收,并很快在局部弥散,对肠道及妇科疾病起到局部治疗作用;可通过肠道清除血液中蓄积的部分毒素及过多的水,减轻肾脏的损害,对急、慢性肾衰竭起到透析治疗的作用;亦可由上、中、下直肠静脉经或不经肝脏进入大循环,并在淋巴组织吸收的参与下发挥全身治疗作用。

三、治疗特点

(一)不受药物及剂型限制,便于施药

凡能内服的中药制剂如煎剂、合剂、丸、散、膏、丹等剂型均可根据药性及适宜用量直接或溶解稀释后作为直肠给药剂型。如安宫牛黄丸、云南白药化水灌肠治疗肠出血、溃疡性结肠炎等。部分急症因禁食、昏迷、呕吐等原因或小儿服药困难者,剂量难以准确控制,利用率低,采用直肠给药即可较好地解决这些问题。

(二)遵循辨证施治规律

中药直肠给药保留了中药汤剂的优点,可随证加减,灵活化裁。药液温度也可视病情灵活选用,如高热者,药温宜低于37℃,低温药液可起降温解热作用,并可刺激肠道,促其排

便,以期迅速通腑顺气,清泻热毒。阴寒虚证体温不升者,以40℃左右的温热液灌肠。真寒假热者以热药冷灌,真热假寒者以寒药热灌等,皆可根据口服汤剂的用药经验实施。

四、治疗方法

(一) 药液准备

中药煎剂至100~250ml,其他剂型的中药制剂溶解稀释至100~250ml,装入洗净之输液瓶内备用,直肠滴入时应保持在38℃左右,过凉过热都易刺激肠壁,不利于药液保留。

(二) 滴入方式

以普通输液器插入输液药瓶,再剪去针头及过滤器,以断头接普通导尿管,涂以液状石蜡油,排净管内空气后,轻轻将导尿管插入肛门,深度视病灶部位而定,一般在15~25cm之间,用调节器控制滴速,一般是每分钟50滴左右,要求30~60分钟滴完,滴速太快,压力过高,会刺激肠蠕动加速,引起腹痛、腹泻,达不到保留药液的目的。

(三) 注意事项

1. 灌肠前应检查肛门直肠,凡有痔疮、漏管、肠道坏死或穿孔可能时,应慎用或禁用。女性患者灌肠宜避开月经期与产褥期。灌肠前先嘱患者大便或行清洁灌肠,以延长药物的保留时间,促进药物充分吸收利用。

2. 体位采用左侧卧位,稍抬高臀部,滴完后可采用仰卧位,20分钟后再采用侧卧位,药液必须保留30分钟以上才能达到良好的治疗目的。

3. 操作时动作要轻柔,切忌粗暴插管,并仔细观察有无药液外溢、腹痛、腹胀等不良反应,如有异常则暂停治疗。

五、中药直肠滴入在急危重症中的应用

中药直肠滴入应用范围广泛,各种急危重症均可辨证应用中药汤剂直肠滴入治疗,辨证处方后,将中药液煎至100~250ml放置,待温度38℃左右,按照上述方法进行直肠滴入即可。中药直肠滴入尤其适用于肠道疾病、妇科疾病及合并便秘或大便干结患者,各种急危重症属实证且合并便秘者,均可应用大承气汤等具有泻下作用的中药直肠滴入治疗。以下为中药直肠滴入治疗急危重症举隅:

(一) 中风痰热腑实

治法:化痰通腑。

方药:星蒌承气汤加减。

常用药物:生大黄、芒硝、枳实、瓜蒌、胆南星、丹参、天竺黄。

加减:热象明显者,加栀子、黄芩;年老体弱津亏者,加生地黄、麦冬、玄参。

(二) 阳明腑实

治法:通腑泄热。

方药:大承气汤加减。

常用药物:生大黄、芒硝、枳实、厚朴。

注意事项:高热者,药液温度宜低于37℃。

(三) 暴喘风盛痰阻

治法:祛风解痉,宣肺化痰。

方药:三拗汤合导痰汤加减。

常用药物:炙麻黄、紫苏子、苏叶、杏仁、陈皮、法半夏、前胡、枳实、胆南星。

加减:痰多喘鸣者,加石菖蒲、白果;头身困重者,加藿香、佩兰、生薏苡仁。

（四）关格

治法：温阳化气、泻下降浊。

方药：降氮汤加减。

常用药物：大黄、生牡蛎、六月雪、丹参、桂枝、茯苓、泽泻、黄连。

（五）卒心痛气滞血瘀

治法：理气化瘀，活血通脉。

方药：瓜蒌薤白桂枝汤合桃红四物汤加减。

常用药物：全瓜蒌、薤白、枳实、桂枝、桃仁、红花、当归、川芎、川楝子、延胡索。

（陈分乔）

复习思考题

1. 简述中药直肠滴入的注意事项。
2. 简述中药直肠滴入的机制。

第三十章

心肺脑复苏术

心搏骤停发生时,以迅速而有效的胸外按压形成暂时的人工循环、人工呼吸恢复呼吸循环并快速电除颤转复心室颤动(或无脉性室速),以及尽早使用血管活性药物来重新恢复自主循环(ROSC)的一系列急救过程称为心肺复苏术(CPR)。目的是使患者自主循环恢复,是针对呼吸心跳停止的急危重病人所采取的抢救关键措施。心搏骤停发生后,复苏措施实施越早,成功率越高。1 分钟内有效心肺复苏,90% 的人有机会救治成功;4 分钟内实施有效的心肺复苏,50% 的人有机会救治成功;超过 6 分钟,救治成功率不足 10%。

中医文献很早就有抢救心搏骤停的记载。如东晋名医葛洪在《肘后备急方》中 "塞两鼻孔,内其口中至咽,令人嘘之,有顷,其腹中砉砉转,或是通气也……" 在南北朝时期的医学著作《集验方》记载 "仰卧,以物塞两耳,以两个竹筒内死人鼻中,使两人痛吹之,塞口傍无令气得出。半日,所死之人即噫噫,勿复吹也"。

一、心搏骤停的诊断

心搏骤停是指心脏泵血功能的突然停止,常温下心脏丧失有效收缩 4~15 秒即出现临床体征,10~20 秒后发生晕厥,40 秒左右发生意识不清或抽搐,45 秒后瞳孔放大,60 秒后则延髓受抑制而呼吸迅速变浅变慢随后停止,大动脉搏动消失,心音消失,双瞳孔散大,皮肤出现发绀。4~6 分钟后脑细胞发生不可逆性损害,神经反射消失。

心搏骤停时心电图表现可分为以下三种类型:①心室颤动(VF)/无脉性室速(VT):在心搏骤停的早期最常见,约占 80%,复苏成功率最高;②心室停搏:心电图呈直线无心室波或仅可见心房波,多在心搏骤停 3~5 分钟时出现;③无脉电活动:即电机械分离,心脏有持续的电活动,但无有效机械收缩功能,常规方法不能测出血压和脉搏。心电图上常见宽大而畸形、振幅较低的 QRS 波群,频率<30 次/min,也可见其他类型如窦性、房性、室速心律、心动过速、心动过缓等各种心电图。

临床上,只要患者有急性意识丧失和大动脉搏动消失两项,心搏骤停的诊断就可确定,不必依靠心电图和其他检查,以免延误抢救时机。如原来清醒者突然倒地,意识突然丧失,即认为患者已经发生了心搏骤停。

二、心搏骤停的抢救

心搏骤停发生后最主要的抢救措施是及时有效地进行心肺脑复苏。

心肺脑复苏(cardiopulmonary cerebral resuscitation,CPCR)是针对心搏骤停,旨在尽快建立有效循环,提高心输出量,而采取的一系列措施。心脏停搏时间越长,全身组织特别是脑组织经受缺氧的损害越严重,ROSC 的可能性就越小,脑神经功能恢复的可能性就更小。因此,心搏骤停抢救成功的关键,是尽早开始有效心肺复苏。

心肺脑复苏分为 3 个阶段:基础生命支持、高级生命支持和持续生命支持。无论何种原因引起的心搏骤停,其处理原则大致相同,首要任务是尽快建立有效循环,保持呼吸道通畅,给予有效的生命支持。

(一)第 1 期:基础生命支持(basic life support,BLS)

基础生命支持是维持人生命指征最基础的救生方法和手段。目的是采用简单易行的措施建立人工循环和呼吸支持,使心脏有一定的输出量、供应已经部分氧合的血液,从而初步保护心、脑、肾的功能。基础生命支持是一系列的操作程序,包括对心跳、呼吸的判断,基本循环和呼吸支持等干预的技术。

1. 场景不同,流程要点不同

(1)无 AED(自动体外除颤器)的单人急救(无人帮手):胸外心脏按压,直到患者循环恢复或专业急救人员到场或有其他公众帮手。

(2)有 AED 的单人急救(无人帮手):胸外心脏按压 2 分钟,接 AED,电除颤;循环进行,直到患者循环恢复或有人帮手或医务人员到现场。

(3)无 AED 的双人或多人参与急救:胸外心脏按压或人工呼吸交替进行,争取尽早获得 AED,准备迎接专业急救人员到现场。

(4)有 AED 双人或多人参与急救:一人胸外心脏按压,一人准备 AED;尽快电除颤,电除颤后继续胸外心脏按压,直到患者循环恢复或专业急救人员到场。

2. 心肺复苏术的要点 心肺复苏术的顺序是 CAB,这三个英文字母分别代表的是 C-按压(compression),A- 气道(airway),B- 呼吸(breathing)。

(1)C:即胸外心脏按压。其目的是恢复心脏的自主搏动,恢复血液循环。

1)将患者放在坚固而稳定的表面上,如地上或硬板床上。

2)双膝跪于其肩、胸旁边。

3)施救者将一只手的掌根放于患者胸部中央(胸骨与两乳头连线的中点),将另一只手放在第一只手的上面,手指交叉扣紧。保持肘部伸直,将肩膀直接朝向双手。

4)使用上半身(不仅仅是手臂)的力量向下按压,深度 5~6cm;按压的频率 100~120 次 /min,也即"用力快压"。

(2)A:即开通并保持呼吸道通畅。

在双人心肺复苏中,完成 30 个胸外心脏按压后,应评估患者的气道开放情况,并给予 2 次人工呼吸支持。正确的开放气道是保证人体气道通畅的关键,舌根后坠和异物阻塞是造成气道阻塞最常见的原因。

1)徒手开放气道——仰头举颏法:抢救者一手掌根放在患者前额,用力下压使头部后仰,另一手的示指与中指并拢置于患者下颏骨处,向上抬起下颏。头部后仰的程度是使下颏和耳垂连线与地面垂直,操作时要注意手指不要压迫患者颈前部颏下软组织,以免压迫气管。

2)清除气道异物:行开放气道手法时,如发现患者口腔内存在异物或呕吐物,应立即清除,有义齿者取下义齿。

(3)B:即人工呼吸(或称人工通气)。

人工呼吸可维持肺泡通气,从而减轻组织缺氧和二氧化碳潴留。

1)单人口对口人工呼吸:①保持呼吸道畅通和患者口部张开;②抢救者用按于前额一手的拇指和示指捏闭患者鼻孔;③抢救者吸一口气,张开口紧贴患者口部,以包裹患者的口周围(婴幼儿可连同鼻一块包住),不使漏气;④匀速向患者口内呼气,注意观察胸廓是否上抬;⑤一次呼气完毕,应立即与患者口部脱离,吸入新鲜空气,以便做下一次人工呼吸,同时放松捏患者鼻部的手,此时患者胸部自然回缩,有气流从口鼻呼出。

2)其他方式的单人施救人工呼吸:当患者因口腔外伤或其他原因导致口腔不能打开时,可采用口对鼻吹气。因各种原因不能行口对口和口对鼻人工呼吸时,采用口对辅助器吹气,常用的辅助器为S形管或面罩。

3)球囊面罩通气:双人施救时,一人行胸外按压,另一人行球囊面罩通气。施救者位于患者的头顶侧,使患者头后仰,打开气道,一手中指、环指、小指置于患者下颌部,示指和拇指置于面罩上,两组手指相向用力,将面罩紧密置于患者面部,即E-C技术,另一手挤压球囊。亦可选择双手E-C手法持面罩,保持气道开放,一人用双手挤压球囊,通气效果更好。

针对成人,不论单人还是双人复苏,胸外按压与人工呼吸比例均为30:2。人工呼吸均应持续吹气1秒以上,胸廓有明显起伏即证明有效,避免快速和过分加压通气。建立高级气道后,每6秒给予一次通气。

3. 尽早使用AED除颤 心搏骤停的患者大多存在恶性心律失常,这是很多患者不能通过胸外心脏按压抢救成功的原因。此时,需要使用一种被称为"救命神器"的设备,即"自动体外除颤器"简称"AED",是由非医务人员和医务人员在抢救心搏骤停患者使用的设备。只要打开电源,接上电极,AED可以自动识别恶性心律失常,并提示抢救者按下放电键,即可完成除颤,消除恶性心律失常。AED使用程序简单,且有语音提示。

(1)打开电源。

(2)贴电极,右边在右锁骨下,左侧在左侧肋下近侧腰部。

(3)等待AED自动分析结果,根据提示需要电除颤,自己和旁人离开。

(4)按下放电键。

注意事项:

(1)对心搏骤停的抢救来说,AED非常必要,需要尽快使用,即有AED时,先使用AED除颤,后再胸外心脏按压。如果现场没有AED,也要尽快能找到AED。

(2)AED的价值虽然非常大,但如果现场没有AED,不要停下心脏按压而去找AED。给予患者持续胸外心脏按压(配合人工呼吸)仍然可提高救治成功率。

(3)按下AED放电键后,AED立即放电,故按下放电键前,患者身旁所有人包括抢救者均要远离患者,避免意外受到电击。

(4)除颤后,继续胸外心脏按压。

(5)如仍有可除颤心律可多次除颤。

4. 终止心肺复苏的标准 两种情况可以终止心肺复苏:其一,患者自主心跳、呼吸恢复;其二,抢救无效死亡。

(1)患者恢复自主心跳与呼吸:以下情况之一,提示患者自主心跳与呼吸恢复,可以停止心肺复苏,准备转运到医院继续抢救。

1)患者意识恢复。

2)患者自主睁眼。

笔记栏

3)动脉(一般检查颈动脉)搏动恢复。

4)患者胸部自主起伏,有自主呼吸。

5)面色由晦暗转为红润。

(2)抢救无效:抢救超过30分钟,患者没有恢复自主心跳一般不再继续抢救,考虑为抢救无效。此时,一般需要急救的医生到现场,通过心电图检查确认。

(二)第2期:高级生命支持

高级心血管生命支持(advanced cardiovascular life support,ACLS)主要包括建立人工气道、复苏药物治疗。ACLS应尽早开始,如条件具备,最好与BLS同步进行。

1. 人工气道的建立

(1)咽通气道:咽通气道主要包括口咽通气管和鼻咽通气管,主要适用于由于舌后坠、分泌物、呕吐物、血凝块或其他异物如义齿脱落等机械因素引起的上呼吸道部分或完全梗阻,但不适宜做气管内插管,更无必要做气管切开的患者。喉罩亦为开放上气道的良好工具,可酌情选用。咽通气道的主要步骤为:首先清除口腔异物及分泌物,徒手开放气道,然后放入鼻咽通气管或口咽通气管,恢复生理体位。

(2)喉罩:喉罩在临床上用作面罩通气和气管插管的一种替代选择,它通常易于放置,而且比气管插管的刺激性小,但喉罩不能完全防止误吸,也不能预防喉痉挛。

(3)气管插管:气管插管是最常用的人工气道,对需要进行气管插管者要及早插管。气管插管时应尽量减少胸外按压的时间或暂停胸外按压。气管插管后可接呼吸机进行机械通气,频率一般为10次/min,初始吸入氧浓度可为100%,尽快根据氧合情况下调氧浓度至病情允许的水平。

2. 复苏药物治疗 应尽快建立复苏用药通路,保证复苏药物的使用。最常用的方法为应用留置针行外周静脉穿刺,优先选择粗直的静脉血管,如肘正中静脉、贵要静脉;必要时进行中心静脉穿刺置管;特殊情况下可考虑经骨髓腔用药或气管内给药。常用复苏药物:

(1)肾上腺素:肾上腺素是首选药物,适用于各种类型的心搏骤停。标准剂量每次1mg,静脉或骨髓腔内给药,每3~5分钟重复给药。

(2)胺碘酮:用于对胸外按压、电除颤和缩血管药等治疗无反应的顽固性心室颤动或无脉搏心动过速患者。用法为首剂300mg,静脉或骨髓腔内快速推注给药,如无效,可追加150mg。

(3)利多卡因:因室颤或无脉室速导致心搏骤停,恢复自主循环后,可考虑立即开始或继续给予利多卡因100mg(1~1.5mg/kg)。

(4)硫酸镁:镁剂使用的指征包括①电击无效的顽固性心室颤动、室性快速心律失常伴有低镁血症;②尖端扭转型室性心动过速;③洋地黄中毒。初始剂量为2g,1~2分钟内注射完毕,10~15分钟后可酌情重复给药。

(5)碳酸氢钠:pH<7.1(碱剩余为10mmol/L以下)时可考虑应用。在一些特殊情况下,如原本就有代谢性酸中毒、高钾血症、三环类抗抑郁药过量时使用可能有益。

(6)参附注射液、生脉注射液:二者单用或联用能更好地保护缺血后的心脏功能,维持良好的血液循环,保护心、脑、肾等重要器官功能,提高心肺复苏成功率。心肺复苏开始时给予50~100ml,静脉推注。

对于心搏骤停的病因可能可逆的患者,有条件时可考虑应用体外膜肺氧合技术进行体外心肺复苏。

(三)第3期:复苏后综合征治疗(持续生命支持)

心肺复苏后由于全身缺血和再灌注损伤而产生的各种病理生理状态,称为心搏骤停后综合征。其严重程度和临床表现因心搏停止的时间、心肺复苏的时长及基础病症等情况而异。2020 年美国心脏协会心肺复苏指南强调,无论原因如何,心搏骤停和复苏期间发生的缺血、缺氧、再灌注都可能对多器官系统造成损害。各个系统损伤的严重程度可能差异很大。因此,有效的心搏骤停后综合治疗包括多个方面。指南对复苏后治疗分 6 部分,分别是心血管治疗、目标体温管理、神经功能保护、呼吸支持、其他重症监护、预后的判断,临床实际情况可能涉及的内容会更多。

1. 心血管治疗   心血管治疗包括急诊冠状动脉再灌注治疗并维持血流动力学稳定。心搏骤停如为心肌梗死所致,应行急诊经皮冠状动脉介入。维持平均动脉压在 65mmHg 以上。

2. 目标体温管理(TTM)   包括了诱导亚低温、院前抢救的亚低温、避免体温过高三个方面。对于所有 ROSC 后意识不清的患者,无论初始节律如何,指南均建议诱导亚低温至 32~36℃。对于昏迷的复苏后患者,需积极预防发热。

3. 神经功能保护措施   主要包括控制癫痫发作,持续的脑电图监测明确诊断及癫痫的药物使用;脱水降低颅内压。

4. 呼吸支持   考虑温度校正,建议将 $PaCO_2$ 维持在正常生理范围。氧合方面可使用高浓度氧,从而避免复苏后的缺氧。

5. 其他重症监护   如血糖控制,目前没有明确的指导区间。其余治疗参考脓毒症等标准的重症监护治疗方案。

6. 预后判断

(1)判断的时间:亚低温治疗的患者判断预后的最早时间,应该在复温后的 72 小时。若未接受 TTM,第一次判断应该在心搏骤停后 72 小时。

(2)72 小时后,瞳孔对光反射消失,脑电图的无反应或者癫痫样活动,可作为预测不良神经预后的独立因素。复温或骤停后 24~72 小时,SSEP(体感诱发电位)双侧 N20(即刺激上肢腕部神经在 20ms 处出现的正向电位)的缺失则提示预后不佳。ROSC 后未接受 TTM 治疗后的昏迷患者,骤停后 2 小时内行颅脑 CT 检查,显著降低的灰质 / 白质比例预测不良预后。颅脑核磁共振检查在 2~6 日后可提示神经功能的不良预后。

(丁邦晗)

复习思考题

1. 简述 AED 使用流程。

2. 如何评估 ROSC 后预后?

◆◆◆ 第三十一章 ◆◆◆

血流动力学与氧输送监测

> **学习目标**
>
> 1. 掌握中心静脉压、氧输送监测技术及应用。
> 2. 熟悉动脉血压监测技术与应用。
> 3. 了解血流动力学的基础理论。

血流动力学（hemodynamics）是血液在循环系统中运动的物理学，通过对作用力、流量和容积三方面因素的分析，观察并研究血液在循环系统中的运动情况。血流动力学监测（hemodynamics monitoring）是指依据物理学的定律，结合生理和病理生理学概念，对循环系统中血液运动的规律性进行定量、动态、连续测量和分析，并将这些数据反馈性用于对病情发展的了解和对临床治疗的指导。

一般可将血流动力学监测分为无创伤性和有创伤性两大类：无创伤性血流动力学监测是指应用对机体没有机械损害的方法而获得的各种心血管功能的参数；有创性血流动力学监测是指经体表插入各种导管或探头到心腔或血管腔内，而直接测定心血管功能参数的监测方法，该方法能够获得较为全面的血流动力学参数，有利于深入和全面地了解病情，尤其适用于危重患者的诊治，临床上应根据患者的病情与治疗的需要选择具体实施的监测方法。

需要强调的是，任何一种监测方法所得到的数值都是相对的，因为各种血流动力学指标都经常受到许多因素的影响，单一指标的数值并不能全面反映血流动力学状态，必须重视多种血流动力学指标的综合评估。在实施综合评估时，应注意以下三点：①分析数值的连续性动态变化；②结合症状、体征综合判断；③结合多项指标数值综合评估某一种功能状态。

本章重点介绍动脉压、肺动脉压和中心静脉压测定的方法、操作步骤和临床意义，以及血流动力学参数监测的临床意义。

一、动脉压监测

（一）动脉压监测方法简介

一个心动周期中每一瞬间动脉血压的平均值称为平均动脉压（mean arterial pressure，MAP）。动脉血压的数值主要取决于心输出量和外周阻力，因此凡能影响心输出量和外周阻力的各种因素，都能影响动脉血压。动脉压是反映后负荷、心肌氧耗与做功，以及周围循环的指标之一。血压的监测方法可分为两类：无创伤性测量法和有创伤性测量法。

（二）无创血压监测

无创血压监测（non-invasive blood pressure，NIBP）可根据袖套充气方式的不同，分为手动测压法和自动测压法两大类。

1. **手动测压法** 经典的血压测量方法即袖套测压法，该法所用的设备简单，费用低，便于携带,适用于一般患者的监测。但用手动控制袖套充气,费时费力,不能连续监测,不能及时反映患者血压的动态变化。

手动测压法导致误差的常见因素有:

(1)袖套使用不当,如绑得过松或者过紧。

(2)肥胖患者或婴儿测压时应注意其准确性。

(3)放气过快测量值偏低。

(4)读数时候的视平线和刻度线不平行,读数偏高或者偏低。

(5)测量时患者是否处于静息状态。

(6)校对:血压计需要定期校对,误差不可超过 ±3mmHg。

2. 自动测压法　自动无创测量技术使用方便,故运用最为广泛。大多数自动测量设备采用的都是振荡技术,分为自动间断测压法和自动连续测压法,操作简便无创伤性,其最大的优点就是能瞬时反映血压的变化。

自动测压法导致误差的常见因素有:

(1)袖套尺寸。

(2)测量时患者活动。

(3)心律失常。

(4)血压很低或很高。

(三) 有创血压监测

1. 有创血压监测的基本概念　在遇到危重病人如休克病人、一些心脏手术和其他重大手术时,对血压进行误差更小、实时变化的监测具有很重要的临床价值,这就需要采用有创血压监测技术来实现。有创血压(invasive blood pressure,IBP)一般可监测:动脉血压(ABP)、中心静脉压(CVP)、肺动脉压(PAP)、左房压(LAP)、颅内压(ICP)。其测量原理是:首先将导管通过穿刺操作,置于被测部位的血管内,导管的外端直接与压力传感器相连接,由于流体具有压力传递作用,血管内的压力将通过导管内的液体传递到外部的压力传感器上,从而可获得血管内实时压力变化的动态波形,通过特定的计算方法,即可获得被测部位血管的收缩压、舒张压和平均动脉压。

2. 有创血压监测的指征

(1)适应证

1)各类危重患者、循环不稳定、重大手术等患者,均需连续监测周围动脉内压力。

2)严重低血压、休克和需反复测量血压的患者。

3)间接法测压有困难或脉压狭窄难以测出时,采用直接动脉内测压,即使压力低至30~40mmHg,亦可准确地测量。

4)患者需使用血管收缩药或扩张药治疗时,连续监测动脉内压力,不但可保证测压的准确性,且可及早发现使用上述药物引起的血压突然变化。

5)术中需进行血液稀释、控制性降压的患者。

6)需反复采取动脉血样做血气分析和 pH 测量的患者,为减少采动脉血样的困难,以及频繁的动脉穿刺引起的不适和损伤,一般也主张做动脉内插管。

(2)禁忌证:相对禁忌证为严重凝血功能障碍和穿刺部位血管病变,但并非绝对禁忌证。

3. 有创血压穿刺插管技术　以桡动脉为例,分为经皮动脉穿刺和直视动脉穿刺插管两种方法。

(1)经皮动脉穿刺插管法:常选用左侧桡动脉,经皮桡动脉穿刺成功率与动脉搏动是否强而明显及技术熟练程度有关。

（2）直视动脉穿刺插管法：遇到桡动脉搏动微弱、休克、低心输出量和经皮穿刺失败的患者，可切开皮肤，显露桡动脉，直接明视穿刺插管。

4. 有创血压测压时应注意的问题

（1）不同部位存在压差：在周围动脉不同部位测压，要考虑到不同部位的动脉压差。

（2）零点确定：采用换能器测压时，换能器固定的高度应与心脏在同一水平，当患者体位改变时应随时调整高度；监测脑部血压时，换能器应与脑部在同一水平，避免由此而造成测压误差。

5. 有创血压穿刺插管的常见并发症及其预防　有创血压穿刺插管的主要并发症是由于血栓形成或栓塞引起血管阻塞，至于阻塞的远端是否出现缺血或坏死，则取决于侧支循环和阻塞后的再通率。其常见并发症及其预防方法如下。

（1）血栓：血栓多由于导管的存在而引起，随着导管留置时间延长，血栓形成的发生率增加，但血栓形成后绝大多数可以再通。

（2）栓塞：栓子多来自围绕在导管尖端的小血块、冲洗时误入气泡或混入测压系统的颗粒状物质，一般认为用连续冲洗法可减少血栓栓塞的机会。

（3）出血：穿刺时损伤、出血可引起血肿，一般加压包扎均可止血。

（4）感染：导管留置时间越长，感染机会越多。一般导管留置不要超过 3~4 日，当局部出现感染或有任何炎症征象时，应立即拔除导管。

（四）无创测压和有创测压数值的比较

无创测压和有创测压数值之间有一定的差异，一般认为有创法测得的动脉压比无创法略高，收缩压常常会高出 5~20mmHg，休克、低血压和低体温患者的这个数值差额还会增加。

二、有创肺动脉压监测

肺动脉漂浮导管（pulmonary artery catheter，PAC）由 Jeremy Swan 和 Wiliam Ganz 等人设计并引入临床应用，所以又称 Swan-Ganz 导管。根据肺动脉漂浮导管所测数据，可以对心脏的前负荷、后负荷、心肌的收缩舒张功能作出客观的评价，结合血气分析，还可进行全身氧代谢的监测。

肺动脉漂浮导管的出现在血流动力学的发展史上具有里程碑意义，Swan-Ganz 导管不仅可测量肺动脉压（pulmonary arterial pressure，PAP）、肺小动脉楔压（pulmonary arterial wedge pressure，PAWP）、中心静脉压（central venous pressure，CVP），还可应用热稀释方法测量心输出量和抽取混合静脉血标本，从而使得血流动力学指标更加系统化，也具有对治疗的反馈指导性作用。

（一）肺动脉漂浮导管简介

标准型的 Swan-Ganz 导管为 7F 四腔漂浮导管，长 110cm，不透 X 线，从导管顶端开始，每隔 10cm 标有明确的标记，作为插管深度的指示。导管的顶端有一个可充入 15ml 气体的气囊，充气后的气囊基本与导管的顶端平齐，但不阻挡导管顶端的开口。气囊的后方有一个快速反应热敏电极，可以快速测量局部温度的变化。导管共有 4 个腔，包括远端孔（肺动脉）、球囊充盈孔、近端孔（右房）和热敏电阻连接端，其中近端孔的开口位于距顶端 30cm 的导管侧壁上（图 31-1）。

（二）肺动脉漂浮导管的应用指征

1. 适应证　Swan-Ganz 导管适用于对血流动力学指标、肺脏和机体组织氧合功能的监测，适用于任何原因引起的血流动力学不稳定及氧合功能改变，或存在可能引起这些改变的危险因素的情况，其他适应证包括测定混合静脉血氧饱和度和心脏起搏，都可以应用 Swan-Ganz 导管。

2. 禁忌证　Swan-Ganz 导管的绝对禁忌证是在导管经过的通道上有严重的解剖畸形，导管无法通过或导管的本身即可使原发疾病加重，如右心室流出道梗阻、肺动脉瓣或三尖瓣狭窄、肺动脉严重畸形、法洛四联症等。

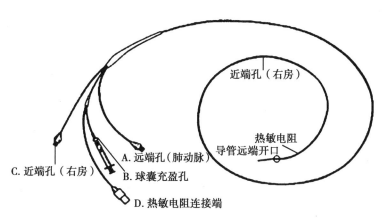

C. 近端孔（右房）

A. 远端孔（肺动脉）

B. 球囊充盈孔

D. 热敏电阻连接端

近端孔（右房）

热敏电阻
导管远端开口

图 31-1　肺动脉漂浮导管（Swan-Ganz 导管）

（三）肺动脉漂浮导管的置管方法

1. 插管前准备

（1）首先要掌握应用 Swan-Ganz 导管的适应证,明确需要通过 Swan-Ganz 导管解决哪些问题。

（2）尽可能了解病情发展的变化情况,了解药物过敏史,监测出凝血功能。

（3）准备进行 Swan-Ganz 导管置管操作的术者应熟练地掌握中心静脉插管的技能,熟悉心脏及其大血管的接轨走行,熟悉 Swan-Ganz 导管的结构特点,能够识别在插管过程中导管经过不同部位时压力波形的不同特点,掌握在插管时所需用具的使用方法。

2. 插管途径的选择　应注意到达右心房的距离、导管是否容易通过、是否容易调整导管位置、操作者的熟练程度、患者的耐受程度、体表固定是否容易,以及局部受污染的可能性。以下是漂浮导管的最佳插入途径右颈内静脉及其他几种插管部位。

（1）颈内静脉:经右侧颈内静脉是 Swan-Ganz 导管的首选插管途径,导管经过的路途较近,直接走向心脏,弯曲少,利于导管通过。

（2）锁骨下静脉:多选择右侧锁骨下静脉为插管途径,导管到达右心房的距离较短,插管后导管的外端易于在胸前壁固定,但插管的并发症较多,极易损伤锁骨下动脉。

（3）股静脉:股静脉穿刺方法比较普及,容易掌握,但股静脉为较少使用的插管途径。

3. 注意事项

（1）置管后应进行 X 线胸像检查,以确定导管的位置,漂浮导管尖端应位于左心房同一水平。

（2）漂浮导管的最佳嵌入部位应在肺动脉较大分支并出现 PAWP 波形。

（3）不论自主呼吸或机械通气患者,均应在呼气终末测量 PAWP。

（4）漂浮导管的维护:尽量缩短漂浮导管的留置时间,因长期监测可能发生栓塞和感染,穿刺插管的皮肤开口处需每日消毒和更换敷料,定期用肝素冲洗,全身用抗生素治疗。

（5）传感器故障导致测压错误:用传感器电子测量压力造成测压误差的原因有测压系统中大气泡未排除;传感器位置不当;压力定标错误等。

（四）肺动脉漂浮导管的并发症

PAC 是创伤性监测技术,在中心静脉穿刺过程、插导管及留置导管中,可发生一些并发症,其中严重心律失常发生率为最高。Swan-Ganz 导管的常见并发症及出现的问题有:①心律失常;②导管打结;③肺动脉破裂;④气囊破裂;⑤肺栓塞;⑥感染等。

（五）肺动脉导管波形分析

正常右房、右室、肺动脉和肺动脉嵌顿压波形见图 31-2。当 PAC 进入肺小动脉而气囊未充气时,是代表肺动脉的压力和波形。PAWP 的正常波形和 CVP 波相似,可分 a、c 和 v

波,与心动周期的时相一致。左心房收缩产生 a 波,二尖瓣关闭产生 c 波,左心房充盈和左心室收缩使二尖瓣向心房膨出时产生 v 波。心电图 P 波后为 a 波,T 波后为 v 波。PAWP的异常波形可见于心律失常,心衰、心肌缺血、二尖瓣狭窄和关闭不全及心脏压塞等,因此,通过波形分析,也可反映疾病病理变化和心功能等。

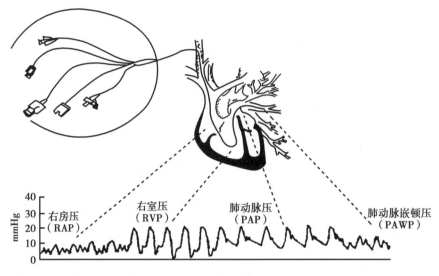

图 31-2　正常右心及肺动脉压力波形

（六）肺动脉漂浮导管参数的测量

通过 Swan-Ganz 导管可获得的血流动力学参数主要包括三个方面:压力参数(包括右房压、肺动脉嵌顿压、肺动脉压)、流量参数(主要为心输出量)和氧代谢方面的参数(混合静脉血标本),以这些参数为基础,结合临床常规检查,通过计算可以获得更多的相关参数。

三、中心静脉压的监测

中心静脉压(CVP)是测定位于胸腔内的上、下腔静脉或右心房内的压力,是衡量右心对排出回心血量能力的指标。由于操作简单方便,不需要特殊设备,临床上应用很广。

（一）中心静脉压监测装置简介

1. 换能器测压　应用换能器测压可连续记录静脉压和描记静脉压力波形。

2. 水压力计测压器　用一直径 0.8~1.0cm 的玻璃管和刻有 cmH_2O 的标尺一起固定在盐水架上,接上三通开关,连接管内充满液体,排除空气泡,一端与输液器相连,另一端接中心静脉穿刺导管,标尺零点对准腋中线右心房水平,阻断输液器一端,即可测 CVP,这种测量 CVP 的装置可自行制作,操作简易,结果准确可靠。

（二）中心静脉插管的指征

1. 适应证

(1)严重创伤、休克及急性循环功能衰竭等危重患者。

(2)全胃肠外营养支持。

(3)需接受大量、快速输血、补液的患者,利用中心静脉压的测定可随时调节输入量和速度。

(4)心血管代偿功能不全的患者,进行危险性较大的手术或手术本身会引起血流动力学显著的变化。

(5)经导管安置临时心脏起搏器。

2. 禁忌证　一般禁忌证包括穿刺静脉局部感染或血栓形成。相对禁忌证为凝血功能障碍,但这并非绝对禁忌证。

（三）监测中心静脉压的临床意义

1. 正常值 CVP 的正常值为 5~10cmH$_2$O,<5cmH$_2$O 表示血容量不足,>15cmH$_2$O 提示输液过多或心功能不全。

2. 影响 CVP 的因素

(1)病理因素:CVP 升高见于右心房及左或右心室心力衰竭、心房颤动、肺梗死、支气管痉挛、输血补液过量、纵隔压迫、张力性气胸及血胸、慢性肺部疾患、心脏压塞、缩窄性心包炎、腹内压增高的各种疾病及先天性和后天性心脏病等。CVP 降低的原因有失血和脱水引起的低血容量,以及周围血管扩张,如分布性休克等。

(2)神经体液因素:交感神经兴奋,儿茶酚胺、抗利尿激素、肾素和醛固酮等分泌增加,血管张力增加,使 CVP 升高。相反,某些扩血管活性物质,使血管张力减少,血容量相对不足,CVP 降低。

(3)药物因素:快速输液、应用去甲肾上腺素等血管收缩药,CVP 明显升高;用扩血管药或心功能不全患者用洋地黄等强心药后,CVP 下降。

(4)其他因素:缺氧和肺血管收缩、气管插管和气管切开、患者挣扎和躁动、控制呼吸时胸膜腔内压增加,腹腔手术和压迫等均使 CVP 升高,麻醉过深或椎管内麻醉时血管扩张,CPV 降低等。

3. CVP 波形分析

(1)正常波形:有 3 个正向波 a、v、c 和两个负向波 x、y。a 波由心房收缩产生;x 波反映右心房舒张时容量减少;c 波是三尖瓣关闭时瓣叶轻度向右房突出引起右房压轻微增加所产生;v 波是右心充盈同时伴随右心室收缩,三尖瓣关闭时心房膨胀的回力引起。

(2)异常波形:①a 波抬高和扩大:见于右心室衰竭、三尖瓣狭窄和反流、心脏压塞、肺动脉高压及慢性左心衰竭等;②v 波抬高和扩大:见于三尖瓣反流;③呼吸时 CVP 波形:自主呼吸在吸气时,压力波幅降低,呼气时增高,机械通气时随呼吸变化而显著。

（四）影响中心静脉压测定值的因素

1. 导管位置 测定中心静脉压的导管尖端必须位于右心房或近右心房的上、下腔静脉内,插管后应常规作 X 线摄片以判断导管的位置。

2. 标准零点 中心静脉压的测量数值仅数厘米水柱,零点发生偏差将显著影响测定值。一般均以右心房中部水平线作为理想的标准零点,即仰卧位时,基本上相当于第 4 肋间前、后胸径中点(腋中线)的水平线。若患者体位发生改变应随即调整零点。

3. 胸膜腔内压 影响中心静脉压的因素除了心功能、血容量和血管张力外,首先是胸膜腔内压,患者咳嗽、屏气、伤口疼痛、呼吸受限及麻醉和手术等因素均可通过影响胸膜腔内压而改变中心静脉压的测量数值。机械通气时常会使胸腔内平均压升高。

4. 测压系统的通畅度 测压系统通畅,才能提供正确的测压数值。当需要较长时间监测中心静脉压,输液速度又较缓慢时,可于每 500ml 液体内加肝素 3~5mg,以预防管端形成血凝块,保持测压系统的通畅。

（五）中心静脉压测定常见的并发症

经皮穿刺插入中心静脉导管是盲目性的操作,创伤性损害难以完全避免,一旦操作失误或管理不当,会造成各种严重的并发症,甚至致命。近年来各种并发症虽已明显减少,但仍要引起高度的重视。常见的并发症有:心脏压塞、气胸、血胸、空气栓塞、血肿、感染。

四、氧输送监测

氧输送(oxygen delivery,DO$_2$)代表心脏给外周循环输送的氧量,受到四个因素的影响,即血红蛋白浓度(hemoglobin,Hb)、心脏指数(cardiac index,CI)、动脉血氧饱和度(arterial oxygen saturation,SaO$_2$)和动脉血氧分压(arterial oxygen tension,PaO$_2$)。增加心输出量和血红蛋白浓度,提高动脉血氧饱和度均可增加全身的氧供,但血红蛋白提高过多可增加血液黏度,反而使组织血液灌注减少,一般认为Hb保持在80g/L即可,因此增加心输出量是提高氧输送的最有效的途径。氧消耗反映了机体的总代谢需求,在正常生理状态下,氧消耗和氧输送是互相匹配的,只有当氧输送降至临界水平以下时,氧输送的减少才会引起氧消耗的明显减少,此时出现无氧代谢的证据,这一现象被称为生理性氧供依赖。

通常状况下,氧输送的数量比组织需求大3~4倍。危重症中生理功能紊乱导致氧输送的绝对减少或者组织氧需求的增加,重新组成了一个新的安全平衡线。氧输送依赖于心输出量(血量)和动脉血氧含量。

由于氧在组织中不能被储存的特点,组织细胞每时每刻都需要不断的氧的供给,这就使得纠正组织缺氧不仅成为支持性治疗的主要目标,也成为评价器官功能及指导临床治疗的主要手段。因此,对氧输送及其相关指标的监测在危重患者的治疗中具有极其特殊的意义。

氧输送的计算公式:氧输送 = 心输出量 × 动脉血氧含量。

(一)动脉血氧含量

CaO$_2$(arterial oxygen content)的定义:血红蛋白携带氧的数量 + 溶解在动脉血中的氧的数量。动脉氧含量的组成可以用以下公式表现:

动脉血氧含量(ml)=0.003 × 动脉血氧分压(mmHg)+1.34 × 动脉血氧饱和度 × Hb(g)。

0.003是氧的溶解系数,即每100ml血液中每1mmHg氧分压有0.003ml物理溶解状态的氧。动脉血氧分压指的是每克血红蛋白都完全饱和,可输送将近134~139ml的氧气,具体携氧量主要依赖于血红蛋白(Hb)对氧的亲和能力。血红蛋白可将氧气提供给组织,当血流通过毛细血管时,细胞摄取溶解氧,血红蛋白就继续释放足够的氧气,以满足机体的需求。Hb的功能主要发挥在氧供相对不充分或细胞需求增多时,Hb就释放出更多的氧,这种重要的补偿机制可以维持细胞功能。

动脉氧含量可以用直接抽取的血样本中血红蛋白量和动脉氧血红素饱和度来评估,而相对溶解氧对氧含量的影响最小。当血红蛋白正常、饱和度正常时,通常的动脉氧含量为18~20ml/dl。

动脉血氧分压反映了动脉血液循环中可以获得的氧,而不是指输送到组织或者被特殊组织消耗的氧。

(二)心输出量

如果动脉血氧含量已达最佳程度,那么需要适当的心输出量以确保氧输送到组织中。心输出量 = 心率 × 每搏心输出量。影响每搏心输出量的有前负荷、后负荷和收缩功能。最初增加氧输送的代偿机制是心率增加,如应用β受体阻断剂,患者不能增快心率,限制了代偿能力。心率是很容易测定和评价的,而搏出量的评估必须用心脏彩超或者有创技术。心功能监测的选择需要依赖专家的专业知识和可获得的条件。临床医生治疗患者进行监护时,必须知道可供选择的技术手段的局限性,假如心输出量不能直接正确测定,那么通过间接评价的变量和影响心输出量的相关血流动力学知识可能就比较有用处了,持续心动过速可能是对氧输送不充足的代偿。

(毛峥嵘)

复习思考题

1. 中心静脉插管的指征是什么?
2. 动脉压监测的常用方法有哪些?

ER-32-1

PPT 课件

第三十二章

急重症超声

学习目标

1. 掌握急重症超声的基础知识。
2. 熟悉常见急重症超声的操作技巧。
3. 了解常见急重症超声的图像特点。

床旁超声技术的应用促进了急重症医学的快速发展。床旁、适时、可重复、无创等优势使其可以应对急重症患者病情急、重、变化快的特点，能够及时地给予诊断、鉴别诊断、优化诊疗方案、引导有创操作等，从而可能避免不良结局的发生。目前床旁超声已经成为急诊、重症医学科必不可少的诊疗工具，被誉为"可视听诊器"。

一、超声基础知识

（一）超声探头分类

急重症超声常用的探头包括（图 32-1）：

1. 相控阵探头　通常被称为"心脏探头"，频率范围为 1~5MHz，可以看到距皮 35cm 以内的结构，常用于心脏。

2. 凸阵探头　一种低频探头（2~5MHz），穿透力比较高，可以看到距皮 30cm 以内的结构，常应用于腹部等相对部位较深的脏器。

3. 线阵探头　一种高频探头（5~15MHz），其具有较高的分辨率，穿透力相对较低，只能看到距皮 6cm 以内的结构，适用于浅表的血管、小器官、肌骨等检查。

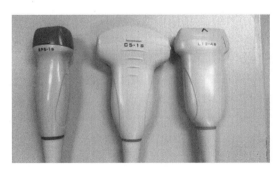

图 32-1　常用超声探头
从左至右依次为相控阵、凸阵、线阵

（二）指示器（方向标记）位置

超声探头上的"指示器"是探头一侧的定向标记（不同超声探头形状可能不同）。这对应于屏幕上的指示器或方向标记。

基本超声模式(B模式和M模式)(图32-2):

1. B模式 一种在超声屏幕上创建二维(2D)灰度图像的设置,是最常用的模式,通常称为2D模式。

2. M模式 在获得一幅二维图像后,M模式成像被应用在这幅二维图像的某条线上。一条单声束沿着选择线发射,收集这条线上所有结构的运动数据。这条线上所有的点都随着时间的变化描计出来,用来评估腔隙的直径或结构的运动。例如,M模式被用来展示肺滑动。

除了B模式和M模式,还包括彩色多普勒,功率多普勒,脉搏波、连续波和组织多普勒等高级模式。

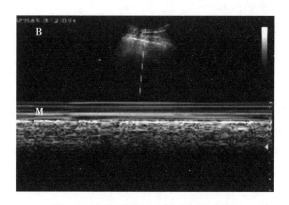

图32-2 基本超声B模式与M模式

二、扩展创伤超声重点评估法(eFAST)

eFAST在2004年被提出,在原有FAST检查(focused abdominal sonogram for trauma)的基础上,增加了对肺部和心脏的评估。主要用于创伤患者筛查各体腔是否存在威胁生命的出血或者气胸。

(一)eFAST检查流程

通常选择凸阵或相控阵探头完成。可采取如下顺序进行。

1. 右上象限视图 将探头指示器朝向患者头部。将探头固定在右侧腋中线第10肋间。识别肺、肝脏、肝肾间隙、膈肌和右肾长轴。可上下滑动以识别结构。

2. 左上象限视图 将探头指示器朝向患者头部。将探头固定在左侧第8肋间周围的腋后线。辨认脾脏、脾周间隙、膈肌和左肾长轴。

3. 盆腔视图 纵向视图将探头放置在患者的中线、耻骨联合正上方,指示器指向患者的头部。摇动探头,使其向下指向盆腔。可识别膀胱、前列腺/精囊(女性为子宫)和直肠膀胱陷凹(女性为直肠子宫陷凹)。直肠膀胱陷凹/直肠子宫陷凹是游离液体极易积聚的地方。通过左右倾斜探头来观察膀胱的外侧边界以识别游离液体。然后,可逆时针旋转传感器90度转换为横切面进行观察。

4. 心脏视图 剑突下切面是首选,其次为胸骨旁长轴切面。将探头指示器指向患者右侧。以肝脏为声窗,将探头压入患者腹部,同时将探头尾部朝向患者脚部倾斜将超声波束对准患者的左肩。心包积液表现为心包脏层与壁层之间的液性无回声暗区。依据舒张期最大液体的宽度,将心包积液半定量分级为<1cm少量,1~2cm中等量,>2cm大量。

5. 肺视图　将指示器指向患者的头部。将探头分别放在双肺第 2 肋间的锁骨中线处。此位是仰卧位患者寻找气胸最敏感的部位。当患者呼吸时,脏层胸膜和壁层胸膜相互来回滑动,可有效地排除了气胸。如果肺滑动不明显,可以使用 M 模式进一步评估,正常肺滑动表现为"海滨征",当存在气胸时则为"条形码征"。

三、神经系统超声检查

颅内压的监测是神经重症的重要内容之一,对重型颅脑损伤及心肺复苏后昏迷的患者尤为重要。经颅多普勒超声(TCD)可实时观察脑实质、颅内血管的解剖结构与毗邻关系,同时可以探测血管多普勒频谱信号。TCD 是通过头颅透声窗完成检查,其中颞窗使用最为广泛。可以观察大脑中线结构是否移位,脑室是否扩张,颅内血肿,脑挫裂伤 / 梗死的范围,引流管的位置等。此外,还可以监测脑血流特征,协助评估颅内压改变、脑血管痉挛,同时也提供脑血管自我调节功能及血管反应性的重要信息,从而指导临床治疗及协助预后判断。此外,视神经鞘宽度(optic nerve sheath diameter,ONSD)与颅内压升高具有一定的相关性,超声监测 ONSD 变化是判断高颅压无创、较可靠的评估方法。虽然目前尚无 ONSD 统一的临界值标准,但一般认为眼球后壁后方 3mm 处的 ONSD>5mm 提示颅内压可能升高,但应考虑视神经损伤及其他病变对其的影响。

四、呼吸系统超声检查

传统观念认为肺部气体对超声的高反射性限制了肺超声的应用。随着对超声知识的深入认知及超声技术的进一步发展使得肺超声逐渐进入临床,各种原因出现的呼吸困难、呼吸衰竭、肺部感染等均是行肺部超声的指征。多由凸阵探头或相控阵探头完成。呼吸系统超声检查主要指肺部超声,其他还包括了气道超声,横膈超声等。

(一)常见肺部超声征象

1."蝙蝠翼征"和胸膜线　将探头固定在两根肋骨之间。寻找两个肋骨阴影或"蝙蝠翼征"以确保探头位于两根肋骨之间。于胸壁软组织下可见一条随呼吸滑动的高回声线,即为胸膜线。

2. 肺滑动　患者呼吸时,可见脏层胸膜和壁层胸膜相互滑动。可有效排除气胸。

3. A 线　当探头与胸膜垂直时,从胸膜线开始可以观察到与胸膜线平行、重复、等距的数条高回声线,称为 A 线。A 线提示肺泡正常通气。在气胸的病例中也可以看到 A 线,因为在壁胸膜处会有空气反射,但气胸患者无肺滑动。

4. B 线　从胸膜线发出,呈放射状、高回声、与胸膜线垂直;随肺滑动移动;无衰减延伸到屏幕边缘。肺叶之间的肺裂隙可以产生单个 B 线,因此在单个视野中少于 3 条 B 线通常被认为是正常的。当 B 线增多,难以区分单一的 B 线时,称为"融合 B 线"。任一扫描区域内有连续 2 个以上肋间隙存在融合 B 线时,称之为肺泡 - 间质综合征(AIS),多由各种病因导致的严重肺水肿所致。B 线间距为 7mm 时称 B7 线,多见于小叶间隔增厚,提示间质性肺水肿。B 线间距 ≤3mm 时称为 B3 线,相当于 CT 的毛玻璃样改变,提示肺泡性肺水肿。

5. 碎片征　当肺泡内填有液体或细胞碎片甚至肺泡塌陷时,由于胸膜下气体减少,超声波得以有效传播,使得肺成像。病变肺组织与周围空气接触的边界看起来像锯齿状回声边缘,被称为"碎片征";大片肺实变时,实变肺组织呈现类似肝实质样软组织回声,即"肝样变"。

6. 支气管充气征　滞留在实变肺组织支气管中的气泡显示为小的高回声斑点。如随着患者的呼吸运动而移动,则称为动态支气管充气征,多见于肺炎。当气泡滞留在阻塞物后

笔记栏

面时(如肺不张),则不随呼吸而移动,称为静态支气管充气征。

7. 胸腔积液　当液体在胸腔积聚时,就可以通过超声清晰地看到胸腔中无回声液性暗区。此外,还可以根据不同的回声性质对胸腔积液进行鉴别定性。同时还可以对胸腔积液的量进行估算。

8. 肺点　B型超声动态观察可见有肺滑行的充气肺与无肺滑行的充气胸腔的分界点,即为肺点。M型超声实时观察下见正常肺滑行的海滨征被非正常的条形码征代替的临界点即为肺点。肺点是诊断气胸的特异征象。还可以根据肺点的位置初步判断气胸的面积。

（二）肺部超声分区与检查流程

目前使用最为广泛的肺部超声分区方法为12分区法。以患者的胸骨旁线、腋前线、腋后线、脊柱旁线将胸廓分为前、侧、后胸壁共6个区,每个区再分为上下2个区,共12个区。同时可进行肺超评分(A线为0分;离散型B线为1分;融合型B线为2分;肺实变或肺不张为3分)。此外,肺超临床诊治流程,例如急诊床旁肺部超声方案(bedside lung ultrasound in emergency,BLUE),可以帮助医生快速、准确评估肺部情况。

五、循环系统超声检查

血流动力学的评估是急危重症患者评估的核心内容,其中超声技术已经成为血流动力学评估的关键技术,包括了对心脏形态、功能的评估及容量的评估等。

（一）经典经胸超声心动图扫描切面

1. 胸骨旁长轴切面　该切面可显示右心室、左心室和左心房。探头置于胸骨旁第2或第3肋间,方向标志朝向患者右肩。

2. 胸骨旁短轴切面　该切面可显示右心室、左心室、乳头肌。探头置于胸骨旁左室长轴切面位置,顺时针旋转90°,方向标志朝向患者左肩。

3. 心尖四腔心切面　该切面可显示心脏的四个腔。探头置于心尖搏动处,左侧第5肋间锁骨中线附近,稍向上倾斜探头,方向标志朝向患者左边。

4. 剑突下切面　该切面可显示心脏的四个腔、心包及肝左叶。探头置于剑突下,方向标志朝向患者左肩,向下压并向上倾斜探头。

（二）心脏泵功能评估

1. 左心室功能　取胸骨旁短轴或剑突下切面,目测心室壁局部及整体运动情况,测左室短轴缩短分数(FS)=(左心室舒张末内径 – 左心室收缩末内径)/左心室舒张末内径,正常范围20%~40%;此外,心尖四腔心切面描迹收缩及舒张末期左室心内膜轮廓,利用辛普森方程测定左室射血分数,LVEF<50%,提示左室收缩功能减低。关于左心室舒张功能的评估,2016年美国超声心动图协会指南推荐采用4个简化指标:二尖瓣瓣环的e′速度(二尖瓣环处侧壁和室间隔处舒张早期最大速度)(室间隔 e′<7cm/s,侧壁 e′<10cm/s);平均E(二尖瓣血流舒张早期最大流速)/e′>14;左房容积指数>34ml/m²;三尖瓣反流(TR)峰值血流速度>2.8m/s。其中两项以上阳性提示左室舒张功能不全。

2. 右心室功能　右心室较左心室对压力和容量的负荷均比较敏感,当后者增加时,右心室体积增加。在心尖四腔平面可测量右心室舒张末面积来评估右心室舒张容积,并可测得右/左心室舒张末面积比值(0.6~1.0为中度右心室扩张,≥1.0为重度右心室扩张);而当右心室的压力进一步增加并超过左心室压力时,则会出现室间隔矛盾运动,同时在胸骨旁短轴可看到"D"字征。

3. 心输出量(CO)的测定　CO通过分别在胸骨旁长轴切面测量左室流出道内径,在心尖五腔心切面测量左室流出道速度时间积分(VTI),将左室流出道看成圆形,左室流出道内径相当于圆的内径,根据圆的面积计算公式(πr^2)计算出左室流出道面积,CO= 左室流出道面积 × VTI × 心率。正常值为 4~6L/min,其值下降提示心脏泵血功能的降低。

（三）血容量评估

1. 目测心腔充盈情况(胸骨旁短轴 / 心尖四腔心切面,收缩期左室前后壁几乎贴近,称为"亲吻征",提示容量不足)。

2. 下腔静脉(inferior vena cava,IVC)直径及呼吸变异度(建议采用剑突下长轴切面,探头长轴与身体长轴平行,稍偏患者右侧,方向标志朝向头端,在距离下腔静脉 - 右心房入口约 2cm 处进行测量。M 模式还可用于测量 IVC 直径和随呼吸周期的变化。)联合下腔静脉的直径与吸气时静脉内径塌陷的程度可以用来评估右心房压(表 32-1)。

3. 颈内静脉直径及呼吸变异度(具体参考值不明确,有提示意义)。

4. 联合肺超声进行评估,容量过负荷时,两肺对称性 B 线增多。

表 32-1　下腔静脉(IVC)直径与吸气时塌陷分数预估右心房压(RAP)

IVC 内径(cm)	吸气时 IVC 塌陷分数(%)	RAP(mmHg)
<1.5	>50	0~5
1.5~2.5	>50	6~10
1.5~2.5	<50	11~15
>2.5	<50	16~20

（四）循环系统超声评估流程

近年许多学者还制定了循环系统超声评估流程,例如休克快速超声(rapid ultrasound in shock,RUSH)方案、用于心肺复苏过程中的生命支持重点心脏超声评估流程(focused echocardiographic evaluation in life support,FEEL)、目标导向经胸心脏超声评估(FATE)流程、急诊休克病因快速鉴别 THIRD 流程等。

六、消化系统超声检查

超声技术在急重症消化系统中的应用主要体现在两个方面。

（一）急腹症诊断与鉴别诊断

如急性阑尾炎、急性胆囊炎、急性胰腺炎、肝脾破裂等。阑尾炎的超声表现包括:阑尾呈蚯蚓或腊肠型肿胀,内径成人>7mm,儿童>6mm,壁厚>3mm;阑尾腔内可伴有强回声及声影(粪石);阑尾周围非均匀性回声增强,边界模糊;超声麦氏点压痛。胆囊炎超声表现包括:胆囊肿大,轮廓模糊,胆囊壁弥漫性增厚且呈双边影,甚至于壁周边呈现液性暗带,胆囊穿孔时周围出现局限性片状暗区,胆囊腔内可见结石影,超声墨菲征阳性。胰腺炎超声表现包括:胰腺体积增大,形体轮廓欠清晰,内部光点增粗,分布欠均匀,水肿型胰腺炎回声低,坏死性胰腺炎内部回声强弱不均或出现局灶性暗区,假性囊肿或脓肿时见胰床区明显的囊性包块。肝脾破裂根据不同的损伤类型,超声表现可不相同。包膜下血肿可仅表现为包膜下梭形或不规则无回声包块。中央型破裂表现为肝 / 脾内不规则低回声 / 无回声区。真性破裂表现为肝 / 脾包膜回声中断,肝实质内探及片状非均质区,肝 / 脾肾间隙、盆腹腔内可探及游离液体。

（二）胃肠道功能的评估

胃窦单切面法测量的胃窦面积与胃内容积存在良好的相关性,可用于评估胃残余量。同时检测胃窦运动,对重症患者胃排空功能的评价具有较好的指导意义。有学者提出急性胃肠损伤超声评分,是评估危重患者肠内营养喂养不耐受的有效手段。此外,超声可实时监测食管、气管和营养管位置,实时、无创引导置入鼻空肠营养管。

七、泌尿生殖系统超声检查

急重症超声在泌尿生殖系统的应用大体包括以下四类。

(一)泌尿系结石

超声可表现为病变部位出现强光团伴声影,可有肾盂积水,输尿管扩张,膀胱结石可随体位的改变而移动。

(二)肾创伤

根据不同的肾脏损伤程度超声表现不尽相同。轻度肾挫伤,声像图可无明显异常;肾包膜下血肿可在肾包膜下与肾实质之间出现梭形或新月形低回声区;肾实质裂伤,包膜破裂,可见肾包膜外为无回声或低回声区包绕,肾破裂处有包膜中断现象,大量出血时可见腹腔积血。

(三)睾丸扭转,异位妊娠,黄体破裂,卵巢囊肿蒂扭转等

超声是诊断睾丸扭转的首选检查,可表现为血流量的减少或消失。但扭转早期,血流信号减少不明显,可出现假阴性,需间隔 1~3 小时复查。输卵管异位妊娠超声表现为宫腔内无妊娠囊;宫旁一侧见边界不清、回声不均的混合性包块,包块内有时可见妊娠囊、胚芽及原始心管搏动;同时子宫直肠陷窝或盆腔可见液性暗区。黄体破裂的超声表现为附件区域可见不规则且多呈囊实性中低回声的包块,腹盆腔可见液性暗区,包块边缘血管增多成"火环征",可伴输卵管积液。卵巢囊肿蒂扭转的超声表现为囊壁增厚,腹、盆腔积液,并见扭转的蒂部或囊、实性双肿块。

(四)肾脏灌注评估

超声可通过测量肾脏叶间动脉或小叶间动脉的多普勒血流参数 - 阻力指数(RI),预测急性肾损伤(AKI)的发生,正常 RI<0.6,RI>0.7 提示急性肾损伤高危。此外还可通过肾皮质灌注情况,尤其可通过超声造影,量化肾脏灌注,用来指导液体复苏治疗。

八、肌骨系统超声检查

肌骨超声,不仅可清晰地显示肌肉、肌腱、韧带、关节腔、滑膜、周围神经等各部分结构及其走行关系,确定病变的范围、类型和程度,还能评价肌腱和韧带的功能状态等。目前肌骨超声在急重症领域的应用主要集中在以下四个方面。

(一)超声诊断评估肌肉、肌腱损伤、异物鉴定等

当肌肉撕裂时局部肌肉的正常结构消失,肌束连续性中断。撕裂范围较大时,断裂间隙被低至无回声血肿填充,探头加压扫查时可见肌肉断端在血肿区域自由漂浮,称作"垂铃征"。

(二)寻找感染源

如蜂窝织炎表现为皮下软组织增厚,回声增高;脓肿主要表现为不规整的液性低回声区(内含大量、可变的回声碎片)伴后壁回声增强,多普勒模式周边可见血流信号增多。

(三)指导营养与康复

外周肌肉超声是诊断骨骼肌萎缩和风险分层的工具,并能评估营养干预效果。床旁超声还可测量上下肢肌肉的厚度和截面面积,比如手掌小鱼际厚度、股四头肌厚度及股直肌横截面积等。

(四)诊断骨折

骨皮质超声表现为高回声,显示为明亮的平滑线,后方伴声影及混响回声。当发生骨折

时骨或软骨表面回声中断、错位；伴有骨膜下或周围低回声的血肿、积液，以及周围软组织肿胀。超声适用于全身多部位骨折的诊断，特别适用于线性骨折，如长骨骨干及干骺端骨折、肋骨骨折等，并可以引导骨折复位。

九、动静脉血管系统超声检查

超声在动静脉血管系统中的应用已经较为成熟。首先是动静脉的辨别。相较动脉，静脉更容易压瘪；下肢静脉中可见对称的静脉瓣；根据动静脉不同的血流方向，在彩色多普勒超声中利用朝向探头流动的血流呈红色，背离探头流动的血流呈蓝色的原理进行辨别；此外，在脉冲多普勒中可见动脉血流呈搏动样高频信号，而静脉血流呈连续性低频信号。

常见超声在急危重症血管系统中的应用包括以下几类：动脉夹层、动脉瘤等；动脉栓塞和血栓形成；静脉血栓形成等。

（一）主动脉夹层

主动脉内径增宽，多大于40mm；真腔多狭小，假腔多较大；剥脱的内膜在真假腔间摆动；彩色多普勒显示真腔内流速快，假腔内血流缓慢，真腔内为明亮的红色血流，假腔内为暗淡的蓝色血流。

（二）真性动脉瘤

动脉局部呈梭状或囊状扩大，动脉瘤与正常动脉管壁连续，管腔相通；假性动脉瘤动脉旁出现无回声肿块，囊壁无动脉壁结构。彩色多普勒可见瘤体内红蓝相间涡流，频谱多普勒可见破口处双期双向血流。

（三）动脉闭塞、栓塞和血栓形成

在二维超声上均可见到管腔狭窄，病变部位可见回声不等的斑块、栓子或血栓。完全堵塞者多普勒可见阻塞部及其远端无血流信号（已有侧支循环形成者，可见微弱血流）。

（四）静脉血栓形成

沿静脉走行，采用间断加压法，以每隔2cm或更短的间距进行检查，采用适当压力至静脉管腔完全闭合，解除加压则可见静脉重新开放，如有静脉血栓形成，则显示静脉不能压瘪，静脉管腔紧邻管壁内可见低回声结构。

十、床旁超声在有创操作中的临床应用

有创操作在急重症患者中非常常见，尤其是动静脉穿刺置管与浆膜腔穿刺等。在急重症中，利用超声技术可以开展引导各类有创操作，大体包括四类。一为引导各类动静脉穿刺置管；二为引导人工气道的建立，联合肺超声可对气管插管深度及位置进行评估，包括引导经皮气管切开术；三为引导胸腔、腹腔、心包腔积血积液及血肿/脓肿的穿刺；四为引导周围神经阻滞。利用超声可视技术引导有创操作，可以显著提高穿刺成功率，减少穿刺相关并发症，特别是对于操作困难患者尤为有帮助。超声引导有创操作包括了平面内和平面外进针。平面内穿刺技术指的是纵轴扫查技术，即穿刺针与超声探头在一条线上；平面外穿刺技术指的是横轴扫查技术，即穿刺针与超声探头垂直。可以根据穿刺部位、穿刺阶段，以及穿刺者个人经验联合使用两种引导技术。

（江利冰）

复习思考题

1. 简述创伤 eFAST 检查的部位及各部位观察要点。
2. 简述肺超声检查常见征象。

第三十三章

气道管理

学习目标

1. 掌握人工气道的种类、适应证、并发症及禁忌证。
2. 熟悉经口 / 鼻气管插管、口 / 鼻咽通气道及喉罩的操作方法。
3. 了解人工气道的护理。

一、概述

气道管理主要是指人工气道（artificial airway）的建立与护理，是救治急危重症患者的一项重要技术。正确及时的气道管理可有效地维持呼吸道通畅，保持足够的通气和充分的气体交换，防止呼吸道并发症及呼吸功能不全。正常的呼吸功能需要有通畅的气道，足够的呼吸驱动力，神经肌肉反应能力，完整的胸廓解剖结构，正常的肺组织，以及咳嗽、叹气和防止误吸的能力。上述这些指标中一个或多个出现异常，均可能需要建立人工气道和呼吸支持。

二、人工气道适应证

（一）气道梗阻

如意识丧失，常因舌后坠、呼吸道分泌物积聚、喉痉挛及喉水肿等引起上呼吸道部分梗阻，患者呼吸费力，不及时处理可能危及生命。

（二）误吸

为防止肺误吸提供相对的保护，当患者吞咽不协调、昏迷、咳嗽反射减弱或消失等情况下，建立人工气道以防误吸。

（三）通气支持

在呼吸衰竭、心肺复苏、胸部创伤、实施全麻手术及麻醉后复苏等情况，以提供肺与呼吸机连接的途径。

三、人工气道种类

根据人工气道建立的位置而分为上人工气道与下人工气道。

（一）上人工气道（简易人工气道）

上人工气道的建立位于环状软骨以上，临床常用的有口咽通气道、鼻咽通气道及喉罩三种。

1. 口咽通气道

适应证：麻醉诱导后有完全性或部分性上呼吸道梗阻或需要牙垫的意识不清的患者；需要口咽部吸引的患者；需要用口咽通气道引导进行插管的患者。

禁忌证:清醒或浅麻醉有咽反射的患者;前4颗牙齿有折断或脱落的高危的患者。

并发症:造成口咽腔软组织损伤;诱发呕吐或喉痉挛、心律失常及心脑血管急性病变;放置于梨状窝有上气道阻塞风险。

操作方法:患者平躺头后仰,打开口腔,将口咽通气道放入,直至其末端突出门齿1~2cm,双手托起下颌,将双手的拇指放置在翼缘上,向下至少推送2cm,至口咽通气道的翼缘到达唇部的上方(图33-1)。

注意事项:选择合适的口咽通气道,动作轻柔,从一侧进入口咽部,防止将舌推入阻碍通气道进入。

2. 鼻咽通气道

适应证:当口咽反射正常或不能张口时,鼻咽通气可作为面罩通气的辅助方式而用于紧急情况下建立临时通气道。

禁忌证:有严重面部外伤、凝血机制障碍及颅底骨折的患者。

并发症:出血及感染。

操作方法:提前应将通气道润滑,轻轻地通过鼻孔,沿鼻腔底部(与硬腭平行)置入,直到通气道尾翼到达鼻孔外侧(图33-2)。

注意事项:选择合适的鼻咽通气道。

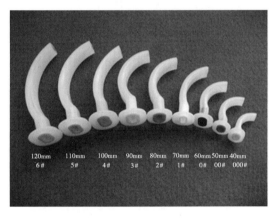

图33-1 口咽通气道

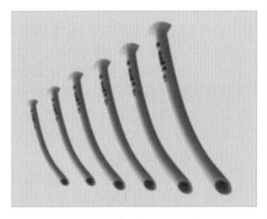

图33-2 鼻咽通气道

3. 喉罩 分为普通喉罩(第一代)、插管型喉罩(第二代)和气道食管双管喉罩(第三代)。

适应证:用于短小的外科手术;估计难以气管插管;颈椎活动能力下降气道异常者;禁用喉镜和气管插管患者;紧急情况下气道的建立和维持;短时间内多次诊断性检查等。

禁忌证:未禁食的患者;病态的肥胖、阻塞性肺部疾病或异常性口咽病变;张口度难于通过喉罩者。

并发症:胃内容物反流致误吸;喉罩位置不当、喉痉挛或呼吸道分泌物过多致呼吸道梗阻;喉罩周围密闭不严致漏气;术后咽喉部疼痛;神经损伤等。

操作方法:选择合适型号的喉罩。头部伸展,颈部屈曲,喉罩尖端紧贴硬腭送入,用示指沿硬腭及软腭向头侧方向压住喉罩,保持对喉罩向头侧的压力,然后沿着硬腭和后咽壁的弧度向下置入喉罩,用手指进入口腔以确定位置的正确,直至遇到阻力,松开手指,充气使喉罩密闭,外接简易呼吸器或呼吸机(图33-3、图33-4)。

注意事项:防止喉罩移位,不宜长时间机械通气。

笔记栏

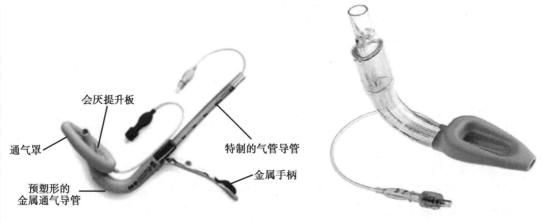

会厌提升板

通气罩

预塑形的
金属通气导管

特制的气管导管

金属手柄

图33-3　插管型喉罩　　　　　　　　图33-4　气道食管双管喉罩

（二）下人工气道

下人工气道是指建立的气道经过或位于环状软骨下缘以下，主要有经口／鼻气管插管、环甲膜切开／穿刺术、经皮气管切开术等。

1. 经口气管插管

适应证：

（1）严重低氧血症或高碳酸血症，或其他原因需较长时间机械通气，又不考虑气管切开。

（2）不能自主清除上呼吸道分泌物、胃内反流物或出血，有误吸危险。

（3）下呼吸道分泌物过多或出血，且清除能力较差。

（4）上呼吸道损伤、狭窄、阻塞、气管食管瘘等严重影响正常呼吸。

（5）突然出现呼吸停止，需紧急建立人工气道行机械通气。

（6）需长时间麻醉的外科手术，部分口腔内手术预防血性分泌物阻塞气道等。

禁忌证：无绝对禁忌证。

（1）张口困难或口腔空间小，无法经口插管。

（2）疑有颈椎骨折无法后仰。

（3）喉头严重水肿或急性炎症。

（4）主动脉瘤压迫气管，肿瘤或异物残留者。

并发症：

（1）插管时并发症：牙齿脱落、口腔黏膜及声带损伤，皮下气肿及血肿、纵隔气肿、感染、喉痉挛、支气管痉挛，心脑血管急性并发症如一过性高血压、心律失常等，误入食管及一侧支气管是最常见的严重错误，应重新插管。

（2）使用期间并发症：分泌物阻塞气道、肺炎、肺不张、误吸、黏膜损伤、导管位置不当、意外脱管等。

（3）拔管后：误吸、喉痉挛、声音嘶哑、喉头水肿等。

操作方法：

（1）患者准备：掌握生命体征及病情变化，清除口鼻腔分泌物，牙齿有无松动，口腔有无感染及出血，插管前可高浓度给氧提高氧储备。

（2）物品准备：电动吸引器及吸引管、氧气、喉镜、导丝、简易呼吸器、10ml注射器、水溶性润滑剂、固定带或胶带、牙垫、开口器、听诊器、气管导管、药物（镇静催眠剂、镇痛剂、肌肉松弛剂、β受体阻断剂、表面麻醉剂及消毒剂）等，提前设定呼吸机参数待用。

（3）插管流程：检查设备与配件，润滑导管及气囊，实施麻醉（昏迷患者可不麻醉），吸入纯氧，必要时予以简易呼吸器辅助通气，患者平卧头后仰，左手持喉镜柄，沿口腔右口角插入喉镜片，将镜片插至舌根部并将舌推到左侧，将平直型喉镜片的前端置于会厌下或弯曲型喉镜片前端置于舌根与会厌之间，上提喉镜柄使镜片向前上方移动，使舌及软组织移位进而显露声门，以右手拇指、示指如持笔式持住导管的中、上段，由右侧口角进入口腔，同时通过镜片与管壁间的狭窄缝隙观察导管插入方向（可视喉镜更利于操作），将导管尖端准确地插入声门，拔出管芯后再将导管插入气管内，导管尖端至门齿的距离为22~24cm，气囊充气3~5ml，检查两侧呼吸音，X线检查证实气管导管位置（图33-5）。

注意事项：

（1）插管前清除口腔内容物、摘除活动义齿及牙齿等，插管时不要以牙齿为支撑点，一次插管不超过30秒，操作时间过长，应取出喉镜，使用简易呼吸器纠正低氧血症。

（2）如使用导丝，不应超过导管前端，在气囊近端位于声带以下时取出。

（3）对插管不合作患者，可给予镇静剂、麻醉剂或肌肉松弛剂协助操作，必须确保在出现困难插管时，再次进行紧急加压面罩给氧。

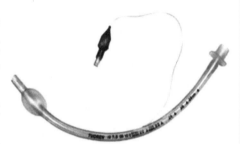

图33-5　气管插管导管

（4）确定气管插管成功方法：监测呼气末 CO_2 浓度、听诊胃部和双肺区、测定呼气潮气量、观察套管内于呼气相是否有水蒸气，而在吸气相消失，机械通气后氧合状态迅速改善，后期行胸片或行纤维支气管镜以明确。

2. 经鼻气管插管

适应证：同经口气管插管相比，经鼻插管患者更易耐受，尤其是经口气管插管有障碍时，如口腔创伤。

禁忌证：呼吸暂停或无自主呼吸为绝对禁忌证；严重凝血功能障碍；鼻息肉、鼻及咽部血管瘤、鼻出血、鼻损伤、颅底骨折，颅内高压、上呼吸道阻塞及躁狂病人患者；巨大动脉瘤。

并发症：鼻出血、鼻骨骨折、鼻窦炎、中耳炎、黏膜撕裂形成假窦道、急性心血管病变等。

操作方法：物品准备同经口气管插管，有两种方法：

（1）明插法：患者平卧头后仰位，将导管与面部作垂直方向插入鼻孔，沿鼻底部出鼻后孔至咽腔（切忌将导管向头顶方向推进，以免出血），然后用喉镜经口腔显露声门，右手继续推进导管入声门，如有困难，可稍微扭动患者头部使导管前端靠近声门，或用 Magill 钳夹持导管前端送入声门。

（2）盲插法：适用于张口度小，无法置入喉镜的患者，基本方法与明插法相同。但必须保留自主呼吸，依靠导管内气流声的强弱或有无来判断导管斜口与声门的位置和距离，原则是向气流声强的方向推进，扭动头部位置或活动喉结来调整方向。插管时，插右侧头应略偏向左，插左侧则头略偏向右。

注意事项：术中及时吸痰和吸氧；切勿勉强，盲插困难时，及时改为明插或经口插。

3. 环甲膜切开/穿刺术

适应证：环甲膜切开/穿刺术是在紧急情况下，在面罩或一般给氧失败而无其他方法可用，或经口/鼻插管为禁忌、上气道急性阻塞时的紧急抢救手段。

禁忌证：除12岁以下的儿童不建议使用外，没有绝对的禁忌证。

并发症：主要见于皮下气肿、纵隔气肿、气管黏膜损伤、出血及导管位置错误等。

操作流程:

(1)环甲膜切开:于颈前正中线上,喉结下方约一横指宽,位于甲状软骨下方的一个软凹陷处,其下方是环状软骨。在确定位置后切开皮肤及皮下组织,采用钝性方法或解剖刀扩大,将小号气管切开管(4~6 号)或者截短的气管插管(内径 60~65 号)置入气管内回抽有气体即可。

(2)环甲膜穿刺:可以使用与注射器相连的 14G 静脉导管进行穿刺,如从导管内可以抽出气体,即可确认导管已进入气管。

注意事项:应明确切口或穿刺点是否绕过了阻塞部位。

4. 经皮气管切开术 此方法因耗时较多且有出血危险,通常不作为建立紧急气道的方法。

适应证:

(1)上气道梗阻等紧急情况,喉部疾病致狭窄或堵塞无法气管插管。

(2)代替经口/鼻气管插管建立人工气道,减轻不适或避免造成上呼吸道损伤。

(3)反复误吸或下呼吸道分泌物多,患者气道清除能力差。

(4)需要长时间进行有创机械通气。

(5)头面部创伤而无法行经口/鼻插管。

(6)呼吸机依赖,为减少无效腔,促进撤机而采取气管切开。

禁忌证:切开部位的感染或化脓,局部肿物如巨大甲状腺肿、气管肿瘤等;严重凝血功能障碍,如弥散性血管内凝血及特发性血小板减少症等。

并发症:早期并发症有局部出血、误伤甲状腺、皮下纵隔气肿、气胸、神经损伤、黏膜糜烂溃疡、气道阻塞、感染和脱管等,长期并发症有局部及肺部感染、切开处气管狭窄、管腔堵塞、气管食管瘘等。

操作流程:

(1)患者准备同经口气管插管。

(2)物品准备:电动吸引器及吸引管、气管切开包、氧气、简易呼吸机、面罩、局麻药、皮肤消毒液、无菌手套、适宜的气切导管等。

(3)手术流程:仰卧位,肩与颈下垫枕,颈后仰,头居中,病情不许可时可采用半坐位,选择第 3、4 气管软骨,局部麻醉,对于昏迷、危重或窒息患者,若患者已无知觉也可不予麻醉。分层切开皮肤、皮下组织,止血,用拉钩将胸骨舌骨肌及胸骨甲状腺肌向两侧拉开,露出气管前壁及甲状腺峡部,将甲状腺峡部向上游离,露出 3、4、5 气管软骨环,切开第 4 软骨环,如已行经口/鼻插管的,将导管缓慢退至切口上方,吸出气管内分泌物,将带导芯的气管切开套管插入,拔出导芯,听诊确定位于气管内,拔除经口/鼻气管导管,向气切管气囊内注气,缝合切口,敷无菌敷料,纱带固定导管并检查有无出血(图 33-6、图 33-7)。

注意事项:外管在术后 1 周内不宜更换,因窦道尚未形成,取出后不易放回;内管取出时间不宜过长,否则外管内分泌物干结,内管不易再放入;调整套管系带的松紧,可放入一手指为宜;长期带管者,拔管前应做气管镜检查,定期留痰、创口分泌物培养及药敏试验;注意保持套管在正中位,以防套管末端压迫气道壁造成损伤;床旁胸片 X 线检查确定气管套管的位置。

四、人工气道护理

(一) 吸引

口咽部及气管内有分泌物蓄积,要经常吸引予以清除。根据痰液潴留情况及时吸痰。

吸痰前给予纯氧 15 秒以上,吸痰操作时间宜限制在 15 秒内,注意无菌操作。

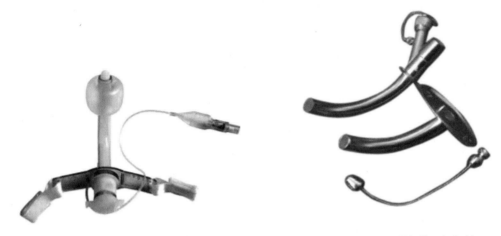

图 33-6　一次性气切管　　　　　　图 33-7　可重复使用气切管

（二）囊上滞留物清除

使用带气囊上吸引管的气管导管可直接进行声门下滞留物吸引。

（三）气囊管理

防止气囊对气管壁压迫损伤,控制气囊压在 2.7~4.0kPa（20~30mmHg）为宜,目前已有采用塑料制成的低压套囊或内填海绵常压套囊的气管导管。每隔 4~6 小时气囊放气一次,每次 5~10 分钟。放气时必须清除囊上及咽喉腔分泌物、血液及滞留物。若气囊漏气,可注入少量气体封闭,持续的或较多的漏气可能为气囊破裂,需要立即重新更换导管。

（四）气道湿化及气体加热

人工气道建立后,呼吸道的湿化及温化气体功能丧失,需要人工加温加湿,可使用高流量湿化吸氧治疗仪,根据需要调整流量、流速及温度。

（五）意外脱管

根据病情判断是否应重新插管。

（吴秋成）

复习思考题

急性青霉素过敏性休克紧急情况可采用哪种气道管理措施?

第三十四章

机 械 通 气

> **学习目标**
>
> 1. 掌握机械通气的目标、适应证和禁忌证。
> 2. 熟悉呼吸机撤离方法。
> 3. 了解机械通气常用通气模式及主要参数设置。

一、概述

机械通气是应用呼吸机进行人工通气治疗呼吸功能不全的一种方法,通过增加肺泡通气,以减少患者呼吸做功和改善氧合。其基本工作原理是通过机械的方法建立气道外口与肺泡的压力差,从而使气体进出肺泡,完成通气与气体交换。根据是否需要人工气道分为无创正压通气(NPPV)和有创正压通气(IPPV)。

二、机械通气的目标

(一)生理目标

1. 维持适当的肺泡通气。

2. 改善氧合。

3. 维持或增加肺容积。

4. 减少呼吸肌做功,降低呼吸肌氧耗,改善其他主要脏器氧供。

(二)临床目标

1. 纠正急性呼吸性酸中毒 通过改善肺泡通气使 $PaCO_2$ 和 pH 得以改善。但 $PaCO_2$ 并非一定要降到正常水平。

2. 纠正低氧血症 通过改善肺泡通气量、提高吸入氧浓度、增加功能残气量和降低氧耗等以纠正低氧血症和组织缺氧。

3. 缓解缺氧和 CO_2 潴留引起的呼吸窘迫。

4. 防止或改善肺不张 通过增加肺容积而预防和治疗肺不张。

5. 防止或改善呼吸肌疲劳 由于气道阻力增加、呼吸系统顺应性降低和内源性呼气末正压(PEEPi)的出现,呼吸功耗显著增加,严重者出现呼吸肌疲劳。对这类患者适时地使用机械通气可以减少呼吸肌做功,缓解呼吸肌疲劳。

6. 减少全身及心肌氧耗。

7. 保障镇痛镇静药物和肌肉松弛剂的安全性。

8. 促进胸壁稳定 在胸壁完整性受损时,可促进胸壁稳定,维持肺通气和肺膨胀。

9. 降低颅内压 通过控制性的过度通气,降低颅内压。

三、机械通气的适应证

（一）无创正压通气

无创正压通气适应证：患者出现较为严重的呼吸困难，动用辅助呼吸肌，常规氧疗方法（鼻导管和面罩）不能维持氧合或氧合障碍有恶化趋势时，应及时使用。但患者必须具备使用 NPPV 的基本条件：较好的意识状态、咳痰能力、自主呼吸能力，血流动力学稳定和良好的配合能力。具体来说，在没有绝对禁忌证的呼吸衰竭患者中，应用 NPPV 治疗 1~2 小时，如果临床状况和血气好转，则继续应用 NPPV，否则改为有创通气。

（二）有创正压通气

1. 通气异常

(1)呼吸肌肉功能不全或衰竭：如呼吸肌疲劳、胸壁稳定性或结构异常、吉兰 - 巴雷综合征、重症肌无力、进行性肌营养不良等神经肌肉疾病。

(2)通气驱动降低：如苯二氮䓬类药物中毒、肺性脑病等。

(3)气道阻力增加和 / 或阻塞：如哮喘、慢性阻塞性肺疾病等。

2. 换气异常

(1)顽固性低氧血症、急性呼吸窘迫综合征。

(2)需要呼气末气道正压。

(3)呼吸功明显增加。

3. 需要使用镇静剂和 / 或肌肉松弛剂。

4. 需要降低全身或心肌氧耗。

5. 需要适当过度通气降低颅内压。

6. 需要肺复张，防止肺不张。

四、机械通气的禁忌证

（一）无创正压通气

禁忌证：意识障碍，呼吸微弱或停止，无力排痰，严重的脏器功能不全（上消化道大出血、血流动力学不稳定等），未经引流的气胸或纵隔气肿，严重腹胀，上气道或颌面部损伤、术后或畸形，不能配合 NPPV 或面罩不适等。

（二）有创机械通气

有创机械通气无绝对禁忌证，相对禁忌证有：肺大疱、纵隔气肿、气胸、咯血、支气管胸膜瘘、低血压及心力衰竭等，但在出现致命通气障碍时，积极处理原发病（如尽快行胸腔闭式引流，积极补充血容量等）同时应不失时机地应用机械通气。

五、机械通气模式

（一）分类

1. 定容型通气和定压型通气

定容型通气：呼吸机以预设通气容量来管理通气，即呼吸机送气达预设容量后停止送气，依靠肺、胸廓的弹性回缩力被动呼气。

定压型通气：呼吸机以预设气道压力来管理通气，即呼吸机送气达预设压力且吸气相维持该压力水平，而潮气量是由气道压力与 PEEP 之差及吸气时间决定，并受呼吸系统顺应性和气道阻力的影响。

2. 控制通气和辅助通气

控制通气（controlled ventilation，CV）：呼吸机完全代替患者的自主呼吸，呼吸频率、潮气量、吸呼比、吸气流速，呼吸机提供全部的呼吸功。CV 适用于严重呼吸抑制或伴呼吸暂停的患者，如麻醉、中枢神经系统功能障碍、神经肌肉疾病、药物过量等情况。

辅助通气（assisted ventilation，AV）：依靠患者的吸气努力触发呼吸机吸气活瓣实现通气，当存在自主呼吸时，根据气道内压力降低（压力触发）或气流（流速触发）的变化触发呼吸机送气，按预设的潮气量（定容）或吸气压力（定压）给患者送气，呼吸功由患者和呼吸机共同完成。AV 适用于呼吸中枢驱动正常的患者，通气时可减少或避免应用镇静剂，保留自主呼吸以减轻呼吸肌萎缩，改善机械通气对血流动力学的不利影响，利于撤机过程。

（二）常用模式

1. 辅助控制通气（assist-control ventilation，ACV） 是辅助通气（AV）和控制通气（CV）两种模式的结合，当患者自主呼吸频率低于预置频率或患者吸气努力不能触发呼吸机送气时，呼吸机即以预置的潮气量及通气频率进行正压通气，即 CV；当患者的吸气能触发呼吸机时，以高于预置频率进行通气，即 AV。ACV 又分为压力辅助控制通气（P-ACV）和容量辅助控制通气（V-ACV）。

2. 同步间歇指令通气（synchronized intermittent mandatory ventilation，SIMV） 是自主呼吸与控制通气相结合的呼吸模式，在触发窗内患者可触发和自主呼吸同步的指令正压通气，在两次指令通气之间触发窗外允许患者自主呼吸，指令呼吸是以预设容量（容量控制SIMV）或预设压力（压力控制 SIMV）的形式送气。

3. 压力控制通气（PCV） 是一种预设压力、时间切换的控制通气模式。当患者无自主呼吸时，呼吸机按照预设的气道压力、吸气时间及呼吸频率给患者送气。当患者自主呼吸触发呼吸机时，患者的每一次触发均被呼吸机支持，患者呼吸频率可高于设置的机械通气频率。

4. 压力支持通气（pressure support ventilation，PSV） 属自主通气支持模式，是由患者触发、决定压力目标、流量切换的一种机械通气模式，即患者触发通气，患者决定呼吸频率、潮气量及吸呼比，当气道压力达预设的压力支持水平时，吸气流速降低至某一阈值水平以下时，由吸气切换到呼气。

5. 持续气道正压（continuous positive airway pressure，CPAP） 是在自主呼吸条件下，整个呼吸周期以内（吸气及呼气期间）气道均保持正压，患者完成全部的呼吸功，是呼气末正压（PEEP）在自主呼吸条件下的特殊技术。

6. 双相气道正压通气（biphasic positive airway pressure，BIPAP） 在单相持续正压气道通气（CPAP）模式的基础上扩展而来，呼吸机根据预设的高压 / 低压水平及高压 / 低压时间交替提供两种不同水平的气道压力，在高压期时气流进入肺内（相当于吸气期），当压力降低至低压水平时，气体从肺内呼出。

7. 其他模式 反比通气（IRV）、高频通气（HFV）、气道压力释放通气（APRV）、分钟指令性通气（MMV）、压力调整容量控制（PRVC）等。

（三）无创呼吸机模式

持续气道正压（CPAP）和双水平正压通气（BIPAP）是最常用的两种通气模式，后者最为常用。BIPAP 有两种工作方式：自主呼吸通气模式（S 模式，相当于 PSV+PEEP）和后备控制通气模式（T 模式，相当于 PCV+PEEP）。BIPAP 的参数设置包括吸气压（IPAP）、呼气压（EPAP）及后备控制通气频率。当自主呼吸间隔时间低于设定值（由后备频率决定）时，即处于 S 模式；自主呼吸间隔时间超过设定值时，即由 S 模式转向 T 模式，即启动时间切换的背景通气 PCV。在急性心源性肺水肿患者可采用 CPAP 模式,如果存在高碳酸血症或呼吸困难不缓解可考虑换用 BIPAP 模式。BIPAP 参数调节原则:IPAP/EPAP 均从较低水平开始,患者耐受后再逐渐上调,直到达满意的通气和氧合水平,或调至患者可能耐受的水平。

六、机械通气主要参数设置

(一)潮气量(VT)

在容量控制通气模式下,潮气量的选择应保证气体交换,通常依据理想体重选择 8~10ml/kg,并结合呼吸系统的顺应性、阻力进行调整。ARDS 患者应采用小潮气量通气(6ml/kg),避免气道平台压超过 30cmH_2O。在压力控制通气模式时,潮气量主要受预设的压力、呼吸系统的阻力及顺应性影响,应根据动脉血气分析调整压力控制水平,以达到合适的潮气量。

(二)呼吸频率(f)

呼吸频率应根据选择的模式和目标分钟通气量及 $PaCO_2$ 水平设定,成人通常设定为 12~20 次/min,急/慢性限制性肺疾病时也可根据分钟通气量和目标 $PaCO_2$ 水平设置超过 20 次/min,呼吸频率应依据动脉血气分析及呼吸力学的变化调整。

(三)流量(flow)调节

临床常用减速气流和恒速气流,理想的气流应能满足患者吸气需要。传统的容量控制通气使用恒速气流,成人常设置在 40~60L/min 之间,根据潮气量和呼吸系统的阻力和肺的顺应性进行调整。压力控制通气和压力支持通气时流速由设定的压力水平、患者气道阻力、顺应性及吸气努力决定。

(四)吸气时间/吸呼比设置

通常设置吸气时间为 0.8~1.2 秒或吸呼比为 1:(1.5~2);控制通气患者,为提高平均气道压改善氧合可适当延长吸气时间及缩短吸呼比,但应注意考虑患者的舒适度、监测 PEEPi 及对心血管系统的影响。

(五)触发灵敏度调节

一般情况,压力触发常为 -2~-0.5cmH_2O,流量触发常为 1~3L/min,合适的触发灵敏度设置将降低呼吸功、改善人机协调;研究表明流速触发较压力触发能明显减低患者呼吸功。若触发灵敏度设置过高,将显著增加患者的吸气功;若设置触发灵敏度过低,容易引起误触发。

(六)吸入氧浓度(FiO_2)

机械通气初始阶段,可给高 FiO_2(100%)以迅速纠正严重缺氧,以后依据目标 PaO_2、PEEP 水平、血流动力学状态,酌情降低 FiO_2 至 50% 以下,一般情况设定能维持 $SaO_2>92\%$ 的最低的 FiO_2。若不能达标,即可合理应用 PEEP,延长吸气时间,适当增加潮气量,应用镇静剂、肌肉松弛剂改善人机协调,降低氧耗。

(七)PEEP 的设定

维持肺泡复张、改善氧合是 PEEP 主要的作用。应用一定水平的 PEEP 以保证氧合避免过高的 FiO_2。可根据氧合情况滴定 PEEP。肺正常情况下可设置 4~6cmH_2O 的生理性 PEEP,在 ARDS 时需要设置更高的 PEEP 水平。对 COPD 等存在呼气流速受限及 PEEPi 的患者,可以将外源性 PEEP 水平设置为 PEEPi 的 80%,以降低辅助通气时的呼吸功,但仍需警惕外源性 PEEP 可能导致呼气末肺容积增加。

七、机械通气的撤离

机械通气的撤离,简称撤机(也称脱机)是指由完全支持通气转向自主呼吸的全过程。

当导致机械通气的病因好转后,应尽快开始撤机,及时撤离呼吸机对于患者恢复和减少并发症十分重要。延迟撤机将增加医疗费用和机械通气并发症的发生;过早撤机又可能导致撤机失败,增加再插管率和病死率。

（一）筛查

实施机械通气的病因好转或祛除后应开始进行撤机的筛查试验,筛查试验包括下列四项:

1. 导致机械通气的病因好转或被祛除。

2. 氧合指数（PaO_2/FiO_2）≥150mmHg;PEEP≤8cmH$_2$O;FiO$_2$≤40%;动脉血 pH≥7.25;对于 COPD 患者:动脉血 pH＞7.30,PaO$_2$＞50mmHg,FiO$_2$＜35%。

3. 血流动力学稳定,没有心肌缺血的表现,临床上没有显著的低血压,不需要血管活性药治疗或只需要小剂量血管活性药物。

4. 呼吸中枢能维持自主呼吸节律。

（二）自主呼吸试验

自主呼吸试验（spontaneous breathing trial,SBT）是临床上判断患者自主呼吸功能的有效方法。其基本方法是短期降低呼吸机支持水平或断开呼吸机后,观察患者自主呼吸情况及各项生理指标的变化,以对患者的自主呼吸能力做出判断,并为撤机提供参考。大量研究证实,SBT 可为临床判断患者能否成功撤机提供信息,能耐受 SBT 的患者撤机成功率高,可考虑撤机。SBT 的实施非常安全,目前尚无数据显示 SBT 可直接导致任何的不良后果。因此,具备撤机条件的患者均应进行 SBT。

SBT 的实施可采用以下三种方式:

1. T 管 直接断开呼吸机,并通过 T 管吸氧。

2. 低水平持续气道内正压（CPAP） 将呼吸机调整至 CPAP 模式,压力一般设为 5cmH$_2$O。

3. 低水平的压力支持通气（PSV） 将呼吸机调整至 PSV 模式,支持压力一般设为5~7cmH$_2$O。目前研究显示,采用上述三种方法进行 SBT 的效果基本一致,临床医师可结合患者具体情况选用 SBT 的方式。

符合筛查标准的患者并不一定能够成功撤机,因此,需要对患者自主呼吸的能力做出进一步的判断,即自主呼吸试验（SBT）。目前较准确的预测撤机的方法是 2 分钟 SBT,包括2 分钟 T 管试验和持续气道内正压（CPAP）/压力支持通气（PSV）试验。实施 2 分钟 SBT时,应在患者床旁密切观察患者的生命体征,当患者出现超出下列指标时,应中止 SBT,转为机械通气:

1. 浅快呼吸指数（呼吸频率/潮气量）＞105。

2. 呼吸频率＜8 次/min 或＞35 次/min。

3. 自主呼吸潮气量＜4ml/kg。

4. 心率＞140 次/min 或变化＞20%,出现新发的心律失常。

5. 动脉血氧饱和度（SaO$_2$）＜90%。

2 分钟 SBT 通过后,继续自主呼吸 30~120 分钟,如患者能够耐受可以确定撤机成功,可准备拔除气管插管。据文献报道观察 30 分钟与 120 分钟的拔管成功率无差异,在 SBT 阶段进行监测评估,可以得到最有用的撤机信息以帮助临床决策。研究发现,通过 SBT 30~120分钟的患者至少有 77% 可以成功撤机。导致 SBT 失败的原因有多种,须注意的是气管插管引起的不适或持续气道正压通气（CPAP）自动供气阀不敏感/触发不良等医源性因素。

（三）气道评估

通过自主呼吸试验的患者并不意味着就能成功拔除气管插管,决定拔除气管插管前还必须做气道的评估。

气道通畅程度的评价：机械通气时，把气管插管的气囊放气，可以用来评估上气道的开放程度（气囊漏气试验）。在 A/C 通气模式下，气囊放气，记录六个连续呼吸周期，三个最小的呼气潮气量平均值和吸气潮气量的差值，如差值≤110ml 可认为套囊漏气试验阳性。在自主呼吸情况下气囊放气，堵塞管口，观察自主呼吸时插管周围是否有气流以评估气道通畅程度。出现拔管后喘鸣的患者，可以雾化吸入糖皮质激素，也可用无创通气治疗，而不需重新插管。如果患者气囊漏气量较低，也可在拔管前 24 小时使用类固醇和 / 或肾上腺素预防拔管后喘鸣。

气道保护能力的评价：对患者的气道评估包括吸痰时咳嗽的力度、有无过多的分泌物和需要吸痰的频率（吸痰频率应＞2 小时 / 次或更长）。如果患者通过自主呼吸试验，但是气道保护能力差，咳嗽反射不能足够清除气道内的分泌物，可脱离呼吸机，但不能去除人工气道。

（四）拔管

患者原发病得到控制，SBT 试验通过，气道通畅，具有气道保护能力，在积极气道管理的基础上，可以脱机拔管。

八、中医对机械通气的认识

肺司呼吸，肺通过不断地呼浊吸清，吐故纳新，促进气的生成和代谢，又通过宣发和肃降功能，调节气的升降出入，共同完成人体气的运转过程。《难经·四难》曰"呼出心与肺，吸入肾与肝。呼吸之间，脾受谷气也，其脉在中"，简洁地说明了呼吸活动和五脏均有着密切的关系。呼吸运动涉及三焦气机运行，肺处上焦司呼吸，气要从上焦通过中焦到达下焦，中焦脾运化水谷化生水谷精气以供宗气的生成，下焦肾主纳气，摄纳肺吸入之清气，保证正常呼吸的深度。在气运输中，脾起到了气机升降的枢纽作用。

肺主气，人体一身之气都由肺所主，《素问·五脏生成》说："诸气者，皆属于肺"。陈念祖《医学实在易》说"气通于肺脏，凡脏腑经络之气，皆肺气之所宣"。肺主一身之气，首先体现于气的生成方面，特别是宗气的生成，主要依靠肺吸入的清气与脾胃运化的水谷精气相结合。故肺的功能状态，直接影响宗气的生成，从而影响全身之气的生成。其次，肺主一身之气还体现在对全身的气机具有调节作用，肺的呼吸节律运动，对全身之气的升降出入运动起到调节作用。

宗气，又称为"大气"，是积于胸中之气，是肺从自然界吸入的清气和脾胃从饮食中运化而生成的水谷精气相结合而成。《灵枢·邪客》曰："五谷入于胃也，其糟粕、津液、宗气分为三隧。"《素问·阴阳应象大论》曰："天气通于肺。"《灵枢·五味》也说："其大气之抟而不行者，积于胸中，命曰气海。出于肺，循喉咽，故呼则出，吸则入"。张锡纯认为"宗气即是大气""是大气者，原以元气为根本，以水谷之气为养料，以胸中之地为宅窟者也"。论述了宗气发生于先天之肾气，培养于后天水谷之气，积贮于胸膺空旷之府。宗气的主要功能有①走息道以行呼吸：宗气积于胸中，包举肺外，司呼吸之枢机，鼓动肺脏使之呼吸，实为肺脏呼吸之原动力，且循喉咽，故凡语言、声音、呼吸之强弱，均与大气的盛衰有关。②贯心脉以行气血：宗气不但为诸气之纲领，也为周身血脉之纲领。故凡气血的运行，肢体的寒温和活动能力、视听的感觉能力、心搏的强弱及节律等均与宗气的盛衰有关。

机械通气是对呼吸的一种支持技术手段，其治疗的中医病证主要为"暴喘"和"喘脱"。"暴喘"以突发呼吸急促和窘迫，鼻翼煽动，甚则张口抬肩，口唇和爪甲发绀，大汗淋漓等症状，首见于《中藏经》："不病而暴喘促者死"。"喘脱"是喘证发展过程中的严重阶段，常表现为张口抬肩,鼻煽气促,不能平卧,咳喘欲绝,面青唇紫,汗出肢冷等症状。清代唐宗海认为"人之元气,生于肾而出于肺,肺阴不能制节,肾阳不能归根,则为喘脱之证"。其病情危重,肺气欲绝,心肾阳衰,宗气、胃气外脱,进一步会导致亡阴、亡阳,需要立即益气固脱止喘。机械通气通过正压通气的方式可达到促进肺呼浊吸清,增加吸入的清气,固摄宗气,促进宗气生成,减少水谷精气耗损,保护胃气。宗气复可助肺以司呼吸,贯心脉以行气血;胃气复则生机现,五脏之气有化生之源。气可速生,故可用于急救使病情快速逆转。因此,机械通气可以大补宗气,固益胃气,具有益气固脱止喘的作用。

●(王 昱)

复习思考题

1. 简述机械通气的目标。
2. 如何理解中医对机械通气的认识?

第三十五章

内 镜 技 术

> **学习目标**
>
> 1. 掌握床旁支气管镜、急诊胃镜的适应证、治疗方法及注意事项。
> 2. 熟悉神经内镜的适应证。
> 3. 了解神经内镜治疗方法及注意事项。

一、概述

内镜技术作为一种诊断和治疗手段,已广泛应用于许多学科领域,其微创的特性被广大医师及患者所接受。急诊内镜技术包括急诊消化道内镜、床边支气管镜及神经内镜,在急危重症的救治中具有良好的前景,急诊医师应了解和掌握此项技术。

二、急诊胃镜

急诊胃镜:通过内镜在直视下顺序观察食管、胃、十二指肠球部直至降部,从而判定出血病变部位、病因及出血情况,多主张在急性发病后 24~48 小时内进行。可提高上消化道病因诊断的准确性,结合活检,可明确出血部位和病变性质,为制定合理有效的治疗方案提供可靠依据。

随着内镜下止血技术的发展,急诊内镜成为治疗消化道出血的有效手段之一,如镜下注射、钛夹、电灼、套扎、硬化、异物清除等,效果理想。目前被列为上消化道出血的首选诊断方法,其对出血部位和病因诊断率已达 90% 以上;可通过内镜对此类患者进行最简便而可靠的止血。急性上消化道出血,尤其是原因不明者,在补充血容量、纠正休克、稳定病情后亦可接受紧急内镜检查和止血治疗。

(一) 适应证

1. 急性上消化道出血

(1)非静脉曲张性出血:镜下见血管喷血、涌血、渗血等活动性出血时,选用钛夹和 / 或注射止血;无活动性出血,仅有血管显露或红白血栓附着,选择注射 / 电凝止血;广泛胃黏膜糜烂出血,可以用凝血酶镜下喷洒止血。

(2)食管 - 胃底静脉曲张出血:食管曲张静脉出血采用套扎器,对出血靶静脉及曲张静脉分别予以镜下套扎,必要时辅以硬化剂、组织黏合剂注射治疗;对胃底曲张静脉出血采用组织黏合剂三明治夹心法镜下注射。

2. 上消化道异物。

3. 胆道蛔虫症。

4. 急性胰胆系疾病如急性化脓性胆管炎、胆总管结石的诊断和治疗。

5. 消化道狭窄的内镜下扩张及支架植入。

6. 胃动力障碍时的空肠营养。

（二）治疗方法

1. 局部喷洒药物止血 消化道溃疡出血或黏膜病变出血,先清除血凝块,暴露出血灶,然后用冲洗管自钳道内插入,在直视下对出血灶喷洒止血。常用的止血药有凝血酶和1∶1 000 肾上腺素。

2. 硬化剂注射止血 主要适用于食管-胃底静脉曲张出血,亦可用于溃疡出血或糜烂出血。内镜直视下,于出血静脉内及其周围分别注射硬化剂,常用硬化剂有聚桂醇、无水乙醇等。每次总量 20~30ml。

3. 采用套扎器止血 食管静脉曲张出血时对出血靶静脉及曲张静脉分别予以镜下套扎,发现静脉破口后,可通过透明帽将破口吸至胃镜前端,将曲张的静脉扎起来,达到止血的目的。

4. 高频电凝止血 适用于溃疡出血、糜烂出血及血管畸形出血。内镜下先冲洗清除病灶表面血凝块,然后用电凝探头接触出血灶,用凝固电流通电数秒。烧灼时出血灶组织及血管凝固发白,出血停止。必要时可反复电凝止血。

5. 氩气血浆凝固止血（argon plasma coagulation,APC） APC 是通过非接触型高频凝固装置,从特殊的附件中放出氩气的同时,高频电流装置放电产生等离子光束进行凝固。对组织深部的凝固作用小,对组织的侵袭也小,所以对壁薄的消化道出血、大面积黏膜面的弥漫性出血有效。本法器械小、操作简单、安全性高。使用时应注意:过量氩气会使消化道扩张。

6. 钛夹止血 对于非静脉曲张性上消化道出血,内镜下金属钛夹止血具有止血效果迅速准确、创伤小、并发症少的优点。主要应用于为直径 2~3mm 的小动脉破裂出血,最初作为消化性溃疡和消化道息肉切除后出血的治疗方法,也用于治疗贲门黏膜撕裂、Dieulafoy 病和十二指肠憩室出血。钛夹是一种精巧的机械装置,利用夹子闭合产生的机械力夹闭出血血管及周围组织,阻断血流,达到止血的目的,其效果与外科血管缝合或结扎相当,疗效明显。钛夹可置放一个或数个。

7. 激光光凝 止血主要适用于血管瘤、血管畸形和溃疡的止血等。内镜下发现出血灶后,根据不同激光类型,采用接触病灶或非接触病灶方式,应用适当功率行激光止血治疗,但血管应避免激光功率过大,以免发生炭化甚至出血。

8. 消化道异物清除 根据异物的特点、性质,胃镜下酌情使用异物钳(包括鼠齿钳、鳄嘴钳、三爪钳)、网篮、圈套器等器械,通过钳取、套取、网住等方法清除异物,尽可能避免黏膜损伤。食管骨性异物亦可酌情推入胃腔。

9. 逆行性胰胆管造影术（ERCP） ERCP 指的是经内镜逆行性胰胆管造影术,它是指将十二指肠镜插至十二指肠降部,找到十二指肠乳头,由活检管道内插入造影导管至乳头开口部,注入造影剂后 X 线摄片,以显示胰胆管的技术。ERCP 下可行十二指肠乳头括约肌切开术（endoscopic sphincterotomy,EST）,达到取出胆石、蛔虫及引流胆道等目的。同时通过ERCP 也可以在内镜下放置鼻胆引流管（endoscopic nasal biliary drainage,ENBD）,治疗急性化脓性梗阻性胆管炎,行胆管支架引流术、胆总管结石取石术等微创治疗。

（三）注意事项

非食管-胃底静脉曲张出血观察记录病灶大小、性质、程度、表面及周围情况;食管-胃底静脉曲张出血套扎、注射硬化剂等治疗后冲洗病灶,观察是否有继续出血;镜下观察异物潴留部位,黏膜有无损伤出血;胆道蛔虫患者的十二指肠乳头是否有损伤。术后观察临床症状,是否继续呕血、黑便,必要时可留置胃管引流,观察引流液情况。对有继续出血或再出血

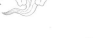

者可再次行镜下治疗,或行外科手术治疗并随访。主要并发症有出血、穿孔、药物反应、感染和窒息或心跳呼吸骤停等。

三、床边支气管镜

支气管镜具有管径细、柔软、可曲性好、导光强、视野广、操作方便等优点。对诊断不明者还可通过刷检、取活检,明确诊断和治疗;对于气道出血患者可以局部冲洗、注药。对急危重症患者合并呼吸衰竭,排痰无力,或由痰栓、痰痂、血块、坏死组织等阻塞气道引起急性肺不张,导致呼吸困难加重,建立人工气道保持气道通畅,同时行机械通气是抢救患者的有效措施,可对此类患者在床边进行支气管镜下冲洗、吸痰、注药,能有效地清除患者气道中的黏稠分泌物。对病变肺段的肺泡灌洗治疗,能够对分泌物进行充分的稀释,有助于促进其顺利排出,有效改善氧合和肺顺应性,缩短机械通气时间。

(一) 适应证

1. 支气管异物摘除。

2. 咯血的局部处理。

3. 清除气道内异常分泌物。

4. 肺泡灌洗及病原学检查。

5. 困难气管插管。

(二) 治疗方法

1. 支气管异物摘取　由于异物种类繁多,在纤维支气管镜下摘取时,要选择合适的异物钳(如鳄齿钳、鼠咬钳、刮匙或带金属篮网的钳子等)。病情危重时,特别是 7 岁以下小儿要在手术室内全麻下进行,并有 SaO_2 监测才可。金属异物,如大头针跌到段支气管、亚段支气管以下时要有 X 线引导。

2. 支气管镜下止血　对诊断困难、保守治疗又无法控制病情的咯血者,尤其大咯血时,床边支气管镜可及时发现出血部位,既可以局部用药止血,又可以清除血块以改善患者的症状,通过气管镜将用无水乙醇注射至出血部位。常用药物如巴曲酶可注射到出血部位,也可静脉推注,止血效果肯定。用高频电凝通过气管镜止血,也可用导管气囊止血,也可用气管插管插入气管打胀气囊起到止血作用。

3. 支气管肺泡灌洗　支气管镜进入气道后,按一定顺序,分别到达患者的隆突及各段支气管,同时可参考其他检查结果(如胸部 CT),对重点可疑部位进行检查,对不张肺所属的叶支气管进行吸引清除分泌物,如果堵塞的痰液、痰痂或血痂不能经吸引和钳取清除,可用生理盐水行灌洗,使得支气管恢复通畅;同时支气管镜可在直视状态下进入病灶部位,留取标本,提供更准确的病原学检查依据;或使用细胞刷,刷检可疑部位或组织送细胞学检查。

4. 经支气管镜引导下气管插管　困难气管插管时,在支气管镜直视引导下,快速准确地把气管插管插入气道中,有效避免气管痉挛、声带撕裂、咽喉出血、喉头水肿等不良事件的发生。

(三) 注意事项

气管镜检查的主要并发症为支气管痉挛、喉痉挛、低氧血症、心律不齐、发热、肺炎等,镜下活检、刷检的主要并发症为气胸、出血、肺炎等。操作要求小心、迅速,防止出血、纵隔气肿、外伤性气胸、窒息及心脏停搏。术后观察有无继发呼吸道及肺部感染或出血,小儿要观察气道是否通畅,由于手术过程中可引起气管、支气管黏膜破损出血、炎性分泌物渗出等,要经常吸痰并用血氧仪监护,防止气管分泌物过多或声带水肿而发生窒息。

四、神经内镜

神经内镜:又称脑室镜,已成为颅内血肿及硬膜下血肿的新的急诊治疗方法。与常规手术相比,具有操作简单、止血彻底等优点,血肿清除大多可在局麻下完成,手术创伤小,患者耐受性好;而且可在直视下操作,血肿清除比较彻底,并可用电凝器、激光直接止血,避免单纯血肿抽吸的盲目性。同时通过内镜控制血肿冲洗及引流速度,又能在内镜引导下放置分流管,从而提高手术疗效。

(一) 适应证

1. 颅内血肿　70% 颅内血肿是由于高血压引起的。

2. 脑积水　神经内镜应用于神经外科治疗的主要疾病即为脑积水。

3. 颅内动脉瘤　神经内镜辅助颅内动脉瘤夹闭术。

(二) 治疗方法

1. 颅内血肿清除　传统清除颅内血肿的方法是开颅,切开脑组织,清除血肿,有可能在出血引起的原发损害基础上,再增加新的损害。通过将神经内镜与立体定向技术结合,可应用于颅内血肿的手术,包括各种病因引起的硬膜外血肿、硬膜下血肿、颅内血肿。内镜手术清除颅内血肿只进行颅骨钻孔,创伤小,作用确切,可起到降低颅内压,避免继发性脑组织损伤,缩短恢复期的目的。

2. 第三脑室底造瘘术(ETV)　患者取仰卧位,头部抬高 15°,取冠状缝前 1cm、中线旁开 2~3cm 处,备皮消毒,颅骨钻孔,十字切开硬脑膜,脑穿刺针朝向外耳连线中点穿刺,确定进入脑室额角,镜鞘沿穿刺通道进入,拔出导芯,置入脑室镜,通过室间孔进入第三脑室,沿脑室镜工作通道置入造瘘钳,将球囊置入造瘘点,撤出脑室镜,观察有无出血,最后用材料封闭骨孔,防止积液及切块不愈合。ETV 使脑脊液的引流更接近生理通路,根据统计,大约 70% 的脑积水患者可以不做分流术,而通过 ETV 获得治疗。

3. 颅内动脉瘤手术　利用神经内镜技术辅助观察动脉瘤结构,动脉瘤与周围血管神经关系,以及观察动脉瘤夹闭位置是否合适,是否存在误夹和夹闭不全。最适合用于未破裂的颅内动脉瘤,或是已破裂但蛛网膜下腔出血已经吸收的动脉瘤手术,尤其是深部动脉瘤的手术,它不但可以帮助术者清晰地了解动脉瘤结构,还可以探查到瘤蒂具体位置及动脉瘤后壁下隐藏的穿通支血管,从而减少了对周围脑组织、重要神经和血管的损伤,降低术后并发症的发生率,有助于患者早日康复。

(三) 注意事项

神经内镜治疗主要并发症有感染、出血、脑脊液漏等。应严格掌握手术适应证,对病情综合分析,具备娴熟的操作技巧,采用最佳的手术方式,改善患者预后。

(周　江)

复习思考题

1. 简述床旁纤维支气管镜的适应证。

2. 胃镜有哪些治疗方法?

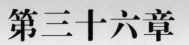

第三十六章

体外生命支持技术

📑 **学习目标**

1. 掌握常见体外生命支持技术的原理。
2. 熟悉 ECMO 及 IABP 的适应证。
3. 了解 ECMO 及 IABP 的并发症及处理。

体外生命支持(extracorporeal life support,ECLS)技术在重症医学领域中发挥着越来越重要的作用。在心肌梗死及心源性休克、ARDS、心肺复苏的生命支持中都得到了广泛的应用。

广义上的 ECLS 包括体外膜肺氧合(extra-corporeal membrane oxygenation,ECMO)和机械循环支持设备如主动脉内球囊反搏(intra-aortic balloon counterpulsation,IABP)、心室辅助血泵、全人工心脏等。其主要作用是对于严重的心肺衰竭常规支持手段无效者,施用体外生命支持技术维持生命从而为原发病的治疗争取时间或作为器官移植的过渡。本章主要介绍 ECMO、IABP 系统。

一、体外膜肺氧合

ECMO 源于心脏手术的体外循环技术,ECMO 原理是将体内的动、静脉血引至体外,经过膜氧合器进行氧合后回流至患者动脉或静脉系统,完成部分或全部心肺功能的替代,维持人体重要组织器官的血供和氧合。按照血液引出和回流的血管通路类型,ECMO 分为从静脉系统引出回流至静脉系统为静脉 - 静脉体外膜肺氧合(VV-ECMO);从静脉系统引出回流至动脉系统为静脉 - 动脉体外膜肺氧合(VA-ECMO);另外还有特殊形式的 ECMO 如动脉 - 静脉体外膜肺氧合(AV-ECMO)。其中,VA-ECMO 与 VV-ECMO 为最重要与最基本的两种类型,也是本章主要介绍的两种类型。

(一) VA-ECMO

VA-ECMO 主要为常规治疗无效的循环衰竭患者提供循环功能支持,同时可维持较高的动脉血氧分压,为患者提供足够的氧供。

1. 适应证　急性、严重、可逆性的常规治疗无效的循环衰竭患者。

(1)心脏手术患者不能脱离体外循环机,药物治疗和 IABP 辅助循环不能维持。

(2)各种原因导致的心源性休克或心搏骤停。

(3)终末期心脏病,在 ECMO 辅助下过渡到安装心室辅助装置或心脏移植。

(4)急性肺栓塞引起的右心衰竭。

(5)暴发性心肌炎,为患者争取时间让心肌自我修复或进行心脏移植。

VA-ECMO 以支持心脏为主要的功能,近年来也有使用高流量 ECMO 对重症感染性休克进行循环支持的报道。

2. 插管位置

(1)外周插管：静脉可选颈内静脉、股静脉，动脉可选颈动脉、股动脉、腋动脉，颈动脉置管较少使用。

(2)中心插管：选用右心房和升主动脉插管，需要开胸放置。

临床上以外周插管，且以股静脉及股动脉为主。

3. ECMO 的管理

(1)血流量：在 VA-ECMO 辅助初期，为尽快增加器官组织的氧供，如情况允许尽量维持高流量辅助，新生儿 150ml/(kg·min)，婴幼儿 100ml/(kg·min)，儿童 70~100ml/(kg·min)，成人 50~75ml/(kg·min)，调节流量维持氧合器前静脉血氧饱和度在 70% 以上。维持平均动脉压，婴幼儿在 40~50mmHg，儿童和成人在 60~70mmHg，不宜过高，满足组织灌注即可。在高流量辅助下，血流动力学稳定后首先逐渐减少正性肌力药和血管活性药的用量，降低容量负荷，让心脏得到充分休息。待心肺功能恢复后逐渐降低流量，直至脱离 ECMO。

(2)气体流量：ECMO 开始运转时将氧浓度调至 70%~80%，气流量与血流量比为 (0.5~0.8):1，必要时使用纯氧和高气流量，调节气流量与血流量之比，使动脉二氧化碳分压在正常范围。

(3)呼吸管理：尽量保持患者自主呼吸，应用肺保护性通气策略定期膨肺，防止肺不张和肺炎。

(4)抗凝：使用肝素抗凝，首剂 100U/kg，使活化全血凝固时间(activated clotting time of whole blood, ACT)维持在 180~220 秒，辅助开始后使 ACT 维持在 160~180 秒。

(5)温度管理：体温维持在 36~37℃，温度过高增加氧耗，过低易发生凝血功能障碍。

(6)血药浓度：体外循环管路及膜氧合器会吸附药物，对于能够监测血药浓度的药物应当常规进行监测。

4. 并发症及处理

(1)插管远端缺血：股动静脉插管的患者需防止插管部位远端缺血坏死。适当抗凝、动脉灌注管分出侧支对远端肢体灌注等可起到一定预防作用。

(2)溶血：尽量缩短 ECMO 的辅助时间，避免不必要的高流量辅助和适当的血细胞比容，可减少溶血的发生，一旦出现血红蛋白尿，碱化尿液维持尿量。

(3)感染：注意无菌操作及清洁护理。

(4)出血和血栓栓塞：ECMO 期间需全身肝素化，维持合适的抗凝状态尤为重要。需要常规观察管路内部及氧合器内有无血栓形成。出现出血时应首选局部压迫、栓塞等直接止血的方法，同时根据情况下调抗凝强度，补充凝血因子及血小板，慎重使用止血药物。

5. 监测及处理

(1)注意泵、管的维护：当离心泵转数与流量不相符或出现血红蛋白尿等情况时，提示可能有血栓形成。静脉管路引流不畅时，管路会出现抖动；管路内压力过高或过低时易出现溶血，需要密切监测，避免不恰当的流速设定。

(2)长时间 ECMO 辅助：当膜氧合器出现血浆渗漏、气体交换不良、栓塞或患者出现严重血红蛋白尿时，应及时更换膜式氧合器。

(3)高压灌注：压力越高，管路发生泄漏和爆裂的危险性越大，400mmHg 是安全范围内允许的最高压力水平。如果压力突然增加导致高压报警，原因常为管路或套管发生暂时性阻塞。如果这种情况导致血泵停，需逐渐恢复血流速度，同时检出管路阻力突然升高的原因。

(4)管路中出现空气：可以直接被肉眼发现或被气泡探测器检测到。如果在管路中发现空气，需暂停血泵，夹闭靠近患者的管路，加强药物和呼吸机支持，必须迅速寻找和处理导致管路进气的原因。

(5)血栓形成：管路中有 1~5mm 的小血栓，不需要更换管路，回输端管路中超过 5mm 的血栓或仍在继续扩大的血栓则需要清除。可以只更换该段管路，如果管路中存在大量该类栓子，则需更换整套管路。

6. 撤机　VA-ECMO 辅助期间，当心功能恢复，左室射血分数 ≥40%，心肌酶接近正常，小剂量正性肌力药物维持血流动力学稳定。当机械通气达到 $FiO_2<50\%$，气道峰压 (PIP)<30cmH_2O，PEEP<8cmH_2O，血气指标满意，逐渐减低辅助流量，当流量减至正常血流量的 10%~25% 仍能维持血流动力学稳定，血气指标满意，可考虑脱机。

(二) VV-ECMO

VV-ECMO 仅为患者提供呼吸功能支持，为低氧的血液提供氧合。对循环功能无显著影响，与 VA-ECMO 相比有较少的出血及血栓栓塞并发症。

1. 适应证　主要用于可逆性的呼吸衰竭：

(1)严重低氧血症（$PaO_2/FiO_2<80mmHg$，PEEP 15~20cmH_2O）。

(2)失代偿性高碳酸血症 pH<7.15。

(3)气道平台压>35cmH_2O。

(4)肺移植过渡或原发肺移植衰竭。

2. 插管位置

(1)两部位插单腔管：颈内静脉、股静脉可分别作为引流和回输端。

(2)一部位双腔管：颈内静脉双腔插管完成血液的引流和回输。

3. 呼吸管理　ECMO 通常起始流量设定为 10~15ml/(kg·min)，逐渐加至最大流量，确认可达到最大流量后，将呼吸机参数调至休息状态即低呼吸频率、长吸气时间、低平台压 (25cmH_2O 以下) 和低吸氧浓度 (30% 以下)，PEEP 5~15cmH_2O (过高将影响静脉回流)。

4. 监测及处理

(1)再循环：指一部分由氧合器氧合后的血回输至体内后被直接从 ECMO 的引流管抽吸出来。再循环的量是影响 VV-ECMO 支持的患者氧合的重要因素。可通过调节引流管与回输管之间的相对位置、维持充足的血容量、调节合适的流速等降低再循环的量，但是难以完全消除再循环。

(2)不能强求维持动脉血氧饱和度在 90% 以上，通常在 85% 以上是可以接受的，但是要维持足够高的血细胞比容及适当降低氧耗。

5. 撤机　胸部影像学改善，肺顺应性改善；PaO_2 上升，$PaCO_2$ 下降，气道峰压下降。逐渐降低 ECMO 流量，直到自身肺能承担 50%~80% 的气体交换时，可以试停机。

二、主动脉球囊反搏术

主动脉内球囊反搏泵工作时驱动气体往返进出气囊，在心脏搏动的舒张期，球囊从排气状态突然膨胀充气，在胸降主动脉内占有了一定的体积，将原来占据该体积的血液顺、逆着动脉走行方向向终末端器官排开。在收缩期，球囊从充气状态突然收缩排气，原来其所占据的体积被周围血液迅速回流填充。

如果时相转换恰当，主动脉内球囊反搏可以获得以下生理学结果：球囊在舒张期骤然地充气，导致舒张压升高，增加冠状动脉灌注压，进而改善心肌氧供；当球囊在收缩期骤然排气，导致心室后负荷下降，主动脉收缩压随之降低，从而减少了心脏做功；改善了那些心功能受到损害患者的前向性血流,提高了心输出量。

（一）适应证

1. 心源性休克　在主动脉内球囊反搏治疗期间心输出量增加 20%~32%,动脉舒张压增加和肺毛细血管楔入压下降。主动脉内球囊反搏治疗对于出现严重左心室功能不全患者的支持仍然是一项非常重要的治疗选择。

2. 心脏术后　进行冠状动脉搭桥手术和心脏瓣膜置换手术时,除了原发心脏疾病所造成的心功能损害,患者的心脏正经历长时间麻痹停跳的"心肌顿抑"或者冬眠状态,在手术完毕时还不可能完全恢复到正常的功能状态。

3. 急性心肌梗死的机械性合并症　乳头肌缺血造成的腱索断裂导致急性二尖瓣反流和室间隔缺血导致急性室间隔穿孔是急性心肌梗死后最凶险的两个合并症。采用主动脉内球囊反搏可以使得患者的心源性休克状态得以改善,为进一步治疗赢得时间和创造条件。

4. 严重的顽固性心律失常　IABP 增加心脏做功能力和改善心肌缺血缓解室性心律失常。但越来越多的抗心律失常的方法和药物可选择,现几乎很少需要使用 IABP 缓解室性心律失常。

5. 冠状动脉左主干病变　术前预防性应用主动脉内球囊反搏支持可以明显降低左主干病变患者外科手术死亡率。

6. 高危或冠状动脉造影　左侧冠状动脉没有通畅的搭桥保护情况下,对患者进行冠状动脉左主干血管内成形术时;对患者心脏唯一的冠状动脉进行扩张时;患者左心室射血分数 ≤30%,对供给有存活心肌的冠状动脉进行血管内成形术时;低血压状态的多支冠状动脉的患者进行血管内成形术时。

7. 心脏移植过渡的桥梁　对于终末期发生心脏泵衰竭的患者,IABP 可以产生较为理想的后负荷下降而不用借助更为有创的心室辅助装置。

（二）插管位置

置入人体内的球囊部分正确位置在胸降主动脉左锁骨下动脉远端至膈肌水平以上(当患者过于矮小时不低于肾动脉水平以上)。

（三）IABP 管理

1. 主动脉反搏的触发　基本的触发方式有以下几种:心电触发方式、压力触发方式、起搏状态触发方式(患者使用心脏起搏器时可选择)、外部强制触发方式(一般用于心肺复苏时)。

2. 时相转换　时相转换理想的反搏结果是:舒张期主动脉内压力增加、收缩期峰压降低。球囊排气刚好在心室射血期前,主动脉内血液容积锐减,致使主动脉根部内压力下降。这种在主动脉内球囊反搏诱导下主动脉压力下降有效地降低了左心室的后负荷,最终减少心肌对氧的需求。在动脉压力波形上表示收缩末期的标志是动脉波形上的重搏切迹,它代表主动脉瓣关闭,球囊充气最好在此点。且动脉压力波形向上快速升高表示主动脉瓣开放、心室射血,球囊排气最好发生在此之前。充气过早,主动脉瓣尚未关闭,阻碍心室排空,加重心脏负担;充气过晚,减少舒张压升高时间;放气过早,同充气过晚;放气过晚,增加心脏射血阻力。

（四）并发症及处理

1. 动脉血管合并症　主动脉瘤扩大或者破裂、股动脉或者髂动脉破裂或者穿通、主动脉内球囊反搏导管破裂导致的气栓、股动脉阻塞、腹股沟部出血、淋巴管渗液、淋巴液引流不畅、局部感染、置管失败、假性动脉瘤、主动脉内膜剥脱。

对于严重的肢体缺血,最重要的方法之一是将导管拔出或筋膜切开术、截肢和改善对运动、感觉的缺失的治疗措施。

2. 截瘫 原因尚未明确,有研究推断动脉硬化斑块可能是造成截瘫的原因。

3. 导管错位 导管错位可造成动脉血管分离性损伤,也是导致远端缺血的重要原因。处理有赖于早期发现与插管后管理。

4. 感染 严格遵守无菌操作原则是最有效的预防措施。

5. 血液系统疾病 血小板减少症最常见,病情允许,应尽早拔除。

(五)监测及处理

1. 血流动力学监测 观察和记录生命体征、中心静脉压、肺动脉压、肺毛细血管楔入压(PCWP)、动脉压、心输出量、混合静脉血氧饱和度。每隔 4 小时经袖带测压与主动脉内球囊反搏的测压结果进行比较。

2. 肾功能监测 监测尿常规、肾功能等。当尿潜血或者血尿素氮和肌酐升高,活动性出血或者贫血均应当警惕。

3. 报警的处理 首先按 RESET 键解除报警音,然后判断报警原因,进行处理。

(六)撤机

患者病情允许的情况下,标准的方法是逐步地、有秩序地减少主动脉内球囊反搏的辅助比例,从 1∶1 减少到 1∶2 最终到 1∶4。撤离的过程要<60 分钟,如果时间延长,可以在每 1 小时之内采用 1∶1 比例辅助 5 分钟以减少和降低凝血块形成的发生率。如果在 1∶4 比例辅助下患者的血流动力学稳定是拔出主动脉内球囊反搏导管的指征。

(高培阳)

复习思考题

1. 简述 ECMO 及 IABP 的监测及处理。

2. 简述 ECMO 及 IABP 撤机指征及方法。

第三十七章

血液净化技术

学习目标

1. 掌握血液净化的原理。
2. 熟悉重症患者血液净化适应证。
3. 了解置换液配制及抗凝方案。

一、概述

血液净化（blood purification）是清除体内水分和溶质的技术总称，是器官支持的重要治疗技术，包括血液透析、血液滤过、血液灌流、血浆吸附、血浆置换等。它不仅对肾脏功能提供支持作用，而且对其他脏器功能的支持治疗亦起着重要的作用，是抢救重症患者必不可少的治疗手段。

二、溶质清除机制

（一）血液透析（hemodialysis，HD）

血液透析是溶质跨膜弥散的一个过程。将血液和透析液分别引入半透膜的两侧，使其反向流动，血液中存在晶体渗透压和胶体渗透压，促使血液内中、小分子由血液侧向透析液侧转运，而促使水分子由低浓度侧向高浓度侧转运。弥散现象遵循物理学上菲克定律，在单位距离内，溶质弥散通量与弥散面积及浓度梯度成正比，溶质从高浓度向低浓度迁移。因此，血液透析效率与血流速度、半透膜厚度、膜面积及浓度梯度相关。其中透析膜是透析设备中的关键部分，要求容易透过中小分子溶质，不允许透过蛋白质，有足够的强度和抗压性，有适宜的超滤渗水性，血液相容性好，不易导致凝血、溶血，可以进行灭菌处理，对人体无害。

HD 对小分子物质（分子量<500 道尔顿）的清除效率高。适用于急慢性肾衰竭、药物过量、毒物中毒、肾衰竭伴严重肺水肿、高钙血症、乳酸酸中毒、顽固性心衰等。

（二）血液滤过（hemofiltration，HF）

血液滤过是指在超滤基础上发展起来的血液净化技术，通过模拟肾小球的滤过作用，以对流转运的方式清除溶质。HF 的主要原理是对流，对中（分子量 500~5 000 道尔顿）、小分子清除能力相当，滤过率易受滤过膜的面积、膜对水的通透性、跨膜压、血流量、血浆蛋白浓度及筛过系数的影响。血液滤过脱水为等渗性，细胞外液渗透压没有明显变化，低血压和失衡综合征发生率小，对于高血容量导致的心衰、顽固性高血压、低血压、严重的水钠潴留及高脂血症的疗效优于血液透析。

HF 适应证包括：老年心肺功能不稳定、常规血液透析频发症状性低血压、顽固性高血压、严重透析低氧血症、尿毒症神经病变、严重的高磷血症和肾性骨病、重症胰腺炎等。

（三）血液灌流（hemoperfusion，HP）

HP 也称血液吸附，是指全血流经灌流器与固相的吸附剂接触，通过吸附作用清除内源性或外源性毒素，之后将净化后的血液回输患者体内，以达到治疗的目的。血浆分离后流经吸附罐的，则称为血浆吸附。HP 主要原理包括：物理吸附、化学吸附、生物亲和吸附。

HP 的设备：根据治疗需要分全血吸附设备和血浆吸附设备，后者多一个血浆分离器，关键设备是吸附柱，根据吸附载体的类型可以分为活性炭吸附剂、高分子吸附剂及无机材料吸附剂。

HP 初始以药物和毒物中毒的治疗为主，目前已扩展到治疗尿毒症、肝性脑病、脓毒症、重症胰腺炎等疾病，且在系统性红斑狼疮、重症肌无力、吉兰 - 巴雷综合征等疾病也有较好的疗效。

（四）血浆置换（plasma exchange，PE）

PE 是通过血泵将患者的血液引出体外，将全血分离成血浆和细胞成分，去除致病血浆或选择性地去除血浆中的致病因子，然后有选择地回输细胞成分、净化后的血浆及所需补充的置换液。PE 的可能作用包括：①去除异常的循环因子；②补充特异性血浆因子；③去除炎症介质；④转换抗原 / 抗体比率；⑤刺激淋巴细胞克隆，增强细胞毒性药物疗效；⑥通过置换补充机体所需物质。PE 技术分为离心式血浆分离和膜式血浆分离。膜式血浆分离是目前 PE 常采用的方法。

PE 应用范围广泛，涉及肾脏病、肝脏病、血液系统疾病、神经系统疾病、代谢性疾病、自身免疫性疾病及器官移植领域。目前对冷球蛋白血症、抗肾小球基底膜病、吉兰 - 巴雷综合征、血栓性血小板减少性紫癜、重症肌无力、药物过量或中毒等疾病有确切的疗效。

三、血液净化器

血液净化器是血液净化治疗的核心部分，通过不同的材质及结构设计，可对血液成分进行滤过、透析、成分分离、非特异性及特异性吸附等处理，实现清除水分或致病性溶质的治疗目的。血液净化器包括：透析器、滤器、血浆分离器、吸附器等。

血液净化器所采用的医用高分子材料，需具备以下要素：①良好的血液相容性；②无致畸性、无致癌性、无致突变性；③良好的通透性、吸附性、机械强度和适当的孔径。根据物理形态和清除溶质原理的不同，将血液净化器分为膜式血液净化器和吸附器两大类。前者根据膜的生产原料不同分为三类：未修饰的纤维素膜、改性或再生纤维素膜、合成膜。其中合成膜，如聚丙烯腈膜、聚砜膜、聚醚砜膜等，因其对中分子清除能力强，生物相容性好，具有优良的耐菌、耐有机溶剂等特点，临床应用越来越广泛。吸附器根据其制造原料及功能分为：离子交换树脂、活性炭吸附剂、吸附树脂、免疫吸附剂。

四、置换液配制

血液净化的过程就是通过各种方式转运清除溶质和水分的过程。在血液净化过程中，液体的跨膜流动实现了溶质和水分的清除，但是在体液流出的同时，需要不断地补充液体。补充的液体成分与体液相同，这种补充的液体就成为置换液。

置换液的配置应遵循以下原则进行：①无菌和不含致热原；②置换液与正常人血浆 pH、渗透压相近；③电解质浓度应保持在人体血浆电解质范围之内。常用的连续性血液净化置换液配方有乳酸盐、枸橼酸盐、醋酸盐及碳酸氢盐置换液。碳酸氢盐是生理性碱基，直接参与体内酸碱平衡的调整，2012 年 KDIGO 指南推荐首选碳酸氢盐作为连续性血液净化的缓冲液。碳酸氢盐置换液配方有多种，应用普遍的是 Port 改良配方和 Kaplan 配方，其最终成分基本相同。因碳酸氢盐在体外与钙和镁反应发生沉淀,在商业成品置换液中往往不会直接加入。相较于医院自行配置的液体,成品置换液安全系数高,是今后发展的一个趋势。

五、抗凝

在血液净化治疗过程中,血液流经体外管路和血液净化器时凝血系统被激活,导致血栓形成而致治疗中断,血流的反复中断会进一步加速血栓形成,最终导致治疗无法继续进行。这不仅会缩短管路和血液净化器寿命,降低治疗效果,也增加了医护工作负荷和患者的治疗费用。因此血液净化过程中需要使用恰当的抗凝措施来缓解和避免上述情况的发生,并且同时需要注意和防治抗凝引起的出血等并发症。

(一)抗凝方案的分类

1. 全身抗凝　全身抗凝是使用抗凝药物使患者体内及体外血液净化管路中的血液均达到抗凝状态,从而避免凝血的发生。优点是抗凝方案简单,易学习、掌握及实施,抗凝效果可靠;但最大的缺点是患者体内凝血功能受到影响,出血并发症发生率较高,对于出血风险较高的患者不宜使用。目前常用的全身抗凝药物包括普通肝素、低分子量肝素、阿加曲班、凝血酶拮抗剂类药物等。

2. 局部抗凝　局部抗凝是指在体外循环管路的起始端(采血端)加入抗凝药物,使体外的血液达到抗凝状态,但患者体内的凝血功能保持正常。优点是体外循环系统抗凝效果好,使用时间长,对患者体内凝血影响小,出血并发症少,可用于外科手术后等具有高出血风险患者。缺点是抗凝实施方案复杂,需要频繁监测凝血指标,实施难度大。目前常用的局部抗凝技术包括枸橼酸局部抗凝技术及肝素 - 鱼精蛋白局部抗凝技术。枸橼酸局部抗凝被多个指南推荐为首选的血液净化抗凝方案,尤其适用于高出血风险患者。但它在严重肝功能异常、休克和低氧血症的患者中使用易引起酸碱和电解质紊乱等不耐受情况,应加以注意。

3. 无抗凝　无抗凝是指不在血液净化管路中添加抗凝药物,仅通过对非药物抗凝措施的优化来延长管路及血液净化器寿命的技术方法。优点是对体内凝血功能影响较小,主要用于高出血风险的患者。缺点是易凝血中断,需频繁更换管路,治疗效果差,易消耗凝血因子和血小板,增加出血风险,且增加医护工作量和患者医疗费用。无抗凝技术只是作为不能实施枸橼酸局部抗凝技术或其他抗凝方案时的替代方案。

(二)抗凝常见并发症

1. 抗凝不足引起的并发症　主要包括透析器和管路凝血、透析过程中或结束后发生血栓栓塞性疾病。

2. 出血　主要原因是抗凝剂选择不合理及抗凝剂量过大。

3. 抗凝剂本身的药物不良反应　①肝素诱发的血小板减少症;②长期使用肝素和低分子量肝素常见不良反应有高脂血症、骨质脱钙,此外合并尿毒症性心包炎患者有加重心脏压塞的危险,相比肝素而言低分子量肝素发生风险较低;③枸橼酸盐的主要不良反应为低钙或高钙、高钠血症和代谢性碱中毒。

六、血液净化在 ICU 中的应用

近年来,随着重症医学的发展,尤其是连续性血液净化技术的研究发展,使得血液净化成为急危重症医学领域中的一个重要的治疗手段。目前血液净化技术已经被广泛应用于急性肾损伤、脓毒症、多器官功能障碍综合征、顽固性心衰、急性肝衰竭、药物中毒、重症胰腺炎等疾病的救治。

(一)血液净化对容量失衡的调控

重症患者病情危重,易丧失或部分丧失对容量的调节能力,休克时存在容量不足,并发急性肾功损伤时,肾脏排水能力明显下降,易产生容量过负荷,往往需要血液净化来清除过多的水分和溶质。由于重症患者的容量耐受窗变窄,必须选择对血流动力学影响最小的连续性血液净化技术,并在血流动力学监测指导下,采用目标导向的容量管理策略,才能避免产生新的容量失衡,改善重症患者的预后。目标导向的容量管理策略包括三个环节:①液体平衡目标与安全值设定;②液体平衡目标的滴定;③液体平衡目标的调整。

(二)血液净化在脓毒症中的应用

脓毒症的病理生理学机制复杂,目前普遍认为循环中的促炎和抗炎介质参与了复杂的瀑布样反应,引起细胞和器官功能障碍,严重时导致死亡。血液净化治疗脓毒症的作用机制包括:①广谱清除炎性介质;②改变趋化因子浓度梯度;③恢复免疫功能;④调控中性粒细胞功能;⑤改善单核细胞功能;⑥恢复白细胞反应等。目前研究显示,血液净化可以通过以下方法来达到治疗脓毒症的目的,如使用高剂量血液滤过、高截留分子量膜、高吸附膜、内毒素吸附器、细胞因子吸附器和吸附集成连续血液净化技术等。虽然新的血液净化技术和材料仍处于临床试验的早期阶段,但目前研究显示出良好的发展前景。

(三)血液净化在急性肝衰竭中的应用

急性肝衰竭是一种高病死率的临床综合征,其主要病理生理是严重的肝脏合成功能障碍、代谢紊乱及有害物质的积聚。人工肝支持提高了患者的救治成功率,人工肝可分为非生物型人工肝技术和生物型人工肝技术。非生物型人工肝技术包括基本血液净化技术(如间歇血液透析、连续性血液净化、血浆置换)和集成血液净化技术(如血浆吸附、白蛋白透析、血浆透析滤过)等多种方法,根据病情选择不同的血液净化方法,达到去除毒性物质、改善肝功能等的效果。

(四)血液净化在重症胰腺炎中的应用

重症胰腺炎是多种病因引起的胰腺局部炎症、坏死和感染,并伴有全身炎症反应和多器官功能损害的疾病。血液净化治疗可以通过清除促炎细胞因子,重塑免疫稳态,阻断胰腺坏死,降低病情严重程度,从而改善预后。另外可以通过血脂分离技术快速地降低高脂血症性胰腺炎患者体内的血脂水平,而改善患者的临床症状和预后。

(五)血液净化在自身免疫系统疾病中的应用

自身免疫系统疾病是各种病因导致机体免疫调节功能紊乱,免疫系统无法区别自身特定细胞和组织,即识别自身/非己的免疫耐受机制被破坏而引起的一系列病变。传统的血液净化方法是通过血浆置换把相关自身抗体清除以达到治疗的目的。免疫吸附是在血浆置换的基础上发展而来的特异性强、近期疗效好的一种新的血液净化技术,其利用吸附材料除去血浆中与免疫相关的致病因子,或利用抗原-抗体免疫反应清除血浆中的致病因子,是治疗自身免疫性疾病的重要方法和前沿技术。

将重症医学理论与血液净化技术有机地结合起来治疗重症患者是重症医学的发展趋势。重症血液净化的目的已经逐渐由单纯的"肾脏替代治疗"向"肾脏支持治疗"转化;由单一器官支持向多器官支持发展。重症血液净化技术将是继机械通气、循环支持技术之后,又一个能改善重症患者预后的有力手段。

(赵文辉)

复习思考题

1. 简述血液净化的溶质清除的机制。
2. 简述血液净化的抗凝方案。

笔记栏

PPT 课件

第三十八章

营养支持

学习目标

1. 掌握危重症患者营养支持的时机、补充原则。
2. 熟悉危重症患者的营养代谢特点。
3. 了解肠外营养主要营养素要求。

营养支持是指为治疗或缓解疾病、增强临床治疗效果,而根据营养学原理采取的营养措施,是维持与改善器官、组织、细胞的功能与代谢,防止多器官功能障碍发生的重要措施。在过去的数十年中,危重病患者的营养支持策略发生了重大的改变,在营养风险评估、疾病特异性营养、免疫优化肠内营养等方面尤为突出。现代临床营养已经超越了以往提供能量,恢复"正氮平衡"的范畴,而通过代谢调理和免疫功能调节,从结构支持向功能支持发展,从而产生的"药理学营养"概念已然成为现代危重病治疗的重要组成部分。

中医学对营养支持十分重视,《素问》中对营养的重要性有非常清晰的认识,"天食人以五气,地食人以五味……五味入口,藏于肠胃,味有所藏,以养五气,气和而生,津液相成,神乃自生"(《素问·六节藏象论》);"人以水谷为本,故人绝水谷则死"(《素问·平人气象论》)。

一、危重病患者的代谢特点

当机体在遭受创伤、烧伤以及严重感染等刺激后,神经内分泌发生重大变化,从而在代谢方面表现为以分解代谢占优势的高代谢状态。

(一) 碳水化合物的代谢

应激时首先发生糖原分解增加,且人体动员脂肪、蛋白质分解,通过糖异生途径形成葡萄糖,进一步使血糖升高,引起"应激性高血糖"。有研究表明,适当控制血糖水平(6~10mmol/L)可明显降低感染和器官功能障碍的发生率,从而明显改善重症患者的预后,使机械通气时间、住 ICU 时间、多器官功能障碍综合征(MODS)的发生率及病死率明显下降。

(二) 脂肪的代谢

在应激时,脂肪动员与氧化加速,导致血浆三酰甘油、游离脂肪酸浓度增加。游离脂肪酸在肝内再循环,使极低密度脂蛋白、三酰甘油的产生增加,但机体对脂肪的代谢能力明显降低,容易导致血脂升高。尤其是长链脂肪酸进入肝细胞线粒体代谢时需要卡尼汀的参与,但应激状态下机体血液中缺少卡尼汀,因此容易导致肝功能损害。

(三) 蛋白质的代谢

应激状态下机体总体来说蛋白质分解代谢高于合成代谢。应激时,细胞因子和神经内分泌的作用常常导致广泛的蛋白质快速分解、严重的氮耗竭,机体通过分解自身组织获得能量,从而产生"自噬现象"。但同时机体增加合成急性相蛋白,如各类白介素、肿瘤坏死因子、C 反应蛋白、纤维蛋白原等,这些急性相蛋白是机体强烈炎症反应的标志,但其原料是机体本身存在的氮储存和白蛋白,因此进一步增加了机体的蛋白质消耗。严重应激时,尿氮排出量可达 35~40g/d。大量的蛋白质消耗将使重症患者的免疫功能和组织修复能力严重受损,肌肉力量明显降低,病死率明显增加。

二、营养风险评估

由于危重病患者常常摄入不足、消耗和丢失增加,以及代谢异常,其普遍存在营养风险;且部分危重病患者因疾病发展而于入 ICU 时已经存在营养不良,因此需要对所有危重病患者进行营养风险评估。目前评价危重病患者营养风险最常用的方法是营养风险筛查表(NRS2002)和危重症营养风险评分表(NUTRIC 评分)。

营养风险评估的目的在于筛查出已经存在或即将发生营养不良的患者,其意义为对这些患者若不给予营养支持将导致营养缺乏而影响其疾病恢复,因此需要制定合理的营养方案,进行及时的营养干预。

三、营养支持的时机

对危重病患者来说,初期最重要的是维持生命体征基本稳定,机体水、电解质和酸碱平衡等内环境基本正常。给予营养支持的时机原则上应该在经过初期的复苏治疗,血流动力学基本稳定,水、电解质与酸碱失衡得到初步纠正后。实施营养支持前需对患者的代谢状态、脏器功能进行评估,了解这次疾病前有关营养状态的病史。对于严重内环境紊乱、严重血流动力学障碍、严重肝肾功能障碍的患者应暂缓实施全面的营养支持,待这些严重异常得到适当纠正后再行营养支持。

四、危重病患者营养补充原则

合理的热量和营养成分供给是实现危重病患者有效的营养支持的保障,每个患者所需及所能代谢的营养及其成分各不相同。重症患者的能量供给目标,随着疾病状态、时期及个体的不同,其能量需求亦是不同的。通常在应激状态早期,机体因"自噬"而处于需要营养但又难以进行营养干预的状态。随着病情的逐渐稳定,机体需要从外界摄取各种营养成分以进行相应的生化代谢,且营养需求量逐渐增加。一方面,对于病程较长、合并感染和创伤的重症患者,病情稳定后的营养补充应渐进式增加并努力满足机体需要,否则将难以纠正患者的低蛋白血症,影响其免疫功能和组织修复,影响呼吸肌的功能。但另一方面,实施营养支持不能太多地增加代谢负荷,不能导致内环境紊乱。因此,应遵循循序渐进的原则,初期的目标营养量应为 20~25kcal/(d·kg),争取在 1 周时达到目标营养量的 70%~80%,并随着疾病的好转而逐渐增加营养量。应该按照个体化的原则对每个患者进行初步营养干预评估,在实施过程中不断监测营养状况并及时调整方案。

当对重症患者实施连续肾脏替代治疗(CRRT)时,由于葡萄糖、氨基酸、微量元素、水溶性维生素及电解质等均为小分子物质,容易被血液净化滤除,且置换液温差导致的热量丢失,大量胸腹水所含蛋白质的丢失,均需额外补充。尤其是氨基酸等的不足将导致蛋白质缺乏,需要给予 2.5g/(kg·d)的蛋白质。

五、肠内营养(EN)

肠内营养给予的营养物质全面充分,是最符合机体生理、较安全且有利于维护胃肠功能的方法,但肠内营养的实施与胃肠道功能(运动、分泌、消化、吸收及胃肠道完整性等)和腹内压密切相关。

（一）肠内营养的应用指征和禁忌证

1. 肠内营养应用指征　大量临床研究证明,肠外营养可能增加感染并发症,肠内营养无论是在支持效果、花费、安全性还是可行性上都明显优于肠外营养,且早期肠内营养(入ICU后24~48小时)能明显降低病死率和感染率,改善营养摄取和肠功能,减少住院费用。因此只要患者符合营养支持的条件且胃肠道功能存在或部分存在,均应优先考虑给予肠内营养,只有肠内营养不可实施或不足时才考虑肠外营养。

2. 肠内营养禁忌证　当重症患者出现肠梗阻、肠道缺血时,肠内营养可能引起肠管过度扩张、肠道血运恶化,甚至肠坏死、肠穿孔;严重腹胀或腹腔间隔室综合征时,肠内营养可能增加腹腔内压力,高腹压将增加反流及吸入性肺炎的发生率,并使呼吸循环等功能进一步恶化。因此在这些情况下应避免使用肠内营养。此外,当存在肠穿孔而远端营养途径尚未建立时,亦不能实施肠内营养。

（二）肠内营养途径选择和营养管留置

肠内营养的途径可根据患者的情况采用鼻胃管、鼻空肠管、经皮内镜下胃造口术(PEG)、经皮内镜下空肠造口术(PEJ)、术中胃/空肠造口,或经肠瘘口等途径进行肠内营养。

1. 经鼻胃管途径　常用于胃肠功能正常及经短时间管饲即可过渡到口服饮食的患者。其优点是简单、易行、最符合生理;缺点是胃潴留、反流、误吸、鼻窦炎、呼吸道感染的发生率增加。

2. 经鼻空肠置管途径　重症患者往往存在胃肠动力障碍,肠内营养时容易导致胃潴留。经鼻空肠置管喂养优点:①因营养管通过幽门进入十二指肠或空肠,避免了胃潴留的发生;②患者对肠内营养的耐受性增加,能提高能量和蛋白的摄取量;③使反流、误吸、肺炎的发生率降低。但缺点是:①容易发生胆汁淤积;②要求营养液的渗透压不宜过高;③容易发生小肠扩张和肠穿孔。建议对胃潴留、连续深镇静或肌肉松弛、需要鼻胃引流的患者等不耐受经胃营养或有反流和误吸高风险的重症患者选择经空肠营养。

3. PEG　PEG是指在纤维胃镜引导下行经皮胃造口,将营养管置入胃腔,优点是祛除了鼻管,减少了鼻咽与呼吸道的感染并发症,可长期留置营养管。适用于昏迷、食管梗阻等长时间不能进食,但胃排空良好的重症患者。

4. PEJ　PEJ是指在纤维胃镜引导下行经皮胃造口,并在内镜引导下,将营养管置入空肠上段,可以在空肠营养的同时行胃腔减压,可长期留置。其优点除减少了反流和误吸风险、呼吸道及肺部的感染并发症外,在喂养的同时可行胃十二指肠减压,尤其适合于有误吸风险、胃动力障碍、十二指肠淤滞等需要胃十二指肠减压的重症患者。

（三）肠内营养的管理与安全性评估

重症患者往往合并胃肠动力障碍,头高位可以减少误吸及相关肺部感染的可能性。经胃喂养患者应严密检查胃腔残留量,避免误吸的危险,通常需要每6小时抽吸一次胃腔残留量。如果潴留量≤200ml,可维持原喂养速度;如果潴留量≤100ml可增加喂养速度20ml/h;如果潴留量>200ml,则应降低喂养速度或暂时停止喂养。

在肠内营养输注过程中,以下措施有助于提高患者对肠内营养的耐受性:对肠内营养耐受不良(胃潴留>200ml、呕吐)的患者,可应用促胃肠动力药物;肠内营养开始营养液浓度应由低到高;使用动力泵控制喂养速度,且喂养速度逐渐递增;在喂养管末端夹加温器,有助于改善患者对肠内营养的耐受。

（四）常用肠内营养的制剂选择

1. 肠内营养制剂　分为整蛋白配方、短肽配方、氨基酸单体配方。

2. 整蛋白配方　常用酪蛋白及豆蛋白作为氮源，多为平衡型肠内营养制剂，适用于胃肠道消化功能正常者。

3. 短肽配方　简单消化即可吸收，极少残渣，粪便形成少，适用于胃肠功能受损但仍有部分消化功能者。

4. 氨基酸单体配方　以氨基酸为蛋白质来源的要素营养，不需要胃液、胰液、胆液等参与消化，可直接吸收，不含残渣，粪便形成少，适用于消化功能严重受损者。

六、肠外营养（PN）

肠外营养是经静脉（通常是深静脉，少数情况下经浅静脉）通路给予患者各种营养成分。但此方法存在诸如营养成分不符合机体需要、肠道微生态改变、肠黏膜萎缩、肠功能紊乱、肝脏和免疫方面的不良影响等缺陷，同时静脉通路容易感染，费用较高。在优先考虑肠内营养但不能或不足以实施的时候，肠外营养可作为其替代或补充的方法。为了保持机体代谢的稳定，通常将全部肠外营养物质混匀在一个包装内（all in one）同步输入。

（一）应用指征

当患者需要营养且可以给予营养支持，但又不能耐受肠内营养或肠内营养禁忌时，应选择全肠外营养途径。此类重症患者主要指：①胃肠道功能严重障碍；②由于手术或解剖问题禁止使用胃肠道；③存在有尚未控制的肠梗阻、肠瘘等。

目前认为，既往无营养不良的重症患者于入 ICU 3~7 日后，或入 ICU 时已经存在营养不良者，若其肠内营养未能达到目标营养量的 70% 时，应及时给予补充性的肠外营养。一旦患者胃肠道可以安全使用时，则逐渐减少直至停止肠外营养。

（二）经肠外补充的主要营养素及其应用原则

1. 碳水化合物　碳水化合物是非蛋白质热量（NPC）的重要组成部分，临床常用的是葡萄糖。葡萄糖能够在所有组织中代谢，提供所需要的能量，是蛋白质合成代谢所必需的物质，是脑神经系统、红细胞等所必需的能量物质，每日需要量>100g。严重应激时胰岛素受体与葡萄糖载体（GLUT4）的作用受到抑制，导致其氧化代谢障碍和利用受限。胰岛素抵抗和糖异生增强导致高血糖是应激后糖代谢紊乱的特点。通常 NPC 中葡萄糖：脂肪保持在 60：40~50：50，并应用胰岛素控制血糖水平在 6~10mmol/L。

2. 脂肪乳剂　脂肪乳剂可供给较高的非蛋白质热量，是肠外营养支持的重要营养物质和能量来源，提供必需脂肪酸并携带脂溶性维生素，参与细胞膜磷脂的构成。由于中链脂肪乳不依赖卡尼汀转运而进入线粒体，有较高的氧化利用率，更有助于改善应激状态下的能量代谢和肝功能。长链脂肪乳虽需依赖卡尼汀转运而进入线粒体进行氧化代谢，对肝功能有一定的影响，但其含有机体所依赖的必需脂肪酸，因此也不可或缺。

由于机体对脂肪乳剂的代谢速度较慢，因此含脂肪的全营养混合液应在 20~24 小时内匀速输注；如脂肪乳剂单瓶输注时，输注时间应>12 小时。

3. 氨基酸/蛋白质　一般以氨基酸液作为肠外营养蛋白质补充的来源，静脉输注的氨基酸液含有各种必需氨基酸（EAA）及非必需氨基酸（NEAA）。EAA 与 NEAA 的比例通常为 1：1~1：3。鉴于疾病的特点，氨基酸的需要量与种类也有差异。临床常用的是为一般营养目的的应用的配方平衡型氨基酸溶液，它不但含有各种必需氨基酸，也含有各种非必需氨基酸，且各种氨基酸间的比例适当，具有较好的蛋白质合成效应。

4. 水、电解质的补充　营养液的容量应根据病情及每个患者具体需要，综合考虑每日液体平衡与前负荷状态确定,并根据需要予以调整。连续性肾脏替代治疗(CRRT)时水、电解质等丢失量可能较大,应注意监测血液电解质状况。每日常规所需要的电解质主要包括钾、钠、氯、钙、镁、磷等,营养支持时应经常监测并及时调整营养方案。

5. 微营养素(维生素与微量元素)的补充　各种微营养素均是机体代谢不可或缺的成分,因此均需充分补充。目前对于微营养素在重症患者的需要量、生物利用度及补充后的效果尚未明确,但维生素 B_1(硫胺素)及磷元素对维护心脑功能和能量代谢非常重要,不足时可出现再喂养综合征,甚至导致患者死亡。

(三)肠外营养途径与选择原则

肠外营养途径可选择经中心静脉或经外周静脉,如需提供完整充分营养供给,ICU 患者多选择经中心静脉途径,包括经锁骨下静脉、颈内静脉、股静脉和外周中心静脉导管(PICC)途径。锁骨下静脉导管的感染及血栓性并发症均低于股静脉和颈内静脉途径,且随着穿刺技术和管材质量的提高,机械性损伤的发生并不比经股静脉高。

(江荣林)

复习思考题

1. 简述营养支持的时机。
2. 简述肠内营养的禁忌证。

主要参考书目

［1］ 刘清泉 . 中医急重症学 [M]. 北京 : 人民卫生出版社 , 2012.

［2］ 陈志强 , 杨文明 . 中西医结合内科学 [M]. 4 版 . 北京 : 中国中医药出版社 , 2021.

［3］ 吴勉华 , 石岩 . 中医内科学 [M]. 5 版 . 北京 : 中国中医药出版社 , 2021.

［4］ 林果为 , 王吉耀 , 葛均波 . 实用内科学 [M]. 15 版 . 北京 : 人民卫生出版社 , 2017.

［5］ 中华中医药学会 . 中医内科常见病诊疗指南中医病证部分 [M]. 北京 : 中国中医药出版社 , 2008.

［6］ 万学红 , 卢雪峰 . 诊断学 [M]. 9 版 . 北京 : 人民卫生出版社 , 2018.

［7］ 周仲瑛 , 薛博瑜 . 周仲瑛实用中医内科学 [M]. 北京 : 中国中医药出版社 , 2012.

［8］ 刘大为 . 实用重症医学 [M]. 2 版 . 北京 : 人民卫生出版社 , 2017.

［9］ 方邦江 . 中西医结合急救医学 [M]. 3 版 . 北京 : 中国中医药出版社 , 2017.

［10］ 王吉耀 , 葛均波 , 邹和建 . 实用内科学 [M]. 16 版 . 北京 : 人民卫生出版社 , 2022.

［11］ 袁长津 , 何清湖 . 现代中医疫病学 [M]. 北京 : 化学工业出版社 , 2008.

［12］ 李灿东 , 方朝义 . 中医诊断学 [M]. 5 版 . 北京 : 中国中医药出版社 , 2021.

［13］ 张晓云 , 袁维真 . 中西医临床危重病学 [M]. 2 版 . 北京 : 中国医药科技出版社 , 2019.

［14］ 张忠德 , 刘南 , 李俊 . 中西医结合急诊内科学 [M]. 第 2 版 . 北京 : 科学出版社 , 2018.

复习思考题
答案要点

模拟试卷